新文京開發出版股份有限公司

NEW WCDP

新世紀・新視野・新文京 — 精選教科書・考試用書・專業參考書

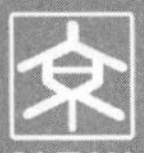

New Wun Ching Developmental Publishing Co., Ltd.

New Age · New Choice · The Best Selected Educational Publications — NEW WCDP

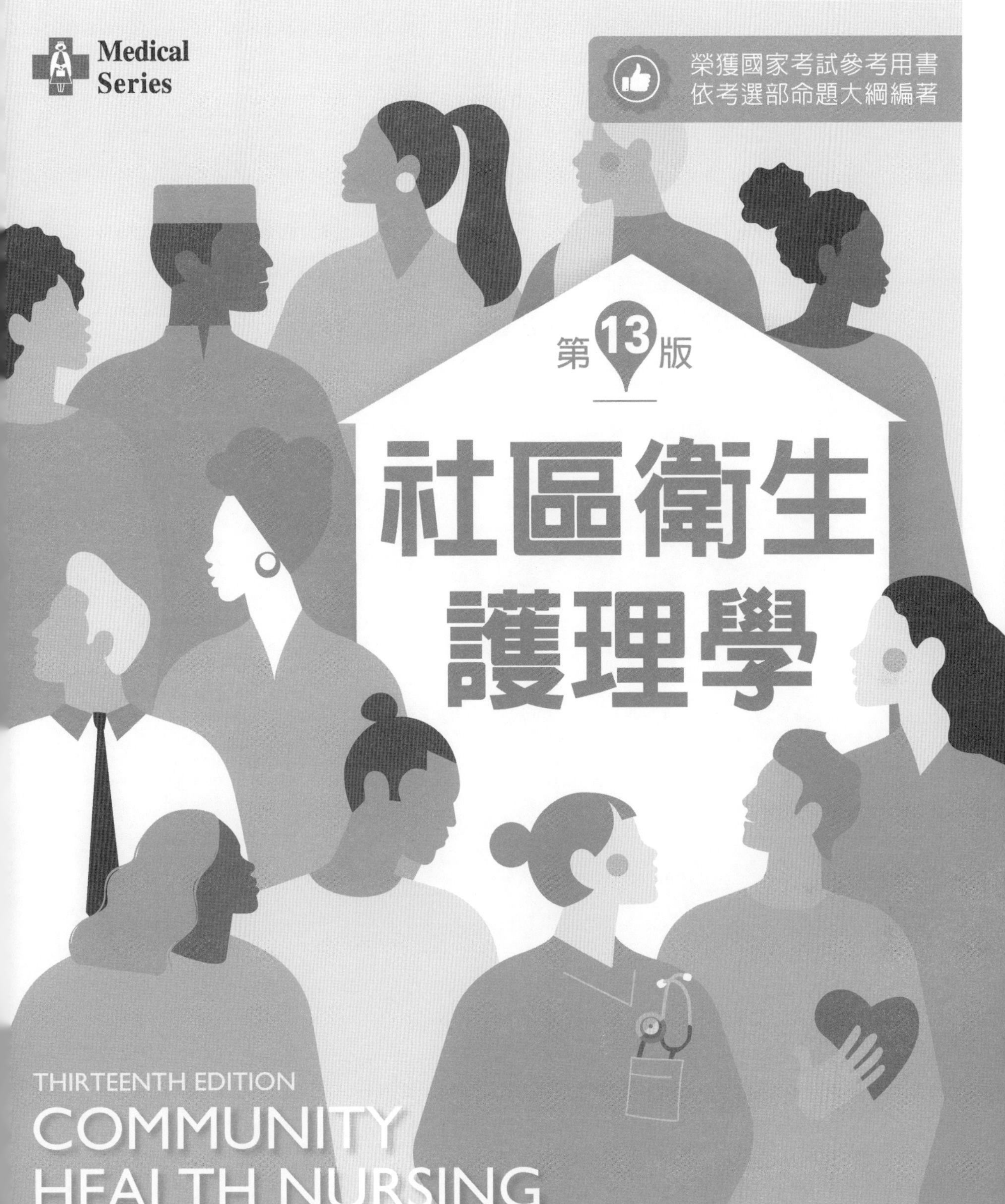

總校閱
陳靜敏

編著者
陳靜敏・方郁文・陳怡樺・苗迺芳・張淑芳・何瓊芳・李媚媚・張雯婷
蕭伃伶・吳美月・謝佳容・彭秀英・楊靜昀・陳美滿・鄧玉貴・陳逸卉

總校閱 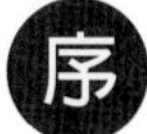

PREFACE

近年來由於老年人口比率激增，慢性疾病盛行，再加上家庭結構、健保制度的改變，如何發揮社區衛生護理人員的功能，以符合健康促進發展的世界潮流，進而達成「全民均健」的目標，日漸受到護理界及相關部門的重視。

本書網羅 16 位學者專家共同執筆，主要介紹社區衛生護理的重要理論、概念及實務內涵，包括：緒論、健康照護體系與健康政策、流行病學與生命統計、健康促進、衛生教育、社區健康營造、社區健康評估、長期照護、居家照護、家庭護理、群體健康與照護、中老年保健與慢性病防治、傳染病防治、社區心理衛生護理、學校衛生護理、職業健康護理、環境衛生和客觀結構式臨床技能測驗 (OSCE) 等，共 18 章。其特色除融合理論與實務外，另設計小補帖單元以減輕老師教學上的負荷；新增情況題使學理與應用相輔相成，增進學習效能和樂趣；並將國考重點以粗體字標示，幫助讀者自修，提升學習效益。

此次改版，各章節除依據現行法令之修正，衛生相關政策、傳染病、學校衛生護理、職業健康護理、環境衛生、成年癌症篩檢、COVID-19 疫苗、最新統計數據、國考重點及學習評量題目等等亦同步修訂；更隨著社區衛生護理的發展改變，按現況趨勢增修重要議題，如周全性老年評估、健康促進相關計畫、各年齡層的群體健康照護措施、老年衰弱評估、客觀結構式臨床技能測驗 (OSCE) 於社區衛生護理學之應用等等，以力求各項資訊與國際接軌，期望幫助讀者獲得最新資訊。

由於本人才疏學淺，雖從事社區衛生護理教學多年，但難免有疏漏之處，本書於完稿後若仍有缺失，是筆者無可推卸的責任，敬請學界先進不吝指正，更希望本書能夠使讀者學習容易，教師教學愉快。

陳靜敏 謹識

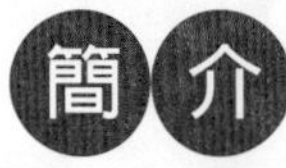

編著者簡介

ABOUT THE AUTHORS

陳靜敏, RN, DNS, FAAN, FFNMRCSI

兼總校閱

學歷：美國印地安那大學護理博士

經歷：馬偕醫院臨床護理師

Indiana University, School of Nursing 研究助理、助教

臺北醫學大學護理系講師、副教授兼護理學研究所行政老師

臺北醫學大學附設醫院護理部副主任

臺北醫學大學老人護理暨管理學系教授兼系主任

台灣護理學會理事長

現職：國立成功大學護理系／老年學研究所特聘教授

台灣護理學會副理事長

中華民國立法院顧問

方郁文

學歷：美國南加州大學健康照護管理博士

經歷：加州聖蓋博醫學中心督導、產房護理師

經國管理暨健康學院護理系助理教授兼系主任

德育護理專科學校護理科助理教授兼科主任

新生醫護管理專科學校護理科助理教授兼研發室主任

馬偕醫學院護理系助理教授

現職：慈濟科技大學護理系、醫務暨健康管理系副教授

陳怡樺

學歷：美國約翰霍普金斯大學精神流行病學博士

現職：臺北醫學大學公共衛生學系教授兼院長

苗迺芳

學歷：國立臺灣師範大學衛生教育研究所博士

經歷：臺北榮民總醫院臨床護理師

現職：臺北醫學大學護理系、學士後護理系副教授

張淑芳

學歷：國立臺灣師範大學工業教育研究所博士

現職：國立臺北護理健康大學護理學院護理系特聘教授

何瓊芳

學歷：長庚大學臨床醫學研究所老人社區護理組博士

長庚大學護理研究所老人社區組碩士

經歷：長庚紀念醫院林口總院居家護理師、胸腔內科專科護理師

臺北市社會局內湖老人服務中心主任

康寧醫護暨管理專科學校高齡社會健康管理科助理教授兼科主任、護理科講師

國立金門大學護理系助理教授

現職：馬偕醫學院護理系助理教授

李媚媚

學歷：國立陽明大學社區衛生護理學研究所碩士

經歷：馬偕紀念醫院社區衛生護理室居家護理師、護理長

國立臺北護理健康大學護理學院護理系講師

張雯姈

學歷：國立臺北護理健康大學長期照護研究所碩士

經歷：馬偕紀念醫院護理部督導

現職：馬偕紀念醫院長期照顧管理中心技術主任

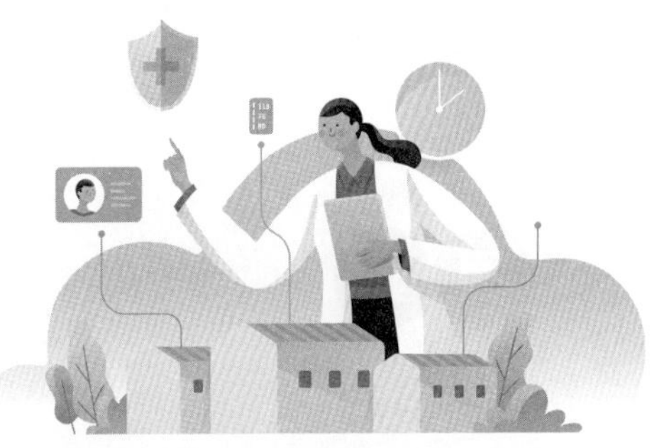

蕭伃伶

學歷：臺北醫學大學護理學研究所博士

經歷：臺北醫學院附設醫院社區護理室護理師
臺北醫學大學護理系、高齡照護暨管理學系助理教授

現職：輔仁大學護理系助理教授兼高齡照顧資源中心主任

吳美月

學歷：國立臺灣大學護理系學士

經歷：國立臺灣大學護理系助教
臺北市政府衛生局護理督導員、第五科股長

謝佳容

學歷：國立臺灣大學衛生政策與管理學研究所博士

經歷：臺北市立療養院精神科公職護理師
元培醫事技術專科學校護理科助教
臺北醫學大學護理系講師、老人護理暨管理學系助理教授
中華民國精神衛生護理學會社區精護委員會委員
臺北護理健康大學護理系副教授

現職：國立臺北護理健康大學護理系教授

彭秀英

學歷：國立臺灣師範大學教育學博士

經歷：臺北市市立興隆國小學校護理師

楊靜昀

學歷：國立臺灣師範大學健康促進與衛生教育研究所博士

經歷：臺大醫院外科加護病房護士
南投縣信義鄉衛生所護士
南投縣同富國小學校護理師
南投縣社寮國小學校護理師

現職：南投縣德興國小學校護理師
臺中科技大學兼任助理教授

陳美滿

學歷：亞洲大學健康產業管理學系博士
國立臺灣大學公共衛生研究所碩士

經歷：國立臺北護理學院講師、健康中心組長
中華民國職業衛生護理學會監事、常務理事
慈濟護理技術學院護理系、國立空中大學、大葉大學通識教育中心兼任講師
臺中科技大學健康管理學院護理系兼任助理教授

現職：國立中正大學高齡跨域創新研究中心主任

鄧玉貴

學歷：中國醫藥大學臨床醫學研究所理學博士
中國醫藥學院環境醫學碩士

現職：中國醫藥大學健康照護學院護理系副教授

陳逸卉

學歷：威斯康辛大學麥迪遜分校護理系博士
威斯康辛大學麥迪遜分校護理系碩士

現職：臺北醫學大學護理系教授

（以上作者依章節次序排序）

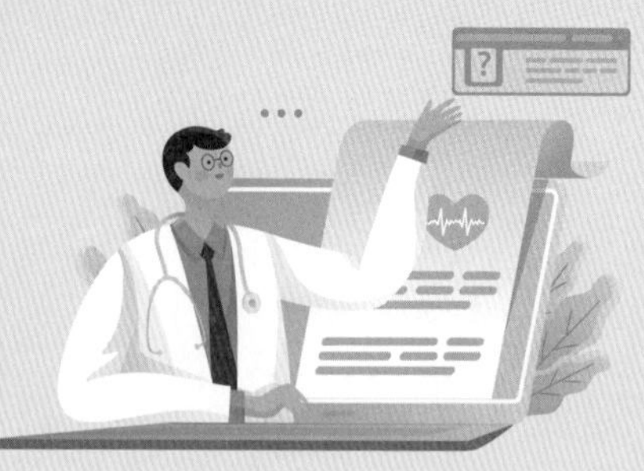

目錄

CONTENTS

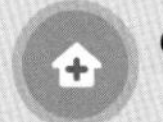

CHAPTER 01 緒論

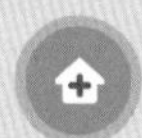

CHAPTER 02 健康照護體系與健康政策

CHAPTER 03 流行病學與生命統計

CHAPTER

14 社區心理衛生護理

CHAPTER

15 學校衛生護理

CHAPTER

16 職業健康護理

CHAPTER
17 環境衛生

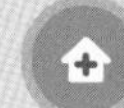
CHAPTER

18 客觀結構式臨床技能測驗 (OSCE) 於社區衛生護理學之應用

APPENDIX
附 錄

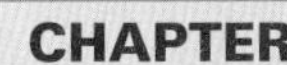

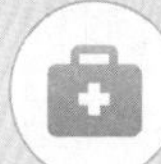

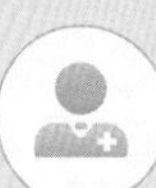

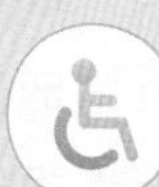

01

CHAPTER

緒論

Introduction

編著者 陳靜敏

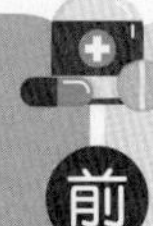
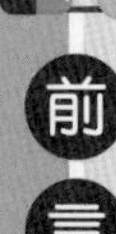

前言

隨著醫療科技日新月異、我國社會結構與國人生活型態的改變，民眾對健康的概念與需求逐漸提升，社區衛生護理的專業與範疇亦日益受到重視與挑戰，特別是隨著新冠併發重症 (coronavirus disease-19, COVID-19) 襲擊全球，除了對全球健康與經濟產生沉重負擔外，亦對醫療量能與臨床第一線照護人員造成極大威脅，更凸顯社區與公共衛生護理的重要性。

「社區衛生護理」在各個護理的領域當中，扮演著獨特與極具挑戰性的角色，相較其他護理領域多以個人為導向之護理，社區衛生護理服務的對象含括廣泛，諸如個人、家庭、團體及社區。主要任務為促進及保護群體的健康，並管理外在環境對個案所造成的危害，而非如同醫院的臨床工作者，以提供個人直接護理為主，因此，社區衛生護理的實務工作更具獨立性、複雜性及挑戰性。邁入21世紀以後，隨著氣候變遷、疾病全球化、新興與再浮現傳染病盛行、天然與人為災害於社區持續發生，在在挑戰公共衛生體系的極限與公共衛生護理所需的知能，許多社區衛生護理人員的業務範疇，如傳染病防治、環境保護、衛生教育及居家照護等更顯重要。

本章為介紹社區衛生護理的意義、目的、角色功能及業務範疇，並討論社區衛生護理人員現今存在的問題與困難，進而延伸對社區衛生護理未來的展望，期望能使更多護理人員對社區衛生護理有所認識與認同，進而選擇投身此領域。

1-1 公共衛生的意義與目的

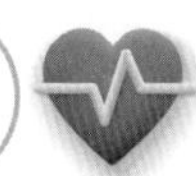

「公共衛生(public health)」源於人類求生存的需要，其發展與宗教、醫學、戰爭及護理的發展息息相關。一般較廣為應用和接受的公共衛生定義是由美國耶魯大學教授文士樂博士(C. E. A. Winslow)於1920年所界定的：「公共衛生是一種**預防疾病、延長壽命、促進身心健康和工作效能**的科學與藝術，經由**有組織的社會力量，從事環境衛生傳染病管制、個人衛生教育，並組織醫護事業**，使疾病能獲得早期預防、診斷和治療，進而發展社會機構，以確保社會上每一個人都能維持其健康的生活水準並享有其健康和長壽的天賦權利」。**公共衛生的目的在於預防疾病、延長壽命、促進身心健康和工作效能**；主要工作策略為預防(prevent)、延長(prolong)及促進(promote)；工作方式乃是經由有組織的社區力量，組織醫護事業和發展社會機構；而**工作範圍則包括環境衛生、傳染病管制、個人衛生教育和組織醫護事業**，使疾病能獲得早期預防和診斷治療。

1-2 公共衛生的發展演進

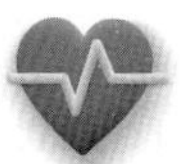

一、國外

綜合多數學者對公共衛生發展的記述，西洋公共衛生發展史可分為五個階段：

（一）西元前期

早期人類基於迷信與宗教的理由而重視衛生，據世界最早衛生寶典《舊約利未記 (Leviticus)》記載，即從宗教立場提出個人身體清潔、傳染病病人隔離及其住宅消毒、居家環境衛生、飲水及食物的保存、排泄物及垃圾處理等與衛生有關之規範。

西元前 1000 年，埃及人開始以系統性觀察法來評估與治療病人，且對屍體有周全的處理方式，此外也有下水道系統的建立。在雅典，人們對於個人衛生、運動及營養十分重視；對於老弱殘疾者則摒棄以維護群體健康。而希臘人認為人為自然的一部分，必須與之保有和諧的關係才能維持健康；**希波克拉提斯 (Hippocrates) 首先以系統性的方法治療疾病，並從環境中找尋致病因子**，強調應仔細觀察病人後再進行診斷和治療，由於他的特殊貢獻，被後人尊稱為「**醫學之父**」。羅馬人征服希臘後，最為人稱道的就是建立完整的供水與下水道系統，是歷史上最早的公共衛生設施，他們更以行政制度及建築設計來營造公共衛生，以嚴格監督及規定來維護社區環境。

（二）中世紀時期

一些城市建設與公共衛生組織與業務隨著希臘、羅馬帝國的沒落而消失，**13~15世紀是公共衛生的黑暗時期**。由於教會為此時期醫學之主流，使得許多疾病及社會問題均藉以上帝之名來處理，此時崇尚禁慾及修身，摒棄物質享受，教徒認為沐浴會暴露身體，是不道德的事，因而很少洗澡且衣著不整、骯髒；再加上唾棄世俗物質享受，致使食物粗劣、居住環境極差，因而引發痲瘋病（即漢生病）與鼠疫的大流行，尤其是鼠疫曾奪去大量的生命，在當時被稱為「黑死病」。再加上宗教信仰的傳播、十字軍東征及移民，更造成傳染病發生的範圍向世界各地擴散。

然而**此時也有一些公共衛生的發展成就，如「隔離」**(isolation) **與「檢疫」**(quarantine) **的概念**。舉例來說，痲瘋病人需離開自己的社會，穿上特殊衣服或吹號角搖鈴以警告他人別靠近自己；鼠疫病人需向政府報告，生病期間留在自己家中接受隔離，死亡後由窗口將屍體運出至遠郊埋葬。而在 1377 年拉古薩港 (Ragusa) 正式規定來自鼠疫地區的旅客需停留在港外指定地點 2 個月，確定沒人發病才准入港，為世界第一個正式的檢疫。然而當時對傳染病的處理，主要以人體做有限的處理（如隔離、穿著特殊物等）、設置檢疫站，但對病媒卻未能做有效的遏阻，故對傳染病的控制仍十分有限。

(三) 文藝復興時期

在中世紀受到傳染病流行的影響，人們對健康有著悲觀而宿命的想法，但到了文藝復興時期，人們開始渴望新知與新事物。1675 年**虎克 (Hooke) 發明顯微鏡，發現了致病微生物，破除人們將疾病視為罪惡的迷思**，於是人們又開始注重環境清潔對健康的影響，致力於疾病致病原因之探討，進入了公共衛生的萌芽期。此時期除了顯微鏡的發明，改變人們對疾病原因的看法，**英國亦在 16 世紀首創死亡登記制度，揭開了衛生統計的序幕**；1700 年由於工商業發達，間接引發對礦工安全和健康的重視關心，義大利醫師雷蒙瑞尼 (B. Ramazzini) 出版描寫 52 種工人職業病的論著，以及 1798 年英國人**金納 (Edword Jenner) 發明牛痘疫苗預防天花，成為預防醫學及免疫學之開端**，上述事蹟皆為此時期對公共衛生發展的重要貢獻。

(四) 公共衛生發展時期

1847 年，法國人巴斯德 (Louis Pasteur) 發現細菌與發酵之關係，發明牛奶低溫滅菌法；1876 年科霍 (Robert Koch) 發現桿菌。他們研究的基本假設即是「細菌病原論」，認為每一疾病皆有特定的病因，因此治療疾病最好的方法就是去除或控制致病因子。時至今日，醫療工作者仍深受此學說的影響，將醫療重點放在治療「疾病」上，而不是放在「人」的身上。

此時，由於人們對財富的追求，一些在文藝復興時間萌芽的公共衛生措施又往後退了一步。都市人口的快速成長，擁擠骯髒的居住環境，貧富的差距，外勞、童工的問題比比皆是。英國在19世紀中葉連續爆發霍亂大流行，每次皆導致成千上萬人死亡，引發人們極度恐懼。1848年**英國衛生福利部部長查德威克(Edwin Chadwick)**體認到了貧窮、疾病和環境汙穢三者間的關係，**大力促成中央衛生委員會**，是第一個以中央政府的公權力介入公衛事物，並促使**英**

國國會通過世界上第一個以公共衛生為名的「公共衛生法案」。他落實「濟貧法案」、推動社會改革，致力於大規模的都市環境改善，堅信政府在公共衛生上的職責，被視為是現代公共衛生的濫觴，也因此被尊稱為「**現代公共衛生之父**」。1851年在巴黎舉行第一次世界性衛生活動，1907年正式於巴黎簽署衛生協定，至此，公共衛生問題也發展成為世界性問題，需透過各國間合作，以維護民眾的健康。

(五) 新公共衛生史

至 20 世紀，各國已了解到公共衛生問題已非自己的事，往往需要世界各國通力合作才能奏效，且公共衛生的發展已由預防醫學提升到追求健康促進與長壽之社會醫學。**1902 年，美洲 21 個國家成立了第一個國際機構－泛美衛生組織 (Pan-American Sanitary Organization)**，後續有國際公共衛生局 (International Public Health Office) 及國聯衛生組織 (The Health Organization of the League of Nations) 的成立。1943 年聯合國善後救濟總署之下設有衛生組 (Health Division, United Nations Relief and Rehabilitation Administration)。**1948 年，於瑞士日內瓦正式成立聯合國世界衛生組織 (World Health Organization, WHO)，並訂 4 月 7 日為「世界衛生日」，至此開始主導世界性衛生的目標及措施，也因此正式邁入了新公共衛生的年代**。

到了1950年代，歐、美、日等先進工業國家經濟成長快速，隨著生活環境的改善及老化因素，疾病型態大幅轉變。此時期醫學雖快速發展，但公共衛生學的專業發展卻面臨困境。在科學定位上，公共衛生似乎成了醫學的附屬學科，與預防醫學(preventative medicine)難以區隔；在實務工作上，公衛訓練的人員也成了配合臨床醫學的衛教人員。而伴隨各國政府部門大幅擴張，社會福利支出不斷攀升，醫療健保費用快速膨脹，西方國家1970年代開始出現政府財政危機，許多經濟學家開始鼓吹去管制、彈性化、私有化、全球化等產業經濟政策，不斷擴張地社會福利亦開始受到嚴厲的批判，更重要的，醫療科技本身對於提升人口健康的貢獻也開始受到質疑。**1974年著名的加拿大健康政策白皮書Lalonde Report**呼籲人們不應該過度依賴醫療，強調個人健康行為與生活型態對疾病的重要性。

1980年代以來，流行病學與人口健康研究逐漸關注到社會面向，包括貧窮、低教育程度、失業、職業階層、社區品質、貧富差距等問題；健康促進的焦點亦由個人行為擴大至社會環境。**1986年「渥太華健康促進憲章」(The**

Ottawa Charter for Health Promotion)即強調個人行為深受所處的社區環境所影響，因此，要改變人們的生活型態，必須透過社區環境的改善。此宣言帶動了之後蓬勃發展的社區健康營造、社區充權等論述以及**「健康城市」運動**，強調社會面向的新公共衛生運動。

小補帖

公共衛生歷史演進的重點，依序為：**環境衛生→傳染病防治→預防醫學→健康促進。**

二、國內

臺灣接觸現代醫學是透過西方傳教士，如馬雅各、馬偕、蘭大衛等人的傳教而開啟臺灣現代醫療的大門，此時可稱為醫療傳道時期（1865~1895 年）。後因鴉片戰爭，日本於 1895 年接收臺灣，開始了醫療衛生的建設工作，如成立臺灣病院後，又分別於全臺各地設立醫院，且對特殊疾病設置療養機構，在港口嚴格實施檢疫、疑似病例通報、隔離及治療疾病、預防接種等，並供應自來水、興建下水道、**改善環境衛生**，有效撲滅鼠疫，並控制天花、霍亂及瘧疾之流行，此時防疫為最有成效的衛生措施，其衛生行政組織是總督府警務局下的衛生課，主要工作是傳染病防治及環境整潔。1899 年成立「臺灣總督府醫學校」，使臺灣開始有了正規醫學教育。1940 年成立「臺北保健館」，以維護日本人健康為主；至 1943 年才於各地成立「保健所」以推展公共衛生工作。

1945 年以後，臺灣歷經二次世界大戰，國民政府遷台，百廢待興，主管機關有鑑於此，提出「基礎公共衛生建設優於醫療建設」的政策，奠定了日後臺灣醫療衛生發展成功的基石，其發展可分為四期：

(一) 建立期(1945~1970 年)

初期僅用「臺北保健館」作地段服務，政府將「衛生課」改為「衛生局」，隸屬於省政府，成為最高衛生行政主管機關。隨後在各地設置所、局、處等工作站，在山地及偏遠地區設置衛生室，1952年時臺灣開始成立婦幼衛生委員會，並在1959年改組為婦幼衛生研究所，於此時**積極進行婦幼保健的工作**，並為**因應高出生、低死亡造成的人口快速起飛的成長壓力**，於1964年時成立了家庭計畫推行委員會，**開始推行家庭計畫**以減緩人口壓力。此時，公共衛生護理人員開始從事公共衛生護理工作，**主要活動是防疫，如鼠疫、天花、狂犬病**，尤其是在**1965年被世界衛生組織(WHO)宣布為「瘧疾根除地區」**，為此時期最大的驕傲。此外，政府亦大力提倡婦幼衛生及家庭計畫，提升人口品質。

(二) 擴張期(1971~1984 年)

1971 年行政院衛生署成立，為臺灣最高衛生機構，負責規劃全國醫政、藥政、保健、防疫、環境衛生等事宜，主導臺灣地區的衛生政策。

由於社會經濟蓬勃發展、醫療科技的進步，民眾對醫療的需求日益提升，於是**中大型綜合醫院紛紛建立，相對地也出現醫療資源分布不均**，特殊醫療體系成長緩慢，如精神病、慢性病、復健體系不足。**照護品質參差不齊及醫療費用快速上漲等**現象。政府行政機關因此開始制定醫療相關法規，以加強對民眾的醫療照護及環境保護。但有 60% 以上民眾缺乏健康保險，造成社會許多的隱憂和負擔。

為因應社會需求，均衡醫療資源分布，1983 年於偏遠地區成立「群體醫療執業中心」並設「基層保健服務中心」，推展綜合性保健護理業務－慢性病居家照護及老人保健個案管理。

(三) 整合期(1985~1994 年)

有鑑於醫療資源分布不均、照護品質參差不齊及民眾無法就近使用醫療資源等的問題，**中央政府在訂定的國家十四項建設中，將衛生署「籌建醫療網計畫」列為重要項目之一，接著通過「醫療法」、「醫師法修正案」的修訂**，1990年「建立全國醫療保健網第二期計畫」之實施，增設基層醫療單位，**建立緊急、精神病及慢性病醫療服務網等**；直至**1994年7月通過「全民健康保險法」**，邁入我國公共衛生發展的新紀元。

(四) 全民健保時期(1995 年迄今)

1995年3月實施「全民健康保險」，對健康照護之可近性、綜合性、連續性，及品質提升、醫療費用的控制，均有正面影響，並期望達成WHO於2000年的宣言－「全民均健(health for all)」的目標。

衛生福利部於2011年施行「全民健康保險論人計酬試辦計畫」，為期3年（2012~2015年）；同年通過二代「全民健康保險法」，2013年1月1日開始施行，於2016年3月起全面實施DRG住院診斷關聯群支付制度，期使民眾能促進健康並獲得更完整的醫療照護及達到減少醫療浪費的目的。迄今，我國公共衛生在過去40年來重要成就包括：**平均餘命延長、死亡率降低、醫事人力與設施的提升**、社區衛生服務的普及，尤其在經歷了2019年底全球爆發的COVID-19疫情，使得臺灣在防治重要疫病的成效更是全世界有目共睹。

1-3 社區衛生護理的定義與特性

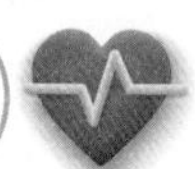

一、社區衛生護理的定義

源自19世紀開始，麗蓮・伍德的貢獻為正式的公共衛生護理業務樹立典範。爾後，隨著社會變遷使得平均壽命延長、慢性疾病成為主要的疾病型態；婦女投入人力市場、家庭型態改為以核心家庭為主、長期照護的需求增加、傳統價值觀受到考驗、人際關係也較為複雜、醫療服務體系的改變等造成護理服務內涵的質變。也因為醫療科技日益提升，一些曾經是急性期的病人，皆可提早返回社區，使得民眾所需要的服務不再局限於官方的衛生或療養機構，致使民間的參與日漸增加，健康照護的重心逐漸移向社區，進而刺激了社區衛生護理的發展(Standhope & Lancaster, 2003)。

公共衛生護理的範疇隨著所屬業務的變遷與複雜化而不斷地擴展，以「公共衛生護理」一詞來界定護理人員的角色與功能一直備受質疑，因此刺激了「社區衛生護理」正名的發展，然而學者對兩者的定義與角色功能仍未取得共識。歐洲等先進國家，以「社區衛生護理」來涵蓋「公共衛生護理」；而美國的兩大專業組織－美國公共衛生學會 (American Public Health Association, APHA) 及美國護理學會 (American Nurses' Association, ANA) －各以「公共衛生護理」及「社區衛生護理」來制定其業務標準。

APHA對「公共衛生護理」的定義為：「公共衛生護理結合公共衛生學與專業護理學的理論，其目的為促進整個社區的健康，初級預防和健康促進為其核心，且是公共衛生護理實務的基礎。為了達到目的，公共衛生護理人員需與其他醫療團隊成員合作，透過衛生計畫以服務個人、家庭和團體；而最有效的措施是及早找出患有疾病、失能或早亡的高危險群，以盡早給予醫療相關資源。經由社區中之個案（特別是高危險群）的參與衛生計畫及自我照顧，以有效的降低危險性並促進健康(APHA, 1981)。」

ANA對「社區衛生護理」的定義為：「社區衛生護理是**綜合護理實務與公共衛生實務**，並將之應用於促進和維持民眾的健康。其服務內容是廣泛而完整，**不局限於特定年齡群或特殊診斷者**；是連續性而非片段性的。它**將群體視為一個整體**，提供直接的護理給個人、家庭或團體，以促進全民健康。社區衛生護理並運用健康促進、健康維持、衛生教育、健康管理、協調合作以及**持續性照顧**的整體性服務來管理社區中的個人、家庭和團體的健康(ANA, 1980)。」

由此可知「公共衛生護理」與「社區衛生護理」在專業基本理念上有所不同；但其業務範圍仍是以健康促進與維持、疾病預防為主。而由公共衛生護理的發展史告訴我們早期是以照顧貧窮的病人為主，中期則以照顧社區中有需要的家庭為重點。1970 年代以後，以社區民眾為整體的概念開始為公共衛生護理界所重視，也因而有「公共衛生護理」與「社區衛生護理」之名稱的爭議。直到 **1998 年一個新的組織出現，整合了相關社區衛生護理發展的協會，簡稱四協會 (Quad Council)，提出較為大家接受的公共衛生護理業務指引** (Scope and Standards of Public Health Nursing Practice, Quad Council, 1999)。各協／學會不再在名稱上爭論，而是該定位護理人員是從事「以社區為導向 (community-oriented nursing practice)」，抑或是「以社區為基礎 (community-based nursing practice)」之實務工作。前者所指的是一項從事該專業應有之哲理，公共（社區）護理人員透過評估社區問題、社區診斷、健康監測和評值來提供健康照護；預防「人口群體」的疾病、失能與健康促進與維持是最終的目標。而後者是以護理人員執業的場所來區別其業務內容，不論是在社區、工廠或是學校中，護理人員提供直接的照護給生病的個人或家庭；實務的重點是在提供完整、協調及持續性的服務；因此護理人員可以是專精於產兒、精神或成人照護之一般或專科護理師。

2018年「公共衛生護理四協會(Quad Council)」重組為「公共衛生護理**四協會聯盟**（Quad Council Coalition [QCC] of Public Health Nursing Organizations）」，公告最新公共衛生護理定義：**公共衛生護理為運用護理、社會學及公共衛生學之專業知識，來促進和維持群眾健康的實務工作**。

公共衛生護理為介於護理及公共衛生學之專科，其主要藉由強調預防保健及關注各影響健康的因子來促進人口群體的健康，而其護理實務則是藉由探討社會公平議題之倡議 (advocacy)、政策發展 (policy development) 及計畫 (planning) 來促進和維持群眾健康 (Stanhope & Lancaster, 2020)。

二、社區衛生護理的特性

綜合上述得知，不論是「公共衛生護理」或是「社區衛生護理」，其服務之最終目標皆為健康促進與維持及疾病之預防；而與個案及其他醫療團隊成員合作是達成目標的必要策略；透過衛生計畫過程之評估、診斷、排定優先順序、計畫、執行及評值，以服務最有需要的族群是計畫成功的要素。因此，相較於其他的護理學門，社區衛生護理的特性如下：

(一) 強調以人口群體為焦點的護理

社區衛生護理人員雖然仍提供直接之照護，但其護理對象為個人、家庭、族群，而非集中在個人身上，因此護理措施即較為複雜，往往要處理影響個案身、心、靈、社會、文化與環境等複雜且相互影響的問題，社區衛生護理便需以考慮整體的健康為目標，找出最有需要的人口群體，提供以族群 (aggregate) 為焦點的護理。

(二) 提供以社區為導向的服務

由於服務之提供是以有需要的人口群體的健康為最主要之考量，該族群所處之物理、生物、社會文化之社區環境的改善是社區衛生護理人員主要之業務範疇。

(三) 以「個案」稱呼護理對象

社區衛生護理以健康促進為目標，護理對象可能是沒有任何疾病之健康人，而護理的主要目的並非治癒疾病，故不宜以「病人」稱呼。此外，「個案」之詞亦有「顧客」之主動意涵，在護理過程中特別強調個案之增能 (empowerment)、**鼓勵個案和案家做自我健康管理**，個案不再是被動的接受疾病照護，而是主動的與社區衛生護理人員合作。**著重個案管理服務**，提供出院個案或門診個案其**預防性、治療性、復健性之持續性醫療保健服務**，**協助其維持病情平穩、預防症狀復發、病情惡化以及減低再住院率**。

(四) 護理時間長

社區衛生護理強調的是持續性與整體性之護理，且影響個案的問題，往往又是較為複雜的，社區衛生護理人員就需花較長的時間來收集資料，與個案及其他單位合作，共同努力解決個案問題。尤其是社區問題需耗時解決，乃因社區的改變需要長時間的觀察，光是社區結構與決策過程之改變，即需花費 2~4 年的時間；而發展健康的公共政策，則需 3~6 年。所以欲創造一個較健康的場所至少需要 4~6 年的時間；至於要看到健康的改善與否，至少需要 5~10 年 (Hancock, 1993)。

(五) 服務層面廣

社區衛生護理師以家庭為服務的基本單位、以社區整體為服務的對象，提供不同年齡層、不同族群、不同健康問題的護理措施，因此服務層面非常廣泛，除了對個案提供直接護理外，尚需評估與控制會影響個案安適狀態的生理、心理、社會的因素與物理性的環境等。而當個案的需求無法在現有的服務獲得滿足時，透過健康政策的制定即為社區衛生護理人員採取之必要手段。

(六) 自主性及獨立性較高

社區衛生護理人員透過衛生計畫，依評估的結果選擇最需優先解決的個案族群與問題。因此，社區衛生護理人員擁有高度的獨立與自主性來決定護理的對象與計畫護理措施。在計畫過程中特別強調和個案、和社區一起做，主動進入個案環境去發現並接觸服務對象，較被要求隨時獨立判斷、決定計畫的方向和方法。

(七) 以族群為單位、以管理與組織為策略

社區衛生護理所擬訂的護理計畫大都是以族群整體為單位來進行評估、收集資料，並運用管理與組織學的架構來計畫、執行與評值社區衛生計畫的成效。四協會 (Quad Council, 1999) 呼應美國國家衛生院 (Institute of Medicine, 1988) 提出評估 (assessment)、政策發展 (policy development) 及確保 (assurance) 是維護與促進社區健康的主要關鍵。

(八) 著重預防疾病、延長壽命、促進身心健康

社區衛生護理**重點多元化**，著重預防疾病、延長壽命、促進身心健康，以**健康促進、疾病預防為主要工作目標，而非治癒性的照護**。提供服務的層面較廣。其業務範圍包括三段五級預防工作、環境衛生的保障、健康政策的制定，以及各年齡層、不同族群之健康促進等計畫的執行。雖說其他醫療專業也以促進個案身心健康為最終目標，社區衛生護理人員則更強調此目標的達成。尤其

自從WHO之阿瑪阿塔宣言(Declaration of Alma-Ata)中強調，**藉由落實基層保健醫療**(primary health care)**來促進民眾的健康，以達成「全民均健(health for all)」目標**的必要性後(International Conference on Primary Health Care, 1978)，社區衛生護理人員即被賦予更大的使命以提供社區民眾可用性(available)、可近性(accessible)及可接受性(acceptable)的基層保健醫療服務。2012年當WHO提出「全民健康覆蓋(universal health coverage)」為重要人權後，護理因著人數優勢與照護本質，深入社區的護理服務就更顯重要了。

1-4 社區衛生護理的發展演進

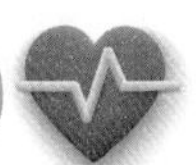

一、國外

社區衛生護理能發展成一門專業，具備許多獨立功能，在學術實務和研究方面也能如其他醫事專業一般占有一席之地，其過程是相當困難且漫長的。早期公共衛生護理是隨著公共衛生而發展出的。在社區衛生發展史上，可以考證得到的第一位訪視護理人員是聖非比(St. Phoebe)，她是到貧苦生病者的家中去照顧病人。此後歐洲教會崛起，照顧病人的工作，不論是在家中或是在庇護所都是由教會的傳道人、神職人員或教會信友在做。文藝復興時期公共衛生護理發展的先驅為聖文生保羅(St. Vincent De Paul)及葛瑞絲(Mademoiselle Le Gras)，他們在巴黎組織了志願工作團體，挨家挨戶去探視及照顧貧窮人家，給予他們鼓勵與支持。其主要貢獻包括教育他們必須要有專業的素養和知識，協助貧窮者學習自立自助，協助他們能自己去發現致使貧病的原因為何，然後提供解決之道，因此，他們對居家照顧及社會福利方面的貢獻是相當可觀的（尹，2003；陳，2000）。此外，社區衛生護理的發展概念乃源自於南丁格爾女士在其以往使用的「保健護理人員(health nurse)」一詞。工業革命之後，護理工作的犧牲奉獻不再被重視及尊敬，直到南丁格爾提出健康環境對人的重要性及其於克里米亞戰爭中的表現，重新拾回護理的價值及意義，至此社區衛生護理正式展開。

學者斯普瑞利 (Spradley) 於 1990 年將社區衛生護理的發展分為地段護理、公共衛生護理、社區衛生護理等三個時期（表 1-1）。

◗ 表 1-1　社區衛生護理的發展

時間	服務對象	服務內容	服務提供者
地段護理 (1860~1900)	**貧病個體**	治療性護理為主，開始注意預防	• 以慈善捐獻為主要經費來源 • 由未受護理教育的婦女以自願團體或政府機構提供服務
公共衛生護理 (1901~1970)	以**家庭**為導向，有需求之民眾	治療並積極性疾病預防	• 公共衛生護理成為大學護理系必修課程 • 政府機構主導，少數自願團體配合
社區衛生護理 (1971~)	以**群體**為導向，整個**社區**	健康促進，疾病預防	• 各學科整合護理業務，政府輔導參與，民間團體及獨立開業團體合作

資料來源：陳美滿 (2024)・*2024 年全方位護理應考 e 寶典－社區衛生護理學*・新文京。

(一) 地段護理 (District Nursing)：1860~1900 年

1859 年英國利物浦的企業家**威廉・勒斯朋 (William Rathbone)** 由於妻子罹患慢性病在家接受專業護理人員的照顧，因而體認到居家照顧對病人痛苦的減輕與家庭困擾解決的重要性，因此創立了**第一家地段訪視的護理機構**，並在南丁格爾的協助下，成立護理學校，4 年內訓練了 18 位護理人員專門在社區內從事地段訪視工作。

1877 年法蘭西斯・魯特 (Frances Root) 首創在紐約給予貧病者家訪，為美國第一位地段護理人員。當居家護理服務傳至美國後，「訪視護理 (visiting nursing)」即被用來突顯由護理人員定期主動的到病人家中拜訪探視，給予治療後即離開的工作模式，不再是入駐在個案家中隨時提供服務的型態。此時對社區衛生護理的概念是大家在傳統上較能接受的，即是提供在醫院外的服務，或被稱為「圍牆外護理 (nursing without walls)」。隨後於美國各地相繼成立地段護理組織，此時，護理對象主要為貧、病者，以照顧個體為護理服務導向，提供治療性護理，並開始注意預防，經費主要來自慈善捐獻，提供服務者常為自願團體或政府機構，大都未受護理教育之婦女。**1893 年由麗蓮・伍德 (Lillian Wald) 結合地方衛生服務者及官方組織，提供專業之護理服務**，才正式開始公共衛生護理的里程碑，因此被譽為**「美國現代公共衛生護理鼻祖」**。

（二）公共衛生護理 (Public Nursing)：1901~1970 年

伍德女士是現代社區衛生護理先驅，其在1891年時即在醫院中呼籲護理人員要能獨立作業。由於此時地段護理不再局限於貧病者，而是廣泛需要之民眾，她認為公共(public)一詞乃指護理人員所提供的服務必須是以每一個有需求的民眾為對象。也因此當她成為紐約市亨利街庇護所主任時，即聲稱其所提供的服務為「公共衛生護理」，期望藉此能讓社區民眾了解到亨利街庇護所所提供的服務是所有民眾都可以使用的，她最大的貢獻有主張護理應按工作量計酬、注入成本會計的觀念、運用大眾傳播媒體招募護理人員、促使嬰幼兒及學齡兒童死亡率的下降。

1902 年紐約開始聘用校護，於 1909 年她說服保險公司給付被保險人的家庭訪視費，使公共衛生護理工作蓬勃發展。1912 年她協同其他護理人員成立「公共衛生護理協會」，設立服務原則及標準，並經由與其他相關機構的結合，制定公共衛生與健康政策。這些貢獻在現今護理的發展仍被視為非常了不起的成就，因此**麗蓮．伍德被喻為第一位「護理政治家 (nurse politician)」**。二次大戰以後，聯合國鑑於新興及開發中國家面臨了疾病、教育、人口壓力和貧窮、對社會事務和變遷漠不關心等問題，經由實驗計畫證實，公共衛生護理可改善社區經濟、滿足民眾社會需求，而進行社區發展工作之推動。公共衛生護理亦成為大學護理系必修之課程。**此時護理對象為需要之民眾，服務範圍以家庭為導向，開始步入社區，主要業務為治療並積極預防疾病的產生**，政府也成為主導機構，並有少數自願機構之配合及加入，公共衛生護理的角色開始大幅擴張。

（三）社區衛生護理 (Community Health Nursing)：1971 年 ~ 迄今

由於各級聯邦、州及地方政府在醫療保健服務上的多項介入，逐漸使「公共」一詞轉為「公營」、「官方機構」的同義詞，以為公共衛生護理人員僅能提供貧民免費的公共衛生護理服務，使「公共衛生護理」的原意遭到誤解，因而衍生出「社區衛生護理」一詞，其服務目標乃在於提供社區整體及全體民眾所需的護理。由於民眾的需求、其他學科專門人員在社區中的介入及出院計畫服務的提供，而開始進行整合社區中護理業務。社區衛生護理的**主要服務重點在整個社區的照護**。**服務對象也由家庭走向人群**，除了強調疾病的預防外，更提倡健康的促進，除政府輔導及參與外，民間團體及獨立開業團體之合作，更為社區衛生護理的發展帶來助力，**社區衛生護理焦點轉為較完善社區照護和衛生計畫，並朝向健康促進邁進**。

二、國內

我國的社區衛生護理發展史服務可追溯到1920年開始有公共衛生護理人員資格認定。**1925年北平協和醫院由格藍特醫師(Dr. Grant)成立了「第一公共衛生事務所」**，雖為學生實習而設，其業務包括生命統計、工廠衛生、結核病防治、公共衛生護理等項目，當時公衛護理所教導的課程有公共衛生概論、健康教育、心理衛生、家庭訪視與護理技術指導。實習的內容包括產婦營養指導照顧、家庭接生、新生兒、嬰兒的衛生指導、社區、工廠、學校衛生護理等。

1945年時僅有「臺北保健館」從事地段服務工作，1947年起政府開始有計畫的籌劃衛生所工作網，在省市設立衛生處局，縣市設立衛生局，鄉鎮設立衛生所，在山地離島等偏遠地區立設衛生室，同時開始有社區衛生護理人員從事社區衛生護理工作。1953年桃園縣和新竹市設立衛生院，為教學學區，由中央衛生實驗院供給護理教學人員及農復會提供農村改善，一方面發展工作，一方面負責實習之教學，訓練各衛生院所之護產人員。此時期訓練出來護理人員是為我國公共衛生護理界培育了不少人才。1964年，由臺北護專開辦夜間部，招收二年制公共衛生護理科。**1965年教育部規定公共衛生護理課程與實習納入各級護理教育**，使我國公共衛生護理教育步入正軌。1988年，行政院科技顧問會議為強調公共衛生護理以社區整體為對象，將兩者視為同一名詞：「社區護理是**以維護及提升社區民眾健康為目的**的護理工作與公共衛生工作的綜合體，**以『家庭』為單位**，應用其『廣泛性』、『整體性』及『持續性』的服務，對全社區個人、家庭及團體提供之護理服務。」之後，**中華民國護理學會於第24屆會員大會時將「公共衛生護理委員會」更名為「社區衛生護理委員會」，各學校也將「公共衛生護理學」更名為「社區衛生護理學」**，而國考科目亦同步更名。

2010 年，臺灣護理學會為提升社區衛生護理照護能力，經理監事聯席會議通過制定「社區衛生護理師認證」，為未來「社區專科護理師」做預備。2011年開始舉辦社區衛生護理師認證考試，原則上每年一次，必要時可增加考試次數。

2020年6月3日公布實施《公共衛生師法》，為建立公共衛生專業服務體系、明確公共衛生師之權利義務、提升公共衛生專業及發展，以促進民眾健康，特制定本法；非領有公共衛生師證書者，不得使用公共衛生師名稱。公共衛生師執行業務如下：

1. 社區與場域之環境健康風險及方案之規劃、推動或評估。
2. 社區與場域之疫病調查及防治方案之規劃、推動或評估。
3. 社區與場域之民眾健康狀態調查及健康促進方案之規劃、推動或評估。
4. 社區與場域之食品安全風險調查及品質管理方案之規劃、推動或評估。
5. 其他經中央主管機關認可之公共衛生事務。

有別於醫事人員明訂公衛師的業務範圍以社區、場域為主，業務包含社區場域的環境健康風險方案、疫調防治、民眾健康調查、食品安全風險調查等規劃（行政院，2020）。日後兩專業在業務推動之競合將有待後續觀察。

2022 年，國家衛生研究院邀集護理專家提出「臺灣護理人力發展之前瞻策略規畫」，其中在社區護理的發展規劃方針，主要呼應衛生福利部第九期醫療網計畫，以「強化醫療照護體系」、「保障全體國民不論身處何處，均能享有周全性、持續性及協調性的健康照護服務」政策，因此提出推動社區專科護理師制度 (community nurse practitioner)，以及發展社區護理所 (community nursing clinic) 兩項目標，期望實踐政府投資護理落實全民健康覆蓋的政策，讓每一位居住於社區的民眾，均能獲得所需的健康照護服務，以達健康平等及全民均健的目標。

1-5 社區衛生護理人員概述

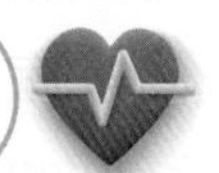

一、社區衛生護理人員應堅守的守則 (WHO, 1974)

1. **必須有以促進社區健康為己任的責任感**：雖說護理人員可能不是唯一能提供社區健康服務的人員，但必須要有此一同理心 (empathy)，方能以熱忱的服務態度積極地為社區奔走及服務。
2. **必須要以照顧弱勢族群為優先**：社區衛生護理人員必須以族群的脆弱性 (vulnerability) 來決定提供服務的優先順序。這也是社區衛生護理人員多以提供婦幼衛生服務為主的原因。
3. **必須要能與個案（不論是個人、家庭、團體或社區）合作，共同計畫與評值所需的健康服務**：社區衛生護理人員尤其要有合群的態度及與人共事的能力，以尊重個案的自主性，並期望能發揮團隊精神，以收取最大效益。

二、社區衛生護理人員應具備的能力

綜合上述，社區衛生護理人員以促進及維持社區整體之健康為目標，提供綜合性、獨立性、持續性與直接的護理。四協會聯盟(QCC, 2018)提出社區衛生護理人員應具備：(1)分析及評估(analysis and assessment)；(2)政策制定及計畫規劃(policy development and program planning)；(3)溝通(communication)；(4)文化能力(cultural competency)；(5)實踐的社區範圍(community dimension of practice)；(6)公共衛生科學(public health science)；(7)財務規劃及管理(financial planning and management)；(8)領導及系統性思維(leadership and system thinking)之核心能力。社區護理人員因此必須具備高於在一般醫院工作、僅提供個人直接照護所需相關之專業知識與技能。是以基層的社區衛生護理人員至少必須具有大學護理系畢業之資格，以擁有足夠的相關知識與訓練，而社區衛生護理的專科護理師則須具有碩士或博士學位，除須具備社區衛生護理人員的所有專業知識技術外，尚須有獨立進行社區健康評估、社區衛生計畫、執行與評值以及相關健康與社會政策的分析與推動的知識與能力(ANA, 1986)。

根據 ANA 所設立之「社區衛生護理實作標準」所載，基本上，公共（社區）衛生護理人員必須要具有學士學位；而公共衛生專科護理師 (public health nurse specialist) 則必須由具有公共衛生背景之碩、博士學位者擔任。目前國內外文獻所指之公共衛生護理人員，為在官方機構提供之公共衛生護理之相關機構服務者。另一方面，社區衛生護理人員是指任何在社區中工作之護理人員。

社區乃是護理人員執業之場所，如在醫院或私人診所工作一般，社區衛生護理人員可以是在居家護理機構、學校、工廠或是庇護所等地方工作。社區衛生專科護理師 (community health nurse specialist) 則是至少具備護理碩士學位，依其專長 (specialization) 可在社區中之產兒中心（如坐月子中心）、長期照護機構、精神療養機構或相關內外科等單位工作。

三、社區衛生護理人員的業務範疇與角色功能

(一) 社區衛生護理人員的業務範疇

國內外文獻有關社區衛生護理人員的角色功能，因其服務的對象與執業的場所不同，而有不同的期許。美國公共衛生護理實務界，以及教育界專家學者於1984年集合研討定義，提出**「社區衛生護理傘狀圖」，顯示社區衛生護理涵蓋了公共衛生護理、學校衛生護理、職業衛生護理、居家護理**等。我國行政院

衛生署（現衛生福利部）在1988年的第十次的科技顧問會議中，將社區衛生護理分為衛生所（室）護理（公共衛生護理）、學校衛生護理與職業衛生護理，其角色功能包括評估及發現家庭健康問題、協助家庭了解及接受健康問題、提供家庭所需之護理服務、提供家庭促進健康之資訊、增進個人與家庭發展處理健康問題的能力、評估與確立社區衛生護理需要。另外還訂定社區衛生護理人員的主要職掌為居家護理、老人復健、婦幼衛生、家庭計畫、傳染病預防接種、緊急救護、營養指導、家戶環境衛生指導、健康諮詢、衛生教育、產前產後檢查、接生、新生兒、嬰幼兒保健服務及家庭訪視等工作。社區衛生護理因其特殊的發展哲理與執業場所的不同，相較於其他的護理學門，角色功能與業務範疇亦將有所不同。

由於社會變遷、人口結構不同、醫療保健型態改變、民眾對健康的認知與需求之提升，社區衛生護理人員的工作範疇已由早期的農村保健、傳染病防治、家庭計畫、孕前衛生等工作轉型，目前重點工作趨向健康促進、優生保健、長期照護、傳染病防治與通報、精神疾病防治、社區及職場健康營造、癌症防治、家庭健康管理、中老年病防治、菸害防制、疾病篩檢、衛生保健資訊化、結合社會資源等；這些改變使社區衛生護理人員的工作更朝向多元化，也更加重其肩負全民健康照護的重責。因此，其角色功能應較著重於社區健康照護之提供者，如運用社區健康評估，發覺社區需求及問題，結合社區相關資源，提供社區所需服務與家庭健康之管理。其他個案直接照護提供者、衛生教育者、諮詢者、研究者及評值者之角色則不會那麼突顯（于、金，1996）。

學校衛生護理是以「學校群體」為服務對象的一種護理工作，透過高度專業化的護理服務與衛生教育的方式，教導學生正確健康知識、態度及技能，以達到確保全國民眾的健康，故學校衛生護理人員的主要角色應為衛生教育或健康指導。此外，由於學校衛生護理人員常是在校園中唯一受過醫護專業訓練者，因此不僅需直接提供健康服務，更是維護、促進全體教職員工生健康的關鍵人物（尹，2000）。

相同的，職業健康護理人員的任務即在於工作場所人力資源的維護，以使工作者能維持良好生產力、士氣及社會的適應能力為目標，並能評估、促進、保護工作者的健康，預防工作者因工作而造成疾病或傷害，進而在其損害發生時，能給予診斷、治療及復健等措施；其角色功能即著重於治療性的角色、緊急救護、健康監控、健康篩檢、協調與溝通者、環境監控、管理與研究的角色（陳，1996）。

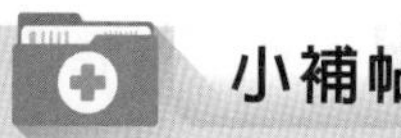

小補帖

在災難照護時，社區衛生護理人員負責災難現場救護、到院前救護及災後社區照護。

「居家護理」被定義為：「對有後續照顧需求之個案及其家庭，能在自己的居家環境中，獲得定期性的專業照顧服務，並達到健康促進、健康維護與疾病預防的目標。」由此看來，居家護理是一種需要科技整合的專業服務，且為在個案所居住的環境中來提供服務；在直接對象是各年齡層的病人，間接對象則包含家屬、主要照顧者、親友、甚至整個社區。因此，其角色有照護提供者、教育者、諮詢者、協調者、督導者、代言者、臨床專家、研究者、管理者、機動性自我決策者、促進者和臨床技術提供者（徐、黃，2001）。

（二）社區衛生護理人員的角色功能

綜合文獻整理，理論上一位社區衛生護理人員的主要角色功能應包括：

1. **健康服務提供者 (care provider)**：此為最常見的護理功能，也**最能發揮社區衛生護理人員的獨特角色**。社區衛生護理人員把個案當成大系統中的一部分，主要目標在培養其獨立性。首先應評估個案需要，與之共同計畫合宜的護理措施，並評值其成效。
2. **健康教育者 (educator)**：經由社區健康評估，社區衛生護理人員可找出社區中的高危險群，接著運用教學原理與原則，**培養民眾保健的觀念**，教導個案並與之一同改變其危險性行為，以達疾病預防或避免失能發生的目標。
3. **健康倡議／代言者 (health advocate role)**：社區衛生護理人員**鼓勵民眾實施健康生活**，應為**弱勢族群**爭取其所需的健康服務，協助其**爭取應有的補助**，並在適當時機**傳達此族群需求**，作為他們的健康代言者，進而促成相關的健康政策與立法，並支持、創造一個健康的社區，以**促進全民之健康**。例如社區衛生護理人員帶領社區中殘障人士團體，共同向里長爭取里內公共建築的無障礙設施；社區護理師製作「遊民的一日」影片於媒體播放，以**提升大眾對弱勢群體健康的認知**。
4. **個案管理者(case manager)**：需**具有4~6年護理相關工作經驗、良好的溝通能力**，以扮演協調及整合資源的角色，**於適當時機傳達個案的健康需求**。另外，美國護理學會建議擔任個案管理者，**應具有學士以上學位**。社區衛生護理人員結合社區資源為個案**提供評估、計畫、服務、協調及監控的健康照**

護，例如社區衛生護理人員在家訪中確認糖尿病個案飲食狀況，並與門診醫師聯絡其藥物控制狀況，使個案得到最佳照護。

5. **溝通協調代言者** (collaborator)：一個成功的社區衛生計畫往往需要多個專業領域人員共同來執行與配合。社區衛生護理人員需能協調各門專業人員間的需求，以發揮最大的功能，有效地達成目標，例如**提供輕度失智家屬有關預防走失指紋捺印、瑞智學堂及失智家屬支持團體等資訊**。
6. **觸媒劑或領導者** (catalyst; leader)：民眾會因不了解一些潛在問題的危險性而致其配合意願不高，此時社區衛生護理人員必須主動引導民眾了解問題所在及其危險性，以使社區衛生計畫順利推行。此外，亦需在跨部會的合作團隊中擔任領導者的角色，以有效的執行社區衛生計畫。
7. **策略發展研究者** (researcher)：由於目前的醫療服務體系仍以急性疾病救助為主，是以急需一些新的研究、知識來改變現今的醫療生態，以達成社區衛生護理執業的目標－促進整體的健康。
8. **顧問者** (counselor)：社區衛生護理人員是以**培養個案獨立做決定的能力為原則**，但在社區民眾面臨健康問題而無法獨立下判斷時，可擔任顧問的角色，給予相關建議。
9. **諮詢者** (consultant)：社區衛生護理人員往往是最了解該社區並與個案接觸機會最多的人，因此在社區的健康服務中常能提供一些必要的諮詢。此外，亦因其專業，常能提供其他醫療團隊人員所需之諮詢。
10. **個案發現者** (case finder)：社區衛生護理人員需主動出擊，找出社區中需要健康服務的民眾，而非由個案主動求治。此外，亦可以利用篩檢活動早期發現個案，以便早期治療。
11. **流行病學者** (epidemiologist)：社區衛生護理人員以流行病學的知識與方法來研究社區中的疾病分布型態與健康狀況，可利於計畫該社區所需的健康服務，預防疾病之發生或及早治療，達到維護社區健康的目標。
12. **評值者** (evaluator)：社區衛生護理人員需對社區進行健康評估，並依其蒐集之資料發現社區的健康需要，接著計畫與執行其所需的健康服務後，評值衛生計畫之成效。並將此評值成效告知社區民眾，以增能 (empower) 民眾發展自己的能力來解決問題。

大體而言，社區衛生護理人員在早期著重提供個案直接照護的角色，至目前已被要求擴展為以社區整體健康為導向的協調者、領導者、研究者、評價者及代言者等。

1-6 我國社區衛生護理的未來展望

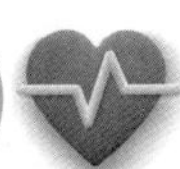

1974年WHO曾經界定社區衛生護理工作必須堅守的三大原則，多年來社區衛生護理人員一直秉持著這些原則從事實務工作。但由於工作範疇過於廣泛，加上護理人力不足、制度不全情形下，社區衛生護理確實是績效不彰，面臨極大困境。然而隨著社會經濟的變遷、人口高齡化及家庭結構的改變，醫療照護的重心逐漸移向社區、疾病預防與健康促進日益受到重視，社區衛生護理將在護理學門的發展中扮演重要之領航者角色。在未來我們更應該：

1. **繼續保持預防保健的重要功能**：醫療支出費用日益高漲，社區衛生護理人員應該發揮其特有的角色，也就是提供從出生到瀕死者的健康照護、預防保健的功能。當各大醫療機構汲汲於醫療成本控制與創造績效的同時，社區衛生護理人員應該擔負起重大的公共衛生保健課題。這些項目通常沒有利潤，卻是健康不可或缺的部分，如疫苗催注、衛生教育與諮詢、疫情調查、防疫工作等。在有限的經費下，做好各項保健業務，方能真正提升健康、減少疾病，更有效控制醫療成本。
2. **與社區結合，執行社區健康計畫**：社區衛生護理人員應該進行社區健康評估，了解社區的健康問題，選定優先順序，設定目標執行，再予以評估改進。在執行層面上，應結合社區的其他醫療資源（如基層診所、地區醫院等）及行政資源（如鄰里長、區公所、學校機關），更有賴社區衛生護理人員之專業學能、知識技巧、社區經營與行動。唯有將公共資源協同運用於健康照護，才能避免單打獨鬥的無效與浪費，以提高成本效益；而有效的針對地區性疾病投入預防保健工作，也才能真正提升國民健康。
3. **社區衛生護理人員在長期照護的功能上應扮演更積極的角色**：臺灣老年人口的比例日益提高，健康照護體系的涵蓋範圍與醫療給付的涵蓋範圍將成為討論議題。衛生所的設置，除提供可近性與完整性的公共衛生服務外，對於偏遠地區衛生所須再加強居家護理照護、在宅醫療服務等原有照護模式，並積極發揮家庭訪視的舊有功能，針對低收入戶或獨居老人予以列案管理追蹤、提供營養照護等。此外，由於護理人員法的通過，隨著老年人口的增加，發展獨立功能、經營護理機構、創新護理業務，成為護理企業家 (nurse entrepreneurs) 將是指日可待。

4. **健康生活型態宜有效推廣**：隨著 WHO 阿瑪阿塔宣言的問世及渥太華健康促進憲章的推動，全球近年多倡導建設健康城市運動，以全面促進健康生活模式，改善社會與生態環境，一方面提升生活品質，一方面達到增進國民健康之目的，建設「健康社區」成為各級政府施政目標。為順應世界潮流，於 1999 年由行政院衛生署（現衛生福利部）提出國民保健計畫，訂定「社區健康營造」的工作目標，由國民健康局（署）陸續成立推動委員會規劃工作指引、建立指標、審核企劃案並輔導、培訓各縣市政府衛生局成立縣市政府推動委員會，協助各社區健康營造中心的成立，進行關懷鄰里、塑造社區健康支持環境、居民養成健康行為、辦理健康促進活動和培訓志工等策略。護理人員在健康促進業務上的最終目標乃為促進個人／個案的健康；而其業務內容包括提供個案實踐健康生活方式所需之資訊與技巧、促進支持性的環境，以利健康行為之實踐。且由於**護理人員為醫療機構中最主要之人力，服務遍布臺灣各大醫療院所，因此最能提供社區民眾可用性 (available)、可近性 (accessible) 及可接受性 (acceptable) 的基層保健醫療服務**。
5. **與社區成為夥伴**：由於社區導向及多元化照顧體系的發展是全球醫藥衛生發展的趨勢，發展健康社區的理念需動員社區民眾及利用社區所有資源，共同營造優質的生活環境，發展健康社區。「與社區成為夥伴」勢必成為健康照護專業人員實務工作的方向與人員培訓的重點。
6. **建立完善的通報體系**：經由社區醫療體系及社區健康營造中心的建立，使居民能透過相關醫療常識的認知，進而建立完善的通報體系。更藉此發掘社區隱性待醫人口，使醫療保健系統對人群的照顧更為緊密，強調基層保健醫療，進而鼓勵社區自主，強調社區自我照顧的責任，加強民眾衛生保健的意識，使整體醫療保健能更臻完善。
7. **朝「與社區共同照護」的方向發展**：臺灣未來在從事社區照護工作時應該朝向「與社區共同照護 (care with the community)」的方向發展，由政府提供經費補助，配合有效之公共投資，使社區民眾能負擔所需之長期照護費用，使社區民眾依其需求，就近即可獲得照護資源。各社區（生活圈）應運用其現存資源，並開發必要資源來提供社區民眾所需之照護服務，另需協助機構組織健全發展，透過社區民眾的參與，善用社區現有的設施與場所，如此才能真正達到福利預算和方案決策權的分散化和社區民眾參與的理想。

小補帖

全球永續發展目標 (sustainable development goals, SDGs)

聯合國高峰會在2015年9月針對2000年「千禧年發展目標」(The Millennium Development Goals,MDGs)未能達成的部分，發布了《翻轉我們的世界：2030年永續發展方針》(Sustainable Development Goals, SDGs)，提出了17項永續發展目標及169項追蹤指標，作為2030年以前，成員國跨國合作的指導原則。17項目標分別為：(1)消除極端貧窮；(2)消除極端饑餓；(3)**確保生活品質，改善弱勢易感族群健康**：如**透過預防與治療，將非傳染性疾病的未成年死亡人數減少1/3、消除可預防之新生兒及5歲以下兒童死亡率、產婦死亡率少於十萬分之70**；(4)確保高品質教育；(5)促進性別平等；(6)水資源永續管理；(7)確保人人負擔得起的永續能源；(8)人人有良好工作，促進永續經濟成長；(9)建立韌性的基礎建設，工業化，並加速創新；(10)減少國內及國家間不平等；(11)促使永續城鎮；(12)確保負責任的消費及生產模式；(13)氣候變遷對策；(14)保育及永續利用海洋資源；(15)維護陸地生態系統的永續管理；(16)促進社會公平、正義與和平；(17)活化永續全球夥伴關係。其中**社區護理人員可在改善弱勢易感族群健康提供專業貢獻**。

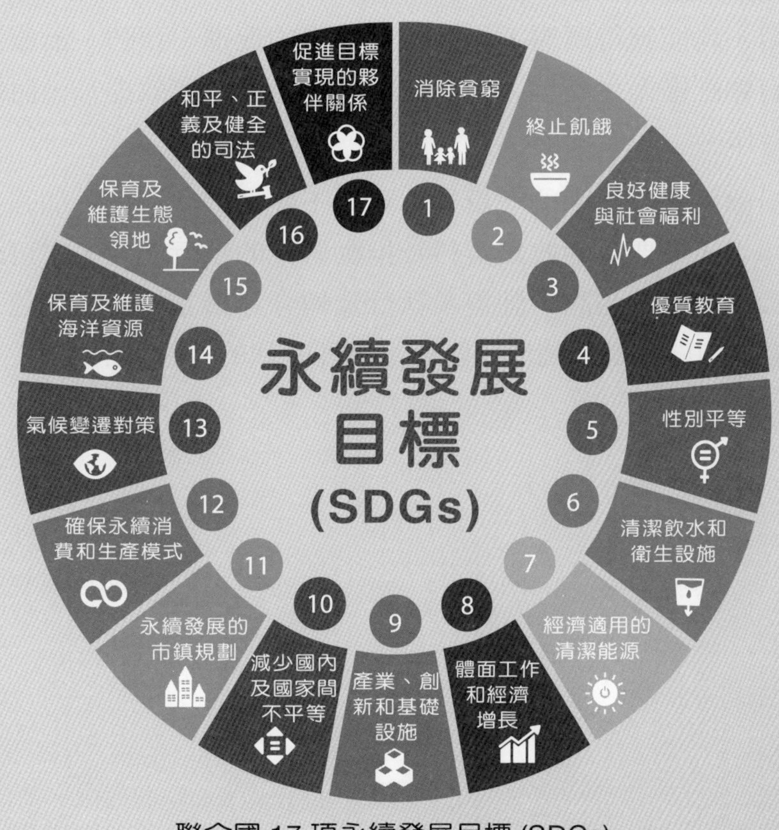

聯合國 17 項永續發展目標 (SDGs)

結語

臺灣地區近幾十年來，在人口數量、組成、教育程度、產業結構、婦女就業、國民平均所得、都市、醫療保險照護及政治民主化等方面均發生了巨大的變化，使得國民的生活方式、價值體系均隨之產生重大的改變，民眾的健康問題不再同以往是以生活問題為主，轉而以營養不均、肥胖、慢性病、環境汙染、健康促進等為主要的健康問題與保健訴求；且隨著消費者意識抬頭，民眾越來越重視高品質、高專業的醫療保健服務。

由上述等問題可發現，在此階段社區衛生護理仍有很大的努力空間，不管是在「護理人力」的編制與素質的提升，或是「護理服務」內容的創新突破及服務品質上的提升與監控和「制度」上的革新，未來社區衛生護理的發展應跟著改變以為因應。特別是在 2015 年聯合國公布全球永續發展目標 (sustainable development goals, SDGs) 後，更倡議各國政府應共同努力，確保全人類各年齡層之健康與福祉，並不應遺漏任何一個人 (United Nations, 2015)，讓每一位居住於社區的民眾，均能獲得所需，包括各類健康的促進、預防、治療等的健康照護服務，均有賴社區衛生護理人力「質」與「量」的有效提升，而這絕對需要各方的攜手合作。

護理人員除扮演團隊中的一員外，更要不斷地提升自己，加強新資訊、技術的吸取與學習，並要具備收集資料及推動研究的執行能力，才可永遠立於時代的前端，負起教育、諮詢、計畫、執行及轉介等獨立的功能角色，引導社區衛生護理的發展方向，迎向屬於社區衛生護理時代的 21 世紀。

學 | 習 | 評 | 量

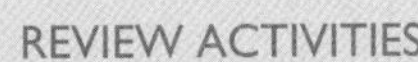

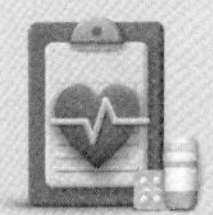

( ) 1. 社區護理師蒐集資料時發現，該社區嬰兒死亡率較其他社區低，但某一少數弱勢族群嬰兒死亡率特別高。當社區護理師基於社會正義(social justice)決定社區健康問題的優先順序時，下列何者正確？(A)應以社區大多數的民眾利益為優先，故該社區嬰兒死亡率的問題應排序較後 (B)應確保社區中弱勢族群的健康問題優先於一般民眾，故該族群嬰兒死亡率的問題應優先處理 (C)社區中弱勢族群的嬰兒死亡率高通常與其文化或健康行為有關，和資源的提供較無關係，故該社區嬰兒死亡率的問題應排序較後 (D)弱勢族群的問題通常很複雜且爭議較多，為避免造成社會對立與誤解，應將該社區嬰兒死亡率的問題排序較後

( ) 2. 歷史上社區衛生護理發展的最初模式為：(A)地段護理 (B)安寧護理 (C)公共衛生護理 (D)社區衛生護理

( ) 3. 社區衛生護理師扮演的代言人(advocate)角色，下列敘述何者最適當？(A)於適當時機傳達案家的健康需求 (B)與團隊共同合作解決案家健康問題 (C)依個別需要及特質以適合方式予護理指導 (D)進入案家並盡力促使案家進行適度的改變

( ) 4. 在聯合國所提出的2030年永續發展目標(sustainable development goals, SDGs)中，社區護理人員可提供下列哪一項專業貢獻？(A)消除極端貧窮與饑餓 (B)促進性別平等 (C)改善弱勢易感族群健康 (D)確保環境的永續性

( ) 5. 有關臺灣公共衛生照護重點的變遷順序，下列何者正確？(1)家庭計畫 (2)婦幼衛生 (3)人口老化 (4)傳染病防治。(A) (1)(2)(4)(3) (B) (2)(1)(4)(3) (C) (4)(1)(2)(3) (D) (4)(2)(1)(3)

( ) 6. 有關社區衛生護理的發展，下列敘述何者錯誤？(A)以社區整體為對象，鼓勵民眾自主自立 (B)社區衛生護理的層面涵蓋公共衛生護理、學校衛生護理、職業衛生護理、長期照護機構及醫療機構社區護理等 (C)社區衛生護理發展階段是由公共衛生護理發展至地段護理 (D)「社區衛生護理師認證」是為提升護理師社區健康照護能力

( ) 7. 有關衛生所護理師執業範疇之敘述，下列何者錯誤？(A)家戶健康管理 (B)中老年病防治 (C)食品衛生稽核與查驗 (D)癌症防治

( ) 8. 社區護理師將有健康問題的家庭收案並建卡，針對所擬訂的護理計畫，提供護理服務和指導。這是扮演下列何種角色？(A)代言人(client advocate) (B)諮商者(counselor) (C)監督者(supervisor) (D)個案管理者(case manager)

( ) 9. 有關聯合國的「永續發展目標」(Sustainable Development Goals, SDGs)之敘述，下列何者錯誤？(A)透過預防與治療將非傳染性疾病的過早死亡人數減少2/3 (B)消除可預防之新生兒及5歲以下兒童死亡率 (C)產婦死亡率少於十萬分之70 (D)應重視國際與國內的健康不平等

( )10. 護理師發現社區有行動不便的獨居老人，無法自行就醫，於是她向轄區里長爭取安排社區志工陪病就醫，下列何者較能描述護理師的角色功能？(A)照護提供者 (B)個案管理者 (C)代言人 (D)教育者

( )11. 有關社區衛生護理的特性，下列何者最不適當？(A)社區護理強調夥伴關係及跨領域合作 (B)社區護理之工作範疇較多元化 (C)社區護理強調醫療治療之成效 (D)社區護理提供照護措施自主性高

( )12. 社區護理師提供輕度失智家屬有關預防走失指紋捺印、瑞智學堂及失智家屬支持團體等資訊，請問社區護理師扮演下列何種角色？(A)代言人 (B)協調者椁(C)流行病學者 (D)環境改變者

( )13. 有關基層醫療保健之社區與醫療服務原則，下列何者最不適當？(A)可近性(accessibility) (B)可接受性(acceptability) (C)可用性(availability) (D)穩定性(stability)

( )14. 衛生福利部國民健康署成立青少年好漾館與WHO之SDGs中，哪一個議題最為相關？(A)消弭貧窮(No poverty) (B)良好健康與福祉(Good health and well-being) (C)優質教育(Quality education) (D)永續城市與社區(Sustainable cities and communities)

( )15. 社區護理師製作「遊民的一日」影片於媒體播放，以提升大眾對弱勢群體健康的認知，是屬於何種角色的展現？(A)組織動員者 (B)代言者 (C)需求評估者 (D)協調者

選擇題答案：BAACD CCDAC CBDBB

02

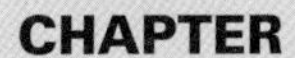

CHAPTER

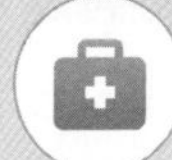

健康照護體系與健康政策

Health Care System and Health Policy

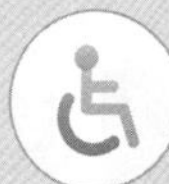

編著者　方郁文

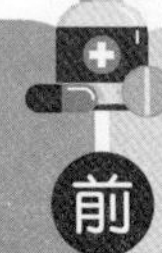

前言

隨著時代變化以及社會結構改變，在無形中遭受到文明的汙染，使得民眾的健康倍加威脅，於醫療資源的需求也相對增加，包括現行健康政策的制定、照護體系的結構以及相關衛生計畫的推動，都應配合民眾的健康需求而做調整，達成「全民均健(health for all)」，亦是政府未來積極努力的目標。我國健康政策的行動方針為**普及健康知識、促進健康行為、養成健康習慣、塑造健康環境、打造健康臺灣**，其策略為各**縣市衛生局結合該轄境內社區、職場、學校及醫療機構**等共同行動。

2-1 健康照護體系

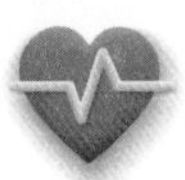

一、健康照護體系的規劃目標

健康照護體系應具有**可用性** (available)、**可近性** (accessible)、**可負擔性** (affordable)、**全民參與** (full participation) 等特性。健全的健康照護體系應配合民眾的健康需求與型態而制定，我國衛生福利部各單位部門積極籌劃設計各項衛生政策目標，期望達成健康照護體系的發展方向，包括：(1) 制定與實施全民健康保險；(2) 提升與促進國民健康；(3) 發展健全的醫療體系；(4) 強化防疫體系及傳染病的控制與預防；(5) 提升醫藥衛生科技；(6) 充實醫療設施與加強長期照護；(7) 促進國際醫藥衛生資訊交流。

二、醫療保健體系的架構

良好的健康照護服務與醫療保健體系息息相關，健全的醫療保健體系能提供完善的健康照護服務充分的資源，主要目的為盡力提升醫療品質，使民眾得到適當的健康服務，以達到資訊運用 5A 的目標，包括**可近性** (accessibility)、**可利用性** (availability)、**可接受性** (acceptability)、**適用性** (applicability) **及責任性** (accountability)。

我國健康照護體系區分為公共衛生預防保健服務、急性醫療服務、復健及後續性服務等三大層面（圖 2-1）。

1. **公共衛生預防保健服務：**護理人員擔任「公共衛生服務人員」，應提供健康促進、特殊保護、篩檢與預防等服務。

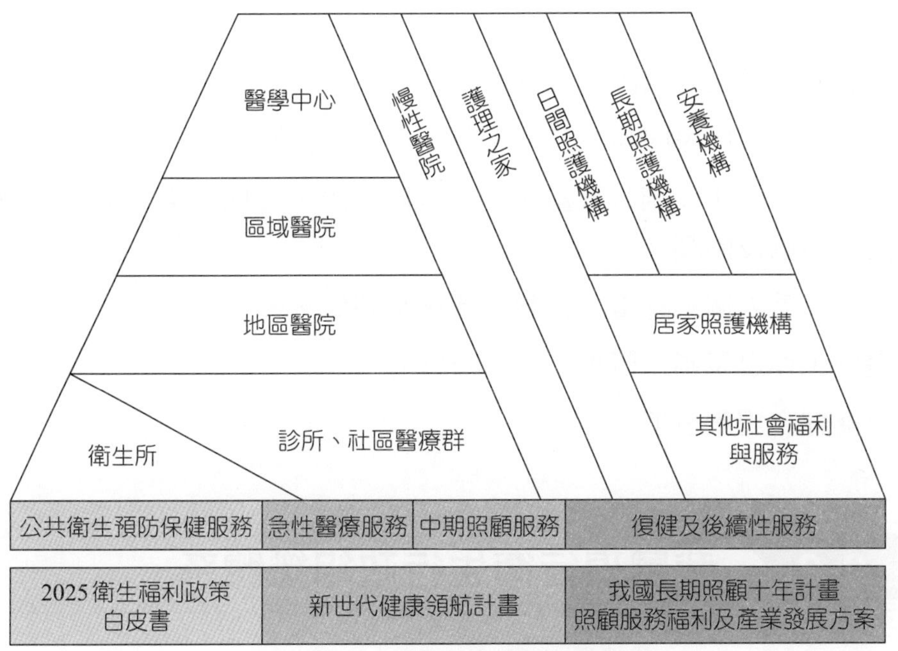

圖 2-1 我國的醫療照護體系

參考資料：衛生福利部 (2020)．*中華民國108年版衛生福利年報*。http://www.mohw.gov.tw

2. **急性醫療服務**：護理人員擔任「臨床照護者」，可提供急性醫療照護服務，服務範圍包括基層醫療、地區醫院、區域醫院、醫學中心等。
3. **復健及後續性照護服務**：護理人員擔任「居家護理師」或於長照及醫事機構擔任護理人員，可提供復健與後續性照護服務，包括居家照護、長期照護、安寧療護等。

三、健康政策的制定

健康政策是指「直接影響民眾健康或影響醫療服務體系運行的相關公共政策」，其制定是**由政府立法**，並**隨著社會人口結構與生活型態的改變而調整**，**而參與制定健康政策**為社區護理人員服務易感性群體最好的方式。依據Bullock等人於1993年定義政策制定的過程包含以下6步驟：**(1)發現／形成問題→(2)排定議程→(3)發展政策草案→(4)立法通過政策→(5)執行政策→(6)評值政策**。衛生福利部為提升整體績效，並使各類衛生福利施政能緊扣全民的需求，設立「綜合規劃司」綜理衛生福利政策、便民服務業務及研究發展工作之規劃、考核、推動及宣導等，以及其他綜合規劃事項等業務。分有第一科（策略規劃科）、第二科（管制考核科）、第三科（政策推展科）及第四科（協調服務科），主要掌理事項如下：

1. 衛生福利政策之研究發展、考核及宣導。
2. 衛生福利科技發展之規劃及推動。
3. 行政效能提升與便民服務業務之規劃、推動、督導及考核。
4. 年度施政方針、年度施政計畫、中程施政計畫、先期作業、中長程個案計畫之研擬、規劃及協調。
5. 施政報告、重大個案計畫之管制、考核及評估。
6. 研究發展工作之規劃、研析、推動及管考。
7. 其他有關綜合規劃事項。

2-2 我國現行衛生行政組織體系

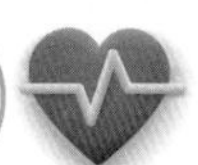

一、中央衛生主管機關－衛生福利部

2013 年 7 月 23 日為配合行政院組織改造成立**「衛生福利部」**，為我國最高衛生福利行政機關（圖 2-2），**專責全國衛生福利行政業務與指導各層級地方衛生福利機構相關業務、協調與監督之工作**，以「促進全民健康與福祉」為使命，以「最值得民眾信賴的部會」為願景，秉持全球化、在地化、創新化的思維，整合社會福利及衛生醫療資源，用心規劃施政，擬定整合、連續性之公共政策，期能提供完善且一體之服務，讓全民更幸福、更健康。

衛生福利部的施政主要目標為：健全福利服務體系，優先照顧弱勢族群；建置優質長照體系，完備長照服務資源；營造互助祥和社會，優化保護服務體系；拓展醫療照護體系，保障民眾就醫權益；建構優質防疫體系，鞏固國家防疫安全；優化食藥安心環境，保障民眾健康安全；營造健康支持環境，增進全人全程健康；精進健保國保制度，確保社會保險健全。

衛生福利部與醫護相關所屬單位部分介紹如下：

1. **護理及健康照護司：專責長期照護體系的發展**，強化護理及助產業務，提升**原住民族及離島地區健康照護品質**，提供全民更優質之健康照護服務。
2. 長期照顧司：2018 年為整合長期照顧業務，成立長期照顧司，提供從支持家庭、居家、社區到住宿式照顧之多元連續服務，建立以社區為基礎之長照服務體系。

3. **心理健康司及口腔健康司**：前者**負責心理健康促進、毒品成癮，後者負責口腔衛生**。

4. **疾病管制署：成立之宗旨為建立現代化的防疫體系，免除國人疫病的威脅**。

5. **國民健康署：負責婦幼衛生與慢性病防治**。

衛生福利部組織架構圖

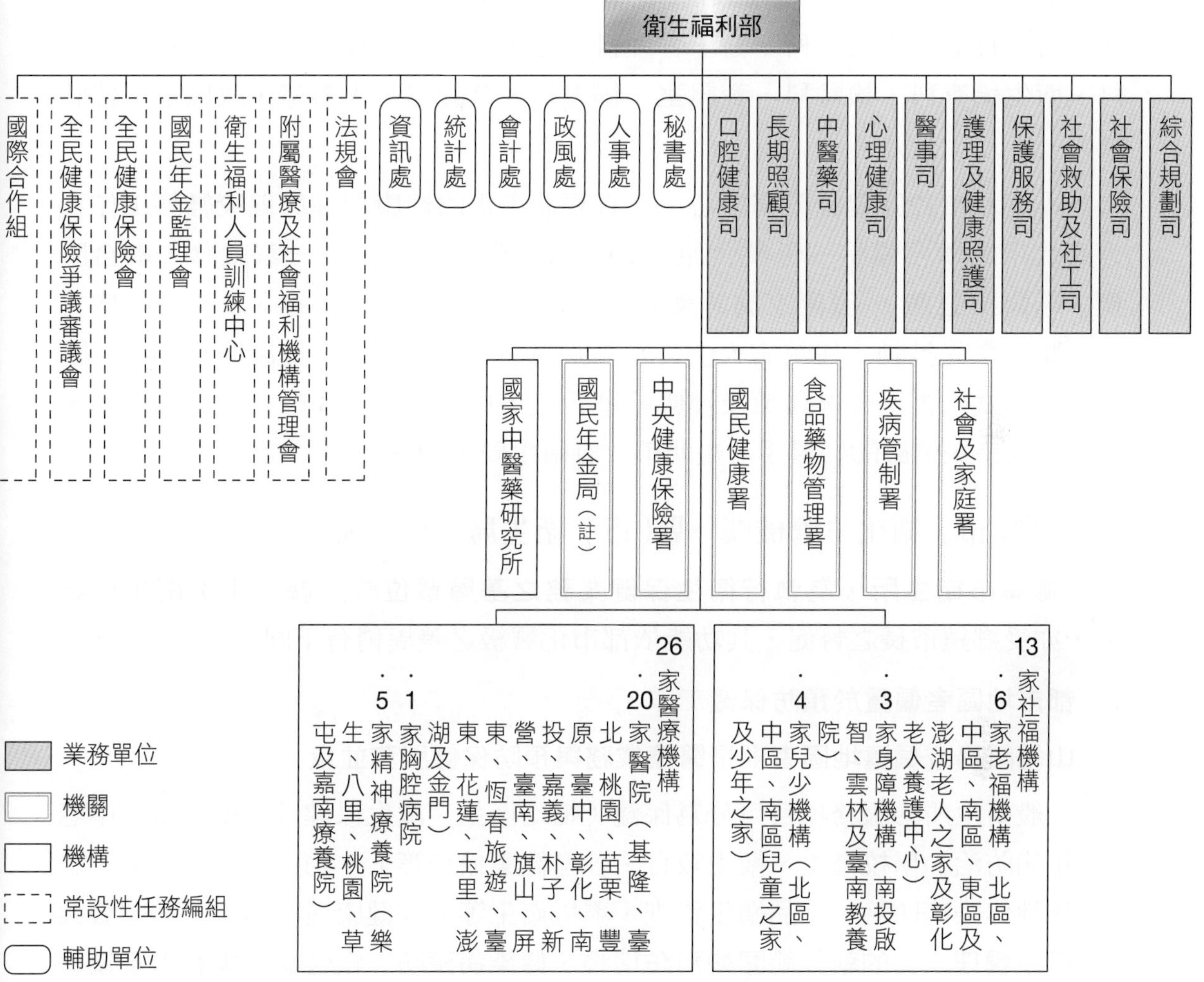

註：國民年金局暫不設置，衛福部組織法明定其未設立前，業務得委託相關機關（構）執行。

◗ 圖 2-2 衛生福利部行政組織圖

參考資料：衛生福利部（2024，7 月 4 日）．*行政組織圖*。http://www.mohw.gov.tw

二、地方衛生主管機關

(一)直轄市衛生主管機關－衛生局

臺灣現有六個直轄市－臺北市、新北市、桃園市、臺中市、臺南市及高雄市。其下的衛生主管機關為衛生局，責掌該直轄市的衛生相關事務，以下則以臺北市衛生局為例說明。

臺北市衛生局為臺北市政府一級機關，設九科六室（綜合企劃科、疾病管制科、食品藥物管理科、醫事管理科、健康管理科、長期照護科、心理衛生科、衛生稽查科、檢驗科、資訊室、秘書室、會計室、人事室、政風室、統計室）。

「臺北市12區健康服務中心」負責臺北市民的健康促進與健康維護工作；「臺北市立聯合醫院」係整合原有10家市立醫院，提供「一家就診，聯合服務」的醫療服務。 減輕家屬照護病人之負擔，降低院內感染率及改善陪病文化，聯醫率先推動「住院病人全責照顧服務」服務，並結合健康服務中心及開業醫生，共同推展社區醫療及健康社區營造，以「社區醫學的中心」為藍圖、營造成為市民健康的好幫手（臺北市政府衛生局，2019）。

(二)縣(市)衛生主管機關－縣(市)衛生局、衛生所

鄉鎮市衛生所，為執行衛生保健業務之基層單位設於縣（市）衛生局之下，亦受鄉鎮市長之督促，其功能依都市化層級之差異稍有不同。

1. **都市地區者偏重於預防保健**工作。
2. **山地離島或偏遠地區者**則是**醫療業務與預防保健服務並重**。
3. 一般衛生所的服務項目可分為保健（婦幼衛生、優生保健及家庭計畫、中老年病防治、學校衛生、衛生教育、社區健康檢查等）、防疫（預防注射、急慢性傳染病防治、食品衛生稽查、環境衛生等）及健康資訊諮詢。其中**公共衛生護理人員的執業範圍如預防接種、傳染病預防、慢性病個案管理及協助門診之衛生教育**等。

衛生福利部在「醫療保健計畫－籌建醫療網」的15年計畫中，於**山地或偏遠離島**設立**「群體醫療執業中心」**，以提升偏遠鄉鎮的醫療資源與醫療品質。該中心以門診業務為主，其醫師由附近醫院醫師或公費生分發擔任，其他業務所需人力由衛生局指定當地衛生所兼辦，業務量至相當程度後由中心聘雇人

員。**在群體醫療執業中心之下設有「基層保健服務中心」**，其內配置兩名護理人力，以提供當地整體性的護理服務。

2-3 我國健康照護體制的現況

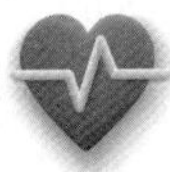

一、醫療網

籌建醫療網的目的在均衡各地區醫療資源發展，使醫療人力及設施能合理成長及充分發揮功能（例如建立分級醫療作業制度與轉診系統），以提升醫療服務品質，使每一國民於需要時，均能在適當的時間內得到合適的醫療保健服務。我國自 1985 年起開始分期推動醫療網計畫，第一、二、三期計畫著重於硬體建設、人力規劃，主要在解決醫療資源數量不足及分布不均的問題；第四期「新世紀健康照護計畫」及第五期「全人健康照護計畫」除延續區域資源均衡發展外，還要**促進病人安全與提升醫療品質**及人力素質。

另為因應我國的人口老化、少子女化、疾病型態改變，及持續性與整合性照護需求增加等問題，故需**合理重劃醫療網，建構在地化的連續性、整合性之公共衛生與醫療服務體系**，2009~2012 年推動第六期「新世代健康領航計畫」。2013~2016 年推動第七期「開創全民均等健康照護計畫」。

小補帖

國際衛生的參與著重於實質目的，以改善國人健康、**促進疾病防治**為主，**可取得國際衛生之即時資訊及援助，合作議題包括災難防治及應變等。**

2017~2020 年推動了第八期的醫療網計畫，重點在致力於**整合醫療照護服務輸送體系、連結社會福利、預防保健、長期照護與精神健康等領域**，使之形成整體體系的概念，並**適度結合地區資源，建構在地、具連續性及富整合概念的公共衛生與醫療網絡**，並為解決長久以來醫療資源不均衡的問題，也將**全力均衡醫療照護的資源**，真正**落實醫療的分級、充實醫事人力及提升醫療照護上的品質**；為達成以上所述目標，第八期醫療網計畫之整體目標有以下四點：(1) 落實分級醫療，強化連續性之全人健康照護體系；(2) 提升區域緊急醫療應變量能，優化緊急醫療救護資訊平台；(3) 推動受雇醫師納入勞基法，保障醫事人員勞動條件；(4) 改善醫事人員執業環境，深化病人安全之核心價值。

適逢2019年新冠併發重症(COVID-19)疫情之衝擊，政府爰承「第八期醫療網計畫」，依據施政方針以及參考國際及未來發展趨勢，續予規劃第九期「建構敏捷韌性醫療照護體系計畫」，於2021~2024年推動辦理，強化醫療照護體系對於未來全球環境趨勢及國內社會結構變遷等挑戰之應變能力，持續保障全體國民均能享有周全性(comprehensive)、持續性(continuity)及協調性(coordinated)的健康照護服務。本計畫期「建構敏捷(agile)韌性(resilience)」的醫療照護體系，以回應快速變動的社會環境，本計畫執行之整體目標如下：(1)提升醫療資源之運用效能及合理分配；(2)建構以人口群為中心之整合照護網絡；(3)強化醫療應變能力及偏鄉離島醫療照護；(4)持續改善醫事執業環境；(5)創造具韌性且智能的醫療照護體系（衛生福利部醫事司，2021）。

二、健康照護體系（衛生福利部，2023）

(一) 醫療資源

根據《醫療法》及「醫療網計畫」的實施，將臺灣劃分醫療區域，建立區域醫療體系，規劃各區醫療人力與設施，並透過區域輔導與組織運作，評估地方民眾健康需求，辦理各項區域醫療資源分配與提升區域醫療水準計畫。2022年底全國醫院共有 480 家，診所有 23,098 家，醫院病床數共 13 萬 9,441 床。

因應人口結構改變、城鄉差距的變化，衛福部於 2024 年公告《醫院設立或擴充許可辦法》修正草案調整醫療區域，並包含新增台北淡海、桃園八德等次級醫療區域，期待未來醫療區域劃分能更符合醫療資源分配與滿足醫療需求。

(二) 緊急醫療救護

1. 截至2022年底，全國有52個次醫療區域，共建置46家重度級，77家中度級，83家一般級急救責任醫院。
2. 辦理「緊急醫療資源缺乏地區之改善計畫」，建立「觀光地區急診醫療站」、「夜間假日救護站」與「提升緊急醫療資源缺乏地區之醫院急診能力」、「強化醫療資源不足地區24小時急診能力」等4種模式。
3. 辦理「醫學中心或重度級急救責任醫院支援離島及醫療資源不足地區醫院緊急醫療照護服務獎勵計畫」，充實在地專科醫師人力，維持偏遠地區醫療不中斷。

4. 廣設體外心臟電擊去顫器(automated external defibrillator, AED)。截至2022年底，公共場所AED已登錄12,137台，密度達52.8台／10萬人，其中有5,820處場所通過安心場所認證（亦即場所設置AED且70％以上員工已完成CPR＋AED訓練）。

（三）兒童醫療照護

為挹注兒童照護資源，改善周產期與急重症醫療照護，並強化初級照護及健康管理，推動「優化兒童醫療照護計畫」：

1. 推動「核心醫院計畫」，組成核心醫院，提供兒童重難罕症疾病範疇的醫療照護；服務兒童重症轉運；成立兒童困難診斷疾病平台，建立遠距會診據點。
2. 推動「周產期照護網絡計畫」，組成區域周產期照護網絡。提供網絡內緊急血液調度、高危險妊娠與新生兒的加護照護；另推動開放醫院模式，讓孕產婦在醫院及基層診所醫師共同照護下順利生產。
3. 辦理「提升兒科緊急醫療救護品質及資源整合計畫」，補助偏遠縣市之中度級以上急救責任醫院提供 24 小時之兒童傷病患就醫服務，並與「周產期照護網絡計畫」整合規劃，讓全國各縣市至少一家以上的醫院可提供 24 小時兒童傷病患就醫服務之醫院。
4. 推動「幼兒專責醫師制度計畫」，由基層兒科及家庭醫學科醫師擔任未滿3歲兒童之照護專責醫師，提供預防保健、預防接種、居家訪視、篩檢追蹤、通報轉介等相關初級照護及健康管理。
5. 設置「兒童困難取得之臨床必要藥品及醫材調度中心」。

（四）安寧緩和療護及病人自主權

1. WHO 於 1990 年提出的安寧緩和醫療是一連續性之照顧方式，強調於癌症初期即開始提供服務，採全人化照顧，維護病人和家屬最佳的生命品質，並加上疼痛及其他症狀控制，以緩減身體上其他不適的症狀，亦即**四全**的照護概念：**全人**、**全家**、**全隊**、**全程**。安寧療護強調將服務理念融入病人日常的醫療照護中，使症狀得到妥善緩解，進而心靈亦得到平撫，安詳面對死亡。
2. 我國於 2013 年，為尊重末期病人之醫療意願及保障其權益，設立《安寧緩和醫療條例》，其中提到實施安寧緩和醫療及執行意願人維生醫療抉擇之醫療機構所屬人員不得為見證人，且最近親屬序為配偶→成年子女→孫子女父母，意願書將註記於健保卡上，因此不會有失效的疑慮。

3. 2016 年起針對醫療機構及民眾辦理安寧緩和醫療意願宣導、推動及註記健保 IC 卡計畫，民眾可簽署「預立安寧緩和醫療暨維生醫療抉擇」意願書，並註記於健保 IC 卡上。
4. 為保障病人的尊嚴善終權利，於 2019 年正式施行亞洲第一部專法「病人自主權利法」，使具完全行為能力的意願人可透過「預立醫療照護諮商」選擇接受或拒絕的醫療選項，並事先立下書面的「預立醫療決定」，保障病人的善終權。

小補帖

預立醫療決定書 (Advance Decision, AD)

即事前表達醫療意願的規劃書，可預先表達若未來遇符合特定臨床的情況時（疾病末期、不可逆轉之昏迷、永久植物人、極重度失智和其他疾病痛苦難以承受、無法治癒且無其他合適之醫療解決方法之疾病），接受或不接受維持生命治療／人工營養及流體餵養。依「病人自主權利法」規定，具完全行為能力之人（＞ 20 歲或＜ 20 歲但已婚），可自行簽署預立醫療決定，**若為輕度認知障礙者，須先經醫療機構「預立醫療照護諮商」後才可簽立。**

（五）傳染病防治醫療網

為落實傳染病防治醫療網各項運作，需達成下列目標：(1) 發揮醫療網區域聯防機制綜效；(2) 強化醫療網整體應變量能；(3) 提升應變醫院收治能力。具體的作法，可透過架構傳染病防治醫療網區域聯防網絡、儲備傳染病防治醫療網區應變量能、建構傳染病病人收治機制和補助應變／支援合作醫院來完成。

希冀藉由施行上述策略，能夠建立傳染病防治療網區域聯防機制，完善防疫體系，以提升傳染病防治療網區應變量能，有效因應疫情，並增加應變醫院收治能量，妥善收治傳染病病人（衛生福利部疾病管制署，2021）。

（六）口腔健康照護

1. 推動各生命週期口腔健康
   (1) 修正「醫事服務機構辦理口腔預防保健服務注意事項」，強化特殊兒童牙齒塗氟社區巡迴服務。

(2) 國小學童臼齒窩溝封填服務對象放寬至 12 歲，提供滿 6 歲至 12 歲兒童，恆牙第一大臼齒窩溝封填服務及檢查。

(3) 推動國小學童含氟漱口水計畫。

(4) 多管道宣導牙周病預防，編撰「成人口腔保健」手冊及「機構口腔照護」工作指引，提升口腔功能及照護品質。

(5) 為落實均等全人口腔照護，辦理國民口腔健康監測調查。

2. 加強口腔特殊醫療服務及照護

(1) 辦理特殊需求者口腔整合性照護計畫。

(2) 提供身心障礙者牙科特別門診。辦理中風、使用氣切管、鼻胃管或頭頸部手術等病人整合性口腔照護服務。

三、心理健康與精神醫療

(一) 心理健康促進

1. 「心快活」心理健康學習平台提供學習資源及全臺心理健康專業服務據點資訊。
2. 為推動心理健康促進，與地方政府衛生局合作，提供心理諮詢服務。
3. 1925 安心專線（依舊愛我）提供 24 小時免費心理諮詢服務，協助自殺意念者，即時阻止自殺危機案件。
4. 持續辦理自殺個案通報、關懷訪視及自殺危機處理。
5. 自殺死亡人數自 2010 年起連續 13 年退出十大死因，但仍屬自殺中高盛行率區域。未來持續加強社會安全網等防治政策。
6. 依聯合國《2023 年全球幸福報告》(World Happiness Report) 調查各國國民之生活評估、正向感受、負向感受等指標，臺灣排名第 27，為東亞第 2，顯示前開心理健康促進有一定成效。

(二) 精神疾病防治

推動 7 區（臺北區、新北區、北區、中區、南區、高屏區、東區）精神醫療網輔導計畫。建構完整之精神醫療體系，均衡各地區精神醫療資源發展、精神照護人力與設施，全面提升醫療品質，建構全人健康照護。

（三）司法精神醫療

1. 為健全國內司法精神醫療體系，2021 年心理健康司成立司法精神醫療科，積極推動司法心理衛生服務，以協助司法案件之精神病人逐步復歸社會。
2. 為優化司法精神鑑定專業服務品質與量能，委託台灣司法精神醫學會就刑事責任能力及就審能力訂定司法精神鑑定模範（最佳）參考指引，並編製司法精神專科醫師初階訓練教材，並於 2021 年開始布建司法精神病房。

（四）成癮防治

1. 為協助毒癮者回歸正常生活，融入社會，減少毒品犯罪及公共衛生問題。政府持續推動鴉片類藥癮替代治療費用補助、醫療機構進入矯正機關提供藥酒癮醫療服務、各級毒品「藥癮治療費用補助」、「藥癮者社區復健方案布建及服務品質提升計畫」、「建構問題性飲酒與酒癮者醫療及社會復健服務模式計畫」。設置整合性藥癮醫療示範中心，發展實證藥癮治療模式及處遇方案。
2. 推動網路成癮防治服務；於「111 年度整合型心理健康工作計畫」、「網路成癮治療專業人員培訓制度發展計畫」，提升兒童及青少年自我覺察，並辦理網癮防治宣導及網癮防治教育訓練。

四、醫事及公衛人力

（一）醫事及公衛人力現況

依據專門職業人員專業證照制度之醫事人員類別區分，訂定《醫師法》、《藥師法》、《助產人員法》、《營養師法》、《護理人員法》、《物理治療師法》、《職能治療師法》、《醫事檢驗師法》、《醫事放射師法》、《心理師法》、《呼吸治療師法》、《聽力師法》、《語言治療師法》、《牙體技術師法》及《驗光人員法》等15類醫事人員管理法規。2020年公布公共衛生師法，透過國家專業認證，增加公共衛生人才，建立公共衛生專業服務體系，以促進民眾健康。2022年各類醫事人員執業人數共計35萬4,101人，其中醫師（含西醫師、中醫師及牙醫師）人員7萬6,730人、護理人員18萬5,778人、助產人員201人。

(二)醫事人力培訓

1. 提升醫事人員素質，每年進行培育、養成計畫及在職訓練。
2. 強化醫師全人照顧之觀念與能力，積極推動「畢業後一般醫學訓練計畫」。
3. 提升口腔醫療照護品質，積極推動牙醫師畢業後臨床醫學訓練制度。
4. 提升護理人員專業素養以及照護品質，推動專科護理師制度、麻醉科專科護理師制度。
5. 2007 年起辦理「臨床醫事人員培訓計畫」。
6. 為建立中醫師臨床訓練制度，培育具全人醫療能力之中醫師，辦理「中醫醫療機構負責醫師訓練計畫」。另為培育中西醫合治及中醫實證研究人才，強化中醫分科專業訓練。

(三)友善醫護執業環境

1. 為保障醫師勞動權益、維護病人安全，住院醫師已自 2019 年 9 月 1 日起適用勞動基準法，至於未納入適用勞動基準法之其他聘僱醫師，同步推動醫療法修法，增訂醫師勞動權益保障專章。
2. 為減少醫療糾紛，促進醫病關係和諧，辦理生產事故救濟並強化「訴訟外醫療糾紛處理機制」。
3. 為改善護理人員職場環境，持續推動各項改革措施，以促使護理人員留任及回流。相關政策如下：
   (1) 降低工作負荷、改善護病比與勞動條件，護病比納入醫院評鑑正式項目。推動護病比連動住院保險診療報酬、推動護病比法制化。
   (2) 開放「護理職場爭議通報平台」，做為護理人員通報職場爭議案件之管道。運用「護動 e 起來」網站，協助護理人員解決執業困境及護理公共事務參與管道。
4. 薪資福利改善。
5. 透過評鑑制度、輔導設立、實證培訓、科技應用、獎勵設立等機制，支持護理人員投入創新社區照護，並提供多元化的就業模式，以延長護理執業壽命及提升執業率。

五、健康服務品質

1. 病人安全與醫療品質：為提升以病人為中心之醫療服務品質，推行醫院評鑑制度，頒布醫療品質及病人安全工作年度目標，建置病人安全事件通報機制。
2. 醫院評鑑制度改革：推動醫院評鑑改革，以病人安全與醫療品質為核心，並兼顧降低醫院受評壓力，簡化醫院評鑑基準，朝符合國際評鑑制度精神與趨勢方向辦理。
3. 器官捐贈與移植：器官來源供需失衡仍是世界各國共同面臨的課題，2002 年捐助成立「財團法人器官捐贈移植登錄及病人自主推廣中心」辦理器官捐贈推廣與分配業務。
4. 電子病歷政策推動成果：2000 年電子病歷交換中心，持續提供系統自動介接，並完成醫院上傳心肺功能停止 (OCHA) 及創傷 (TRAUMA) 二類急重症單張；另為減輕醫護人員病歷簽核之壓力，自 2019 年起發行醫事人員行動憑證。

六、偏鄉醫療照護

1. 照護在地化及遠距醫療：為維護偏鄉離島地區民眾醫療照護服務品質及就醫權益，秉持「醫師動，病人不動」及「醫療不中斷」原則，積極強化在地醫療照護功能；又有鑑於網路時代來臨，發布「通訊診察治療辦法」，推動遠距醫療照護服務，優化偏鄉離島醫療。相關政策如：
   (1) 澎湖醫院與金門醫院設立心血管照護中心、澎湖醫院化療中心、臺東醫院成功分院建置「遠距醫療門診系統」、辦理「強化偏遠及醫療資源缺乏地區醫院效能計畫」、「補助所屬偏遠離島地區充實醫師人力計畫」；辦理「緊急醫療資源不足地區改善計畫」，以「夜間及假日救護站」、「觀光地區急診醫療站」及「提升緊急醫療資源不足地區之醫院急診能力」、「強化醫療資源不足地區24小時急診能力」等4項改善模式，維持緊急醫療服務24小時不中斷。
   (2) 建構原鄉離島智慧醫療照護網：提升原鄉離島衛生所醫療資訊化功能、建置遠距醫療專科門診服務。
   (3) 獎助醫事人員開業、強化原鄉離島衛生所（室）醫療設備資源、就醫交通費補助。

2. 緊急醫療後送：為加強離島、原住民族地區緊急醫療救護即時性，推動強化在地醫療為主、空中轉診為輔之政策，以提升原鄉離島地區醫療照護，如設置空中轉診審核中心、救護航空器駐地備勤、建置空轉後送遠距會診平臺、強化醫護人員空中轉診照護能力。
3. 人才培育與留任：充實基層及偏遠地區人力，重啟「重點科別培育公費醫師制度計畫」、辦理「原住民族及離島地區醫事人員養成計畫」、「偏鄉護理菁英計畫」。

七、目標族群健康照護

1. 原住民族健康照護：為保障每一位民眾都能平等的獲得健康照護權利，辦理原住民族地區公費醫事人才培育計畫、提升原住民族地區醫療設備投資與服務品質、強化衛生所醫療資訊化系統與建置、辦理原住民族地區醫事人員開業補助計畫、辦理原住民族地區之緊急傷病人就醫交通補助、辦理部落健康營造計畫、推動「原鄉健康不平等改善策略行動計畫」。期望能藉由各方醫療照護計畫讓原住民都能公平獲得各項醫療資源，以達到健康的平等，縮小平均餘命的差距。
2. 新住民健康照護：目前臺灣新住民以女性居多，為提升新住民婦女在未納全民健保前之生育健康，及減少語言隔閡，提供新住民及其子女生育保健諮詢與檢核建卡管理，以及生育計畫、哺餵母乳、孕期保健、定期產檢、孕期營養等生育健康指導。例如：**2011 年**發布**「新住民懷孕婦女未納健保產前檢查補助計畫」**，以規範有關外籍配偶補助項目及基準，經多次修正，現**外籍配偶設籍前未納健保之產前檢查，每胎以補助 14 次為上限**。
3. 罕見疾病及特殊健康需求族群健康照護
    (1) 罕見疾病健康照護：將罕見疾病列入重大傷病範圍及免除就醫之部分負擔，同時辦理罕見疾病特殊營養食品暨藥品物流中心，供應維持生命所需之特殊營養食品及緊急需用藥物，並設置遺傳諮詢窗口網站，提供罕病及遺傳疾病相關資訊及資源。
    (2) 油症患者健康照護：為保障油症患者健康照護權益，推動《油症患者健康照護服務條例》，提供油症患者健保門（急）診、免費健康檢查、油症患者特別門診及第一代油症患者住院免部分負擔醫療費用等服務。

4. C 型肝炎防治：依「2018~2025 國家消除 C 肝政策綱領」設定三大政策方向：「以治療引領預防」、「以篩檢支持治療」、「以預防鞏固成效」，希望能比 WHO 設定的時程更早於 2025 年達成消除 C 型肝炎目標，使其不再成為公共衛生主要負擔。針對滿 45 歲之民眾提供終身一次免費 C 型肝炎篩檢，一般民眾免費篩檢年齡為 45~79 歲，原住民為 40~79 歲免費篩檢。

2-4 全民健康保險簡介

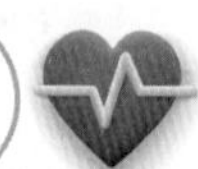

為了實現照顧全民健康的理想，政府於 1994 年 7 月 19 日立法院三讀通過「全民健康保險法」，由總統公布；1995 年 3 月 1 日全民健康保險（以下簡稱全民健保）正式開辦。於 2011 年 1 月 26 日通過二代「全民健康保險法」，2013 年 1 月 1 日開始實施。全民健康保險屬於政府辦理之**強制性的社會保險**。強制納保可避免逆選擇 (adverse selection) 情形，但**可能發生被保險者傾向過度使用醫療服務之道德危害 (moral hazard)**。以衛生福利部為主管機關，屬於公辦公營、單一保險人模式的組織體系，本著**全體國民一起分擔風險的精神**，即在透過自助、互助制度的方式讓全民納入保險，是一項保障全民維護身體健康的基本人權的施政措施（衛生福利部中央健康保險署，2023）。

一、保險對象

凡是中華民國國民，**在臺灣地區設有戶籍滿6個月以上**，以及在臺灣地區出生之新生兒都必須依法參加全民健保，**被保險人所負擔的眷屬數最多計算到3人**。另外，領有臺灣地區居留證件之非本國籍人士，只要在臺灣居留滿6個月，也應該參加健保，現行健保制度強調**財務獨立，依被保險人經濟能力計費**，並依民眾的職業類別**分成六大類被保險人**（表2-3），作為保費計算的基礎。

二、現行健保醫療給付範圍

全民健保醫療服務涵蓋西醫、中醫及牙醫門診醫療服務、住院醫療服務、**安寧療護**、**日間照護**、**預防保健**、分娩等項目。其中，門診、住院醫療服務給付範圍包括醫師診察、檢查、檢驗、手術、處方、藥品、材料、治療處置、護理、復健及住院病房等項；預防保健服務包括兒童預防保健、成人預防保健、

表 2-3　全民健保保險對象分類及其投保單位

類別	保險對象		投保單位
	本人	眷屬	
第 1 類	1. 公務人員、志願役軍人、公職人員 2. 私校教職員 3. 公民營事業、機構等有一定雇主的受僱者 4. 雇主、自營業主、專門職業及技術人員自行執業者	1. 被保險人之無職業配偶 2. 被保險人之無職業直系血親尊親屬 3. 被保險人之 2 親等內直系血親卑親屬未滿 20 歲且無職業，或年滿 20 歲無謀生能力或仍在學就讀且無職業者	所屬機關、學校、公司、團體或個人
第 2 類	職業工會會員、外僱船員	同第 1 類眷屬	所屬的工會、船長公會、海員總工會
第 3 類	農、漁民	同第 1 類眷屬	農會、漁會
第 4 類	義務役軍人、軍校軍費生、在卹遺眷	無	國防部指定之單位
	替代役役男	無	內政部指定之單位
	矯正機關受刑人	無	法務部及國防部指定之單位
第 5 類	合於社會救助法規定的低收入戶成員	無	戶籍地的鄉（鎮、市、區）公所
第 6 類	榮民、榮民遺眷家戶代表	1. 榮民之無職業配偶 2. 榮民之無職業直系血親尊親屬 3. 榮民之 2 親等內直系血親卑親屬未滿 20 歲且無職業，或年滿 20 歲無謀生能力或仍在學就讀且無職業者	戶籍地的鄉（鎮、市、區）公所
	一般家戶戶長或家戶代表	同第 1 類眷屬	

註：　1. 各類眷屬及第 6 類被保險人均須為無職業者。

　　　2. 第 4 類矯正機關受刑人於 2013 年 1 月 1 日起參加全民健保。

參考資料：衛生福利部中央健康保險署 (2021)．*2021~2022 全民健康保險年報*．衛生福利部中央健康保險署。

孕婦產前檢查、婦女子宮頸抹片及乳房檢查等（參見第 11、12 章）。個案**必須自行分擔部分醫療費用，以達使用者付費之原則，而無關疾病治療或易致濫用的醫療項目及器材不予給付（如美容手術、預防性手術、眼鏡、義眼、義齒、助聽器等）**。

三、全民健保財務來源

健保財務主要來自於保險對象、雇主及政府共同分擔的保險費收入，少部分為**外部財源挹注**，包括**公益彩券盈餘、菸品健康福利捐分配收入**等。二代健保實施後，因補充保險費的繳納及政府總負擔比率提高等資金流入，財務短缺現象已獲得改善。政府目前正依據「全民健保財務平衡及收支連動機制」以確保長期財務健全、永續經營。

小補帖

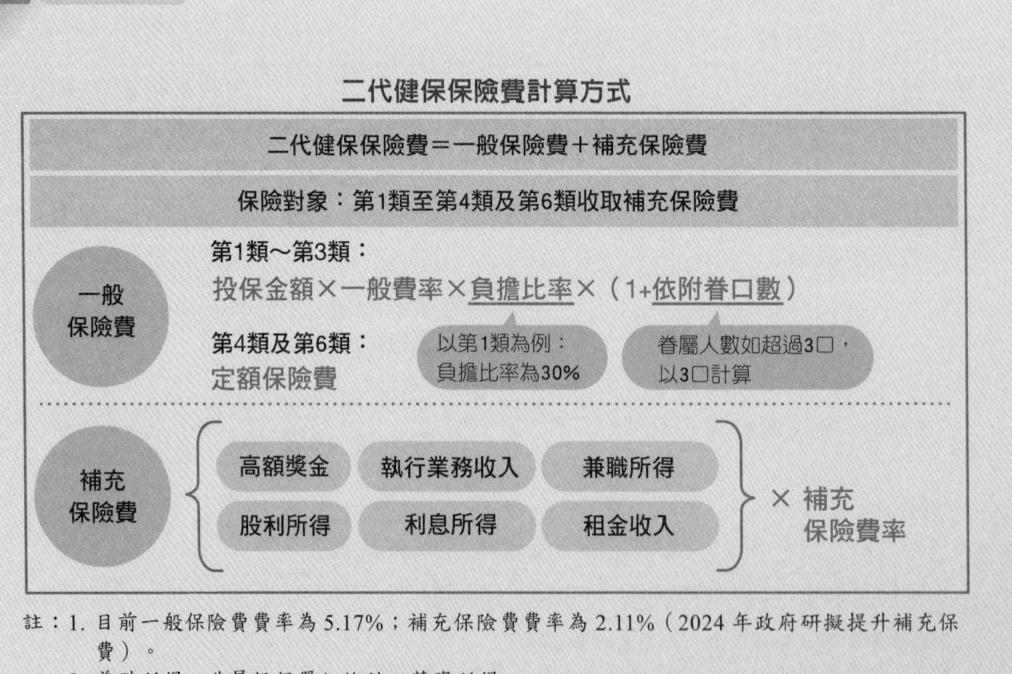

二代健保保險費計算方式
二代健保保險費＝一般保險費＋補充保險費
保險對象：第1類至第4類及第6類收取補充保險費
一般保險費
第1類～第3類：
投保金額×一般費率×負擔比率×（1+依附眷口數）
第4類及第6類：
定額保險費
以第1類為例：負擔比率為30%
眷屬人數如超過3口，以3口計算
補充保險費
高額獎金
執行業務收入
兼職所得
股利所得
利息所得
租金收入
× 補充保險費率

註：1. 目前一般保險費費率為 5.17%；補充保險費費率為 2.11%（2024 年政府研擬提升補充保費）。
2. 兼職所得：非屬投保單位給付之薪資所得。

參考資料：衛生福利部中央健康保險署 (2023)．*2023~2024 全民健康保險年報*．衛生福利部中央健康保險署。

四、調整部分負擔　落實使用者付費

1. 為避免保險對象認為已交繳健保費，就可以隨意使用健保資源，同時不致影響真正有需要的人就醫，藉以導正醫療資源利用，使不同層級醫療院所各司其職。
2. 推動分級醫療及電子轉診資訊平台運用，開放各層級醫療院所使用「電子轉診平台」，**主要目的是為強化一般診所與醫院或其他診所的分工與合作**，以利提升**轉診效率**及**醫療服務品質**。鼓勵民眾小病到當地診所就醫，需要進一步檢查或治療時再轉診到區域醫院、醫學中心等大醫院。民眾若未經轉診直接到醫學中心、區域醫院、地區醫院就醫，就會付比較高的部分負擔。門診及住院部分負擔如表 2-4 至表 2-5（衛生福利部中央健康保險署，2023）。

表 2-4　全民健保門診基本部分負擔

類型	基本部分負擔			
醫院層級	西醫門診		牙醫	中醫
	經轉診	未經轉診		
醫學中心	170	420	50	50
區域醫院	100	240	50	50
地區醫院	50	80	50	50
診所	50	50	50	50

註：1. 凡領有《身心障礙證明》者，門診就醫時不論醫院層級，基本部分負擔費用均按診所層級收取新臺幣 50 元。
2. 持轉診單就醫後 1 個月內未逾四次之回診、門診手術後、急診手術後、生產出院後 6 周內或住院患者出院後 30 日內第一次回診視同轉診，得由醫院開立證明供病患使用。
3. 自 2017 年 4 月 15 日起公告實施。

表 2-5　全民健保住院部分負擔

病房別	部分負擔比率			
	5%	10%	20%	30%
急性病房	—	30 日內	31~60 日	61 日以上
慢性病房	30 日內	31~90 日	91~180 日	181 日以上

註：依衛生福利部公告 2023 年以同一疾病每次住院上限為 48,000 元，全年累計住院上限為 80,000 元。

五、家庭醫師及社區藥局在地照顧

1. 為使民眾獲得在地完整持續的醫療照護，推動「全民健康保險家庭醫師整合性照護計畫」，由同一地區 5 家以上的特約西醫診所結合社區醫院，組成社區醫療群提供醫療服務。以家庭醫師計畫為基礎，透過 4 大面向打造「大家醫計畫」，包括：提升服務涵蓋率、數位化追蹤管理、支付制度調整、精進醫療品質，建構家醫大平台，落實全人全程健康照護理念。
2. 在藥事服務方面，民眾可持特約醫療院所交付的處方箋，到特約藥局領藥（衛生福利部中央健康保險署，2023）。

六、多元支付制度

1. 全民健保支付制度採第三者付費機制，民眾至醫療院所就醫所花費的醫療費用，由健保署根據支付標準付費給醫療院所。全面實施醫療費用**總額預算支付制度 (Global Budget Payment System)**；同時透過支付制度策略，如論病例計酬 (Case Payment)、論質計酬 (Pay-for-Performance, P4P) 方案，改變診療行為。
2. 為鼓勵醫院重視臨床護理照護人力，促使醫療院所配合增加護理人力，辦理「全民健康保險提升住院護理照護品質方案」，鼓勵醫院增聘護理人力、提高夜班費及補貼超時加班費、調整住院護理費支付標準，透過護病比與支付連動制度，盼減輕護理人員工作負擔。2022 年起辦理「住院整合照護服務試辦計畫」，提供住院病人除自聘看護、家屬自行照顧外，醫院提供照護輔佐人力以適度減輕家屬負擔，以提升民眾住院醫療照護品質（衛生福利部中央健康保險署，2023）。

七、醫療資訊上雲端

1. 「健保雲端藥歷系統」提供特約醫事服務機構於診療需要時，可即時查詢病人過去 6 個月的用藥紀錄。
2. 「健保醫療資訊雲端查詢系統」增建中醫用藥紀錄、檢查檢驗紀錄、檢查檢驗結果（含醫療影像、國民健康署成人預防保健及四癌篩檢結果）、手術明細紀錄、牙科處置及手術紀錄、過敏藥物紀錄、特定管制藥品用藥紀錄、特定凝血因子用藥紀錄、復健醫療紀錄、出院病歷摘要及疾病管制署預防接種紀錄等，以及設置專區呈現 B、C 型肝炎就醫資訊、特殊給付限制就醫資料等。

3. 全民健保行動快易通：民眾也可以下載個人健康存摺資料加值運用或利用行動裝置登入「全民健保行動快易通」－「健康存摺 APP」之「健康存摺」，運用視覺化資訊圖表，讓民眾快速瞭解個人最近的就醫紀錄、檢驗檢查結果及預防保健資料，直接掌握本身的健康狀況，進行自我健康管理。
4. 健保卡加速電子化管理：為提升民眾就醫便利性，整合原有的健保紙卡、兒童健康手冊、孕婦健康手冊和重大傷病證明卡 4 種卡冊的就醫紀錄，並將原本卡冊上明示之登記事項，以隱性及代碼方式，登記於晶片內，除具便利性，同時保障就醫隱私。此外，保險對象器官捐贈或安寧緩和醫療意願或預立醫療決定之檔案，亦可註記於健保卡。健保卡採取多重防偽處理，晶片採多重相互驗證機制，以確保資料安全（衛生福利部中央健康保險署，2023）。

小補帖

健保雲端科技的防疫貢獻

隨著 COVID-19 疫情的減緩，許多因應防疫政策也逐漸退場，但我們還是了解在疫情最艱困時期健保雲端科技帶來的貢獻，也為未來可能面臨更多無法預測的疫情做準備。

1. 「健保醫療資訊雲端查詢系統」－智慧雲端科技防疫：於雲端系統提供病人 COVID-19 相關檢驗結果、口服抗病毒藥物領用情形及藥品交互作用查詢、臺灣清冠一號領用情形等，提供醫事人員充分參考資訊。
2. 健保電子轉診平台增加「指定社區採檢院所」促進轉診收治分流就醫：為建立 COVID-19 社區採檢網絡，擴大醫療服務防疫量能，避免疑似 COVID-19 個案集中於大醫院採檢，防止急診壅塞及杜絕院內傳播，進而影響醫療院所服務量能。
3. 健保給付視訊診療協助居家隔離、居家檢疫與應自主健康管理者之就醫需求：上述個案依指揮中心政策提供視訊診療服務，另考量數位落差，偏遠地區網路傳輸問題、無視訊設備或不會使用視訊軟體等特殊情形無法視訊時，個案得採行電話診療。
4. 健保卡支援口罩實名制協助防疫：「口罩實名制」運用健保卡作為購買口罩的憑證，提供民眾最周全的防疫保護，作為臺灣最堅強的防疫助手。

八、邁向 AI 健保

1. 專業審查系統主動智慧提示：透過大數據分析於專業審查系統主動提示各式審查重點，簡化翻查病歷與比對給付規定之人工作業。
2. 人工智慧 (AI) 輔助精準審查：健保署應用大數據與 AI 科技輔助，結合結構化費用申報資料與非結構化檢驗檢查影像與報告，在尊重醫療專業的前提下，發展智能輔助精準審查機制（衛生福利部中央健康保險署，2023）。

九、照顧弱勢　守護偏鄉

為了照顧重大傷病患者，以及經濟困難弱勢民眾的就醫權益，健保署提出多項協助繳納保險費的措施。另外，對於罕見疾病、身心障礙、重症患者、多重慢性病患者及山地離島、偏鄉及醫療資源缺乏地區民眾，亦提供醫療及經濟上的協助。現行的協助措施包括保險費補助、紓困貸款及分期繳納等；並推動健保全面解卡，給予國人就醫權益的公平性保障，民眾只要辦理投保手續，均可安心就醫（衛生福利部中央健康保險署，2023）。

十、全民健保的未來展望

➲ 以人為本　建構全人全程照護體系

健保署推動人本健康，賦能民眾健康管理，以家庭醫師為平台，向前延伸居家醫療整合照護計畫、代謝症候群防治計畫等政策，透過健康存摺獲得個人化的整合性照護，提供相關衛教，提升民眾自我照護的能力，落實初期照護精神。向後銜接病人出院後持續性照護，推動出院準備服務、急性後期照護，銜接居家安寧及長照服務，解決高齡化社會引發的醫療需求問題，公私協力提供全人全程的健康照護。

➲ 醫療科技評估　落實公平負擔

與國際接軌，導入醫療科技評估 (HTA)，並與英國國家健康暨照護卓越研究院 (National Institute for Health and Care Excellence, NICE) 簽訂合作協定，就新藥物進行人體健康、醫療倫理、醫療成本效益及健保財務等面向評估，以輔助新藥物納入健保收載之決策，與國家生技產業政策結合，以發揮綜效。

➲ 健保數位升級　推動醫療轉型

加速數位醫療服務轉型發展，串接遠距及視訊診療、電子處方箋及虛擬健保卡等作業流程，透過全民健保行動快易通－健康存摺 App 介接行動支付，完善智慧化就醫模式，並利用健康存摺軟體開發套件 (Soft ware Development Kit, SDK) 開放結合產業，在民眾的授權使用下，體驗更完整的數位照護。同時，配合「通訊診察治療辦法」，共同推動通訊診療納入健保給付政策，逐步擴大推廣遠距醫療服務範圍及虛擬健保卡使用情境，強化電子處方箋推廣至多元應用場域，並完備介接行動支付，以提供民眾多元化的選擇。

➲ 完備資料治理機制　健保永續發展

以民眾為中心，未來持續完善健保資料管理機制及法制規範，保障個人資訊隱私，提升資訊安全及創造資料運用價值，並導入創新科技，透過客服中心、全球資訊網、FB、LINE@等服務管道，提升為民服務品質，強化與各部會、醫界及民眾溝通，透過多元管道宣導珍惜醫療資源，促進醫療服務效率，使健保效益極大化，共創健保永續發展（衛生福利部中央健康保險署，2023）。

2-5 我國現行重要衛生政策計畫

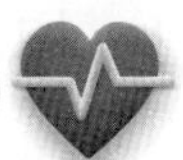

爰承第八期以「精進醫療照護體系，保障民眾就醫權益」使命，政府續予規劃第九期「建構敏捷韌性醫療照護體系計畫」，於 2021~2024 年推動辦理，強化醫療照護體系對於未來全球環境趨勢及國內社會結構變遷等挑戰之應變能力，持續以保障全體國民不論身處何地，均能享有周全性 (comprehensive)、持續性 (continuity) 及協調性 (coordinated) 的健康照護服務願景邁進。實施計畫如下：

➲ 重塑以價值為基礎之醫療服務體系

1. 檢討病床分類及功能定位。
2. 建構急性後期照護體系。
3. 優化醫療品質管理機制。
4. 公立醫院體系之定位與強化。

➲ 完善全人全社區醫療照護網絡

1. 推動以人為中心社區為基礎的健康照護服務網絡。
2. 提升原住民族及離島地區健康照護服務品質與效率。
3. 發展多元友善就醫環境。
4. 強化兒童初級醫療照護品質與健康管理。

➲ 建構更具韌性之急重難症照護體系

1. 精進區域急重症醫療體系與緊急事件應變。
2. 持續強化偏鄉與資源不足地區緊急醫療量能。
3. 深化社區緊急醫療應變能力與災難救助量能。

➲ 充實醫事人員量能改善執業環境

1. 精進醫事人員培育及整合照護能力。
2. 提升資源不足地區之醫事人員羅致及留任。
3. 改善醫事人員執業環境。
4. 改善專科護理師及護產人員職場環境。
5. 強化非訴訟之醫療糾紛處理。

➲ 運用生物醫學科技強化醫療照護效能

1. 加速智能科技於醫療照護應用。
2. 建立精準醫療照護環境。
3. 推動再生醫學及新興醫療科技發展與法規調適。

➲ 加速法規調適與國際合作

1. 醫事機構及人員管理全面電子化。
2. 推廣醫事人員繼續教育線上學習。
3. 促進醫療法人健全與永續發展。
4. 強化國際醫衛政策交流及合作。

結 語

政府相關部門一直在持續為配合民眾健康需求而努力，國家衛生政策亦朝向注重醫療服務與促進民眾的健康之目標邁進。政府將健康促進政策列為施政重點，透過組織整體性的規劃，有系統的來推動衛生教育與健康促進的工作，盼能建立完整之醫療保健網與制定健全的健康政策。

學|習|評|量

REVIEW ACTIVITIES

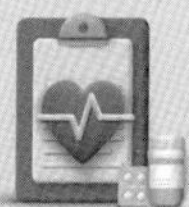

( ) 1. 有關全民健康保險的敘述，下列何者正確？(1)是一種社會保險制度 (2)其基本理念不包含危險共同分擔 (3)就診時需繳付部分負擔費用 (4)納保率超過99%，醫療院所特約率超過九成 (5)其主要財源來自公益彩券及菸品健康福利捐。(A) (1)(3)(4) (B) (1)(4)(5) (C) (2)(3)(4) (D) (2)(3)(5)

( ) 2. 有關全民健保之兒童牙齒塗氟的補助對象，下列何者錯誤？(A) 5歲王小弟 (B) 7歲劉小妹 (C) 10歲原住民張小弟 (D) 10歲身心障礙廖小妹

( ) 3. 有關群體醫療執業中心之敘述，下列何者錯誤？(A)設立之目的為提供山地、離島以及偏遠地區民眾較好的醫療服務品質 (B)該中心設於當地的私人診所內 (C)該中心以門診業務為主 (D)其設置標準為人口數在10萬人以下的鄉鎮

( ) 4. 有關政府對偏鄉醫療照護提供之措施，下列何者正確？(A)朝「病人動，醫師不動」的方向努力 (B)建構偏鄉數位資訊醫療照護網絡及電子病歷 (C)基層醫療院所支援陸海空緊急醫療後送 (D)積極新建離島醫學中心

( ) 5. 有關全民健保之敘述，下列何者錯誤？(A)屬於強制性的社會保險制度 (B)基本理念為危險共同分擔 (C)採財務獨立制，自給自足 (D)未繳交保費者，健保卡即被鎖卡

( ) 6. 王太太，49歲，無吸菸與嚼檳榔史，未曾做過任何篩檢，依據全民健保預防保健服務範圍，她可接受哪些篩檢項目？(1)成人預防保健「健康加值方案」 (2)子宮頸癌篩檢 (3)乳癌篩檢 (4)大腸癌篩檢 (5)口腔癌篩檢。(A) (1)(2)(3) (B) (1)(2)(5) (C) (2)(3)(4) (D) (3)(4)(5)

( ) 7. 有關健全健康照護體系的主要目的，下列何者錯誤？(A)民眾可以得到適當的健康服務之可用性(available) (B)民眾可以配合政府的衛生政策之可主動性(active) (C)民眾可以容易取得健康促進、特殊保護、篩檢與預防服務之可近性(accessible) (D)符合民眾的健康需求與型態之可接受性(acceptable)

( ) 8. 有關現行衛生福利部組織之敘述，下列何者正確？(A)國民健康署主要負責發展長期照護體系，提升原住民族與離島地區健康照護品質 (B)護理及健康照護司主要負責規劃推動生育健康、婦幼健康、癌症、心血管疾病及其他非傳染病防治 (C)疾病管制署成立之宗旨為建立現代化的防疫體系，免除國人疫病的威脅 (D)心理及口腔健康司主要負責青少年網路成癮以及齲齒防治與促進口腔衛生

( ) 9. 有關全民健康保險預防保健服務的敘述，下列何者錯誤？(A)兒童預防保健服務共計7次，7歲以下兒童適用，包含身體及發展檢查及衛生教育指導 (B)孕婦產前檢查共計10次，若發現德國麻疹抗體陰性之孕婦可提供免費的德國麻疹疫苗注射

(C)成人預防保健「健康加值」服務40歲至64歲每3年1次，65歲以上、55歲以上原住民及35歲以上罹患小兒麻痺者每年1次 (D)30歲以上女性可免費每年進行子宮頸抹片檢查

( )10. 未滿1歲6個月的兒童，全民健保提供幾次兒童預防保健服務？(A) 1次 (B) 2次 (C) 4次 (D) 7次

( )11. 有關全民健保給付項目，下列何者錯誤？(A)預防保健 (B)安寧療護 (C)慢性精神病 (D)義齒裝置

( )12. 有關全民健康保險的敘述，下列何者正確？(1)屬強制性社會保險 (2)主要收入來源為保險費 (3)被保險人所負擔的眷屬數最多計算到3人 (4)除特殊對象外，採部分負擔制。(A)僅(1)(2)(3) (B)僅(1)(2)(4) (C)僅(2)(3)(4) (D)(1)(2)(3)(4)

( )13. 有關我國基層醫療保健的主要服務內容，下列何者最不適當？(A)治療罕見疾病 (B)傳染病防治 (C)推動四癌篩檢 (D)執行疫苗接種

( )14. 負責辦理原住民族及離島地區之部落社區健康營造補助計畫規劃及推動事項，為衛生福利部哪一單位的業務？(A)社會保險司 (B)保護服務司 (C)護理及健康照護司 (D)心理健康司。

選擇題答案：ABBBD ABCBC DDAC

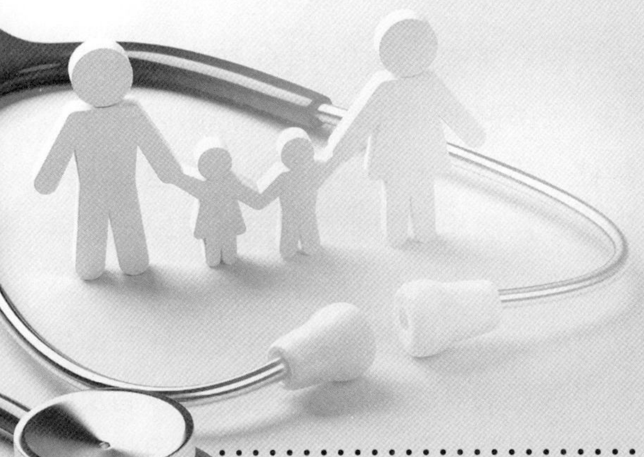

03

CHAPTER

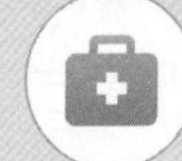

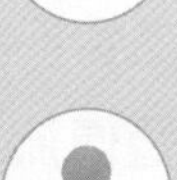

流行病學與生命統計

Epidemiology and Vital Statistics

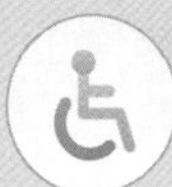

編著者 陳怡樺

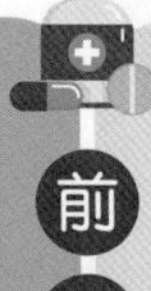

前言

流行病學是以縝密的邏輯推理與嚴謹的方法設計研究疾病的發生，藉由描述與比較族群的疾病型態，了解疾病分布狀況、自然史、致病的作用機轉及相關危險因子等，對疾病的預防與治療提出可行的措施並進行評估，所發展出很多相關的學門包括：與研究方法有關的如理論與應用流行病學等；與人之疾病相關的如癌症流行病學、心臟血管疾病流行病學、傳染病流行病學等；與健康相關的如環境流行病學、職業流行病學、遺傳流行病學、臨床流行病學，還有近來蓬勃發展的分子流行病學，以及在社區衛生護理工作中，應用流行病學方法學去發現社區中存在的健康問題，並進一步釐清及面對問題，將社區衛生護理工作從治療延展到預防，具體提升社區整體健康，因此流行病學的原理與方法已廣泛的應用於各種領域中。

3-1 流行病學的基本概念

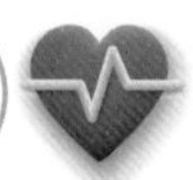

一、流行病學的定義

MacMahon與Pugh(1970)定義「流行病學(epidemiology)」為「探討疾病頻率在人群中的分布狀態與決定因素的研究」，而Miettinen(1985)則將流行病學定義為「探討疾病在人群中的發生及其相關狀態與事件之研究」，沿革至今，**流行病學即為研究健康相關狀況在族群的分布型態，並探討此分布的影響與決定因素，以應用於後續的控制與防治措施的學問**。因此，流行病學的研究範圍不限於「疾病」，而涵蓋人體健康有關的狀態或事件，包括生理、心理或社會上的變化；此外，「決定因素(determinants)」亦十分重要，例如：骨質疏鬆症研究指出，充足鈣的攝取可降低骨質疏鬆症的發生，然而過多的鈣可能增加腎臟的負擔或增加腎結石的可能，因此流行病學研究必須考量「決定因素」所造成各個層面的影響，而非完全以「疾病」為中心。流行病學亦被稱為研究六個W的學問，包括以下的概念：

1. **Who：什麼人**。
2. **When：什麼時間**。
3. **Where：什麼地方**。
4. **What：發生什麼健康事件**。
5. **Why：為什麼此健康狀況在人、時、地的分布狀況有所不同？**
6. **How：差異如何造成？其致病因子與作用機轉為何？如何防治與控制此健康事件？**

1~4 點即為描述流行病學 (descriptive epidemiology) 之研究範疇，如：研究肺癌容易發生在哪一年齡層？男女發病的差異如何？社經地位的不同是否影響其發生或嚴重度？長期趨勢為何？會不會聚集在某些地域等（詳見本章「第 3 節／一、描述流行病學」）。

此外，「決定因素」的探討包括 5~6 點，即為分析流行病學 (analytical epidemiology) 之研究範疇，如：研究為什麼會發生肺癌？肺癌的危險因子為何？透過什麼機轉影響？如何降低肺癌發生的可能？（詳見本章「第 3 節／二、分析流行病學」）

整體而言，凡是牽涉到人體觀察的研究，都可以流行病學作為工具來分析探討，但在實際進行研究時，除工具外，也必須對研究主題有相當的知識與了解，例如：應用流行病學於社區衛生護理學上，研究者若想探討對社區民眾作中風徵兆的衛生教育是否可以幫助民眾把握黃金處置時間，有效降低其中風後遺症，除具備流行病學研究原理與方法的知識外，也需能對中風的成因、診斷、治療與預後等全盤掌握了解，才能針對研究議題作有效的調查與評估。

小補帖

流行病 (epidemics) 是指某地區的病例數超過正常的期望值，具有以下特徵：

1. **可以是任何一種疾病或傷害**。
2. **發生數目超過正常期望值**（期望值可因時、因地而不同）。
3. **無地理範圍或特殊時間的限制**。

流行可進一步區分為地方性與大流行，其意義如下：

- **地方性 (endemic)**：某特定地區疾病或健康事件發生個案數較其他地區呈現經常性的高。如嘉義、臺南**近海鄉鎮的烏腳病**和竹東地區的甲狀腺腫大。
- **大流行 (pandemic)**：疾病或健康事件發生個案數在世界各地皆超過正常期望值。如**2009 年的 HINI 新型流感和 2019 年的新冠併發重症 (COVID-19)**。

二、流行病學的目的

1. **了解疾病或健康事件在族群中的分布狀態**：透過社區健康負荷的了解，可作為後續健康照護規劃與提供之參酌。

2. **研究疾病或健康事件的自然史及預後情形**：不同的疾病有不同的嚴重度、致命度與發病長短，藉由自然史的了解，可比較介入與治療方案對病程的改變度，並評估其有效性。
3. **探討疾病或健康事件發生的原因、致病機轉或相關危險因子**：藉由機轉與危險因子的了解，可規劃預防與控制措施，以介入或降低疾病率與死亡率。
4. **評估疾病或健康事件預防或介入治療措施的有效性**：以適當的研究設計與分析，評量防治措施是否能實際應用於人群，並具體改善疾病或健康事件。
5. **提供疾病或健康事件相關政策之制訂與決策的基礎**：在了解分布及致病機轉等狀況後，可幫助擬定衛生政策並進行決策評估，以降低此疾病或健康事件的發生，促進族群健康。

三、流行病學的發展演進

流行病學的概念最早可以追溯至西元前5世紀的希臘時代Hippocrates在《論空氣、水和地方(On Air, Waters and Places)》一書中強調疾病與環境的關係，包括四季的變化、地區特有或共有的風、水、土地、土壤、地形與風俗習慣等，這些概念與描述流行病學所著重的「人、時、地」十分相似。

在間隔兩千年後，才有 John Graunt (1662) 採用計量觀念分析疾病，在發表的「自然與政治觀察－根據死亡公告分析 (Natural and Political Observations Made upon the Bills of Mortality)」(Graunt, 1939) 中，將倫敦每週的死亡公告與教區洗禮登記簿作統計，藉由出生與死亡資料分析提出生命表 (life table) 的概念，為生物統計學的鼻祖，流行病學的先驅。

小補帖

Edward Jenner 如何發現牛痘可以預防天花呢？

Jenner 在擠牛奶的女孩身上觀察到一種常見的疾病－牛痘 (cowpox)，之後在天花大流行造成許多人死亡時，這些女孩卻都能安然無事，因此他深信牛痘可以預防天花並著手證明。於是他作了人類史上第一個預防接種的案例。他從一個名叫 Sarah Nelmes 的女孩手中取出牛痘組織，並植入一位名叫 James Phipps 的 8 歲男童體內，6 週後讓 James 暴露於天花病毒下（當然這現在看來不可思議且違反研究倫理，但當時並不需要通過人體試驗委員會的審核），結果他果然健康如常。Jenner 基於純粹觀察而得的資料，以實驗證明牛痘可以預防天花，為流行病學史寫下重要的一頁。

Edward Jenner 於 1749 年出生，他發現擠牛奶的女孩常發生一種稱為牛痘的輕微疾病，在天花爆發流行的當時，這些女孩卻都能安然無事，於是他大膽的提出假設，認為牛痘能保護人體不受天花侵襲，並在測試後驗證此推論，成為第一個基於純粹觀察資料，提出疾病有效預防措施的重要實例。

William Farr 自 1839 年起負責英國註冊局的醫學統計作業，強調探究疾病發生頻率與分布狀況的重要性及應用相關流行病學概念，被尊為現代生命統計監測之父。另一位在流行病學發展上占有舉足輕重地位的是英國醫師 John Snow，1849 年他藉由比較兩家供水公司的住戶罹患霍亂的情形，證實飲水汙染是霍亂流行的主因，推翻 Farr 所提出認為居住地的海拔標高與霍亂發生有關的**「瘴癘理論 (miasmatic theory of disease)」**，因此被推崇為田野流行病學之父 (the Father of Field Epidemiology)。

3-2 致病模式與機轉

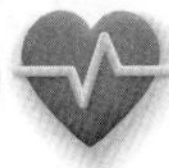

一、致病模式

絕大多數的疾病在形成與致病過程中皆牽涉許多因子的互動，極少為單一因子所造成，此即為多重因果性 (multiple causation) 或多重病因性 (multifactorial etiology)，以下四種模式常用於解釋多重致病因間的互動與交互作用情形。

1. **三角致病模式 (epidemiological triangle)**：此模式中，**宿主**、**病原與環境**為疾病產生的三大主因（圖 3-1），彼此相需相成達到平衡狀態，若任何要素產生改變則可能導致疾病發生。**適於探討傳染性疾病，偏重對病原的強調，例如新冠併發重症 (COVID-19)，或是社區衛生護理人員在社區中發現流感人數有增加，且有時、地聚集現象，最適合用此模式調查致病機轉。**

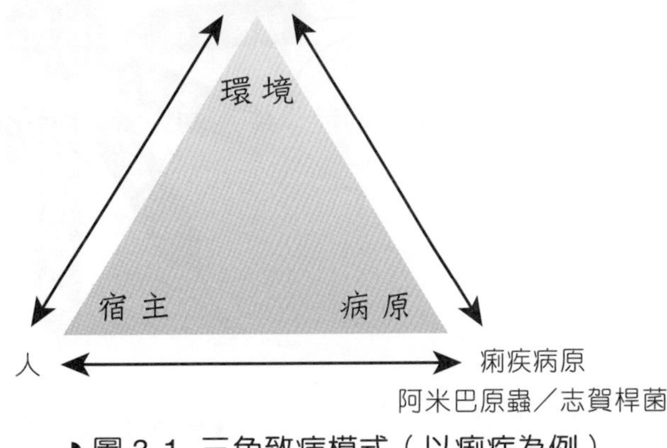

圖 3-1 三角致病模式（以痢疾為例）

(1) **宿主** (host)：宿主指的是產生疾病的生物體，在流行病學中通常是指人。常見的宿主特性包括年齡、性別、婚姻狀態、家庭背景、族群、職業、遺傳基因、疾病史等；此外，如果宿主狀態改變，如熬夜、飲食習慣的多油多鹽等，則可能提高發病的機會。

(2) **病原**(agent)：病原指的是致病的因子，在適當的**環境**內，經與**有感受性的人體**有效的接觸後，引發病變或維持病變的刺激物。病原種類包括**生物性**（如：細菌、病毒）、**化學性**（如：毒素、酒精、菸）、**物理性**（如：輻射）與營養的過度或缺乏。

(3) **環境** (environment)：環境指的是疾病傳播的途徑或所處的周遭地域。可能的環境因子包括溫度、濕度、高度、擁擠度、居家環境、飲用水質、噪音、空氣汙染等。

2. **網狀致病模式 (web of causation)**：MacMahon 等人提出網狀致病模式（圖 3-2），強調疾病受交錯複雜的關係鏈重重影響，這些關係鏈往往環環相扣，並交織形成複雜的因果網絡，**常用於探討慢性病**，同時**最能解釋弱勢群體健康發生的原因**。**網狀模式著重於多重致病因子的變化性與複雜性**，但並未能對各因素間相對的重要性提出闡述。

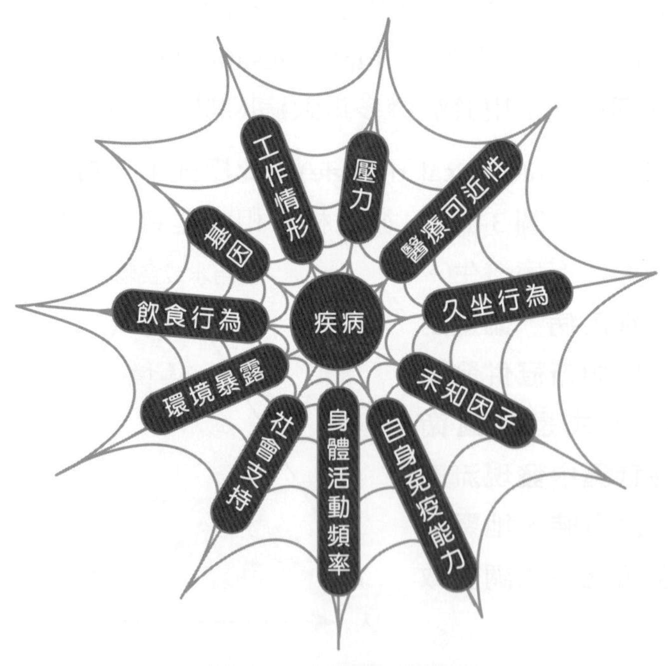

圖 3-2 網狀致病模式

3. **輪狀致病模式 (epidemiological wheel)：** 輪狀致病模式（圖 3-3）**強調宿主受環境各種因素的影響而發病**，與三角模式同樣注重宿主與環境（**生物、物理、社會**）的交互作用，但它不像三角模式般注重病原；此外，輪狀致病模式與網狀模式同樣著重於多重致病因子的變化性與複雜性，但相對於網狀模式強調關係鏈的環環相扣網絡，輪狀模式則**更重視生態性的平衡，又稱生態模式**。

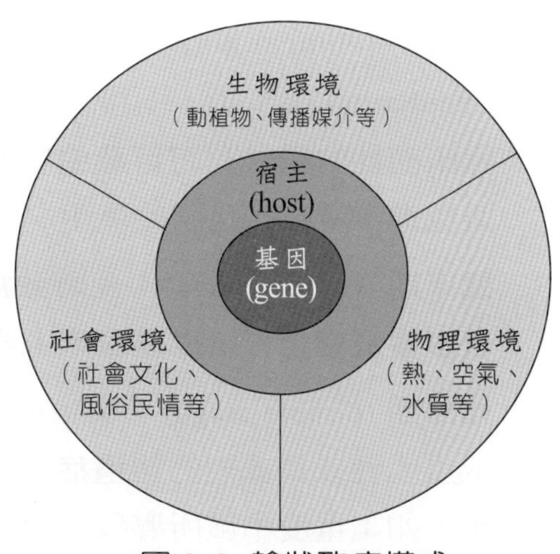

圖 3-3 輪狀致病模式

4. **螺狀致病模式 (epidemiological spiral)**：等同於輪狀致病模式之基本概念；即以輪狀致病模式為基礎，除認為疾病的產生，源自宿主與環境間的交互作用外，加上疾病發展的時間向度，與宿主的易感受性與環境暴露因子間形成動態交互影響（圖 3-4）。

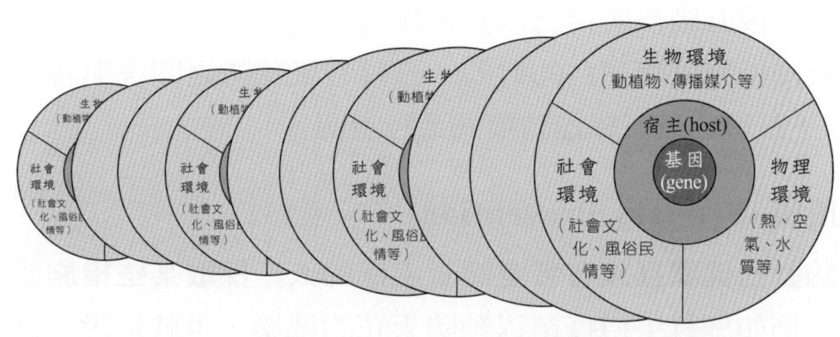

圖 3-4 螺狀致病模式

二、疾病的自然史

就像一個人由出生到死亡有其特定的自然過程般，疾病的自然史指的是疾病在未接受任何治療處置的自然演變過程，通常區分為以下五個階段：

1. **可感受期(susceptible stage)**：此階段雖然**疾病還未發生，但是危險因子已經存在於宿主體內或環境中**，如：吸菸、肥胖、血壓升高分別提高罹患肺癌、糖尿病與中風的危險性。
2. **臨床前期 (preclinical/presymptomatic stage)**：此時相關的**致病因子已經使人體產生病理變化，但是臨床症狀、徵候尚未出現**，亦即這些變化低於臨床診

斷水平 (clinical horizon) 而**無法察覺**。傳染性疾病的臨床前期又稱為潛伏期 (incubation period)，而慢性疾病的臨床前期又可稱為蟄伏期 (latent period)。臨床前期的徵候有時**可藉由特殊儀器篩檢早期發現**，而有效提高治療效果或避免進一步臨床症狀的產生。

3. **臨床期 (clinical stage)**：此時**致病因子已對宿主的生理或心理狀態機能造成顯著影響及變化**，可以在臨床上察覺出疾病的症狀與徵候。
4. **殘障期 (disable stage)**：疾病在臨床期過後，有些可以痊癒，有些卻可能產生或重或輕或長或短的**後遺症，使得宿主在身體功能上承受暫時或永久性的折損**，如：重度中風所導致的半身不遂或植物人等。
5. **死亡 (death)**：疾病持續的惡化可能使罹病或殘障的宿主因原發疾病，或疾病所導致的併發症及後續病變等不治死亡。

三、疾病的三段五級預防

預防醫學的精神為「預防重於治療，治療重於復健」，在健康促進相關工作上，常採用三段五級預防措施以介入疾病的自然史，達到防止疾病發生、阻礙病情惡化及降低殘障與死亡的目的。三段五級預防之闡釋與各級工作實例請見圖 3-5，以下茲就三段五級預防模式進行說明。

(一) 初段預防 (Primary Prevention)

初段預防**針對健康且沒有特定調查疾病的人，採取某些措施或行動以避免疾病的發生**，例如施打牛痘疫苗以預防天花的感染，也就是說，針對**可感受期**的介入，藉由改變個體的易感受性或降低病原或危險因子的暴露等，避免疾病的發生；又如在遊民集散地的公廁設置免費保險套裝置，以預防性病傳染，也是初級預防的概念。此階段可再分為以下兩級：

1. **促進健康 (health promotion)**：藉由身心狀態的健全提升，有效幫助宿主抵抗各種病原不受感染，如藉由**衛生教育**推廣健康信念與行為，包括**均衡飲食與營養**、**適量運動**、**定期健康檢查**、**體重管理**、良好規律的生活習慣等。
2. **特殊保護 (specific protection)**：藉由各種預防保護措施，以避免或降低特定疾病的發生，如騎乘機車配戴安全帽以降低事故傷害的損傷、**攝取特殊營養**（如 45 歲婦女加強鈣質攝取）或**預防注射**（如百日咳、B 型肝炎疫苗、流感疫苗）以避免疾病的發生、控制血壓以預防中風的發作、**戴口罩**、**職場使用護具**、**環境衛生改善**等。

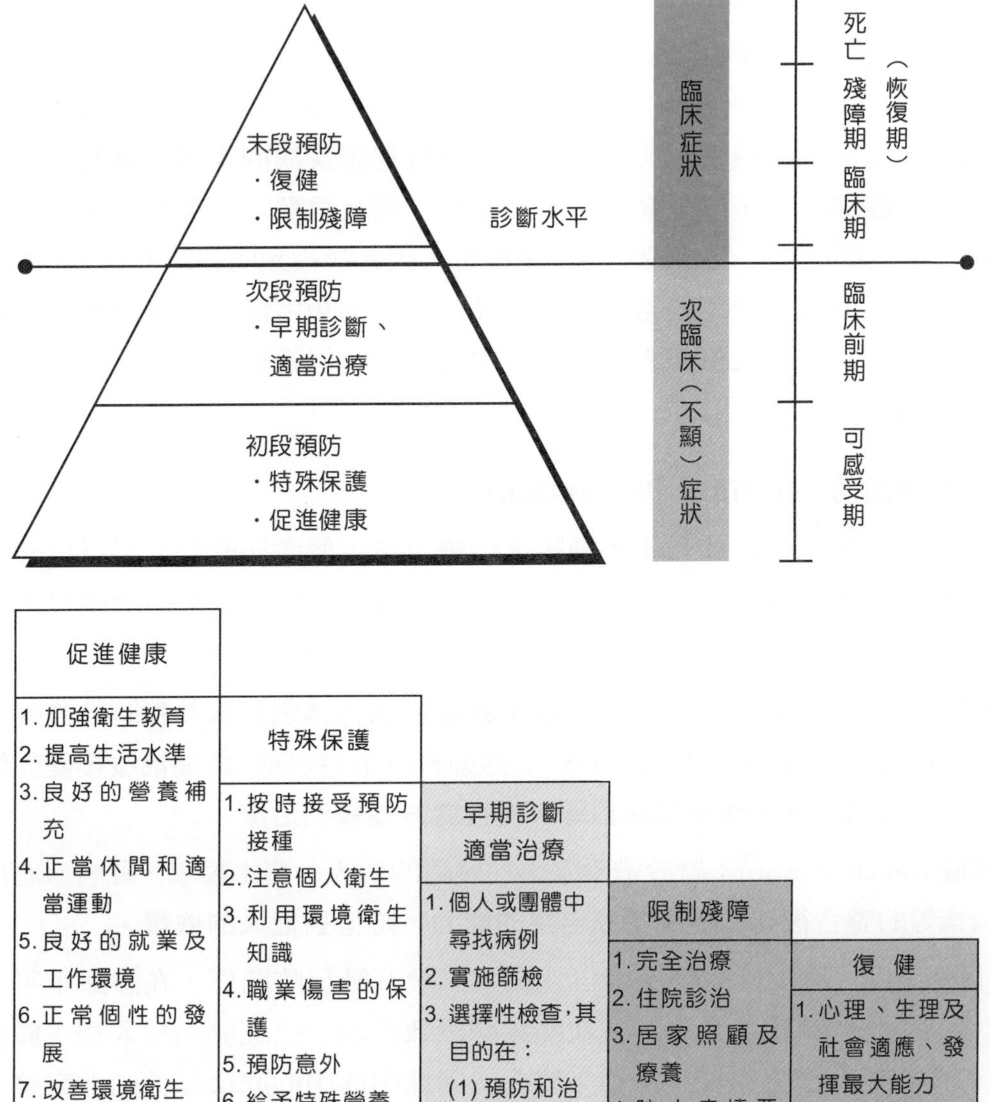

促進健康	特殊保護	早期診斷 適當治療	限制殘障	復 健
1. 加強衛生教育 2. 提高生活水準 3. 良好的營養補充 4. 正當休閒和適當運動 5. 良好的就業及工作環境 6. 正常個性的發展 7. 改善環境衛生 8. 性教育與婚姻指導 9. 遺傳優生諮詢 10. 婚前健康檢查與定期身體檢查	1. 按時接受預防接種 2. 注意個人衛生 3. 利用環境衛生知識 4. 職業傷害的保護 5. 預防意外 6. 給予特殊營養 7. 避免接觸致癌物質 8. 慎防接觸過敏原 9. 高危險群的照顧	1. 個人或團體中尋找病例 2. 實施篩檢 3. 選擇性檢查，其目的在： (1) 預防和治療疾病的進行 (2) 預防病原傳播 (3) 預防出現合併症 (4) 減少殘障的可能性	1. 完全治療 2. 住院診治 3. 居家照顧及療養 4. 防止病情惡化及限制殘障、死亡	1. 心理、生理及社會適應、發揮最大能力 2. 職能復健 3. 完全就業 4. 長期照顧
第一級預防	第二級預防	第三級預防	第四級預防	第五級預防
初段預防		次段預防	末段預防	

◗ 圖 3-5 疾病自然史與三段五級預防

（二）次段預防 (Secondary Prevention)

次段預防的工作內容包括**早期診斷** (early detection) **與適當治療** (prompt treatment)，亦即透過對**臨床前期或臨床期**之病人的早期**篩檢**（如**子宮頸抹片、產前檢查、三高到點檢查**）與診察，**對於已經罹患疾病的人能盡早發現**，並給予適當的治療與介入，以阻斷疾病持續惡化；**或及早發現青少女懷孕**。有些疾病如糖尿病、高血壓等的初段預防不易推行，因此次段預防為防治措施的重點。然而以上階段的區分並不是絕對的，以社區醫學的角度而言，傳染病病人的早期診斷，適當治療介入對病人本身屬於次段預防，但就社區的可感染宿主而言則是初段預防。

（三）末段預防 (Tertiary Prevention)

末段預防的工作在於藉由各種臨床治療方法，使發病的病人早日痊癒，或是殘障的病例因復健恢復健全機能或降低受損程度，以緩和疾病持續惡化所可能造成後續的殘障或是死亡。可再進一步分為以下兩級：

1. **限制殘障** (disability limitation)：**阻斷臨床疾病持續惡化**成為暫時性殘障，或是阻斷暫時性殘障持續惡化為永久性殘障，如以物理與職能治療復健受傷的肢體；**高血壓病人接受用藥指導與慢性處方箋領藥治療**。
2. **復健** (rehabilitation)：對於遭受永久性殘障的病人，藉由醫學、社會、心理、職業等的整合復健，**提高獨立自主的能力，降低對他人的依賴**。

圖 3-5 以「冰山」闡釋疾病自然史與三段五級預防關係，在診斷水平上的臨床症狀只是「冰山一角」，在次臨床階段致病因子已經開始侵入宿主體內，並在體內作用而產生組織、生理等變化，因此由冰山的底部延伸向上完整全盤的規劃設計，方能有效的預防與控制疾病。

3-3 流行病學的研究方法

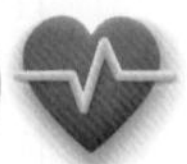

一、描述流行病學

（一）描述流行病學的意義與研究目的

流行病學假設族群疾病的分布狀況並不是隨機的，因此透過疾病在族群中分布情形以及受哪些因素（如性別、年齡、地域、週期變動等）影響的了解，有助於進一步擬定致病假說，闡釋致病機轉。

描述流行病學是團體層次的研究，擬在評估族群的健康狀況，**通常由人、時、地三層面進行探討，主要闡明什麼人在什麼時間點、什麼地方發生何種疾病**，亦即藉由疾病發生與分布狀況的評估，以及比較不同族群間疾病率與死亡率的差異，來初步探索疾病可能的危險因子。舉例而言，描述流行病學探討某地區中風發生率與高血壓盛行率的相關性，至於是否罹患高血壓的個體也會提高其中風發生的可能性，則是分析流行病學研究的範疇，分析流行病學在下文中將更深入說明。

（二）描述流行病學的研究因素與項目

描述流行病學的研究因素與項目通常分為三個層面，包括依人、依時與依地探討，以下分別說明之。

1. 人：人的因素包括族群、性別、年齡、婚姻狀況等，都可能影響疾病的分布，例如大多數疾病的死亡率依據已婚、單身、喪偶、離婚的次序而遞增。
2. 時：時的因素包括季節、週期變動與長期趨勢等，例如痲疹死亡率兩年一次的週期循環，且呈現春末夏初死亡率最高的季節影響因素。
3. 地：地的因素包括自然、行政、氣候、溫度、高度、水質、大小與風俗民情等，亦常用來作城鄉差異與國際比較之研究，例如肝癌發生率以中、南非洲和東南亞最高，而以美國與中、西歐最低，因此「地」可能和 B 型肝炎的發生有密切相關。

（三）年齡、年代與世代效應

某一年代、某一年齡層的疾病與死亡情形受到以下三種因素的影響。

1. **年齡效應**：如果疾病率或死亡率僅受到年齡影響，則不論哪一年代、哪一世代，其疾病率或死亡率都應該相同。
2. **年代效應**：如果疾病率或死亡率僅受到年代影響，以疾病率為例，則該疾病在當年代發生後若非康復及死亡，並不會殘留病例至下一年代。
3. **世代效應**：如果疾病率或死亡率僅受到世代影響，則特定出生世代的疾病率或死亡率會一致的增加，與其他出生世代則有所差異。

上述三種效應並非僅單獨作用，而可能同時存在互動，因此在描述流性病學的研究中，必須同時考量年齡效應、年代效應與世代效應是否存在及其交互作用的情形，以及對疾病率與死亡率的影響為何，才能有效評估描述族群的疾病分布型態。

情況題

黃護理師想知道某縣市癌症的地理分布狀況，適合使用下列何種方法？ (A)描述流行病學 (B)分析流行病學 (C)實驗流行病學 (D)社區試驗。

答案 A

二、分析流行病學

分析流行病學是個體層次的研究，又被稱為觀察型研究，因為過程中僅對研究對象的暴露與健康事件發生情形進行調查測量，並未做任何操弄來決定研究對象的狀態，在透過嚴謹的研究設計、合宜的取樣對象與抽樣設計、精確可靠的暴露狀況測量、謹慎的疾病診斷評估、周延完整的干擾因素控制、正確的統計分析資料等過程，可有效探討疾病危險因子及其致病機轉，為衛生工作的決策、執行與評估不可或缺的重要工具。

(一) 世代追蹤研究法 (Cohort Study)

在觀察型研究中，世代追蹤研究法是**闡明暴露資料與健康事件因果關係最佳研究設計法**，此研究法首先將選定的研究世代或對象依照暴露在某相關或危險因子與否區分為暴露組與非暴露組，然後追蹤這些研究對象一段時間，以便觀察並**比較暴露組與非暴露組疾病發生的差異**，如果暴露組發生疾病的比率高於非暴露組，則可以判斷暴露與健康事件間是有關的，因為相關因子暴露在先，而健康事件發生在後，**對於因果關係推論較為明確**。可**提供研究者觀察疾病自然史**一個很好的機會，**例如探討婦女懷孕期間使用藥物和胎兒畸形的因果關係**。值得注意的是，此研究法一開始選定的研究世代與對象必須是不具健康事件的，也就是必須排除已經罹患疾病或健康事件的個案，如此才能在後續的追蹤中了解發病時程，且確認暴露在先，健康事件在後的次序才能對因果關係作較完整的推論。**因此，此研究法較耗時、不經濟，不適合用在需要較多研究對象的罕見疾病或是潛伏期長的疾病**。

舉例來說，如果想探討吸菸是否與肺癌的發生有關，世代追蹤研究法首先將研究世代或對象區分為吸菸組（暴露組）與非吸菸組（非暴露組），在追蹤一段時間後，觀察吸菸組與非吸菸組肺癌的發生情形，如果吸菸組肺癌發病的比例高於非吸菸組，則可以判斷吸菸與肺癌的發生是有關的。如何實際計算判斷呢？在世代追蹤研究中，可以藉由暴露組與非暴露組健康事件發生率的比值

〔即相對危險性 (relative risk, RR)〕，來判斷暴露與健康事件間的關係，相對危險性的公式為：

$$相對危險性 (RR) = \frac{暴露組的發生率}{非暴露組的發生率}$$

表 3-1 為相對危險性的計算方式，實例演算請見表 3-1 下方之「情況題」。相對危險性的解釋判讀原則如下：

1. **若 RR ＞ 1：表示暴露組的健康事件發生率大於非暴露組，因此推論此暴露可能為健康事件的危險因子。**
2. **若 RR ＝ 1**：表示暴露組的健康事件發生率與非暴露組相當，因此推論此暴露不太可能為健康事件的危險因子。
3. **若 RR ＜ 1**：表示暴露組的健康事件發生率小於非暴露組，因此可以推論此暴露可能為健康事件的保護因子。

表 3-1 相對危險性的計算

暴露狀態	健康事件狀態		
	＋	－	total
＋	a	b	a ＋ b
－	c	d	c ＋ d
total	a ＋ c	b ＋ d	

$$暴露組健康事件發生率 = \frac{a}{(a+b)}$$

$$非暴露組健康事件發生率 = \frac{c}{(c+d)}$$

$$相對危險性 (RR) = \frac{a/(a+b)}{c/(c+d)} = \frac{a(c+d)}{c(a+b)}$$

情況題

試舉「吸菸是否與肺癌的發生有關」的例子，假設某研究者在臺灣中部進行長期追蹤調查20年，在78名吸菸者中，於追蹤期間有54名罹患肺癌，而132名非吸菸者中，於追蹤期間有18名罹患肺癌，故吸菸者（暴露組）的發生率為(54/78)，而非吸菸者（非暴露組）的發生率為(18/132)，相對危險性即為吸菸者的發生率除以非吸菸者的發生率，計算結果約為5.1，表示吸菸者罹患肺癌的發生率是非吸菸者罹患肺癌發生率的5.1倍。也就是說，吸菸可能是罹患肺癌的危險因子。

暴露狀態	健康事件狀態		
	肺癌	無肺癌	合計
吸菸者（暴露組）	54	24	78
非吸菸者（非暴露組）	18	114	132

暴露組健康事件發生率＝ 54/78

非暴露組健康事件發生率＝ 18/132

$$相對危險性\ (RR) = \frac{\frac{54}{78}}{\frac{18}{132}} \cong 5.1$$

世代追蹤研究法又可進一步區分為「同時性世代追蹤研究法」（圖3-6）與「回溯性世代追蹤研究法」（圖3-7），此兩種研究法同樣在**比較暴露組與非暴露組在一段時間追蹤後的疾病發生率**，主要研究議題皆為「**將會發生什麼(What will happen?)**」，其最大的差異在於研究起始點的選擇，「同時性世代追蹤研究法」的研究起始於**原始世代的選定**，調查區分暴露資料後，隨時間軸的方向追蹤研究對象健康事件的發生情形；然而，「回溯性世代追蹤研究法」的研究開始於**健康事件的調查**，再回溯過去已建立的暴露狀況歷史檔案資料，而後加以比較暴露組與非暴露組健康事件發生的比率，因此較「同時性世代追蹤研究法」追蹤時間短。需強調的是，兩種世代追蹤研究法的調查方向一律是順著時間軸探索了解暴露組與非暴露組的健康事件分布發生情形。

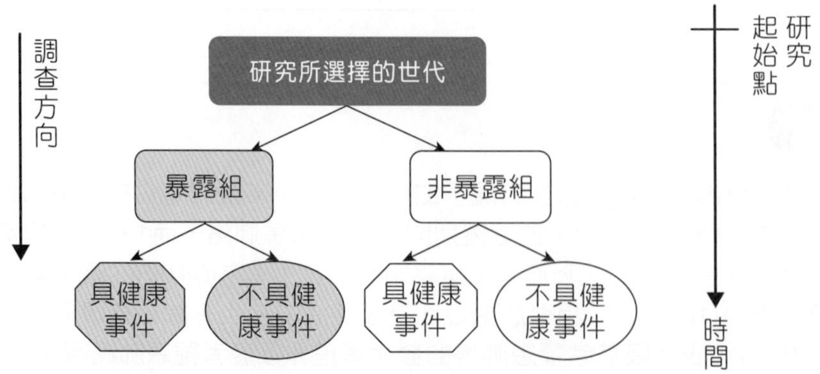

圖 3-6 同時性世代追蹤研究法的設計－研究議題：將會發生什麼？

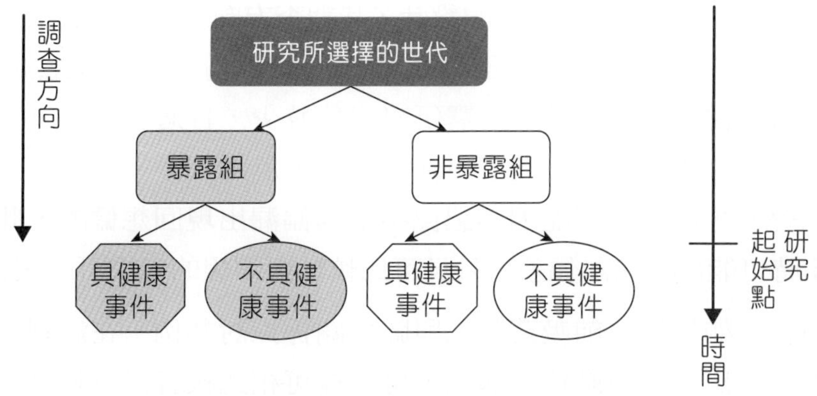

圖 3-7 回溯性世代追蹤研究法的設計

世代追蹤研究法相較於其他研究法的優點在於能較強而有力的提出證據作**因果相關推論**，並能對發生率進行評估，且因為暴露資料於研究進行時加以測量，可避免研究對象因回想的偏差或漏失產生錯誤的分類，此外也可評估某一危險因子可能造成的多重健康事件。此研究法主要的缺點在於耗時費力，不適用於罕見疾病或是需較長時間暴露量的累積才可能發病的情況，且追蹤過程往往因環境或內部因素可能影響結果推論，例如對象失聯、判定診斷標準的修訂等。

情況題

黃護理師想了解在社區中推動走路對民眾健康體能的影響，下列哪種方法最適當？(A)同時性世代追蹤研究法 (B)回溯性世代追蹤研究法 (C)病例對照研究法 (D)橫斷式研究法。

答案 A

(二) 病例對照研究法 (Case-Control Study)

又稱回溯研究法，**在探討暴露資料與健康事件的關係**時，病例對照研究法**首先選擇一組具有健康事件的個體**(即病例組，cases)，且為了比較，**再選定一組不具健康事件的個體**(即對照組，controls)，然後分別調查病例組與對照組中，**暴露在某危險因子**的比率是否有差異，並依此判斷健康事件的發生是否與暴露在某狀態下有關；更具體的說，如果病例組暴露在某危險因子的比率相較於對照組的暴露比率高，則可以判斷暴露與健康事件間是有關的，**適合研究潛伏期長或較罕見的疾病案例**。

以圖 3-8 說明病例對照研究法的設計，其調查方向為回溯過去已發生的事，主要的研究議題為「已經發生什麼 (What happened?)」。此研究法的優點在於較世代追蹤研究法經濟、省時，所需研究對象較少，且適合用來研究潛伏期較長的罕見病例，並可針對同一健康事件探討多重危險因子，然而，因為要個體回溯過去已經發生的事，可能因為記憶不全或偏漏出現回想偏誤，此外，訪員在資料收集時可能出現訪談偏差，且具可比較性對照組的尋求可能較為不易。

舉例而言，如果以之前吸菸狀況與肺癌關係探討為例，在病例對照研究法中，研究者先選定一組有肺癌的病人，再選擇可相比較且沒有肺癌的人作為對照組，接著分別回溯調查罹患肺癌與無肺癌的人過去的吸菸史，如果有肺癌的人吸菸率高於沒有肺癌的人，則可以推論吸菸與肺癌之間可能有關。如何實際計算判斷呢？病例對照研究法首先將研究對象分為具有健康事件的病例組與不具健康事件的對照組，再回溯調查過去的暴露史，因此無法計算比較暴露組與非暴露組的發生率，不能以相對危險性進行評估，需改以病例組與對照組的暴露比 (odds of exposure) 進行比較，所得之比值指標即為**對比值（或稱勝算比）**(OR)，表 3-2 為對比值的計算方式，實例演算請見表 3-2 下方之「情況題」，公式如下：

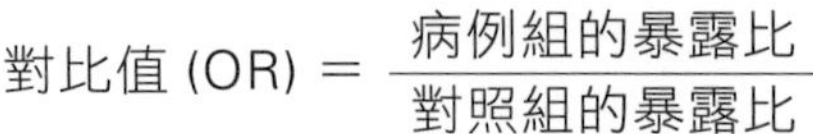

$$\text{對比值 (OR)} = \frac{\text{病例組的暴露比}}{\text{對照組的暴露比}}$$

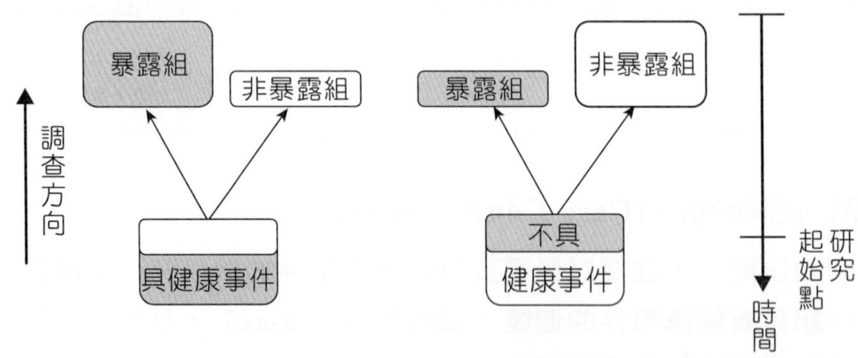

▶ 圖 3-8 病例對照研究法的設計－研究議題：已經發生什麼？

▶ 表 3-2 對比值的計算

暴露狀態	健康事件狀態		
	+	−	total
+	a	b	a+b
−	c	d	c+d
total	a + c	b + d	

具健康事件病例組暴露比＝ $\frac{a}{c}$

不具健康事件對照組暴露比＝ $\frac{b}{d}$

對比值 (OR) ＝ $\frac{a/c}{b/d} = \frac{ad}{bc}$

情況題

假設某研究者在雙北地區選取醫院進行病例對照研究，共收集 360 名肺癌病人（病例組）過去吸菸的習慣，得知其中有 250 名為吸菸者，同時也收集了 1,460 名家醫科病人（對照組）以往吸菸的習慣，其中有 480 名為吸菸者，故肺癌者（病例組）的暴露比為 (250/110)，而無肺癌者（對照組）的暴露比為 (480/980)，對比值即為病例組的暴露比除以對照組的暴露比，計算結果約為 4.6，表示肺癌病人有吸菸習慣的比例是無肺癌者的 4.6 倍，也就是說，吸菸可能是肺癌的危險因子。

暴露狀態	健康事件狀態	
	肺癌（病例組）	無肺癌（對照組）
吸菸者	250	480
非吸菸者	110	980
合計	360	1,460

具健康事件病例組暴露比＝ 250/110

不具健康事件對照組暴露比＝ 480/980

對比值 (OR) ＝ $\frac{\frac{250}{110}}{\frac{480}{980}} = \frac{250 \times 980}{110 \times 480} \cong 4.6$

在世代追蹤研究中，發生率的計算可行，而且以相對危險性評估疾病風險較為明確，然而雖然不是主要方式，世代追蹤研究也可以計算對比值；因為此研究法首先將研究對象區分為暴露組與非暴露組，再進行健康事件的追蹤調查，故對比值的計算方法為比較暴露組與非暴露組的疾病比(odds of disease)，然而其對比值最後所得的公式，與病例對照研究法完全相同，說明如下：

$$\text{病例對照研究法 (OR)} = \frac{\text{病例組的暴露比}}{\text{對照組的暴露比}} = \frac{a/c}{b/d} = \frac{ad}{bc}$$

$$\text{世代追蹤研究法 (OR)} = \frac{\text{暴露組的疾病比}}{\text{非暴露組的疾病比}} = \frac{a/b}{c/d} = \frac{ad}{bc}$$

由此可知，不論研究設計為何，對比值的計算方式皆相同，其解釋判讀原則如下：

1. **若 OR ＞ 1**：表示病例組的暴露比大於對照組（或是在世代追蹤研究法中，暴露組的健康事件比大於非暴露組），因此推論此暴露可能為健康事件的危險因子。
2. **若 OR ＝ 1**：表示病例組的暴露比與對照組暴露比相當（或是在世代追蹤研究法中，暴露組的健康事件比與非暴露組的健康事件比相當），因此推論此暴露不太可能為健康事件的危險因子。
3. **若 OR ＜ 1**：表示病例組的暴露比小於對照組（或是在世代追蹤研究法中，暴露組的健康事件比小於非暴露組），因此推論此暴露可能為健康事件的保護因子。

（三）橫斷式研究法 (Cross-Sectional Study)

橫斷式研究法的目的在於了解研究族群中的變項分布型態及相關性，在選定研究對象後，同時收集每一個體的暴露與健康事件資料，就如同削一個族群的橫斷面般，若以探討吸菸與肺癌相關為例，則為同時調查研究對象的吸菸狀況與是否罹患肺癌的情形。圖 3-9 說明橫斷式研究法的設計，主要的研究議題為「目前正發生什麼 (What is happening?)」。此研究法經濟省時，且可同時對多種暴露因子與健康事件進行調查，然而因為暴露與結果資料同時收集，故無法作因果時序之推論，不適用於罕見疾病之研究。

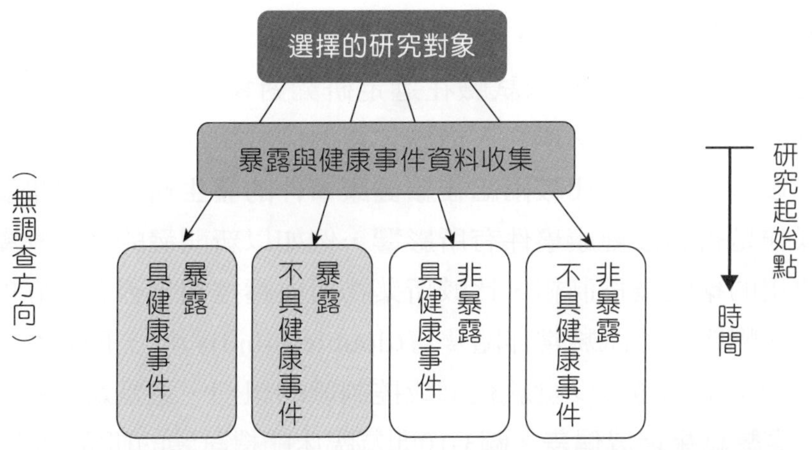

圖 3-9 橫斷式研究法的設計－研究議題：目前正發生什麼？

(四) 生態研究法 (Ecological Study)

與前三種談到的個體層次研究法不同，生態研究法中的資料蒐集與分析皆以「族群」為單位，亦即只收集總和性資料，並用以比較各族群暴露率與疾病率的相關性。其優點在於經濟省時，且有助於初步假說的探究擬訂，然而必須謹慎避免「生態謬誤 (ecological fallacy)」的產生，也就是說，由族群資料所獲得的結果在推論個人是否有相似結論時，必須特別謹慎。

三、實驗流行病學

實驗流行病學 (experimental epidemiology) 常用來評估介入或治療方案的有效性，與觀察型的分析流行病學最大的不同是，實驗流行病學的研究設計可以對選定的研究對象進行人為操作，常以隨機方法將研究對象分派至實驗組（或治療組、介入組等）或控制組，再觀察與調查後續健康事件的發展情形。

在所有的研究法中，以實驗法最能闡明兩變項間的因果關係，然而因為研究倫理的考量，人為或隨機的操作在實際上並不一定可行，例如研究者並不能隨機分派研究對象吸菸或不吸菸，或強制研究對象暴露於危險因子中，因此實驗流行病學研究法適用於評量新藥物或新治療的效果、或者是介入或篩檢方案的有效性等。

(一) 臨床隨機試驗 (Clinical Trial)

其研究對象為**個人**，臨床試驗在選定研究對象並徵得同意後，將他們**隨機分派**至實驗組進行新療法或介入措施，並對控制組進行安慰劑(placebo)或控制措施，最後再分別**追蹤比較兩組後續健康事件的發生情形**，以推論新療法或所介入的操作是否對該健康事件有所影響，例如以新開發的降血壓藥物為實驗組，傳統使用的藥物為控制組，比較新藥物對血壓控制是否有較好的療效或較輕的副作用。臨床隨機試驗常伴隨雙盲(double blind)設計，即研究者與研究對象在調查過程中不知道接受實驗組抑或控制組的組別，這是為了避免**預期與心理等因素對實驗結果造成偏差**。圖3-10即為臨床隨機試驗的研究設計。

此外，也可以交叉方式 (crossover) 進行，稱為「交叉型臨床隨機試驗」(圖 3-11)，一開始的研究步驟與圖 3-10 相同，但在第一階段操作後，經過一段淨化時期，將實驗組與控制組的操作措施互調，亦即本來為實驗組的在第二階段進行控制組操作措施，而本來為控制組則進行實驗組操作措施，這樣的實驗處置，對於實驗組與控制組治療或介入效果更能有效區別與評估，因此**可強化因果關係的闡述**。然而使用此法有以下的限制：(1) 兩組的治療或介入措施在經過淨化時期後，不能有殘留的影響或甚至造成交互加成效應；(2) 不同介入措施的次序可能導致某些心理作用而影響結果。

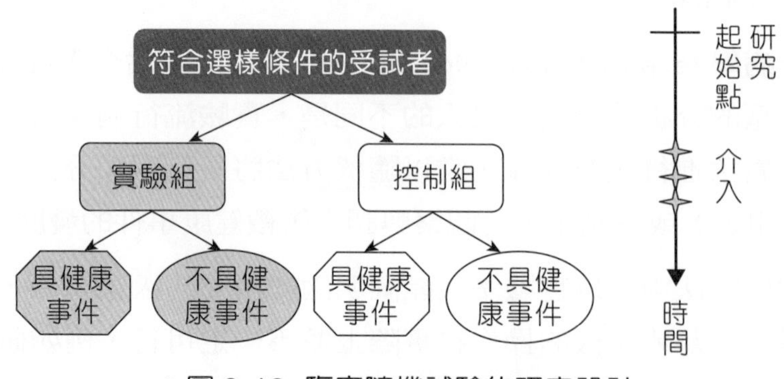

圖 3-10 臨床隨機試驗的研究設計

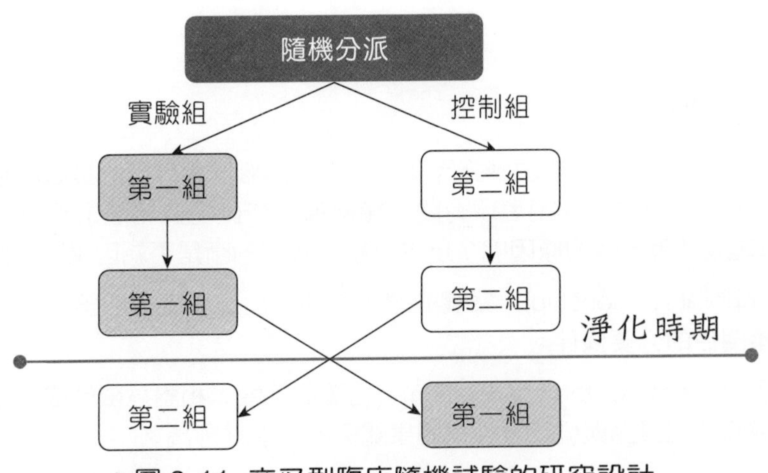

圖 3-11 交叉型臨床隨機試驗的研究設計

(二) 社區隨機試驗 (Community Trial)

社區隨機試驗以實驗流行病學隨機試驗的設計法應用於社區民眾，常選定兩個相似的社區，其中一個社區為實驗組，進行介入措施（如衛生教育），另外一個社區則為對照組，不作任何處置，然後比較一段時間後，兩社區健康事件的發生與分布型態之差異，以評估介入措施的有效性。

舉例而言，研究者希望探討如果對民眾進行戒菸宣導與戒菸策略提供的衛生教育，是否會提高戒菸成功率，因此選定特性相似的甲、乙社區，以密集式的報章媒體、社區活動或家訪方式，對甲社區民眾進行戒菸相關的衛生教育，而乙社區則不作任何特殊處置，在半年後，評估甲、乙兩社區民眾在這段時間內戒菸成功的比率，以評估衛生教育措施的有效性。

小補帖

判斷因果關係的原則

流行病學調查的目的在於探討暴露因子是否真的影響健康事件的發展與產生，但如果所探討的暴露因子與健康事件兩變項有關，如何進一步確認此相關是否為因果關係呢？即暴露是否為造成健康事件的原因呢？以下是幫助我們判斷是否為因果關係的原則：

1. **時序性** (temporal relationship)：暴露的發生必須先於健康事件的出現，**正確的時序性是判定因果關係的必要條件**。
2. 相關的強度 (strength of the association)：相關的強度以相對危險性或對比值評量，相關的強度愈強，則暴露與健康事件是因果關係的可能性愈高。
3. **劑量效應** (dose-response relationship)：劑量效應指的是當暴露量增加，發生疾病的可能性也提高。如果劑量效應存在，可作為因果關係強而有力的證據，然而沒有劑量效應也不表示兩變項間一定不會是因果關係。
4. **研究發現的一致性** (replication of the findings)：如果因果關係存在，我們會預期在**不同的研究與不同的族群中應該可以發現一致的結果**。
5. 生物知識的符合 (biologic plausibility)：因果關係的界定符合現存生物學上的知識，然而有時候流行病學的觀察發現是有可能早於生物知識，如同前述例子，Jenner 純粹以觀察與實驗驗證牛痘可以預防天花，但當時對於接種牛痘以預防天花的機轉之生物學了解十分有限。
6. 考量其他可能的解釋 (consideration of alternate explanations)：在判定因果關係時，必須同時考量兩因子間的關係是否有其他解釋方式，並評估各種解釋的可能性。
7. 暴露的移除 (cessation of exposure)：如果暴露導致健康事件的發生，則我們會預期在降低或排除暴露後，健康事件的風險應該會跟著降低。
8. 與其他知識一致 (consistency with other knowledge)：如果兩變項為因果關係，我們會期望在不同資料的蒐集分析應該會有一致的結果。

雖然以上所列判斷因果關係的原則並不能百分之百確認暴露的因子一定會導致健康事件的結果，但可以幫助我們在因果關係的闡明上更具說服力。

3-4 疾病篩檢的評估

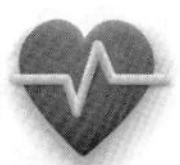

為了解疾病的發展與傳播狀況並提供適當的醫療照護，有效區分族群中哪些人罹患疾病而哪些人是健康的十分重要，因此如何評量疾病篩檢工具的品質與有效性深受重視。

何謂篩檢？疾病篩檢是次段預防重要的方法，其對象為**接受健康服務的人，而非已被診斷篩檢出疾病的個體**，乃運用篩檢的檢驗或檢查工具，迅速的在一群外表相似的人當中，區分出可能罹患疾病與可能未罹患疾病的人，進而盡早發現診斷疾病，及時給予適當的治療與介入。但因為是「可能」，篩檢結果只是初步判斷，並不一定百分之百精確，因此篩檢工具的有效性和可信度必須加以評量。

一、篩檢工具的效度

篩檢工具的效度包括敏感度與特異度、陽性預測值、陰性預測值等，這些指標的涵義與計算方法如表 3-3。

1. **敏感度(sensitivity)**：測驗或工具的敏感度定義為可以正確判斷罹病者的能力，也就是在**真正罹患疾病的人**當中，有多少人可以被此測驗或工具**正確的診斷出罹患該疾病**。
2. **特異度 (specificity)**：又稱為**精確度**。測驗或工具的特異度定義為可以正確判斷未罹病者的能力，也就是在**真正未罹患疾病的人**當中，有多少人可以被此測驗或工具**正確的診斷出的確未罹患該疾病**。
3. **敏感度與特異度的關係**：理想上，我們希望篩檢工具同時具備高度的敏感度與特異度；然而實際上，提高工具的敏感度會降低其特異度，反之亦然，因此如何折衷取得平衡點為工具開發與使用的挑戰。
4. **陽性預測值 (positive predictive value)**：**在檢驗結果為陽性的情形下，正確的判斷罹患疾病的能力**，也就是在陽性檢驗結果下，有多少比例的人真的罹患該疾病。
5. **陰性預測值 (negative predictive value)**：**在檢驗結果為陰性的情形下，正確的判斷未罹患疾病的能力**，也就是在陰性檢驗結果下，有多少比例的人真的未罹患該疾病。

表 3-3 疾病的敏感度、特異度、陽性預測值與陰性預測值

篩檢結果	真正罹病狀況	
	罹患疾病	未罹患疾病
陽 性	罹患疾病且得到陽性結果 ＝真陽性 (true positive, TP)	未罹患疾病但得到陽性結果 ＝偽陽性 (false positive, FP)
陰 性	罹患疾病但得到陰性結果 ＝偽陰性 (false negative, FN)	未罹患疾病且得到陰性結果 ＝真陰性 (true negative, TN)
	敏感度＝$\frac{TP}{TP+FN}$ 陽性預測值＝$\frac{TP}{TP+FP}$	特異度＝$\frac{TN}{FP+TN}$ 陰性預測值＝$\frac{TN}{FN+TN}$

二、預測值與疾病盛行率的關係

由表 3-4 可知，篩檢族群的疾病盛行率愈高，即使工具的敏感度與特異度不變，其陽性預測值會愈高（如表 3-4 中 a. 及 b. 之比較），因此疾病篩檢計畫最有效率的執行是應用在高危險族群。

三、預測值與特異度的關係

由表 3-4 可知，在篩檢一個相對較低盛行率的族群情況下，預測值受工具特異度的影響較敏感度為大，即相較於相同程度敏感度的提高（如 b. 及 c. 之比較，在盛行率與特異度不變的情形下，敏感度由 50% 提高到 95%，陽性預測值由 20% 僅提高至 32.2%），特異度的提高，對於陽性預測值的提升影響程度較大（如 b. 及 d. 之比較，在盛行率與敏感度不變的情形下，特異度由 50% 提高到 95%，陽性預測值由 20% 大幅提高至 71.4%）。

表 3-4 預測值與盛行率及特異度的關係

a. 盛行率、敏感度、特異度與預測值

篩檢結果	疾 病		
	＋	－	total
＋	500	500	1,000
－	500	500	1,000
total	1,000	1,000	2,000
盛行率 =50% 敏感度 =50% 特異度 =50%		陽性預測值＝$\frac{500}{1,000}$＝50%	

表 3-4 預測值與盛行率及特異度的關係（續）

b. 敏感度與特異度不變下，盛行率與陽性預測值的關係

篩檢結果	疾病		
	+	−	total
+	200	800	1,000
−	200	800	1,000
total	400	1,600	2,000
盛行率 =20% 敏感度 =50% 特異度 =50%	陽性預測值＝ $\frac{200}{1,000}$ ＝ 20%		

c. 相較於 b，盛行率與特異度不變下，敏感度與陽性預測值的關係

篩檢結果	疾病		
	+	−	total
+	380	800	1,180
−	20	800	820
total	400	1,600	2,000
盛行率 =20% 敏感度 =95% 特異度 =50%	陽性預測值＝ $\frac{380}{1,180}$ ＝ 32.2%		

d. 相較於 b，盛行率與敏感度不變下，特異度與陽性預測值的關係

篩檢結果	疾病		
	+	−	total
+	200	80	280
−	200	1,520	1,720
total	400	1,600	2,000
盛行率 =20% 敏感度 =50% 特異度 =95%	陽性預測值＝ $\frac{200}{280}$ ＝ 71.4%		

四、篩檢工具的信度

工具的信度檢驗指的是工具重複使用的一致性或可信度，即如果重複使用同一工具，是否可以得到相同的結果。當然，不論工具的敏感度與特異度如

何，如果重複使用工具的檢驗結果無法一致，這個工具的功能就會大打折扣。常用的信度指標介紹如下：

1. **再測信度 (test-retest reliability)**：指的是對同一個體重複測量後，所得到的結果是否一致，然而，人體的許多特性會隨著日夜或時間有所更迭，例如血壓的測量，在早上或下午，以及運動後或休息時都會有所浮動，因此必須同時考量測量的情境與時間，才能有效的評量工具的再測信度。
2. **觀察員間的信度 (interrater reliability)**：雖然理想上同一個測量值的檢測結果不應該因為判讀者的不同而有所差異，但是實際上，不同的觀察員或工具操作者對結果的判讀可能不盡相同，因此必須考量不同觀察員對同一受測者判讀結果的一致性，此即為「觀察員間的信度」。

小補帖

信度與效度的關係

信度與效度的關係如下圖所示。假設在血壓值的測量中，真實值在正中間標示處，曲線的寬窄表示信度的高低，曲線愈窄信度愈高，而相對於真實質的距離表示效度高低，距離愈近表示效度愈高；同時具有信度與效度的工具才能有效評估擬測量變項的數值。

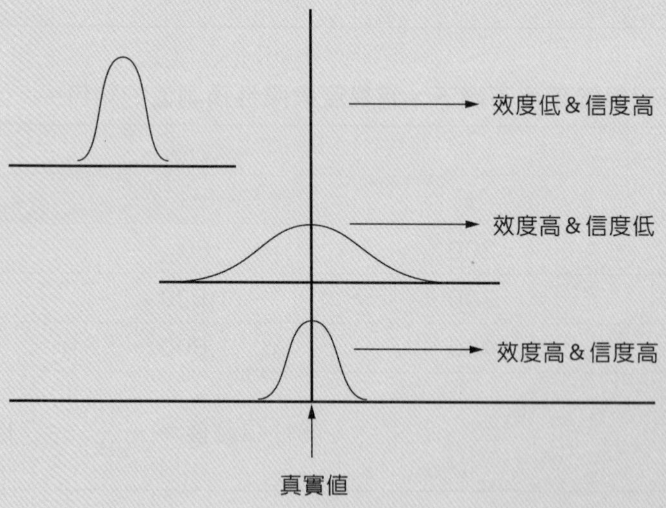

3-5 生命統計與健康指標

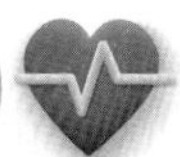

為了探討疾病在人群中的傳播與流行情形，我們必須能夠測量了解疾病發生的頻率以及所造成的死亡狀況，以下將說明如何測量人群中的疾病與死亡發生情形。

小補帖

各種測量值的使用

1. **分率 (proportion)**：某特定健康狀態／所有可能狀態。其決定因子不單純，因分母可由不同事件或狀態所組成，**較常被應用在行政決策上**。
2. 比或比例 (ratio)：兩不同狀態或事件的比值。其分子與分母各為不同的事件或狀態，決定因子更複雜，在病因研究上較少被利用，如依賴人口指數（即扶養比）。
3. 比率 (rate)：某事件／（狀態 × 時間）。為流行病學上最常用的工具之一，如盛行率及發生率。

一、疾病發生情形的評量

（一）發生率 (Incidence)

發生率定義為在經過一段時間後，一群原本沒有但可能罹患某疾病的人中，有多少人被新診斷出有該某疾病，公式如下：

$$\text{發生率} = \frac{\text{該段時間內新發病人數}}{\text{某段時間內原本沒有但可能罹患某疾病的所有人口數}} \times 1{,}000\ (\text{每仟人})$$

進一步說明發生率的計算，其一，發生率強調的是**疾病的新發個案**，分母中的個體都要有潛在的可能成為分子的新發病人口，因此已經罹患疾病的個案是不會再成為「新發病人口」，必須排除在分母的計算外；其二，時間的選擇是任意，包括一週、1個月或5年發生率等，必須明確的說明時間，且所有人都在此時間中被完整觀察；其三，因為發生率評估的是疾病從無到有的狀態，因此是一種危險性的測量(measurement of risk)，可以用以評估任何群體疾病發生的危險性，如：某個年齡層、男性或女性、暴露在某化學毒素的工廠員工等。因此，**發生率適合用來推估單位時間內罹患疾病的可能性比率，以及做致病因子探討。**

如果以某段時間來測量發生率，而且觀察這段時間內族群每個有罹患疾病危險的個體，則所測得的發生率可以更精確的稱之為累積發生率 (cumulative incidence)，如上述。然而，分母計算的個體有可能在該段時間內因種種原因並未被完整追蹤，包括失聯、退出等，因此每個人被觀察到的時間可能不一，此時可以計算發生密度 (incidence density; incidence rate)，在發生率公式中的分母改以觀察的總人年方式計算，「人年 (person-years)」為「觀察一個人於一年內暴露於某調查疾病的危險性」，即 2 個人觀察 50 年、10 個人觀察 10 年、100 個人觀察 1 年，都為 100 人年。

(二) 盛行率 (Prevalence)

定義為某段時間內，在所有族群人數中，有多少人存在某疾病，公式如下：

$$盛行率=\frac{該段時間內現存得病人數}{某段時間內族群的所有人口數}\times 1,000（每仟人）$$

盛行率是該地區疾病負荷量的重要指標，**盛行率沒有單位**，其值介於 0 與 1 之間。**盛行率通常未能提供在因果關係上的強烈證據，但在評估健康需求及健康服務的計畫籌擬階段為一重要的資料**；依其時間的不同可區分為點盛行率 (point prevalence) 與期盛行率 (period prevalence)。

1. 點盛行率：在某個時間點所測得的盛行率，如某社區中目前罹患氣喘的人口比率。
2. 期盛行率：在某段時間內所測量的盛行率，如某社區在過去 5 年罹患氣喘的人口比率。

(三) 盛行率與發生率的關係

盛行率與發生率的關係可由圖3-12說明。個體發生疾病會導致族群的盛行率提高（如b.所示），若個體死亡，則族群盛行率會降低（如c.所示），因此，如果一個族群的個體發生疾病數與死亡數相當，則族群盛行率維持基線平衡（如d.所示）。

若進一步探討盛行率與發生率之關係，在一個穩定狀態下，即比率恆定且移入人口相當於遷出人口，盛行率與發生率會有以下的關係式：

盛行率＝發生率 × 患病時間
(prevalence=incidence×duration of disease)

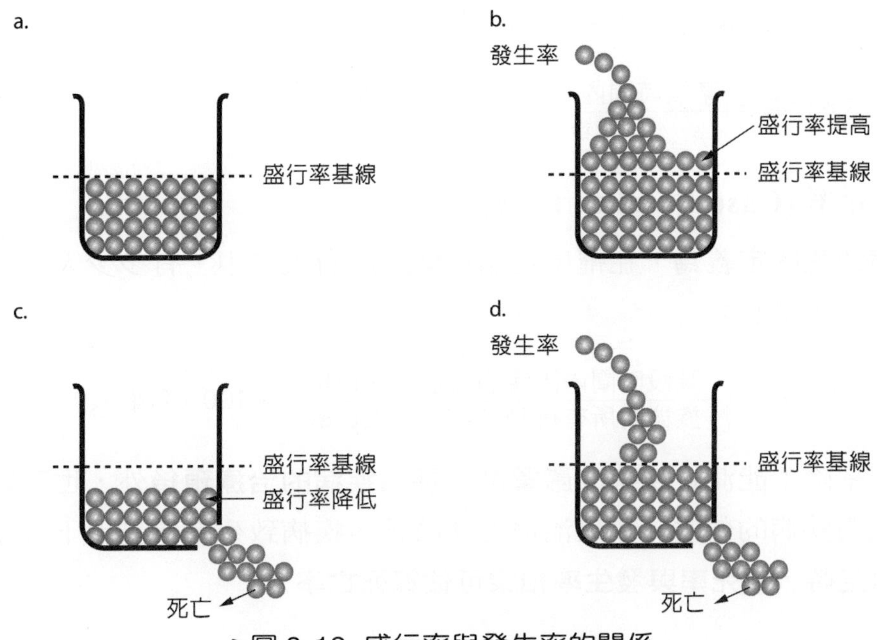

圖 3-12 盛行率與發生率的關係

因此，如果一個疾病的發生率高且患病時間短，則發生率與盛行率將十分接近，相對而言，若疾病的患病時間長，例如氣喘，即使發生率極低，經過一段時間的累積，盛行率提高，族群中可能很多人都有此疾病。

二、死亡發生情形的評量

(一) 死亡率 (Mortality Rate)

死亡率定義為**某段時間內，在所有族群人數中，有多少人死亡**，公式如下：

$$死亡率=\frac{某段時間內死亡人口數}{族群內所有人口數}\times 1,000（每仟人）$$

族群所有人口數可能會隨著時間有所變遷，故公式中的分母通常用族群年中人口數來估計，此外，分母中的個體都要有潛在的可能成為分子的死亡人口。死亡率可以用在任何群體的評估，如某個年齡層、男性或女性、族群等，此即為特殊別死亡率，又如「年齡別死亡率」，以十歲以下孩童為例：

$$十歲以下孩童死亡率=\frac{某段時間內所有十歲以下孩童死亡人口數}{族群內所有十歲以下孩童人口數}\times 100,000（每十萬人）$$

相同的，「疾病別死亡率」可以計算如下（以肝癌為例）：

$$肝癌死亡率=\frac{某段時間內所有死於肝癌的人口數}{族群內所有人口數}\times 100{,}000（每十萬人）$$

（二）致死率 (Case-Fatality Rate)

疾病致死率定義為，在罹患這個疾病的所有人之中，有多少人是因為此疾病死亡，公式如下：

$$致死率=\frac{某段時間內因疾病死亡的人口數}{族群內所有得到某疾病的人口數}\times 100（每佰人）$$

致死率除了能測量**疾病的嚴重度、評估疾病的治療預後**外，也可以用來評估新療法對疾病的效益，如果治療方法改善，疾病致死率會呈現下降趨勢。**疾病狀態穩定時，致死率與發生率相乘可估算死亡率。**

（三）死亡率與發生率的關係

發生率可用來評量疾病的危險性，但是相較於死亡率，發生率的測量較為不易，因此死亡率是否可以代替發生率來幫助評估疾病的危險性呢？事實上，死亡率在兩大條件下，是可以接近發生率的估計值：(1) 當疾病的致死率極高；(2) 當疾病的罹病或存活時間極短。例如胰臟癌是高致命的疾病，病人通常在診斷後的幾個月內死亡，且長期的存活情形很少見，因此胰臟癌的死亡率可以代替發生率來估計疾病的危險性。

常用的生命統計與健康指標的公式整理於表 3-5。

◗ 表 3-5 常用的生命統計與健康指標公式

統計分類	常用的生命統計與健康指標	比率公式	運用
出生統計	**粗出生率** (‰)	$\frac{一年內之活產總數}{年中人口數}\times 1{,}000$	
	育齡婦女一般生育率 (‰)	$\frac{一年內之活產總數}{15\sim49\ 歲育齡婦女年中人口數}\times 1{,}000$	**可看出一國婦女的生育能力**

▶ 表 3-5 常用的生命統計與健康指標公式(續)

<table>
<tr><th>統計分類</th><th>常用的生命統計與健康指標</th><th>比率公式</th><th>運用</th></tr>
<tr><td rowspan="7">出生統計(續)</td><td>育齡婦女年齡別生育率 (‰)</td><td></td><td rowspan="3">用來評估是否有節育之需求,是提供家庭計畫工作推展的重要依據;亦可用於比較兩地婦女的生育能力</td></tr>
<tr><td>· 單一年齡時</td><td>$\frac{\text{一年內某歲育齡婦女之活產數}}{\text{該歲育齡婦女年中人口數}} \times 1,000$</td></tr>
<tr><td>· 5 歲年齡組時</td><td>$\frac{\text{一年內某 5 歲年齡組育齡婦女之活產數}}{\text{該 5 歲年齡組育齡婦女年中人口數}} \times 1,000$</td></tr>
<tr><td>育齡婦女總生育率 (‰)</td><td></td><td rowspan="3">評估未來人口增加的潛能,為國家衛生水準和社會福利制度情形的敏感指標</td></tr>
<tr><td>· 單一年齡時</td><td>各育齡婦女單一年齡別生育率的總和</td></tr>
<tr><td>· 5 歲年齡組時</td><td>育齡婦女總生育率 = 各育齡婦女年齡組別生育率的總和乘以 5</td></tr>
<tr><td>毛繁殖率 (‰)</td><td>係指一年內所生之活女嬰數對年中育齡婦女人數之比
$\frac{\text{一年內活女嬰數}}{\text{年中育齡婦女人口數}} \times 1,000$</td><td></td></tr>
<tr><td rowspan="8">死亡統計</td><td>粗死亡率 (‰)</td><td>$\frac{\text{一年內死亡總數}}{\text{年中人口數}} \times 1,000$</td><td></td></tr>
<tr><td>年齡別死亡率(每十萬人口)</td><td>$\frac{\text{一年內該年齡層之死亡總數}}{\text{該年齡層年中全人口數}} \times 100,000$</td><td></td></tr>
<tr><td>原因別死亡率(每十萬人口)</td><td>$\frac{\text{一年內死於某一原因之死亡總數}}{\text{該年年中全人口數}} \times 100,000$</td><td>國家、社會、經濟和衛生的綜合指標</td></tr>
<tr><td>周產期死亡率 (‰)</td><td>$\frac{\text{懷孕 28 週以上之死胎數}+\text{活產後 1 週內死亡數}}{\text{懷孕 28 週以上之死胎數}+\text{一年中的活產數}} \times 1,000$</td><td></td></tr>
<tr><td>新生兒死亡率 (‰)</td><td>$\frac{\text{一年內出生未滿 4 週新生兒死亡數}}{\text{該年出生之活嬰總數}} \times 1,000$</td><td>做為先天畸形的指標或用以評估產前檢查的成果</td></tr>
<tr><td>嬰兒死亡率 (‰)</td><td>$\frac{\text{一年內出生未滿 1 歲之嬰兒死亡數}}{\text{該年出生之活嬰總數}} \times 1,000$</td><td>評估婦幼衛生保健工作成效的最佳指標</td></tr>
<tr><td>後新生兒早期死亡率</td><td>$\frac{\text{出生滿 4 週至 1 歲之嬰兒死亡數}}{\text{該年出生之活嬰總數}} \times 1,000$</td><td></td></tr>
</table>

表 3-5 常用的生命統計與健康指標公式(續)

統計分類	常用的生命統計與健康指標	比率公式	運用
死亡統計(續)	**孕產婦死亡率**(每十萬人口)	$\frac{\text{一年內由於各種產褥原因所致孕產婦死亡數}}{\text{該年出生之活嬰總數}} \times 100,000$	**國家婦幼衛生指標之一**
	致死率	$\frac{\text{某段時間內因某疾病死亡的人口數}}{\text{族群內所有得到某疾病人口總數}} \times 100$	**疾病的嚴重度,有助於評估疾病的治療預後。疾病狀態穩定時,與發生率相乘可計算死亡率**
人口統計指標	自然增加率 (‰)	粗出生率-粗死亡率	
	人口總增加率 (‰)	$\frac{\text{人口增加數}}{\text{年中人口數}} \times 1,000$	
	人口成長率 (‰)	$\frac{\text{人口增加數}}{\text{上年底人口數}} \times 1,000$	
	老年人口比率 (%)	$\frac{\text{65 歲以上人口}}{\text{年中人口總數}} \times 100$	
	生命指數	**某一時期出生人數與死亡人數之比**,或是出生率與死亡率之比	**用於了解一個國家人口成長趨勢**
老化與依賴指數	老年人口依賴比 (%)(扶老比)	$\frac{\text{65 歲以上人口}}{\text{15~64 歲人口}} \times 100$	
	依賴人口指數(扶養比)	$\frac{\text{(0~14 歲人口+65 歲以上人口)}}{\text{15~64 歲人口}} \times 100$	**測量人口年齡結構對人口扶養的負擔程度,反映出一個國家的經濟負擔狀況**
	老化指數	$\frac{\text{65 歲以上人口}}{\text{0~14 歲人口}} \times 100$	
其他統計	零歲平均餘命	在各年齡死亡率不變之下,某一出生嬰兒存活的年數	**用於了解醫療保健水準**

表 3-5 常用的生命統計與健康指標公式（續）

統計分類	常用的生命統計與健康指標	比率公式	運用
其他統計（續）	遷入率 (‰)	$\frac{\text{遷入人口數（含住址變更之遷入人數）}}{\text{年中人口數}} \times 1,000$	
	遷出率 (‰)	$\frac{\text{遷出人口數（含住址變更之遷入人數）}}{\text{年中人口數}} \times 1,000$	
	社會增加率 (‰)	遷入率－遷出率	**用於了解遷移所造成的人口變化**
	性比例	$\frac{\text{男性人口數}}{\text{女性人口數}} \times 100$	**小於 1 代表女性多於男性；反之亦然**

小補帖

疾病與死亡發生的評量公式統整

1. 疾病發生情形的評量

· 發生率＝$\frac{\text{該段時間內新發病人數}}{\text{某段時間內原本沒有但可能罹患某疾病的人數}} \times 1,000$（每仟人）

· 盛行率＝$\frac{\text{該段時間內現存得病人數}}{\text{某段時間內族群的所有人口數}} \times 1,000$（每仟人）

2. 死亡發生情形的評量

· 死亡率＝$\frac{\text{某段時間內死亡人口數}}{\text{族群內所有人口數}} \times 1,000$（每仟人）

· 特殊別死亡率

(1) 年齡別死亡率（以十歲以下孩童為例）

十歲以下孩童死亡率＝$\frac{\text{某段時間內所有十歲以下孩童死亡人口數}}{\text{族群內所有十歲以下孩童人口數}} \times 100,000$（每十萬人）

(2) 疾病別死亡率（以肝癌為例）

肝癌死亡率＝$\frac{\text{某段時間內所有死於肝癌之人口數}}{\text{族群內所有人口數}} \times 100,000$（每十萬人）

(3) 致死率

致死率＝$\frac{\text{某段時間內因此疾病死亡的人口數}}{\text{族群內所有得到某疾病的人口數}} \times 100$（每佰人）

三、標準化比率

(一) 直接標準化 (Direct Standardization)

以上所敘述依照全人口計算出來之指標為粗比率，然而死亡率、盛行率等資料常用來作族群間的比較，不同族群可能在許多特性上分布不一而影響疾病或死亡評估，其中年齡分布型態是最重要的影響因子，年齡結構不同很可能造成判斷上的誤差，因此調整不同族群的人口組成型態使其一致，**消除人口組成（如年齡、性別）差異所產生的誤差**，可以比較**兩地的死亡或罹病情形而衡量出其衛生水準**，其計算公式如下：

$$直接標準化 = \frac{\Sigma（年齡別粗率 \times 年齡別標準人口）}{標準化人口總和} \times 100{,}000$$

表 3-6 假設 A、B 兩個國家胃癌的死亡率情形如 a. 所示，以及兩國的年齡別死亡率如 b. 所示，直接標準化計算步驟如下（如 c. 所示）：

1. 以兩國的總人口數作為標準化人口，也就是假設 A、B 兩國的人口結構皆為兩國總人口之人口分布（此例中我們以兩國的總人口數作為標準化人口，但是應用上可以使用任何族群，只要假設兩國的人口結構皆同為該族群即可）。
2. 將 A、B 兩國各年齡層之人口數相加，得各年齡層的標準化人口數為 (1)。
3. 以 A 國本身各年齡層之年齡別死亡率（即 (2)）乘以該年齡層的標準化人口數（即 (1)，兩國該年齡層人口總和），可得到 A 國各年齡層期望死亡數（即 (3)=(1)×(2)）。
4. 以 B 國本身各年齡層之年齡別死亡率（即 (4)）乘以該年齡層的標準化人口數（即 (1)），可得到 B 國各年齡層期望死亡數（即 (5)=(1)×(4)）。
5. 分別將 A 國與 B 國各年齡層期望死亡數加總，得到總期望死亡數。
6. 分別將A國與B國的總期望死亡數除以標準化人口總和（即兩國人口總和），即可分別求得A國與B國的年齡標準化死亡率。

▶表 3-6 直接標準化之計算－以胃癌死亡率為例

a. A、B 兩國胃癌死亡率

A 國			B 國		
族群人口數	死亡數	死亡率（每十萬人口）	族群人口數	死亡數	死亡率（每十萬人口）
400,000	80	20	400,000	100	25

b. A、B 兩國胃癌死亡率及年齡別死亡率

年齡層	A 國			B 國		
	族群人口數	死亡數	死亡率（每十萬人口）	族群人口數	死亡數	死亡率（每十萬人口）
30~49	200,000	10	5	100,000	10	10
50~69	150,000	30	20	100,000	10	10
70+	50,000	40	80	200,000	80	40
total	400,000	80	20	400,000	100	25

c. A、B 兩國胃癌標準化死亡率－以兩國總人口數為標準化人口

年齡層	標準化人口數（兩族群人口總數）(1)	A 國		B 國	
		死亡率（每十萬人口）(2)	期望死亡數 (3)=(1)×(2)	死亡率（每十萬人口）(4)	期望死亡數 (5)=(1)×(4)
30~49	300,000	5	15	10	30
50~69	250,000	20	50	10	25
70+	250,000	80	200	40	100
total	800,000				

以標準化人口結構計算標準化死亡率

A 國年齡標準化死亡率：$\frac{15+50+200}{800,000}\times 100,000=33.125$

B 國年齡標準化死亡率：$\frac{30+25+100}{800,000}\times 100,000=19.375$

由此例，雖然 A 國胃癌死亡率比 B 國低，但調整年齡結構後卻發現，A 國的年齡標準化死亡率反而高於 B 國，表示在調整年齡因素後，A 國胃癌死亡率高於 B 國。

（二）間接標準化 (Indirect Standardization)

間接標準化可以表示人口因某種原因所造成的損失情形，故可**作為公共衛生評估、規劃及施政計畫的指標**。又可稱為標準化死亡比 (standardized mortality ratio, SMR)，其定義如下：

$$\text{標準化死亡比 (SMR)} = \frac{\text{觀察到的疾病數或死亡數}}{\text{期望疾病數或死亡數}}$$

以死亡數為例，如果 SMR 等於 1，表示實際觀察到的死亡數與期望死亡數相等；若 SMR 大於 1，表示觀察死亡數大於期望死亡數，此族群的死亡情形較一般族群高；若 SMR 小於 1，則表示觀察死亡數小於期望死亡數，此族群的死亡情形較一般族群低。舉例而言，表 3-7 為 A 鎮民眾人口數以及各年齡層實際死於糖尿病的人數，間接標準化計算步驟如下：

1. 計算間接標準化時，通常以較穩定之大族群的年齡別死亡率（即此例之全國民眾糖尿病年齡別死亡率）做為參考族群的年齡別死亡率。
2. 以 A 鎮各年齡層人口數（即 (1)）乘以該年齡層全國民眾糖尿病死亡率（即 (2)），也就是在假設 A 鎮與全國民眾有相同糖尿病死亡風險情形下，求得 A 鎮各年齡層的糖尿病死亡期望數（即 (3)=(1)×(2)）。
3. 將A鎮各年齡層實際觀察之死亡數的總和（即(4)之各年齡層實際死亡數加總）除以各年齡層期望死亡數的總和（即(3)之各年齡層期望死亡數加總），即為A鎮糖尿病標準化死亡比。

由結果判斷，A 鎮的糖尿病標準化死亡比為 4.45，其值大於 1，表示 A 鎮的糖尿病死亡情形較全國民眾為高。

表 3-7 間接標準化之計算－以糖尿病死亡率為例

年 齡	A 鎮人口數 (1)	全國民眾糖尿病死亡率（每十萬人口）(2)	A 鎮糖尿病死亡期望數（假設風險與全國民眾相同）(3)=(1)×(2)	A 鎮實際觀察之糖尿病死亡數 (4)
20~39	1,600	40	0.64	3
40~59	2,800	45	1.26	4
60+	4,000	48	1.92	10

$$\text{A 鎮標準化死亡比 (SMR)：} \frac{3+4+10}{064+1.26+1.92} = 4.45$$

3-6 流行病學於社區衛生護理上的應用

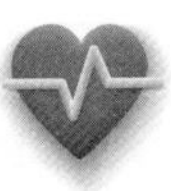

社區護理工作以健康為中心，對象包括個人、家庭、社區與社會，目的在於提升民眾身體、心理與社會整體健康水準，因此，**社區護理師應具備的以實證為基礎的能力，熟悉流行病學與生命統計資料**，應用流行病學方法進行縝密的邏輯推理與嚴謹的方法設計，可以在社區衛生護理工作上協助透過社區健康相關資料的蒐集彙整，分析辨認與解決社區中存在的健康問題，**與運用相關健康數據以監測社區計畫成效**，規劃設計合宜的預防介入措施，並評估其有效性，例如社區人群存在哪些健康問題？造成這些健康問題的原因是什麼？如何介入可以減輕或降低健康議題的嚴重性？如何藉由預防措施降低健康問題的發生等。

因此，社區衛生護理人員除了熟悉應用臨床護理學對民眾進行整體性照護外，也需具備流行病學知識，隨時探索健康問題，發現疾病的致病因素並進行預防處置，例如在處理幾位腹瀉病人的同時，社區護理人員除了要完成一般的治療護理外，還必須進一步探究這幾位病人是否吃了同類食物？食物來源為何？有沒有其他類似的腹瀉病例？進而降低疫情持續擴大的可能性。社區衛生護理工作範疇因而從照顧個體延展到照顧群體，從治療延展到預防。

結 語

流行病學的研究方法已廣泛應用於各種學科領域，不論身處何領域，充實的相關知識、嚴謹的研究設計、確實的執行流程與有效的資料處理分析，是成就一個「好的」研究極重要的成分。此外，在做最後的研究結果推論時，研究者必須以嚴謹科學的態度，謹慎考慮研究的限制與各種因素可能造成的影響，「有幾分證據說幾分話」，才能對研究議題作最恰如其分的判斷與闡釋；而身為一個研究的「消費者」，也必須能夠以批判的態度，了解各種研究方法的適用或不足處，確實考量研究設計與執行分析過程是否有任何疑義，才能對研究結果作適切的掌握與應用。

學|習|評|量

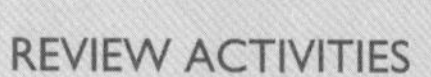

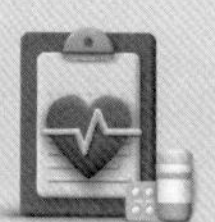

( ) 1. 不同廠牌的流感快篩試劑的品質檢測中，A廠牌檢測的敏感度為90%，特異度為95%；B廠牌的敏感度為97%，特異度為86%。下列敘述何者正確？(A) A廠牌可正確檢驗流感病毒感染個案較B廠牌多 (B) A廠牌可正確檢驗流感病毒感染個案較B廠牌少 (C) A廠牌可正確檢驗無罹患流感病毒感染個案較B廠牌少 (D)需要知道此流感病毒感染的盛行率，才能推估哪個廠牌可檢驗出較多的陽性個案

( ) 2. 某學者找無罹患過敏性鼻炎的學童，居住於高濃度二氧化硫環境的學童視為暴露組，居住在二氧化硫濃度為環境背景值的學童當非暴露組，追蹤6年後分析二組學童罹患過敏性鼻炎的相對危險性(relative risk)為3.0，請問最合適的推論為：(A)此暴露可能為健康事件的保護因子 (B)此暴露不太可能為健康事件的危險因子 (C)此暴露可能為健康事件的危險因子 (D)暴露組的過敏性鼻炎發生率低於非暴露組的過敏性鼻炎發生率

( ) 3. 有關依賴人口指數(dependent index)的敘述，下列何者錯誤？(A)又稱為扶養比(dependency ratio) (B)是一個比率(rate) (C)扶老比＋扶幼比 (D)（0~14歲人口＋65歲以上人口／15~64歲人口）×100

( ) 4. 孕期婦女加強葉酸攝取是屬於三段五級預防措施的何項層級？(A)第一級 (B)第二級 (C)第三級 (D)第四級

( ) 5. 某城市的生命統計指標顯示，粗出生率為16‰，遷入率為24‰，粗死亡率為4‰，遷出率為14‰，其社會增加率為何？(A) 10‰ (B) 12‰ (C) 22‰ (D) 40‰

( ) 6. 欲得知18~65歲民眾發生慢性腎臟病的危險因子，下列何種研究方法短時間內可得到結果？(A)生態研究法(ecological study) (B)橫斷研究法(cross-sectional study) (C)世代研究法(cohort study) (D)病例對照法(case-control study)

( ) 7. 有關流行病學世代研究法(cohort study)，下列何者較適當？(1)適合研究罕見致癌因子 (2)能描述疾病之自然史 (3)能探討因果關係 (4)可能出現訪談誤差(interview bias)。(A) (1)(2) (B) (1)(4) (C) (2)(3) (D) (3)(4)

( ) 8. 有關愛滋病的三段五級防治原則，下列敘述何者錯誤？(A)初段預防：與愛滋病人討論家庭計畫或育兒計畫 (B)初段預防：鼓勵孕婦接受產前檢查 (C)次段預防：鼓勵伴侶接受檢驗 (D)三段預防：使用抗愛滋病毒藥物組合的「雞尾酒療法」

( ) 9. 以本國居民及移居海外之華僑進行鼻咽癌比較研究，較可能找出何種因子的影響？(A)醫療因子 (B)法規制度因子 (C)遺傳因子 (D)環境因子

( )10. 社區護理師在教導民眾預防三高的護理指導時，下列何者錯誤？(A)每週至少累計150分鐘的中度運動 (B)慎選食物烹調方式，避免油煎或油炸食物 (C)多攝取低纖維食物，有助於延長膽固醇的吸收時間 (D)建議降低高膽固醇食物的攝取量

( )11. 關於個案對照研究法(case-control study)何者正確？(A)研究一開始已有個案 (B)適合用來探討非罕見疾病 (C)對照組應採隨機取樣 (D)可獲得疾病的發生率

( )12. 以糖尿病篩檢工具對300人進行篩檢，結果顯示26個糖尿病人中有16人為陽性反應，274個沒有糖尿病人中270人為陰性反應。此篩檢工具的敏感度為何？(A) 16/26 (B) 10/26 (C) 16/20 (D) 4/274

( )13. 張先生近來被子女發現會忘記一些日常事情，醫師診斷為輕型認知障礙症(Mild Neurocognitive Disorder)，家人不放心他白天一人在家，共照個管師與個案和家人商議後，轉介他至其居住所在的巷弄據點，於是張先生每週有三個早上會自己騎車至據點活動與吃午餐。這樣的措施是屬於：(A)初段預防的健康促進 (B)次段預防的早期篩檢 (C)次段預防的早期治療 (D)三段預防的限制殘障

( )14. 有關疾病發生率的敘述，下列何者最適當？(A)通常以比例(ratio)方式呈現 (B)指某一時間內，族群中現存的病例數 (C)可推算罹病的可能性或致病因子 (D)最適合用來規劃長期醫療設備、人力配置的參考

( )15. 欲探討婦女懷孕期間使用藥物和胎兒畸形的因果關係，下列何種研究方法最合適？(A)臨床試驗(clinical trial) (B)描述性調查法(descriptive survey) (C)橫斷式研究法(cross-sectional study) (D)世代追蹤研究法(cohort study)

選擇題答案：BCBBA DCBDC AADCD

MEMO

Community Health Nursing

04

CHAPTER

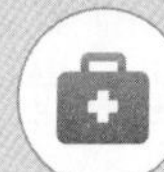

健康促進

Health Promotion

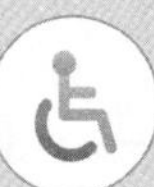

編著者 苗迺芳

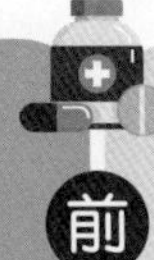

前言

「健康、養生」是一種時尚嗎？現代人對於健康的要求不只是「沒有疾病」，而是「健康，還要更健康」！放眼望去可以看到各種健康食品、食療、生機飲食、SPA、健身俱樂部等，無非都是希望「得到健康」，而健康促進是一種協助人們改變行為，維護並增進健康，進而提高生活品質的典範（黃、張，2000），因此，本章將介紹有關健康、健康促進的概念及社區衛生護理人員在促進民眾健康方面的角色與功能。

4-1 健康的概念

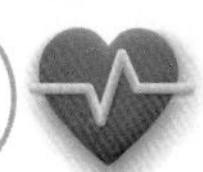

一、健康的意義

健康 (health) 是很廣泛的概念，可以從不同的觀點來談，在闡述健康的意義之前，有幾個問題是值得思考的，該如何回答呢？

1. 當我……，我覺得是健康的。
2. 因為……，我是健康的。
3. 為了保有健康，我必須……。
4. 當我……，我變得不健康。
5. 誰會影響我的健康？如何影響？
6. 什麼樣的事件會影響我的健康？
7. 什麼樣的情境會影響我的健康？
8. 為了自己的健康，我應該負哪些責任？

一般而言，健康一詞與痊癒(healing)、整體性的(whole)、健壯的(hale)、安適狀態(well-being)等名詞有關，具有消極的和積極的意義，消極的意義是指「健康是沒有疾病或病痛」，積極的意義是指「安適狀態」，也就是世界衛生組織(WHO)於1946年提出的「**健康是生理的、心理的及社會的安適狀態，並非沒有疾病或身體虛弱而已。**」

健康是整體性的，包括許多層面，各層面之間相互影響，如圖 4-1 所示，說明如下 (Naidoo & Will, 1998)：

1. 個人的健康 (individual dimensions of health)：屬於最內層的圓圈，其中生理的健康 (physical health) 與身體有關；思考和判斷的能力屬於心理的健康 (mental health)；情緒的健康 (emotional health) 與適當的表達感受有關；

社會的健康 (social health) 是指個人融入社會網絡中的現象；靈性的健康 (spiritual health) 是有能力去實踐道德上的或宗教上的信念、準則；性的健康 (sexual health) 是接受且有能力達成性方面的滿足。

2. 社會的健康 (societal health)：屬於中層的圈圈，為影響個人健康的相關面向，是結構性的將健康與社會連結起來，包括健康的基本需求（如居所、安全、食物、收入等）和在社會中融合或分離的程度，個人的健康與社會的健康是息息相關的。
3. 環境的健康 (environmental health)：屬於最外層的圓圈，亦是影響個人健康的相關面向，是指人們所處的自然環境，包括房屋、運輸、衛生、安全飲水和廢棄物等。

二、影響健康的因素

影響健康的因素很多，加拿大衛生福利部部長Marc Lalonde (1974)在「加拿大對健康的新觀點(A New Perspective on the Health of Canadians)」中提出**影響健康的四大要素為：醫療體系、遺傳、環境及生活型態，其中以生活型態影響甚鉅**。1979年，美國公共衛生署長(Surgeon General)的報告也指出：「在1976年全美國的死亡率中，有50%是起因於不健康的行為或生活方式，20%是環境因素，20%是因為生物因素，只有10%是由於不當的健康服務。」此外，也可以將影響健康的因素分為下列五大類，圖4-2以「冠狀動脈疾病的因素」舉例說明之。

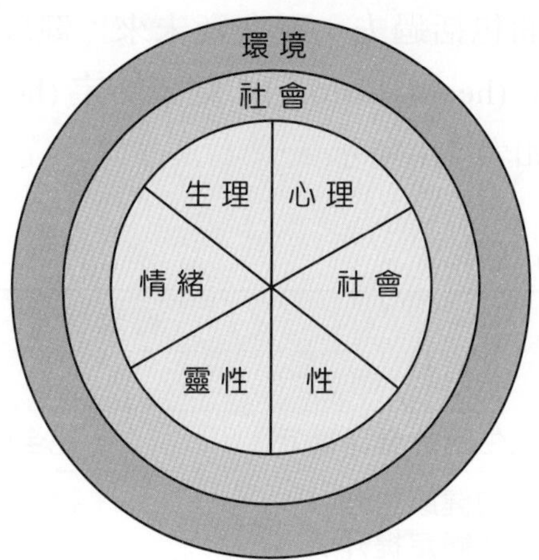

圖 4-1　整體性的健康概念

參考資料：Naidoo, J., & Wills, J. (1998). *Health promotion-Foundations for practice* (p. 4). W. B. Saunders.

1. **遺傳學因素**：決定個體易罹患疾病的傾向。
2. **生物因素**：細菌或病毒引起的疾病。
3. **生活型態因素**：與行為有關的疾病，如吸菸。
4. **環境因素**：如居住環境、廢棄物等。
5. **社會人口學因素**：如性別、年齡、人種。

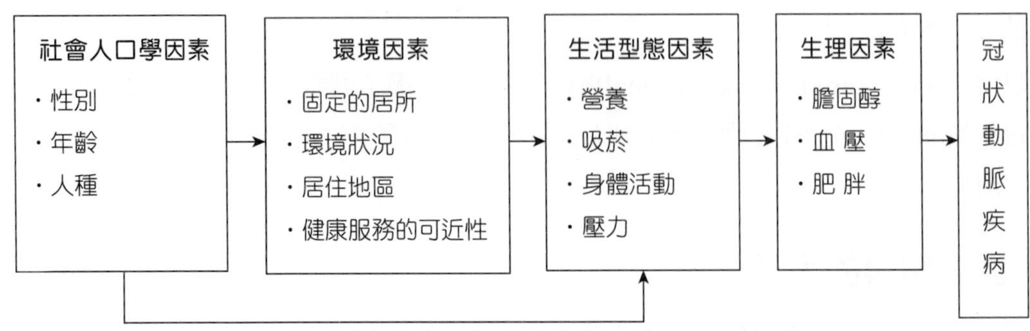

圖 4-2 影響健康的因素－以冠狀動脈疾病為例

三、健康狀況的測量

對於「健康」、「影響健康的因素」有初步的認識之後，要如何確認健康狀況呢？亦即如何測量健康呢？對於社區衛生護理人員而言，測量健康、了解健康狀態是很重要的，因為它有助於護理人員進行健康促進計畫的規劃、執行及評估，並確認資源的有效性、提升健康促進介入活動的效益。

Noack (1991) 從時間的層面 (time level) 和健康的層面 (health level) 來討論如何測量健康。時間層面包括過去、現在及未來；健康層面含括個人和群體，強調個人和群體的健康史 (health history)、健康衡定 (health balance) 及健康潛能 (health potential)，內容如表 4-1 所示。

表 4-1 有關「測量健康」的概念

時間層面	概 念	健康層面	
		個 人	群 體
過去	健康史	個人生活的健康衡定	完全的、穩定的安適狀態
		正向的健康生涯（健康衡定提升）	提升完全的安適狀態
		負向的健康生涯（健康衡定衰退）	減弱完全的安適狀態

◗ 表 4-1 有關「測量健康」的概念（續）

時間層面	概 念	健康層面	
		個 人	群 體
現在	健康衡定	一般性的安適和功能	高比率的一般性安適 (general well-being)
		社會功能和社會支持	社會整合和相互支持
		心理的安適和功能	高比率的心理安適
		生理的安適和功能	高比率的生理安適
未來	健康潛能	全面性的健康資源	健康資源可近性的平等
		高度支持性社會關係	生命中免於疾病和失能
		強的、正向的自我概念	延長慢性病人的壽命 提升生活品質
		生活和調適技巧	自助活動 (self-help activities)
		身體危險因子的程度	良好生活型態的程度
		健康體能的程度	—

註：上述資料乃舉例說明，未完全含括所有變項。

有關測量「健康」，可以分為正向和負向兩方面，負向的健康主張「沒有疾病就是健康」，如死亡率、罹病率等。正向的健康將健康分為客觀的屬性 (objective attribute) 和主觀的實體 (subjective reality)。

1. 客觀屬性
   (1) 健康的程度 (health measures)：測量人口學相關資料，如身高、體重、牙齒健康狀況（齲齒、缺牙、補牙等）、營養狀況等。
   (2) 健康行為指標 (health behavior indicators)：測量個人的行為來評估健康狀況，如吸菸、飲酒、用藥、規律運動、健康飲食、安全性行為、計畫生育等，也可以比較不同族群之間的健康狀況和差異。
   (3) 環境指標 (environmental indicators)：以物理環境和社會環境為重點，包括空氣品質、飲用水品質、住屋型態、密度等。
   (4) 社會經濟指標(socio-economic indicators)：社會經濟的狀況會影響民眾的健康。國民生產毛額(Gross National Product, GNP)常被用來測量國家的富裕程度。通常，國民生產毛額高的國家，其國民的預期壽命較長、嬰幼兒死亡率較低。

2. 主觀實體

(1) 功能性的能力 (measures of functional ability)：個體自我評估是否有能力執行日常活動的功能，或推估自己的適能程度 (fitness level)。

(2) 健康狀態 (health status)：以個體所感受到的健康狀況為主，如身體的活動度、疼痛、睡眠狀況、社會隔離、情緒反應、活力等。

(3) 心理的安適 (psychological well-being)：心理安適的程度是以焦慮 (anxiety) 或憂鬱 (depression) 的狀況為測量的要項，正向的心理安適至少包括情感的安適（如快樂）和認知功能（如自我滿足），其他還包括自尊 (self-esteem)、凝聚感、對生命的掌控等。

(4) 社會的健康(social health)：個體置身於社區成員中展現適當功能的程度，包括社會支持、社會網絡的範圍、適當的社會資源等。

(5) 生活品質(quality of life)：生活品質常被用來評估健康照護服務的影響，包括對生活情形的客觀評價和主觀評價，其要項包括心理的（如憂鬱）、社會的（如參與社會活動和休閒活動）、職業的（如達成雇主和員工角色的能力）及生理的（如疼痛、睡眠、活動力）。

四、與健康相關的理論

與「健康」有關的理論非常多，下列以健康－疾病的連續性狀態 (health-illness continuum) 和高度安適的健康模式 (high-level wellness) 來說明健康與疾病的關係（施等，2004）。

(一) 健康－疾病的連續性狀態

傳統上是以健康－疾病的連續性狀態來描述健康和疾病的關係（圖 4-3），**連續線上沒有清楚的中界點**，線的左端是健康狀態，越靠左端越健康，包括生理和心理的健康；線的右端是疾病。健康的狀態在線上游動，**隨著年齡的增加和慢性病的出現，會有越來越偏向右端的趨勢** (Edelman & Mandle, 2010)。

(二) 高度安適的健康模式

鄧恩 (Dunn, 1961) 發展了高度安適的健康模式（圖 4-4），除了健康－疾病的連續性狀態之外，還包括與他人 (others)、環境 (environment) 的關係，水平線是健康疾病的連續狀態，垂直線是環境的好壞。模式中指出健康是個體在其環境中，充分發揮自我的潛能，達到個體內在和外在環境間的平衡。健康疾病線和環境線交錯劃分出四個象限來呈現四種層面的健康 (Edelman & Mandle, 2010)：

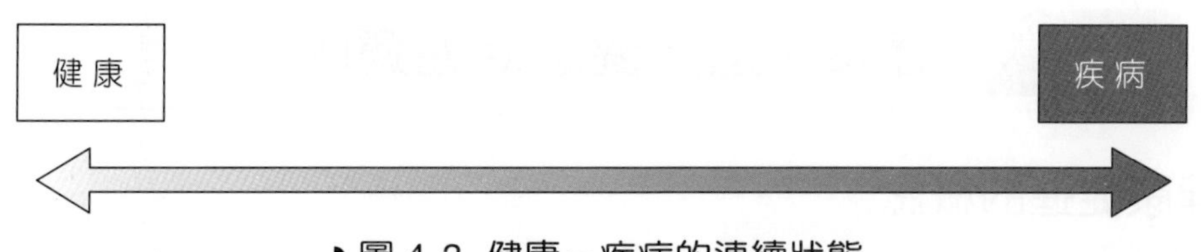

圖 4-3 健康－疾病的連續狀態

參考資料：Edelman, C. L., & Mandle, C. L. (2010). *Health promotion throughout the lifespan* (p. 6). Mosby.

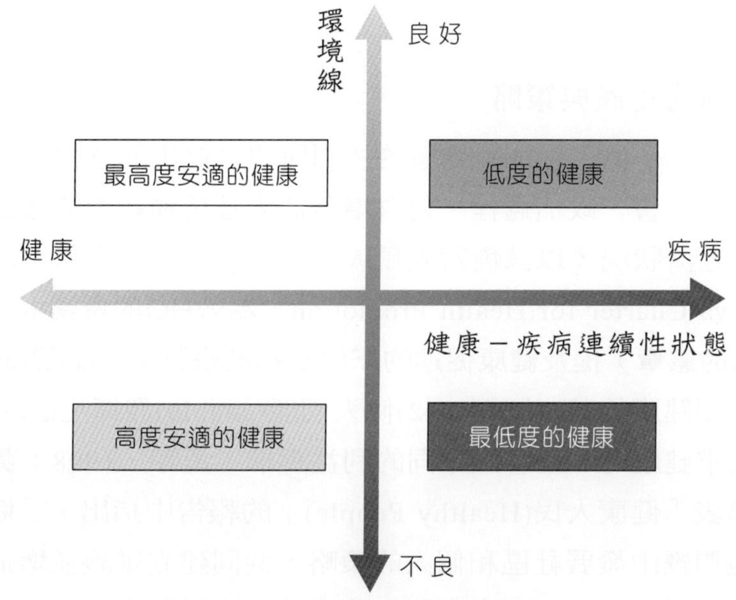

圖 4-4 高度安適的健康模式

參考資料：Edelman, C. L., & Mandle, C. L. (2010). *Health promotion throughout the lifespan* (p. 6). Mosby.

1. 最高度安適的健康：個體有良好的健康狀況，且所處的環境品質良好。
2. 高度安適的健康：個體的健康狀況良好，但所處的環境品質不良。
3. 低度的健康：個體健康狀況不良，但所處環境品質良好，尚能提供健康照護資源。
4. 最低度的健康：個體的健康狀況和所處的環境品質均不良，無法提供健康照護資源。

總而言之，健康是基本的人權、日常生活中的資產，是一個積極的概念，應該重視個人、社會及環境的資源；為了改善健康狀況，應注重預防，個人更應該為了自我的健康，採取健康的行為方式和生活型態，如不吸菸、不酗酒、適當的飲食改變、適宜的運動及定期的疾病篩檢等。

4-2 健康促進與健康促進運動

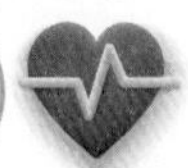

一、健康促進的概念

「健康促進(health promotion)」是20世紀後期公共衛生上的重要概念，是一個理想、一個目標、一項策略或方案、一種意識型態，甚至是一種社會運動。

(一) 健康促進的定義與策略

「健康促進」是個人增加對健康的控制與改善健康的過程，對象是**全體民眾**，是整體性的社會、政治過程，包含**增強個人技巧和能力的行動**，也包括改變社會環境與經濟狀況，以減輕對人類或個人健康影響的行動。1986年，**渥太華憲章**（Ottawa Charter for Health Promotion，**為WHO的會議中，第一個提出健康促進概念的憲章**）提及健康促進的三個基本策略為：(1)倡導(advocate)健康來創造上述有關健康的基本狀況；(2)使人們能(enable)發揮生活的潛能；(3)調解(mediate)追求健康時，社會上不同的利益訴求（黃等，1998；黃，1998）。1979年美國發表「健康人民(Healthy People)」的報告中指出，「健康促進開始於健康人，他們經由發展社區和個人的策略，共同建立維護並增進其健康福祉的生活型態」（黃，1998；國立臺灣大學公共衛生學研究所，1998）。歸納而言，健康促進是以「健康」為目的，融合了個人生活型態、行為改變、衛生教育、健康保護、危險因子評估、健康增進及健康維護等多重策略（包含物理層面及社會經濟層面）；健康促進是一個統整性的概念(a unifying concept)，用來確認改變生活方式和情況來促進健康的需求性，健康促進是人類和環境、個人的選擇和社會責任之間的一項策略，目的在創造更健康的未來。

(二) 健康促進的原則

WHO 曾闡述健康促進的五項重要原則：

1. 強調所有人口的每一天的生活，而不是只著重在特殊疾病的危險群體。
2. 朝向與健康因素和決定因子有關的行動，以確保有益於健康的環境。

3. 融合了多樣化的方法，包括溝通、教育、法律、組織改變、社區發展和自發性的地方活動以對抗健康的危害。

4. 特定的目標在於以有效的公共參與來支持自助性的行動 (self-help movement)，鼓勵群眾發展自己的管理方式來維護社區的健康。

5. 雖然健康促進是立基於健康的和社會的活動之上，而不是單純的醫療服務，但是健康專業和初級健康照顧，對於健康促進的提升扮演了很重要的角色。

(三) 健康促進與衛生教育的關係

健康促進和衛生教育是不能替換的，健康促進含括了嘗試提升個人和社區健康狀態的所有活動，因此，健康促進包括衛生教育和所有為了達到良好的健康狀況而產生的環境上、法律上的改變。Tannahill 提出關於健康促進的模式（圖 4-5），其中包括了三個互有重疊的圓圈：衛生教育 (health education)、健康防護 (health protection) 及預防 (prevention)，強調實務的運作，有助於健康促進工作者來了解每個圈圈內可能的活動，但是需注意每一個圈圈的區隔和重疊也可能會引起某些衝突 (Naidoo & Wills, 1998)。

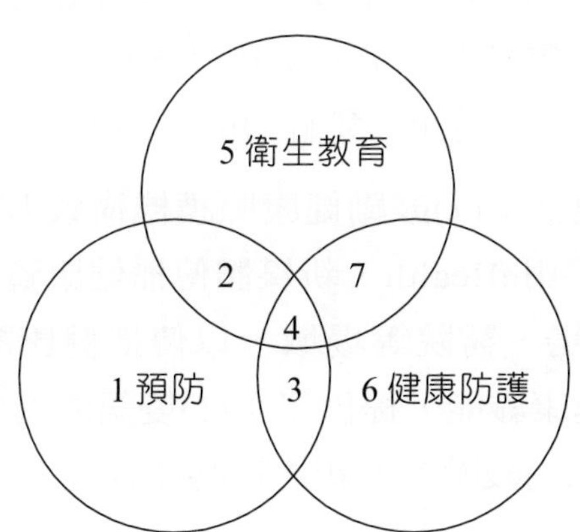

註：1. 預防性的服務 (preventive services)，如預防注射、子宮頸抹片檢查、高血壓篩檢、使用尼古丁嚼錠來戒菸、各項健康監測等。
2. 預防性衛生教育 (preventive health education)，如戒菸資訊、遺傳諮詢等。
3. 預防性健康防護 (preventive health protection)，如飲水中加氟等。
4. 預防性健康防護的衛生教育 (health education for preventive health protection)，如促成「使用安全帶」的立法。
5. 積極性衛生教育 (positive health education)，如青少年生活技巧訓練。
6. 積極性健康防護 (positive health protection)，如工作場所的禁菸政策。
7. 朝向積極性健康防護的衛生教育 (health education aimed at positive health protection)，如禁止刊登菸品廣告。

圖 4-5 Tannahill 健康促進模式

不論是在臨床、醫院、家庭、學校、社區或企業之中，護理人員是衛生教育者，也是健康促進者，藉由教育來促進健康、藉由知識的增能 (empower) 來保存生命和延長壽命。在了解健康促進一詞之前，必須了解增能、生活型態 (lifestyle)、增強 (enhancement) 和安適狀態 (well-being) 與健康促進是息息相關的，而在這些要項的背後更包含了倫理、價值、個人抉擇、責任及潛在性的意涵。因此，健康促進是藉由支持性的環境、資源的整合、尊重個人的選擇和價值觀來致力於提升個人的、家庭的、群體的、社區的及國家的健康品質與安適狀態，相關的概念還包括衛生教育 (health education)、健康維護 (health protection)、疾病的預防 (disease prevention) 等 (Maville & Huerta, 2008)。

(四)「健康識能」於健康促進的重要性

「健康識能(health literacy)」是一個人在取得健康資訊，並在了解資訊之後做出評判及運用健康資訊的能力，也是民眾賦權(empowerment)的表現過程。WHO將健康識能定義為：「對基本健康資訊及醫療服務的取得、理解及應用的能力」，故健康識能程度會對個人健康行為、預防保健服務及醫療使用率造成相對的影響。例如**個案的健康識能較不足，相對他的健康行為也會較差，對於預防醫療保健使用率也會較低**，造成健康狀況較差，使得急診醫療使用率偏高，因此醫療支出就會增加，進而影響社會的永續發展。

提升健康識能方法包括：(1)鼓勵健康照護機構致力於讓民眾易於獲取與應用健康資訊與服務；(2)善用eHealth、新媒體傳播健康資訊，以提升健康識能；(3)透過社區、學校、職場、醫院等場域，以傳播健康識能。政府為照顧新住民，提升懷孕新住民的健康識能，提供了：(1)雙語的媽媽健康手冊、(2)鼓勵參加國小國語班學習中文、(3)鼓勵參加新住民媽媽教室。

二、健康促進運動

(一) 國外的健康促進運動

WHO 於 1978 年在當時蘇聯的阿瑪阿塔召開基層保健醫療國際研討會 (The International Conference on Primary Health Care)，會中提出阿瑪阿塔宣言 (Declaration of Alma-Ata)，重申「健康是人類的基本權利」，人們有權利及責任參與健康照護計畫，從此之後，健康促進的運動在全世界各國展開。

1986 年，WHO 召開第一屆健康促進國際研討會，提出渥太華憲章，其目標為「公元 2000 年全民均健 (Health for All by the Year 2000)」，**強調增進民眾掌控其健康的影響因素及改善其健康。五大行動綱領包括：**

1. **建構健康公共政策**。
2. **創造支持性環境**。
3. **強化社區行動力量**。
4. **發展個人技能，如舉辦健康飲食講座**。
5. **重新定位健康照護服務，如提升成人戒菸比率，鼓勵醫療院所提供戒菸門診**。

美國衛生及公共服務部(U. S. Department of Health and Human Services)每隔十年便會重新訂定《健康人民(Healthy People)》，用以研擬國家健康促進和疾病預防的目標及要點，以促進人民健康。《2030年健康人民》提出了355個核心目標，其中含有五項影響健康的社會決定因素，包括教育普及與品質、健康照護可近性與品質、鄰里與建築環境、社會和社區背景及經濟穩定（圖4-6）。

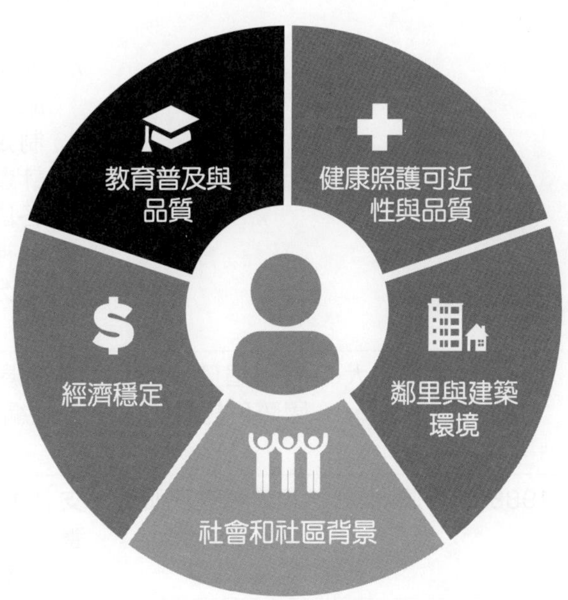

圖 4-6　2030 年健康人民之影響健康的社會決定因素

資料來源：U. S. Department of Health and Human Services (2020). *Healthy People 2030.* https://health.gov/healthypeople

總之，健康促進是一項議題、活動、過程、原則、策略、學科、哲學、藝術和科學，要完整地定義「健康促進」是困難的。臺灣積極配合WHO的政策，朝向健康促進與預防疾病的目標邁進；從1978年以來，「健康促進」是WHO及世界各國的重要健康議題，已舉行的國際性研討會請見表4-2。

表 4-2 與健康促進有關的國際性會議及宣言

名 稱	年代／會議地點	研討會名稱	會議重點
阿瑪阿塔宣言 (Declaration of Alma-Ata)	1978 年／蘇聯	基層保健醫療國際研討會	1. 重申「健康是人類的基本權利」 2. 人們的健康狀況存在著基本的不平等 3. 新國際經濟、社會發展和降低國家間的落差是重要的 4. 人們有權利及責任參與健康照護計畫 5. 政府有促進人民健康的責任 6. 基層保健醫療服務是必要的 7. 提出七點基層保健醫療服務的特質及功能 8. 制定國家的政策及行動計畫 9. 各國本著互助及服務的精神共同合作 10. 充分並善加利用世界資源
渥太華憲章 (Ottawa Charter for Health Promotion)	1986 年／加拿大	第一屆健康促進國際研討會	發表渥太華憲章健康促進行動綱領
阿德萊德建言 (Adelaide Recommendations)	1988 年／澳洲	第二屆健康促進國際研討會	支持婦女健康、食物與營養、創造支持性的環境、菸酒危害防制
松茲瓦爾聲明 (Sundsvall Statement)	1991 年／瑞典	第三屆健康促進國際研討會	以「為健康創造一個支持性的環境」為主題

表 4-2 與健康促進有關的國際性會議及宣言（續）

名 稱	年代／會議地點	研討會名稱	會議重點
雅加達宣言 (Jakarta Declaration)	1997 年／印尼	第四屆健康促進國際研討會	**21 世紀健康促進之優先順序：鼓勵健康的社會責任、增加對健康的投資、鞏固及擴展追求健康的合作關係、增強社區能力並授權給個人、穩固健康促進的基石**
墨西哥聲明 (Mexico Ministerial Statement)	2000 年／墨西哥	第五屆健康促進國際研討會	主題為「連結公平的鴻溝」，提出在 21 世紀推動健康促進工作時應考慮增進弱勢團體的福祉
曼谷憲章 (Bangkok Charter)	2005 年／泰國	第六屆健康促進國際研討會	以「全球化健康促進」來減少健康不平等的現象，藉由「政策和行動夥伴關係」來處理健康問題決定因素
奈羅比宣言 (Nairobi Declaration)	2009 年／肯亞	第七屆健康促進國際研討會	主題為「促進健康和發展一拉近執行上的差距 (Promoting health and development :Closing the implementation gap)」
赫爾辛基聲明 (Helsinki Statement)	2013 年／芬蘭	第八屆健康促進國際研討會	主題為「將健康納入所有政策 (health in all policies, HiAP)」，重點包括執行 (implementation) 和如何做 (how-to)
上海健康促進宣言 (Shanghai Declaration on Health Promotion)	2016 年／中國	第九屆健康促進國際研討會	主題為「可持續發展的健康促進：人人享有健康」，呼籲在所有可持續發展的目標中納入健康促進之精神，強調將健康促進納入國家永續發展的目標，健康為民眾基本權利，國家各項政策的制定應以民眾健康為優先考量，城市和社區是實現健康的關鍵場所

表 4-2 與健康促進有關的國際性會議及宣言（續）

名 稱	年代／會議地點	研討會名稱	會議重點
日內瓦福祉憲章 (The Geneva Charter for Well-being)	2021 年／日內瓦	第十屆健康促進國際研討會	主題為「創建永續的福祉社會」：近來由於流行病的肆虐，暴露了社會的裂痕，並影響人們的健康和生活型態；也從中發現社會群體和國家內部之間的不平等，故希冀福祉社會可以提供當代和後代的所有人，無論生活在何處，皆能在健康的地球上茁壯成長

（二）國內健康促進運動

衛生福利部國民健康署為達成全民健康促進，即以 1978 年「Alma-Ata 宣言」及 1986 年「渥太華 (Ottawa) 憲章」為基礎，積極倡議「所有施政面向的健康工程 (Health in All Policies, HiAP)」，以期達成聯合國世界衛生組織 (World Health Organization) 所提出「全民健康 (Health for All)」之最終目標，逐漸縮小健康的不平等。

有鑑於上述之願景，以提升健康識能，力行健康生活型態；普及預防保健服務，推廣有效預防及篩檢；提升健康照護品質，改善慢性病控制及預後；營造友善支持環境，增進健康選擇及公平等 4 大方向，規劃及推動生育健康、婦幼健康、兒童及青少年健康、中老年健康、菸品及檳榔等健康危害防制、癌症、心血管疾病及其他主要非傳染病防治、國民健康監測與研究發展及特殊健康議題等健康促進業務，協同地方政府衛生局所、各級醫療院所，結合民間團體力量，共同實踐健康政策，為全民打造健康優質的生活環境（衛生福利部國民健康署，2023）。

衛生福利部與外交部每年共同辦理「臺灣全球健康福祉論壇 (Global Health and Welfare Forum in Taiwan)」，與世界各國官方及學者共同探討國際間關切之議題，彰顯臺灣與全球健康網絡之緊密連結，開啟健康永續發展之新視野，並提供我國衛生政策制定之參考。

衛生福利部陸續頒訂相關的政策與計畫來推動健康促進活動，重要摘述如下。

1. 菸害防制工作
   (1) 補助地方菸害防制工作。
   (2) 營造無菸支持環境，辦理菸害教育宣導。
   (3) 提供多元化戒菸服務。
   (4) 辦理菸害防制研究及監測。
   (5) 菸害防制人才業務交流及人才培育。
2. 第五期國家癌症防治計畫（2024~2030 年）
   (1) 強化癌症防治體系，提升夥伴關係。
   (2) 降低癌症風險，強化預防及防制風險因子。
   (3) 擴大癌症篩檢服務，早期發現及治療。
   (4) 及時提供高品質診斷及治療服務，提升癌友與家屬生活品質。
   (5) 推動癌症研究，運用監測數據及實證分析精進防治策略。
3. 國家肝炎及肝癌防治計畫（2021~2025 年）
   (1) 預防感染急性病毒性肝炎。
   (2) 推動 B、C 型肝炎篩檢，並加強民眾對帶原、預防感染及定期追蹤治療之認知，及加強民眾健康識能。
   (3) 加強 B、C 型肝炎陽性個案之後續追蹤及治療。
   (4) 肝炎治療服務及 B、C 肝炎資料庫整合。
   (5) 進行探討代謝性肝病相關成因、機轉及治療方式之研究及介入方案。
4. 全人健康促進與成癮防治（2024~2027 年）
   (1) 辦理全人口及特定生命週期人口群健康監測調查，強化國民健康暨非傳染病數據監測與整合應用。
   (2) 發展健康促進與疾病防治之創新模式，以及辦理全人健康促進施政績效評價。
5. 健康星球永續發展前瞻策略規劃－以曝險科學技術建構精準環境與健康（2023~2026 年）
   (1) 辦理民眾環境健康溝通衛教講座。
   (2) 增進民眾精準預防環境危害之健康識能。
   (3) 釐清特定環境健康區域周邊居民暴露量對健康影響，建置國家環境健康調查資料，探究從生物指標到健康效應的關係（衛生福利部，2024）。

➲ 2025 衛生福利政策白皮書 (Healthy People 2025)

衛生福利部第一次出版的政策白皮書是1993年編印的「衛生白皮書」，總目標為「邁向衛生大國，達成全民健康」，1995年又編印「衛生白皮書－跨世紀衛生建設」，訂定各項衛生政策的量化指標；之後，為了因應國際趨勢的變更和新興問題，於2002~2005年間訂定了「臺灣地區2010年衛生指標白皮書」，明確訂定施政目標及政策優先順序，希望能延長國民平均餘命、提升健康品質。

2006 年，更積極邀請學者專家研擬「2020 健康國民白皮書」，闡明兩項重要的總體目標：**延長國人健康平均餘命**以及**促進國人健康平等性**。為了達成「2020 健康國民」，主要的路徑包括**支持性社會環境**、**健康生活型態**、**優質醫療照護**、**焦點群體**等四大項。

於 2016 年，衛福部再次邀請相關學者及專家編撰了「2025 衛生福利政策白皮書」，白皮書中分別以**建立個人健康行為**、**重塑健康服務體系**、**健全健康保險及年金制度**、**完善社會福利支持系統**與**創新資訊科技與擴展國際參與**等五大篇內容撰寫，並再以各篇約有 2~4 章的內容設立該主題健康促進之目標，亦設立了中、長程之衡量指標該章節內容的達成度以盼能達成**「共享生活幸福平等，全人全程安心健康」**之最終目標。

2025 衛生福利政策白皮書

為照顧弱勢經濟安全，對於健全社會安全網絡及綿密弱勢照顧體系方面，預計達到的目標包括：**(1) 發展積極性社會救助，強化脫貧機制；(2) 完備急難救助機制，落實弱勢照顧；(3) 建構社區互助網絡，加強社會救助通報；(4) 強化勸募督導與管理，擴大照顧服務量能。**

➲ 全球健康識能高峰會

世界衛生組織在第九屆全球健康促進大會宣言中，將健康識能列為 2030 年健康促進永續發展的重要議題。從 2017 年開始，衛生福利部在健康醫院認證標準中加入健康識能項目，「健康識能機構」應提供健康識能友善的服務，使民眾不論其健康識能程度高低，都能有效獲得所需的健康資訊與服務（魏，2018）。

臺灣於 2021 年 10 月舉辦「2021 全球健康識能高峰會 (Global Health Literacy Summit 2021)」。以全民健康識能為主軸，聚焦於「健康識能與健康平權」、「健康識能全球政策」、「健康識能與全球永續發展目標」以及「健康識能數據化與智能時代」等議題進行探討，建立研究、溝通、教育和政策規劃的共享平台，帶領新的國際衛生合作潮流。

➲ 臺灣全球健康論壇

「臺灣全球健康論壇」(global health forum in Taiwan) 前身為「臺灣健康論壇」與「全球衛生領袖論壇」，此論壇自 2005 年起開始舉辦，其舉辦之目的是為提升我國參與國際衛生事務之動能，並藉醫療公衛領域來爭取我國在國際曝光的能見度。

臺灣也積極響應世界衛生組織依據聯合國決議，訂出在 2025 年之前，將四大非傳染病（癌症、心血管疾病、糖尿病、慢性阻塞性肺病）造成的過早死亡降低 25%（簡稱 25 by 25）的目標與行動計畫。

三、與健康促進相關的理論

與健康促進有關的理論很多，大都與行為改變、人類行為類型、維護健康狀況等概念有關，健康信念模式 (Health Belief Model) 和 Pender 的健康促進模式 (Pender's Model of Health Promotion) 可以讓社區衛生護理人員對健康促進有更深入的了解，也可以將這兩個模式應用在護理實務之中（陳、賴，1999；Maville & Huerta, 2008）。

(一) 健康信念模式

健康信念模式（圖 4-7）是眾所周知的模式之一，於 1958 年由四位心理學家所發展出－ Hochbaum, Kegeles, Leventhal 及 Rosenstock。**強調個人預防性健康行為的預測**，用來解釋為什麼人們沒有採行預防疾病的行為，因此，健康信念模式是建立在自覺利益和自覺障礙的衡量與比較，進而影響個人最佳行動途徑的選擇。模式中也提出**人們自覺健康的威脅**和疾病的嚴重程度，會影響執行預防性健康行為的決定，因此，此模式有助於確認影響個人對於預防疾病所採取計畫性行動的可能性。

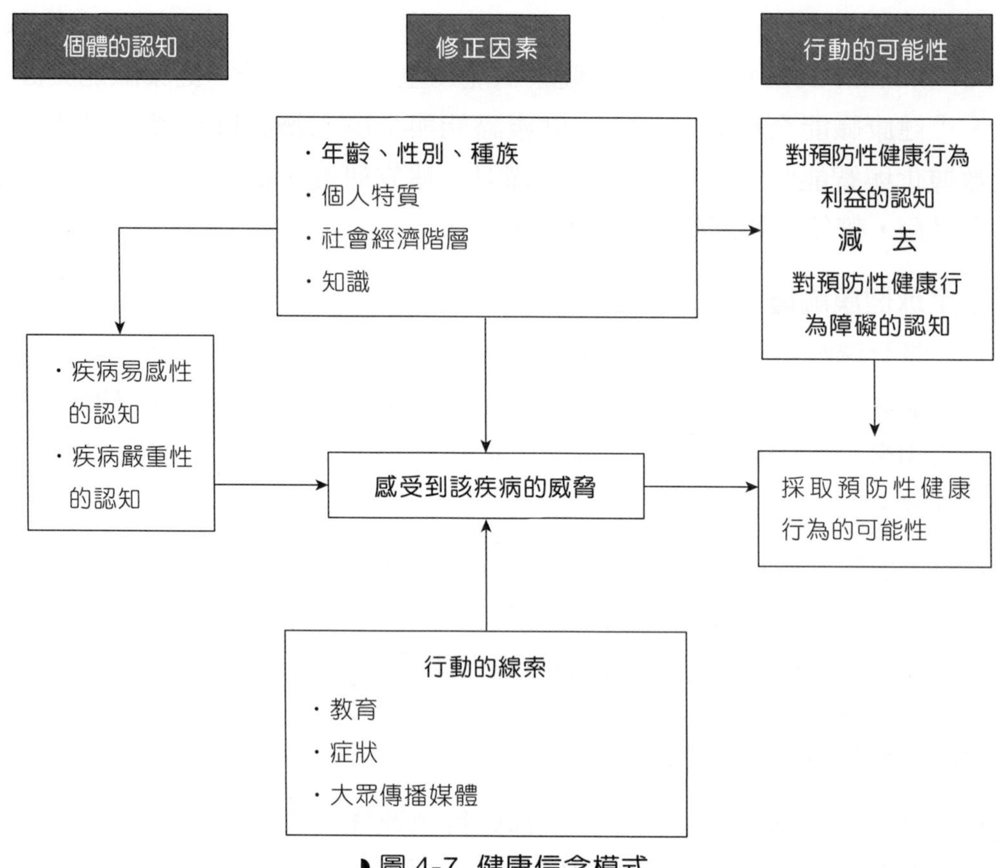

圖 4-7 健康信念模式

參考資料：Glanz, K., Rimer, B. K., & Lewis, F. M. (2008). *Health behavior and health education* (4th ed., p. 48-49). Jossey-Bass.

此模式中有三大因素會影響個體感受到該疾病的威脅，包括：

1. **個體的認知**：對疾病易感染性的認知和對疾病嚴重性的認知（如擔心再次中風會坐輪椅或需人照顧）。
2. **修正因素**：
   (1) **年齡**、**性別**、**族群**、社經階層、對某疾病的知識等（例如**因為遺傳的傾向，將來我會和父親一樣罹患糖尿病**）。
   (2) **感受到該疾病的威脅**。
   (3) 行動的線索，指**藉由他人的提醒採取特定預防性健康行為**，例如大眾傳播媒體、醫護人員、家人或朋友等。

3. **行動的可能性：**顯示**個體採行預防性健康行為是受到「對預防性健康行為利益的認知」和「對預防性健康行為障礙的認知」的影響**，如果對利益的認知高於對障礙的認知，則比較容易採行所建議的預防性健康行為。

健康信念模式發展於 1950 年代，而後被修正，將非健康的原因納入，如財源、與疾病有關的知識或人格等都會影響對於疾病的認知，圖 4-8 將健康信念模式運用於「壓力為疾病的危險因子」實例之中。

情況題

李護理師的公司有近一半員工為女性，因輪班導致許多女職員近3年未做子宮頸抹片檢查，李護理師聯絡衛生單位提供行動醫療車協助，在工作場所設立抹片站，依據健康信念模式，此措施之目的為何？ (A)增進員工對罹患子宮頸癌之可能性認知 (B)減少員工對子宮頸抹片檢查之障礙 (C)增進員工對子宮頸抹片檢查之認同 (D)提升員工對罹患子宮頸癌嚴重性之認知。

答案〉B

(二)健康促進模式

➲ Pender 健康促進模式

雖然有許多專家學者致力於尋找人類行為的原因，包括個體內在和外在的變化，但是仍然沒有一個理論可以整合或連結所有與健康促進有關的概念。集心理學家和護理教育家於一身的Pender (Nola J. Pender)於1975年提出以統合期望價值理論(expectancy-value theory)和社會學習理論(social learning theory)的概念為基礎，融合行為科學和護理學的模式－Pender的健康促進模式，強調人們會致力於朝向他們感覺有價值的目標，並受到個體內在和外在因素的影響。此模式被應用於許多健康促進活動或相關研究領域中，提供社區工作者與研究者較廣泛的架構和指引。健康促進活動包括個人健康促進計畫的準備、工作場所健康促進計畫及社區健康促進計畫。此模式中的**自我效能(self-efficacy)**是非常重要的因素，在護理專業上提供完整的概念來促進個案自我照顧的能力。

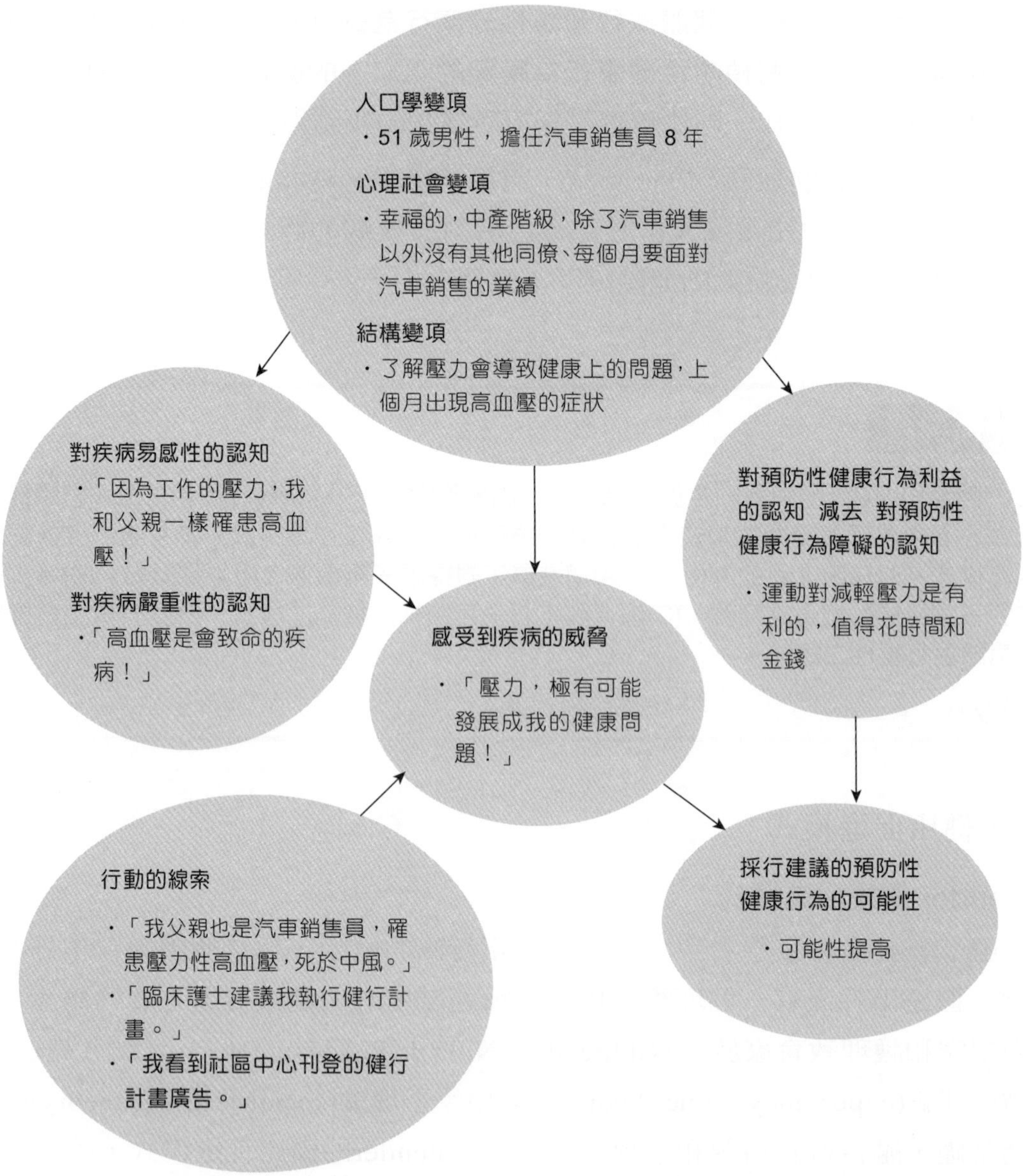

圖 4-8 健康信念模式－以「壓力為疾病的危險因子」為例

參考資料：Maville, J. A., & Huerta, C. G. (2008). *Health promotion in nursing* (p. 46). Delmar.

健康促進模式中包括三組要項：

1. **個人特質和經驗**：包含先前相關的行為、**個人因素**、**生物心理社會因素**（例如**我和我父親一樣有高血壓**）。
2. **與行為特異性相關的認知和情感**：包含自覺行動利益、自覺行動障礙、**自覺自我效能**（例如**我知道我可以做到，並達成計畫的目標**）、行動相關感受、人際間的影響（規範和模式）、情境的影響（選擇、需求特質、審美觀）。

3. **行為的結果**：包含立即性競爭的需求（低控制）和喜好（高控制）、健康促進行為、個人採取行動的承諾。

個人的特質包括先前相關的行為(prior related behavior)、個人因素(personal factors)和生物心理社會的因素(biopsychosocial factors)，對於所期望的健康促進行為有直接的影響；相同的特質會間接地影響到行為特異性相關的認知和情感，或者是與個人自覺行動利益(perceived benefits of action)、自覺行動障礙(perceived barriers of action)、**自覺自我效能**(perceived self-efficacy)和對他人期望及需求敏感性(sensitivity to the desires and demands of others)之傾向和感受。所有上述的因素結合起來影響個人採取行動的承諾(the individual's commitment to a plan of action)，最後產生健康促進的行為(health-promoting behavior)。圖4-9以減輕體重的行為來說明健康促進模式的應用。

情況題

1. 王先生，58歲，罹患高血壓且體重過重。王先生說「我和我父親一樣有高血壓」，根據Pender健康促進模式，以上敘述反應何種要素？ (A)個人因素：生物的、心理的與社會文化的 (B)人際間的影響：規範、模式 (C)自覺自我效能 (D)個人採取行動的承諾。
2. 承上題，王先生說：「我知道我可以做到，並達成計畫的目標」，根據Pender健康促進模式，以上敘述反應何種要素？ (A)個人因素：生物的、心理的與社會文化的 (B)人際間的影響：規範、模式 (C)自覺自我效能 (D)個人採取行動的承諾。

答案 1.A　2.C

Beattie 健康促進模式

Beattie 於 1991 年提出，其理論闡述健康促進的過程是由介入的對象（水平軸）與介入策略（垂直軸）來決定，主張健康促進活動有四個層面：

1. **健康說服**（層面一）：介入對象為**個人**，介入策略是以**權威**的方式進行，如透過專業醫護人員說服癮君子戒毒。
2. **推動立法、政策**（層面二）：介入對象為**團體**，介入策略是以**權威**的方式進行，如制訂菸酒相關的罰鍰規定與規範廣告內容。
3. **個人諮詢**（層面三）：介入對象為**個人**，介入策略是以**協調**的方式進行，此時的專業人員扮演推動健康促進的角色，以專業協助個案建立健康的需求或協助發展相對應的技巧。

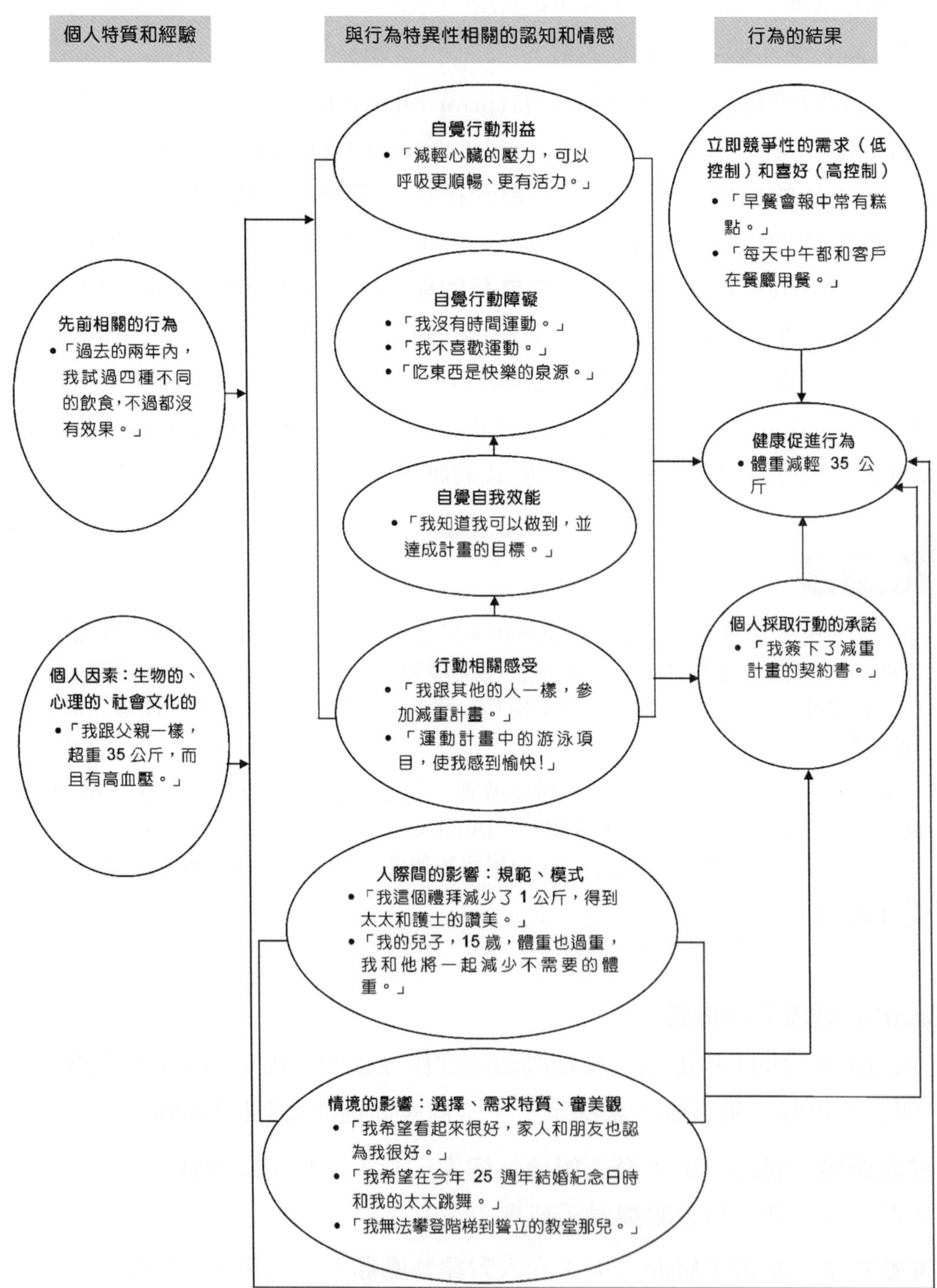

圖 4-9 Pender 健康促進模式的應用－以「減重行為」為例

參考資料：Mavill,e J. A., & Huerta, C. G. (2008). *Health promotion in nursing* (p. 51). Delmar.

4. **社區發展**（層面四）：介入對象為**團體**，介入策略是以**協調**的方式進行，如專業人員輔助社區團體或民眾增進解決問題的能力。

（三）健康促進介入措施

2005 年 Naidoo 和 Wills 提出健康促進介入措施，其可分為醫療、教育、賦權、行為改變及社會改變等五類。

1. 醫療：藉由醫療保健服務達到預防疾病、延長壽命之目的，如健康檢查。
2. 教育：提供相關知識。
3. **賦權**(empowerment)：**屬於由下而上的策略；增加民眾對生活方式的決定與控制權，進而使社區提升自我生活控制或支配能力**，如某社區推展「蟲蟲特攻隊」，由社區里長及里民共同計畫，並執行社區中登革熱防治相關活動。
4. 行為改變：促使民眾培養有益健康的行為。
5. 社會改變：改變環境中影響健康的因素，通常為上對下的政策，如政府制定酒駕罰則，以維護交通安全。

4-3 護理師的角色與功能

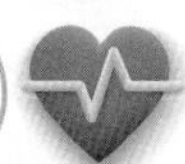

社區衛生護理人員在健康促進方面的角色，與一般護理專業的角色類似，是複雜的、多樣化的，概括而言可以分為七項，即倡導者 (advocator)、教育者 (educator)、專業的領導者或成員 (leader or member of the profession)、照護協調者 (coordinator of care)、照護提供者 (provider of care)、研究應用者 (research user) 及角色模範 (role model)。

在促進民眾健康方面，社區衛生護理人員的角色與功能更廣泛，除了上述角色之外，還能使護理的個案增能 (empowering)，達成其自我照顧和維護健康的目標。社區衛生護理人員應改變傳統的角色並擴大範圍，兼顧人類和環境的健康，故社區衛生護理人員的角色還包括增能促動者 (empowering agent)、行為改變的促動者 (proactive change agent)、顧問 (consultant) 及健康促進模式的研究者 (health promotion models researcher)，其要點分述如下 (Edelman & Mandle, 2010; Maville & Huerta, 2008)。

1. 倡導者：護理人員長時間接觸個案，明瞭個案問題和需求，因此可以是個案的代理人或代言人，有責任去促進並維護個案健康；倡導者也是行動者，要能夠率先提出某些主張，而在個案情況許可下，護理人員擔任行動的催化劑，協助個案取得和保有應得的照顧。
2. 教育者：護理人員擔任教育者的角色是沒有場所限制的，「教育」可以發生在正式的或非正式的場所、醫院、家庭或社區，教育者是護理人員非常重要的角色之一，可以彌補個案在問題解決方面的不足，如出院後護理人員用電話聯絡個案，藉以澄清並提供有關醫療或飲食方面的資訊；在診所中，護理人員也可以提供個案指導並說明健康促進的活動，而正式的教育計畫可以定期地提供給民眾，使民眾提高對潛在性和現存性健康危險因子的意識。
3. 專業的領導者或成員：護理人員必須對自己的行為負責，故護理人員應該隨時接受教育，並且在每天的護理工作之中進行研究。身為專業的領導者應能夠維護照護的水準和啟動護理專業實務，將過去的專業發展應用於現今的環境中，使專業能符合時代的潮流和社會的變遷。此外，也應該提升倫理和法律的標準、創新實務、維護護理人員在民眾心中的正向形象。在醫護專業領域中，能與其他護理人員、醫師、社會工作人員、心理學家、營養師和復健師等人員合作，提供符合個案需求的照護計畫。
4. 照護協調者：護理人員擔任協調者以確保個案得到最適當的照護計畫，在進行協調時，領導技能是必需的，也須在適當時機將個案轉介到適當資源上。護理人員也是管理者，使個案能從健康照護系統中得到所需要的照護、避免資源的重複浪費，因此，護理人員必須了解相關的護理議題和趨勢、社會的變遷及社區的資源。
5. 照護提供者：為了恢復個案健康，護理人員擔任照護提供者，與醫療團隊溝通、協調且共同合作，主動運用護理過程和問題解決方法，以了解個案對護理活動的反應，並持續不斷地進行評估，進而建立適宜的照護計畫；提供個案護理照顧的場所包括家庭、醫院或社區；護理人員對個人、家庭、各種不同的群體進行評估，並藉此發展個案照護計畫的同時，最好要了解能影響照護效果的社區狀況和可以取得的資源，而照護計畫的執行是建立在護理人員和個案共同設定的具體可行目標之上，經由直接照護，護理人員可以評估個案的情況，來決定是否符合其需求。經過評估和分析，照護計畫可以建立在任何時間點上，來提升個案的舒適和健康，故應積極發展「e照護

(e-care)」，藉由網際網路提供更有效率的護理照顧，促使護理人員成為e照護的管理者(e-care manager)。

6. 增能促動者：因為健康促進強調行為的改變，個人的價值觀和感受也會影響目標的達成和健康行為的改變，當個案接受健康照護的同時，也應該提升其自我導向 (self-direct) 和自我調節 (self-regulate) 的能力；在擔任增能促動者方面，護理人員重視個案在行動上的角色，使個人、家庭、社區及其他團體增能，因為增能的過程即是提升社區健康的原動力。

7. 行為改變的促動者：護理人員要掌握健康促進的趨勢，使護理照顧符合個案的狀況，讓個案有能力知道自己的需求和進行改變。在行為改變促動者的角色方面，護理人員對於個案、家庭、社區和群體進行完整的評估，確認行為改變的優點、缺點和資源，因此，為了提升個案改變的能力，確認優點、強化現有資源及孕育支持體系是非常重要的。

8. 顧問：在個案照護的管理方面，當個案無法解決其健康問題時，護理人員的角色就益形重要，可以擔任正式或非正式的顧問，護理人員評估問題的情況、蒐集相關資料，和個案一起確認問題，並決定適當的解決方式。

9. 研究應用者和健康促進模式的研究者：身為研究結果的應用者，護理人員的角色是非常重要的，可以提升有關健康促進方面理論性知識的基礎，利用最新的知識和技術提升個案的健康。護理理論在統計學方面的證據可以支持護理活動和發展護理科學，務實的護理人員會持續地利用研究的發現和增加個人的知識來提升照顧品質，具有博士學位的護理人員可以擔任研究者的角色，用實證的方式來驗證健康促進模式，以增加健康促進在健康照護上的預期價值。

10. 角色模範：護理品質的好壞會受到護理人員的教育背景和實務經驗的影響，而民眾有權利得到安全的、有品質的護理，所以「如何維持護理的品質」是非常重要的。護理人員可以擔任民眾的角色模範，實踐健康的生活，有經驗的護理人員也可以從健康照護專業和病人服務系統中得到許多的讚賞和信任；同時也是護生和即將成為專業護理人員者的角色模範，在專業領域中被期望能堅守最高水準的護理照顧、呈現出正確的行動力，使其符合「有執照的護理人員」的專業頭銜。

結 語

1990 年代以後的新公共衛生 (new public health) 觀念的發展，強調現存健康照護不平等的狀況，因此，亟待社會、經濟、環境及社區參與等各方面的共同努力而改善。目前，世界各國持續積極地推動健康促進活動，如健康城市 (healthy cities)、健康醫院 (healthy hospitals)、健康島嶼 (healthy islands)、健康促進學校 (health-promoting schools) 等，足以顯示健康促進對於增進全人類健康、提高生活品質上扮演舉足輕重的角色。身為社區衛生護理人員，也更應該積極配合世界衛生組織的主張和時代潮流的變遷，推動相關的健康促進計畫與活動，共同達到「全民均健 (health for all)」的目標。

學｜習｜評｜量

REVIEW ACTIVITIES

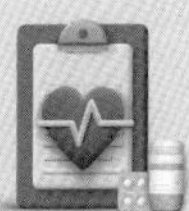

( ) 1. 有關社區護理師在推動健康促進計畫的角色與功能，下列何者最不適當？(A)進行社區健康評估，與民眾共同確認社區健康需求 (B)主要擔任研究者角色，為民眾規劃、執行與評價健康促進計畫 (C)運用以實證為基礎的健康促進策略來增進民眾執行健康生活型態 (D)善用機會參與健康政策制訂，協助民眾解決健康問題，進而促進其健康

( ) 2. 王先生說：「我知道我可以做到每天健走30分鐘，而且一週後將可達到減輕0.5公斤的目標」，根據Pender健康促進模式，以上敘述是屬於何種要素？(A)先前的相關經驗 (B)自覺自我效能 (C)行動相關感受 (D)人際間的影響

( ) 3. 有關健康促進介入措施之敘述，下列何者正確？(A)社區賦權主要是一種由上而下的策略，可以透過協助民眾發現問題，進而加以解決 (B)國家所推動的騎機車戴安全帽是屬於社區賦權策略 (C)正向健康行為可以透過健康政策、支持性環境與教育活動來達成 (D)社會改變是由下而上的改變策略，適用於人數較多的情境

( ) 4. 根據Pender的健康促進模式，影響個體預防性健康行為，主要包括哪些因素？(1)個人特質與經驗 (2)行為特異性的認知與情感 (3)行為結果 (4)政策與法規。(A)(1)(2)(3) (B) (1)(2)(4) (C) (1)(3)(4) (D) (2)(3)(4)

( ) 5. 社區護理師為提升懷孕新住民的健康識能(health literacy)，下列何者較不適當？(A)提供雙語的媽媽健康手冊 (B)鼓勵參加國小國語班學習中文 (C)鼓勵參加新住民媽媽教室 (D)舉辦各種國家傳統服飾表演

( ) 6. 衛生福利部國民健康署重視對民眾賦權(empowerment)的過程，透過三項策略來提升民眾的健康識能(health literacy)，下列敘述何者錯誤？(A)擴大巡迴醫療服務，提升民眾就醫可近性 (B)評估訊息需求及傳播管道，提升健康資訊的可近性 (C)發展健康識能評估工具，依區域及族群特性採取傳播策略 (D)擴大預防保健服務，協助做健康決策

( ) 7. 依據Pender健康促進模式，護理師引導李小姐審思維持目前久坐少動行為問題的價值，因而有改變行為的想法，與其設定可達成但具挑戰性的目標，鼓勵持續參與運動社團及少坐多動，也鼓勵李小姐記錄運動和少坐的頻率與運動和少坐帶來的好處之關聯，並給予正向回饋，讓李小姐由成功的經驗，增強信心與動機。以上敘述運用到哪些行為改變策略？(1)自我再評估 (2)設定改變的目標 (3)處理障礙因子 (4)提升自我效能 (5)強化改變的效益 (6)訂定契約。(A) (1)(2)(4)(5) (B) (1)(2)(5)(6) (C) (2)(3)(4)(5) (D) (2)(3)(4)(6)

( ) 8. 有關健康促進的概念，下列敘述何者正確？(A)強調健康促進是一種狀態，而不是過程　(B)強調增進民眾掌控其健康的影響因素及改善其健康　(C)強調環境對民眾健康的影響　(D)屬於三段五級的第二級預防策略

( ) 9. 李老先生是82歲的糖尿病個案，血糖控制不好，也不願就醫，他向社區護理師說：「我已經活夠了，現在都沒不舒服，如果怎樣，死了就算了，無須再就醫吃藥」。根據健康信念模式，社區護理師應加強何項認知的對話？(A)嚴重性認知　(B)罹患性認知　(C)障礙性認知　(D)利益性認知

( )10. 有關健康促進與疾病預防概念之敘述，下列哪些正確？(1)健康促進對象為全體民眾 (2)疾病預防的對象為疾病高危險群 (3)健康促進是要避免某行為發生 (4)疾病預防是積極拓展健康潛能 (5)健康促進能使個人潛能發揮至最佳狀態。(A) (1)(2)(3)　(B) (1)(2)(4)　(C) (1)(2)(5)　(D) (2)(3)(5)

( )11. 根據渥太華憲章，科技公司設置運動教室讓員工使用，是屬於下列何項行動綱領？(A)訂定健康的公共政策　(B)創造支持性的環境　(C)強化社區的行動　(D)增進個人的生活技能

( )12. 根據渥太華健康促進憲章五大行動綱領，為提升成人戒菸比率，鼓勵醫療院所提供戒菸門診，最符合下列何種行動綱領的方針？(A)建立健康公共政策　(B)強化社區行動力　(C)發展個人技能　(D)調整健康服務

選擇題答案：BBCAD　AABAC　BD

05

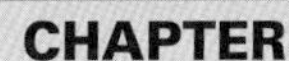

CHAPTER

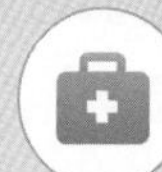

衛生教育

Health Education

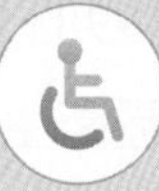

編著者 苗迺芳

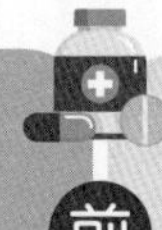

前言

社區衛生護理人員的護理對象是個人、家庭、社區、群體，乃至於全世界的人類，而在執行社區衛生護理實務的工作之中，常常可以聽到「團衛」、「衛生教育」、「衛教」等名詞，即足以顯示衛生教育在社區衛生護理工作中的重要性。「為什麼要在社區衛生護理實務中含括衛生教育 (health education) 呢？」是值得社區衛生護理實務者深思的。因為教育是國家的重要政策，其中包括家庭教育、學校教育、社會教育等，甚至於近年來所倡導的「終身教育」，都在鼓勵人們向學，而衛生教育也是教育的一環，它能促使人們擁有正確的健康知識、態度及行為，進而貫徹實踐健康的生活型態，最後達到世界衛生組織 (WHO) 所提出的目標－全民均健 (health for all)（台大衛政所，1998a）。因此，社區衛生護理人員應該對衛生教育有更深入的認識，才能充分發揮社區衛生護理專業的功能。

5-1 衛生教育的基本概念

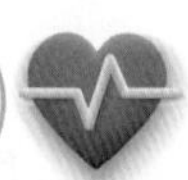

衛生教育（或稱健康教育）是研究人類健康行為的科學，目的**是將健康知識透過教育的力量來改變民眾的健康行為**，使「健康者更健康、生病者恢復健康！」衛生教育也是社區衛生護理實務工作中的一項重點，社區衛生護理人員將衛生教育的基本概念與護理業務結合，應用於社區衛生護理實務中。

一、衛生教育的定義

國內外許多專家學者已從不同的論點提出衛生教育的定義，摘述如下。

(一) 國外的專家學者

聯合國世界衛生組織衛生教育計畫與評價專家委員會所下的定義為：「衛生教育的重點在民眾及行動，其目標在鼓勵民眾採取及維持健康的生活模式，可以很明智的利用現有的衛生服務，並能個別的或集體的作決定，以改善他們自己的健康狀況和生活環境」（呂等，1987）。此外，國外學者葛特 (Grout) 認為：「衛生教育是藉教育的方法，把健康和知識轉變為個人及社會所需要的行為模式。」

1973 年，美國衛生教育術語聯合委員會對「衛生教育」一詞解釋為：「衛生教育是一種透過智慧的、心理的及社會的層面的活動，以增進人們作睿智決定的能力，來影響個人、家庭和社區的幸福安寧的過程。這項基於科學原理的過程，可以促進衛生工作人員和消費者（包括兒童和青少年）的學習和行為改變。」同年，美國總統衛生教育委員會 (U. S. President's Committee on Health Education) 的詮釋為：「衛生教育是溝通健康知識和健康行為的過程」（邱等，2016）。

(二) 國內的專家學者

我國也有許多衛生教育界的專家學者對「衛生教育」提出不同的看法，但大都認為衛生教育或健康教育的最終目標在增進全民的健康。呂槃等 (1989) 提出衛生教育的操作型定義為：「(1) 一種有計畫地學習健康的機會；(2) 發生在某個場合；(3) 在某特定時間點上；(4) 包含教師與學習者間的交互作用。」苗迺芳 (2017) 歸納資料後認為：「衛生教育是依據科學的研究，運用教與學的理論方法，增進人們的健康知識、培養良好的衛生態度、改善衛生習慣，進而達到實踐健康生活，增進全民均健的目的，整個過程包括個人、家庭、社會及族群的健康。」國內學者黃松元 (1999) 指出：「衛生教育就是教導人們去除對健康有害的行為，建立對健康有益的行為，進而享受健康生活的教育過程」（邱等，2016）。

綜合上述資料得知，衛生教育主要是藉由教育的方式來增進全民健康，鼓勵個人、家庭、群體及社區採取與維持健康的生活模式，去除對健康有害的行為，在知行合一的原則下，增進人們的健康知識、培養良好的健康態度、改善不良的衛生習慣，進而實踐健康的生活。

二、衛生教育的目的

黃松元 (1990) 指出：衛生教育是健康知識和健康行為之間不可或缺的橋樑，因為健康知識的加強和充實，並不能保證行為一定會發生改變；衛生教育之推動必須妥善運用行為改變技術、大眾傳播和社會行銷策略及社會資源，才能**有效改變人們的行為，享受健康生活**。所以**衛生教育的目的在普及健康知識 (knowledge)、建立健康態度 (attitude)，進而實踐健康行為 (practice)**（黃，1990；苗，2011）。

➲ 體認健康為一項有價值的社會資產

人們常常會忽視自己的健康，總是在生病或面臨疾病之時，才會關心健康，因此，社區衛生護理人員有責任在適當的時機激發甚至灌輸民眾對健康的正確觀念，讓民眾體認健康是最有價值的社會資產，認同健康乃是一切之根本。

➲ 培養民眾對健康的責任感

健康掌握在自己的手中，只有自己能改變自己，所以健康的維護有賴於個人行為、主動學習及積極參與，進而實踐健康的生活和享受健康的人生。社區衛生護理人員應主動提供民眾學習的機會，使他們主動去解決與改善自己、周遭、家庭、群體及整個社會所發生的問題，以適應千變萬化的生活。

➲ 增進自我保健的知能

社區衛生護理人員應該協助民眾（包括健康者和生病者）認識各種疾病、有效的預防疾病發生、使其擁有恢復健康的自信與毅力、增進自我照顧的能力，進而向健康之路邁進，享有終身的健康幸福。

➲ 提升衛生設施的發展和有效利用

醫療資源的誤用或濫用乃在於就醫觀念的偏差，社區衛生護理人員有責任幫助民眾認識各項醫療保健措施，增進民眾的信任感，進而能主動配合和適度的運用醫療資源，使衛生設施受到有效的利用。

➲ 強化並提升醫療保健服務的品質

良好的醫療保健服務品質為增進民眾健康的要素之一，社區衛生護理人員經由各類衛生教育指導或面對面的訪談而與民眾進行有效的溝通、提升服務功效，增進民眾對醫療專業的信賴感，降低醫療糾紛的發生，進而提升服務的品質和營運管理的效率。

➲ 實踐教育目標

增進和維護健康是我國的重要教育目標之一，社區衛生護理人員應重視學校衛生護理工作及增進此方面的知能，從學校衛生護理實務工作中，強化學童國民道德的培養、身心健康的鍛鍊，增進其生活所需之基本知能，進而發展健康的身心、培養健全的國民。

三、衛生教育的重要性

個人在家庭中出生、在社會中成長，與家庭成員及社會公眾接觸，而影響每個人健康及生命的基礎即是公共衛生(public health)，社區衛生護理人員執行業務的範疇即是公共衛生，何謂公共衛生？文士樂(Winslow, C. A., 1920)提出：「公共衛生是預防疾病、延長壽命、促進身心健康和效能的科學和藝術；經由有組織的社區力量從事環境衛生、傳染病管制、個人衛生教育，並組織醫護事業，使疾病獲得早期的診斷和治療；進而發展社會機構，以保證社會上每個人都有足以維持其健康的生活水準；綜合此種種利益，使每一國民都能實現其健康和長壽的天賦權利」（邱，2004）。

5-2 衛生教育的理論與模式

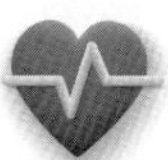

衛生教育的理論大多源自於國外，以下將介紹格林等人 (Green, Kreuter, Deeds & Partridge, 1980) 提出的 PRECEDE-PROCEED 模式和波加斯卡 (Prochaska & DiClement, 1982) 提出的跨理論模式 (Transtheoretical Model, TTM)，供社區衛生護理人員參考。先前第 4 章第 2 節中所提之健康信念模式和健康促進模式，亦可應用於衛生教育實務中。

一、PRECEDE-PROCEED 模式

PRECEDE-PROCEED 模式（圖 5-1）主要在解釋影響健康狀態的因素，並協助健康促進計畫者將計畫重點放在相關因素上。

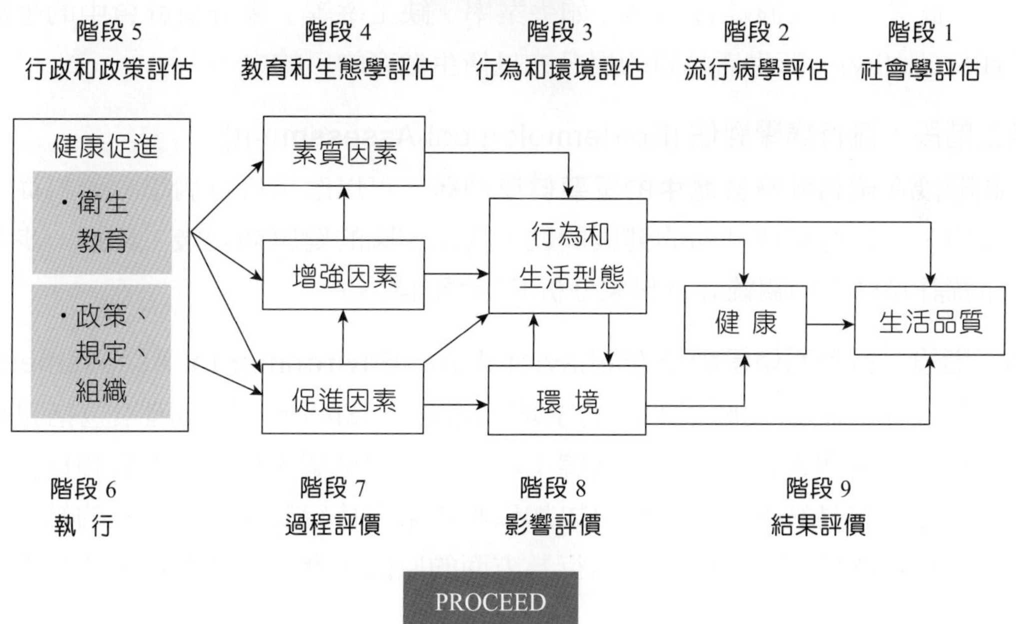

圖 5-1 PRECEDE-PROCEED 模式

參考資料：Glanz, K., Rimer, B. K., & Lewis, F. M. (2008). *Health behavior and health education* (4th ed., p. 410). Jossey-Bass.

PRECEDE 模式是由格林 (Green) 等人於 1980 年提出作為社區分析與計畫發展的基本架構，基本假設包括：(1) 影響健康和健康行為的因素很多；(2) 採用多元化的方法來計畫、介入和評價。格林等人為了將 PRECEDE 模式延伸為一個更加完備的模式，在 PRECEDE 之後增加 PROCEED 的相關概念，包括環境因素、執行、過程評價、影響評價與結果評價等階段。PRECEDE-PROCEED 模式共分為九個階段，是由下列英文字字首所組成：Predisposing, Reinforcing, and Enabling Constructs in Educational/Environmental Diagnosis and Evaluation 和 Policy, Regulatory, and Organization Constructs in Educational and Environmental Development（葉，2001；Glanz et al., 2008）。

該模式需先以 PRECEDE 模式確立問題，再訂立計畫目標，並提供政策執行和評鑑上的標準，再以 PROCEED 模式進行衛生教育計畫，並藉由評鑑的過程來檢視整個衛生教育計畫，因此，此模式除了應用在團體或社區的衛生教育計畫過程中，也可以作為衛生行政部門建立衛生教育計畫的基礎、及評鑑衛生教育計畫和衛生政策的指標，其階段簡述如下（葉，2001；Glanz et al., 2008）。

➲ 第一階段：社會學評估 (Social Assessment)

此階段是以多種方式（如會談、焦點團體、觀察及調查）來了解社會問題的所在，此外，可依據社會指標（如失業率、缺工率等）來分析社會中的生活品質 (life quality)，而生活品質的提升亦是衛生教育的目的之一。

➲ 第二階段：流行病學評估 (Epidemiological Assessment)

此階段在**確認社會群體中的重要健康問題**，可以應用流行病學的資料從生活品質中，分析群體或社區的健康問題，找出相關的健康問題後，再進一步藉由生命統計指標與相關統計資料來分析其影響因素。

➲ 第三階段：行為和環境評估 (Behavioral and Environmental Assessment)

此階段在評估造成健康問題的環境因素和行為因素，行為因素包括足以影響健康問題的個人行為或生活型態；環境因素則是個人外在的社會和自然因素，通常是不容易被控制的，但可以加以修正來支持行為和影響健康的結果。亦可從已出現的健康問題中，找出行為方面的原因，進一步做為研擬衛生教育計畫的依據。

➲ 第四階段：教育和生態學評估 (Educational and Ecological Assessment)

從第三階段的評估找出影響健康問題的行為因素，分類有三：

1. **素質因素**(predisposing factors)：是行為的前置因素，**提供行為的理由與動機**，進而促進個人執行新的健康行為、技巧或改變態度的期望，包括知識、態度、信念、價值觀等因素，及年齡、性別、族群、教育、婚姻狀況、職業和家庭收入等人口學特質。例如**評估影響學童口腔衛生的相關因素時，學童對於口腔衛生的知識和看法**。
2. **增強因素** (reinforcing factors)：是適當行為後的獎勵、獎金或懲罰，可以使行為重複出現或消失，包括家人、親戚、朋友等的支持和行為。例如**前例中父母對學童口腔衛生的態度**。
3. **促進因素** (enabling factors)：是**促使個人行為表現的因素**，包括個人資源、社區資源、**可獲得的健康服務**、醫護專業人員的技術水準、醫療保險的給付情形等。例如**前例中校園內有可以潔牙的場所**。

➲ 第五階段：行政和政策評估 (Administrative and Policy Assessment)

從第四階段中，找到影響行為的因素之後，接著擬訂及進行衛生教育計畫以改善或去除影響行為的因素。為了有效推動衛生教育計畫，應該將行政和政策納入，如是否有法令的支持？計畫內容與政府政策的目標是否一致？是否能取得政府相關單位的行政協助？

➲ 第六階段：執行 (Implementation)

此階段則是進行衛生教育計畫。

➲ 第七階段：過程評價 (Process Evaluation)

找出計畫完成了哪些工作，以及如何完成，在計畫執行的過程中隨時進行評價並修正，以便確認推動計畫時的障礙和問題，進而提升衛生教育計畫的成效。如**社區護理師於社區關懷據點推動健康飲食計畫，記錄每次活動參與人數**。

➲ 第八階段：影響評價 (Impact Evaluation)

此部分的評價是分析立即性的改變 (immediate change)；**亦稱衝擊評值**，如目標群體的知識、態度、行為及健康狀況等，也就是以素質因素與增強因素的目標作為基礎進行評價。如**社區護理師推動社區營養推廣中心服務後，發現參與者健康飲食習慣的比率增加**。

➲ 第九階段：結果評價 (Outcome Evaluation)

亦稱成果評價，將結果回歸至社會學評估的指標，主要在測量目標達成的情形、生活品質提升與否和身心的健康是否改善。

情況題

以PRECEDE-PROCEED模式評估影響學童口腔衛生的相關因素時，下列何者為促進因素(enabling factors)？　(A)校園內有可以潔牙的場所　(B)學童對於口腔衛生的知識　(C)父母對學童口腔衛生的態度　(D)學童對於口腔衛生的看法。

答案〉A

二、跨理論模式

波加斯卡等人 (Prochaska & DiClemente) 發現吸菸者在戒菸過程中，有不同的行為階段和戒菸方式，而證明行為的改變必須經過一系列的過程，遂於 1982 年發展出「跨理論模式」，此模式經不斷地比較、分析許多心理治療法及行為改變的介入理論後，用改變的不同階段來整合行為改變的策略與原則。之後多應用於戒菸、酒精及物質使用障礙、飲食障礙症及肥胖、高脂肪飲食、身體活動、AIDS 的預防、未計畫的懷孕、焦慮症、恐慌症、青少年偏差行為和預防性醫療服務等健康行為方面（呂、王，2001；Glanz et al., 2008）。

跨理論模式說明人會在何時 (when) 發生行為改變？如何 (how) 改變行為？及影響行為改變的因素為何 (which factor) ？有助於行為的分析和擬訂教育介入的策略。此模式包含了四個主要概念：改變之階段 (the stages of change)、改變之方法 (the processes of change)、衡量作決定 (decisional balance) 及自我效能 (self-efficacy)，分述如下（呂、王，2001；Glanz et al., 2008）。

(一) 改變之階段

共分為五個階段，包括無意圖期（或稱沉思前期，precontemplation）、意圖期（或稱沉思期，contemplation）、準備期 (preparation)、行動期 (action) 及維持期 (maintenance)（圖 5-2），其變化並非只在這五個階段間直線移動，很多人在達到目標前，往往嘗試過很多次，甚至還會退回到無意圖期。

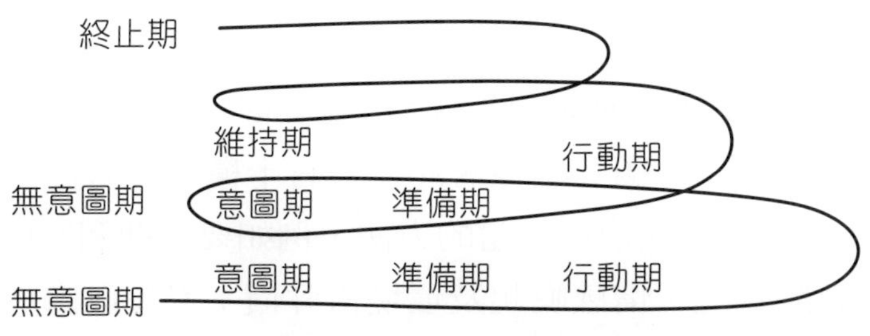

◗ 圖 5-2 改變的螺旋模式

參考資料：呂昌明、王淑方 (2001)．跨理論模式在健康行為改變上的應用．*翰林文教雜誌，17*，21-30。

1. **無意圖期**：表示個人在未來 6 個月中沒有採取行為改變的打算，原因可能是還沒有意識到自己的行為是有問題的，也可能是先前嘗試改變而失敗、感到挫折，這兩種人都有避免想到或是提到目前所表現的高危險行為傾向。
2. **意圖期**：**個人開始意識到自己的行為是有問題的**，並打算在未來 6 個月內採取行動來改變行為。此期個人已經知覺到改變後的好處，也了解會遭遇到困難和阻礙，這兩者之間的拉鋸會使其停滯不前，無法繼續前進。
3. **準備期**：表示個人會在不久的將來（如 1 個月）開始採取行為的改變。通常，這種人在過去的一年中已經採取了零星的行動，並對所採取的行動有所計畫。
4. **行動期**：個人可能已經產生一些規律的行為，對自己的生活型態有所改變，但是這種改變尚未超過 6 個月。
5. **維持期**：表示個人已經維持改變後的新行為長達 6 個月以上或至 5 年之久，且為了防止舊行為的復發，做了許多努力，但此期的人並沒有處於行動期時運用較頻繁的行為改變方法，不過比較有自信，不易受誘惑使舊行為復發。

情況題

王先生目前65歲，已經吸菸30多年，今日社區衛生護理人員在作社區篩檢時發現王先生有邊緣性高血壓，給予王先生衛教，希望他能戒菸。王先生回應說：「我從來就沒想過要戒菸，而且我也做不到」。請問王先生是處在行為改變過程中的哪一階段？ (A)無意圖期 (B)意圖期 (C)準備期 (D)行動期。

答案 A

（二）改變之方法

改變之方法在闡釋人們「如何 (how)」改變其健康行為，改變的方法包含經驗認知（內隱）與行為（外顯）兩種層面，共有十種改變方法來促進行為的改變（圖 5-3）；在適當的時候使用適當的方法，例如要幫助個案由無意圖期進入意圖期，應使用意識覺醒、情感喚起及環境再評價；對於已處於行動期者，則應使用反制約、助人之人際關係、增強管理及刺激控制等來促進個體將行為維持下去。

1. 經驗認知（內隱）層面
   (1) 意識覺醒：提升對特定問題行為的原因、結果及治療的知覺。
   (2) 情感喚起：讓個人感受到如果採取適當的行動，將可減低問題行為所帶來的影響。
   (3) **自我再評價**：個人在認知與情感上對自己不健康習慣的自我形象評價。
   (4) 環境再評價：個人在認知與情感上對自己不健康習慣對社會環境所產生之衝擊的評價。
   (5) 自我解放：相信自己有能力改變，也對自己承諾願意去改變。

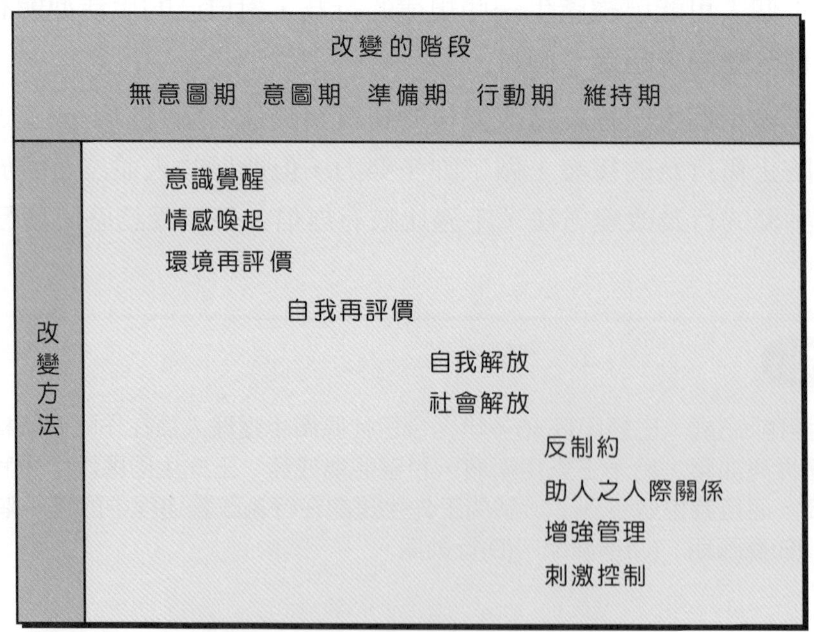

圖 5-3 改變方法與改變階段的關係

參考資料：Glanz, K., Rimer, B. K., & Lewis, F. M. (2008). *Health behavior and health education* (4th ed., p. 105). Jossey-Bass.

(6) 社會解放：創造一個尊重人權及有利健康的社會環境，尤其是特別對被剝奪或被壓迫的人提供多一點的機會及替代物。

2. 行為（外顯）層面

(1) 反制約：學習一種可取代問題行為且較健康的行為。

(2) 助人之人際關係：關懷、信任、寬大、接納及對健康行為改變的支持。

(3) **增強管理**：當個人採取改變行為時，可由他人或自己提供獎賞；反之，亦可施予處罰。

(4) 刺激控制：移除不健康習慣之線索，增強健康行為改變的提示。

（三）衡量作決定

人們在決定是否採取行為改變時，會先衡量這項改變對自己與他人的利弊得失。在跨理論模式中，將此概念簡化為利益與代價（或障礙），個人衡量採取行為改變的利益與障礙後，如果利益大於障礙，則較有可能採取行為改變；反之，則較不易有所改變。

（四）自我效能

自我效能是班度拉 (Bandura, 1986) 社會認知理論中的核心概念。**自我效能** (self efficacy) 是指個人評估在特定環境下，自己能完成特定行為的能力，包括三個不同層面：

1. 程度：事情的困難度，當將同類但困難度不同的行為依序排列時，個人會因面對難度不同的行為而有不同的行為效能。
2. 類化：個人將對於某環境所評估的自我效能，類化至其他相似情境的情形。
3. 強度：個人確信完成特定行為的把握度。

自我效能較低者，容易因為失敗的經驗而導致自我效能的再度降低，但自我效能較高者，即使遭遇困難也會繼續努力克服。

5-3 衛生教育的原則與方法

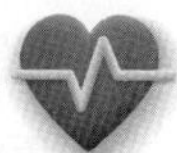

衛生教育是運用適當的方法、增進知識和技能、提升有價值的目的，因此衛生教育的對象是「全民」，包括學校衛生教育、公共衛生教育、病人衛生教育、家庭衛生教育、工業衛生教育等範圍，在社區衛生護理實務中也會運用

到衛生教育的原則和方法，針對前述範圍來進行各項教學活動，以下簡述教學活動設計的原則、教學的步驟、教學目標的分類及教學方法的使用（甘等，1996；呂、黃，1991）。

一、教學活動設計的原則

「教學是一種藝術而非技術」，衛生教育者應該了解學習對象的個別差異、分析教學內容、擬訂適當的流程和方式，以增進學習者有意義的學習(meaningful learning)。設計教學活動時應遵循以下原則：

1. **了解學習者**：學習的主角是「學習者」，所有的教學活動和教學目標應配合學習者先前的經驗、能力及需求來設計。
2. **教學要有彈性**：為了因應不同的學習者和突發的教學情境，教學者應該隨機應變、靈活運用教學活動，而不是一成不變地遵照教學設計來進行。
3. **教材條理清楚**：教材及內容的呈現應該條理分明，使學習者容易掌握學習的重點。
4. **隨時修訂**：由於學習對象的不同、教學情境的差異及教學者經驗的累積等因素，因此教學設計應隨時加以修訂，使教學更完善。

二、教學的步驟

擬訂教學活動時應考慮許多因素，可以用「5W1H」來說明，即：Why？**（為什麼教？）－教學目標；What（教些什麼？）－教學內容；When？（何時教？）－教學時間；Where？（在哪裡教？）－教學場所；Who？（誰來教？）－師資；How？（怎麼教？）－教學策略**。而教學者應該做到：

1. **評估學習者的需求**和興趣：在**設計教學活動之前，應該先評估學習者的需求**和興趣，藉以提供有意義的教學活動。
2. 訂立教學目標：依據學習者的個別差異訂立教學目標，並依認知、情意、技能領域加以分類。
3. 擬訂教學計畫：除了掌握「5W1H」的原則之外，應該將複雜的學習內容轉換成簡單的學習單元，以利學習與練習。
4. 執行教學計畫：安排適合的教學環境，並提供學習者適當的學習資源，如書籍、影片等。

5. 評價：利用不同的方式對學習和教學兩部分進行評值，如觀察、考試（紙筆測驗或口試）、學習者的反應等。

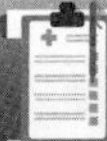

情況題

陳護理師剛到幸福國小任職兩個月，他想舉辦衛生教育講座，其第一步工作為何？(A)評估學生的需要　(B)設定教學目標　(C)選擇合適的教育方法　(D)依據政府宣導主題推動計畫。

答案 A

三、教學目標的分類

布魯姆 (Benjamin S. Bloom) 將教育目標分為三大領域，**三者之間有部分的重疊關係，並非獨立不可重複的**，如圖 5-4 所示。

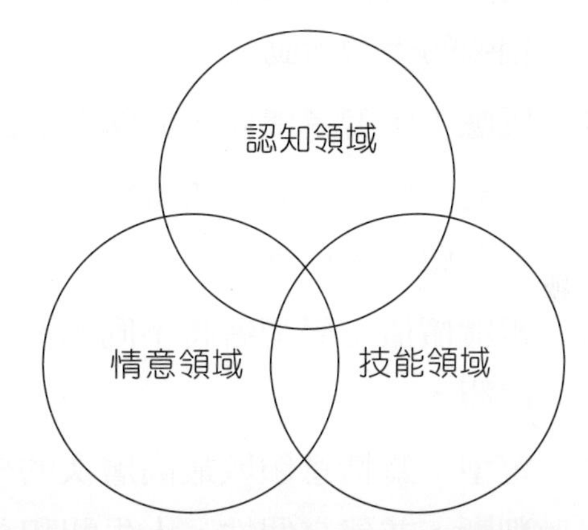

圖 5-4　認知、情意和技能領域的關係

參考資料：甘漢銧、熊召弟、鍾聖校 (1996)．小學自然科教學研究．師大書苑。

(一) 認知領域 (The Cognitive Domain)

認知領域包括一切有關認知行為的學習，是衛生教育最基本的目的，亦即**增進知識和啟發思想**，包含六大層次的學習：

1. 知識：認知領域中最基本的學習行為。如社區衛生護理人員可以教導社區民眾有關 COVID-19 的主要症狀與徵象，並希望社區民眾能確認這些症狀與徵象。
2. 理解：擁有基本知識之後，要進一步去了解更深層的意義。如社區衛生護理人員希望社區民眾能知道擁有健康行為的重要性，學習有關 COVID-19 的知識，如個人防護、居家隔離等預防措施。
3. 應用：將學到的知識應用在不同的情況。如將 COVID-19 的防治觀念運用到其他類似的情況，像腸病毒的傳染、呼吸道疾病的傳染等。
4. 分析：學習者能將所學的知識分析成不同的要素，並進一步指出各個要素之間的相互關係。如社區民眾能說明 COVID-19 和發燒症狀、戴口罩、勤洗手之間的關係。

5. 綜合：學習者能將所學的知識重新組合成新的整體，進而能籌畫新的計畫。如為了因應 COVID-19 疫情，經由社區衛生護理人員的協助和鼓勵，社區民眾能擬訂新的居家防護計畫。
6. 評鑑：為認知領域最高層次的學習，即學習者能做價值的判斷。如藉由每天監測體溫的數值，社區民眾能夠決定是否要採取新的防護措施。

（二）情意領域 (The Affective Domain)

情意領域包含一切有關感觸、情感、意志、興趣、人生觀和價值觀等方面的學習，進而發展理想和陶冶情趣，期望學習者能**培養良好的保健態度**，進一步發展出合宜的調適行為，包括五大層次的學習：

1. 接受：為情意領域中最基本的學習行為，學習者表達學習的意願或願意參加相關的學習活動。
2. 反應：學習者積極參加學習活動，展現積極自動的反應和較高的學習興趣。
3. 批判：學習者能對所接觸的標的、現象或行為做價值判斷，或接受價值，能對所做的事負責。
4. 組織價值：學習者將不同的價值判斷組織起來，並決定其相互關係、建立價值觀。
5. 定型：為情意領域最高層次的學習，學習者能具備系統性的且穩固性的價值判斷，並建立個性、人生觀和社會觀等。

（三）技能領域 (The Psychomotor Domain)

技能領域的學習包括一切神經肌肉協調活動所表現的行為，即**養成習慣**和熟練技能，在社區護理實務中常見到的如新生兒沐浴、乳房自我檢查、體溫、血壓及血糖的測量技術、食物的烹調、傷口護理等，囊括六個層次的學習：

1. 覺察：透過感覺器官的觀察，獲得技術上的領悟。
2. 反應趨向：學習者對於學習目標，在情境、生理上或心理上的接觸，身體力行來體驗動作技能。
3. 模仿：學習者模仿技術，藉由嘗試錯誤的歷程來學習。
4. 表現：學習者正確操作技術或儀器，展現正確的步驟及程序。
5. 複合反應：學習者熟悉操作，表現高效率的熟練技術。
6. 創造：學習者超越上述一切的技能，表現其對技術的創造性。

四、常用的教學方法

教學方法是重要的工具，適用於衛生教育的教學、傳播和助長的過程，衛生教育常用的教學方法很多，各種教學方法之間可以相互搭配、調整運用，以下簡單說明選擇教學方法的原則和常用的教學方法。

(一) 衛生教育原則

1. 準備原則
   (1) **教學者應使學習者**先有心理準備，教育目標較易達成。
   (2) 啟發民眾自覺學習健康知識的需求，引起動機。
2. 類化原則：根據舊經驗來吸引新經驗的作用。
3. 自動原則：由杜威 (Dewey)「從做中學」的說法而來，教學者應營造環境使學習者自然學習。
4. 興趣和動機原則：個案願意接受衛生教育主要出自於「有需要」的動機。
5. 個別適應原則：依學習者能力分組。
6. **熟練原則**（累積原則）：**增加練習次數**能促進學習，即「熟能生巧」。適用於**技術性學習**。
7. 社會化原則：同儕團體的鼓勵與壓力影響學習效果。
8. 同時學習原則：知識、技能、態度、興趣等，常在學習過程中同時獲取。
9. 行政原則：整體衛生計畫應包含衛生教育計畫。

(二) 選擇教學方法的原則

1. 衛生教育依據許多理論來研究發展：選擇教學方法時應該參考不同的學習理論，促使整個學習活動是有效的。
2. 重視個別差異性：不同年齡、不同時期的學習者，在不同的地方以不同的方式來學習。
3. 方法的多樣化：有主動的或被動的、以教學者為中心的或以學習者為中心的、直接的或間接的教學方法，教學者依循教學目標轉變為有效的學習活動。
4. 學習者常常是提供教學意見和教學內容的最好資源。
5. 不斷地設計和修正教學方法，直到與課程理論基礎一致為止。

6. 多數不同的教學方法早已被使用，可以吸取前人的經驗加以截長補短、修正運用。

(三) 教學方法的應用

1. 認知領域：以**演講**、辯論、專家報告、影音、閱讀等方法來增進學習者的知識；以示範、戲劇法、個案研究法、問題解決法等方法來提高學習者的理解。
2. 情意領域：以小組討論或個別討論、角色扮演、個案研究、價值澄清法等方法改變學習者的態度。
3. 技能領域：以示範、角色扮演、練習、遊戲、模擬情況等方法使學習者獲得技能。

沒有任何一種教學方法被認定是最好的，每一種方法都有其存在的價值與限制，社區衛生護理人員可以依據衛生教育計畫的目的、內容、經費、時間等的情況加以選擇運用之。常見的教學方法列於表 5-2 中。

表 5-2 常見的教學方法

教學方法	說 明
講述法 (演講教學法)	主要是教學者講述、學習者靜聽，學習者大多是被動的，常用於人數較多的大班級教學或較低層次的學習，**在有效時間內有系統地傳遞知識**；以**講授法對成人進行衛生教育，其能持續注意約 20~30 分鐘**
問答法	教學者和學習者相互問答以了解其學習效果；主要在鼓勵學習者參與，但有時會造成學習者的焦慮
示範與回覆示教	• 教學者對**技術或概念應用的實際解說**，並**提供學習者實際練習的機會** • 主要目的在於**幫助學習者獲得技巧**，如新生兒沐浴、**胰島素注射法**、**糖尿病人調整飲食習慣**
練習法	提供學習者實際練習的機會，常用於技能的學習
小組討論 (團體討論)	人數少，少則 2~3 人、多則 7~8 人，分組研討，學習者能參與其中、有更多的互動現象，多用於較高層次的認知和情意學習。**教學者在結束後，應做綜合整理說明，讓學習者有較清楚的解答**
陪習式討論 (班級討論)	班級人數不可太多，教學者應有縝密的課前計畫和嚴格的時間控制，討論進行時要鼓勵學習者參與
個別談話	教學者運用溝通技巧，採**「一對一」**或**「一對多數人」**的方式進行。用於**家訪**、**診前／診後衛教**，如教導以吸管服用鐵劑
自學教材	學習者可在家中進行，學習的過程中可以得到有效的回饋，適合較低層次的學習，但是教材的架構要完整，才能使學習沒有偏離
個別作業	學習者自行完成，較適合高層次的學習，但必須給予時間限制

表 5-2 常見的教學方法（續）

教學方法	說明
小組作業	教學者必須仔細的計畫、評價，鼓勵學習者主動參與，常用於高層次的學習
角色扮演（社會劇）	不需要劇本、不需要排練，由學習者設身處地的把情境和問題表演出來，有助於技能的提升、**改變態度**
臨床或田野學習	教學者將教學活動安排在自然的環境中，學習者參與其中
遊戲法	將遊戲帶到課室中、教材遊戲化，使學習者樂於參與其中，提高學習興趣
實驗室	學習者參與在實際操作的環境中，但是在實驗前必需要有仔細的設計和實驗後的評值
電腦教學	可以在家中進行，學習方式比較固定，必須有設備、花費時間和金錢
參 觀	**配合教學內容實地參觀**。使學習者**實地了解真實情況**
問題解決法	是一種以學習者為中心的教學法，教師不再主導教學，轉而成為協助者，引導學生思考，解決問題
發表法	指導學習者應用語言、文字、音樂等方法，表達自我的思想、智慧和情意的教學法
價值澄清法	指導者輔導學習者在某一事件的選擇過程中，經由對事情的重要性及社會意義性的了解，進而形成或改變自己合於道德的價值觀
健康傳銷	運用商業行銷的科技影響民眾，引發志願性的健康行為，**如預防流感的相關知識**
大眾傳播	用於形成民眾健康威脅事件（如 COVID-19、SARS、H5N1）發生時，**傳播速度最快，且傳遞的人口最多**

情況題

教導幼兒園小朋友如何洗手，最好的教學方法為何？ (A)提供圖片展覽法 (B)提供小班級演講法 (C)提供示範與演練法 (D)上網收集有關正確洗手的錄影帶播放。

答案 C

五、教學活動的設計範例

教學者除了靈活運用教學方法之外，在進行衛生教育教學前必須有周詳的教學計畫，即所謂的「教案」或「教學活動設計」，在實際的教學之前，先設計詳盡的教學計畫，能使教學者具有充分的教學前準備，以期順利地完成教學過程。表 5-3 為教學活動的設計範例。

▶ 表 5-3 教學活動的設計範例

<table>
<tr><td>單元名稱</td><td>簡易女子防身術</td><td>教學對象</td><td>某醫學院附設醫院夜歸護理人員</td></tr>
<tr><td>對象人數</td><td>50 人</td><td>教學日期</td><td>○年○月○日</td></tr>
<tr><td>教學時間</td><td>40 分鐘</td><td>教學地點</td><td>○○教室</td></tr>
<tr><td>指導老師</td><td colspan="3">○○○老師、○○○老師</td></tr>
<tr><td>教材來源</td><td colspan="3">陳慧珍 (1997)．簡易防身術．大展。
趙愛卿 (1999)．五招必學防身術．中國時報。
臺北市政府女子警察隊婦幼安全宣導單張。</td></tr>
<tr><td>教學方法</td><td colspan="3">講述法、示範教學法、戲劇法、問答法</td></tr>
<tr><td>教學資源</td><td colspan="3">電腦、投影機、簡報 (Power Point)、筆、麥克風、簡易女子防身術單張、防身器材</td></tr>
<tr><td rowspan="4">教學目標</td><td colspan="2">單元目標</td><td>具體目標</td></tr>
<tr><td colspan="2">一、認知方面
了解性侵害的基本處理知識</td><td>1-1 列舉兩種常用的防身器材
1-2 列舉十一處發生性侵害時可攻擊的部位
1-3 說明容易發生性侵害的情境與原因
1-4 說明性侵害發生時的地點與時間
1-5 列舉三種預防危險的方法
1-6 說出三種遇侵害後的處理方法
1-7 說出三種遇侵害後可提供協助的機構</td></tr>
<tr><td colspan="2">二、技能方面
1. 能正確使用防身器材

2. 熟練簡易防身術</td><td>2-1-1 運用身邊隨手可取得的防身器材保護自己
2-1-2 正確操作防狼噴霧劑與哨子
2-2-1 操作簡易防身術
2-2-2 在危險情境下能熟練使用防身術</td></tr>
<tr><td colspan="2">三、情意方面
培養危機意識並建立自信心</td><td>3-1 隨時留意周遭的環境
3-2 接受自衛防身的觀念並主動向身旁女性朋友宣導</td></tr>
</table>

◗ 表 5-3 教學活動的設計範例(續)

教學目標	教學活動	教 具	時 間	教學方法	評量方法	備 註
	一、準備活動 1. 課前準備: (1) 分組討論並至圖書館、女警大隊及現代婦女基金會蒐集相關資料 (2) 召集本組組員共同討論與統整資料 (3) 共同布置教學環境					
3-2	2. 引起動機: (1) 發放簡易女子防身術單張 (2) 藉由圖片表達防身的重要性,吸引學習者的注意	女子防身術單張、電腦、投影機、簡報	2' 2'	講述法		講述者:楊○○
	3. 決定目的: 綜合發表的內容,並藉助相關物品、實地演練等引起學習者的興趣而導入學習					
3-1	二、發展活動 1. 藉由戲劇表達出注意周遭環境的重要性		3'	戲劇法	課堂中詢問問題,觀察學習者的反應	旁白:劉○○ 音效:鄧○○、張○○ 演員:林○○、周○○ 場控:全組組員
1-4	2. 說明性侵害常發生的地點與時間	電腦、投影機、簡報、麥克風、筆	3'	講述法、問答法	課堂中詢問問題,觀察學習者的反應	講述者:楊○○
1-3	3. 說明容易發生性侵害的情境與原因	電腦、投影機、簡報、麥克風、筆	2'	講述法	課堂中詢問問題,觀察學習者的反應	講述者:楊○○

▶ 表 5-3 教學活動的設計範例（續）

教學目標	教學活動	教 具	時 間	教學方法	評量方法	備 註
1-5	4. 說明預防危險的方法	電腦、投影機、簡報、麥克風、筆	3’	講述法	課堂中詢問問題，觀察學習者的反應	講述者：楊○○
1-1, 2-1-1, 2-1-2, 3-2	5. 介紹防身的基本方法： (1)介紹並操作隨手可取得的防身器材	防身器材	5’	講述法、操作示範	課堂中詢問問題，觀察學習者的反應	講述者：楊○○ 示範者：許○○、周○○ 指導者：劉○○
1-2, 2-2-1	(2)介紹人體要害並實地演練防身術	電腦、投影機、簡報、麥克風、筆	10’	講述法、操作示範		
1-2, 2-2-1, 2-2-2	(3)請學習者回覆示教兩招防身術		3’	操作示範	回覆示教	
1-6, 1-7	6. 解釋發生性侵害時該怎麼辦？	電腦、投影機、簡報、麥克風、筆	2’	講述法	觀察學習者的反應	講述者：楊○○
1-7	7. 介紹性侵害發生時，可提供協助的機構	電腦、投影機、簡報、麥克風、筆	2’	講述法	觀察學習者的反應	講述者：楊○○
3-1, 3-2	三、綜合活動 主講者將上課內容歸納整理重點：主講者將單元重點統整，並以講述法複習以加深學習者的印象	電腦、投影機、簡報、麥克風、筆	3’	講述法		講述者：楊○○

5-4 衛生教育的評價

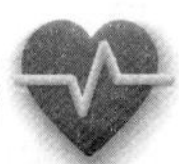

社區衛生護理人員在進行衛生教育的工作時，必須考慮下列要素：以教學者而言，什麼東西值得教？如何才能教得好？教了以後結果會多好？以學習者而言，什麼東西值得學？如何才能學得好？學了以後結果會多好？要回答以上種種問題，就必須進行評價，也就是說，評價是衛生教育的一部分。

一、評價的意義與功能

評價乃是運用科學的方法和技術，連續的、有系統的直接或間接蒐集有關學習者的學習行為及其成就的正確資料，再根據教學目標，就學習者學習表現的情形，進行分析、研究及評斷的一連串過程。評價的主要功能有三：

1. 教學決定的功能：了解學習者的起點行為以建立確實可行的教學目標；了解教學目標達成的程度以修正教材教法而提升教學效果。
2. 行政決定的功能：對於教學者的遴選、學習者的分群、課程內容的決定、教學方法的創新等能有完整的規劃。
3. 輔導與諮商的功能：評價可以用來診斷學習者的學習困難、激勵學習、引導學習的正確方向，也可以協助學習者了解與發現自己的性向、潛能及能力。

二、評價的步驟

進行評價時應注意確實掌握評價的目的、對象及所收集到的資料、評價使用的工具等，可參考圖 5-5 的十項步驟以利有效評價（呂等譯，1987；許、黃，1996）。

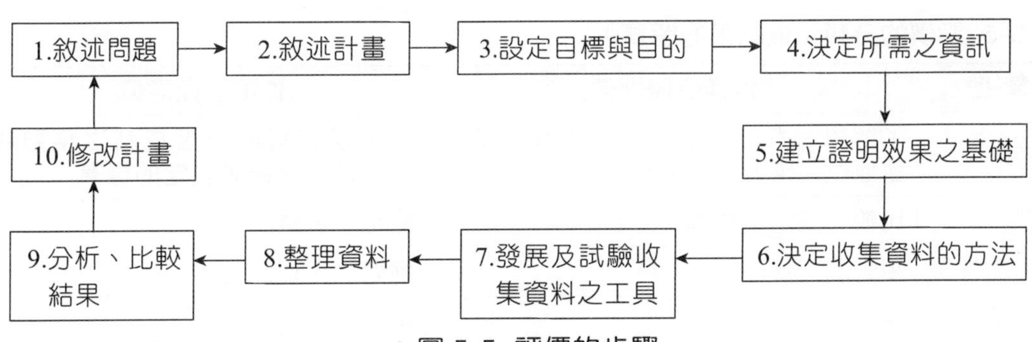

圖 5-5 評價的步驟

參考資料：許珍琳、黃松元 (1996)．學校衛生計畫的評價，*中等教育*，*47*(2)，3-22。

三、評價的分類

1. 依時間：可以在衛生教育教學前、教學中及教學後進行，教學前以學習者的「準備」為評價重點，教學中要確定教學是否朝向預定的教學目標前進；教學後了解教學目標達成的程度、進而修正教學計畫或研擬新的教學計畫。
2. 依功能：分為**診斷性評價** (diagnostic evaluation)、**形成性評量** (formative evaluation) 及**總結性評量** (summative evaluation)，如表 5-4 所示（甘等，1996；姜、黃，1991）。
3. 依評價結果的解釋：因為標準的不同，可分為常模參照評價(norm-referenced evaluation)和標準參照評價(criterion-referenced evaluation)兩種，如表5-5所示（甘等，1996）。

▶ 表 5-4 評價的分類（依功能）

類 型	診斷性評價	形成性評價	總結性評價
功 能	測量學習者學習前所具備的知識和能力，或找出學習者發生學習困難的原因	提供教師及學習者在教學過程中的回饋，用來激勵學習者，以便實施補救教學，又稱**過程評價**	了解學習者的學習成就與對教學內容的精熟程度
時 機	**教學之初或學習者發生學習困難時**	**教學進行中**	階段性教學結束後
重 點	與認知、情意、技能有關的行為，身心及環境因素等	認知方面的行為表現，學習態度、方法及習慣、**參與程度**	一般以認知為主，亦應重視技能、情意方面的學習成果
工 具	學前測驗、診斷測驗、教師自編測驗、觀察等	評定量表、觀察技術、口試、作業、實際演練及教師自編測驗等	教師自編測驗、考試、標準化成就測驗、論文、研究報告、技能檢定等

▶ 表 5-5 評價的分類（依結果的解釋）

類 型	常模參照評價	標準參照評價
功 能	了解學習者的學習成就在團體中的相對地位，學習成就的相互比較	**了解學習者的學習成就之精熟程度，是否達預先設定的標準**
重 點	比較、區別、鑑別	檢定、查核
參照點性質	相對的、實際的	絕對的、理想的
結果解釋	相對意義	絕對意義
分數表示	名次、等第、百分等級、標準分數	百分制、檢核制、及格否
主要用途	分班編組、不同成就水準之區隔	補救教學、最低基本能力之確保

四、評價的方法

教學者如何來進行評價工作，也就是評價的方法或測量的技巧，簡述如下（許、黃，1996）。

1. **紙筆測驗**：為常被使用且較容易實施的方法，但是也常被誤用或濫用。此法可以分為標準化測驗和教師自編測驗兩大類。
   (1) 標準化測驗：是由專家學者編定的測驗，具有信度和效度，並有可以比較的標準或常模。
   (2) 教師自編測驗：是教學者視教學目標和教學實際狀況來擬訂評價的工具，包括是非題、選擇題、配合題、填充題、問答題等。
2. **問卷法**：多用於收集學習者、護理的對象或社區民眾的意見、態度及行為等，**較易獲得多數人資料**，涵蓋範圍廣、使用經濟方便，**但需考量抽樣代表性**。
3. **記錄法**：個人、家庭或學校中的有關記錄是資料的來源，並將觀察到的情形做成記錄。
4. **檢核表**：包括許多客觀的題目，回答是與否或填表，常用於健康習慣和環境衛生的檢核。
5. **報告法**：由學習者提出書面或口頭的報告，藉以了解其需求和健康態度。
6. **觀察法**：此方法可以由教學者或學習者在正式或非正式場合中使用，例如在社區中評估民眾遵守交通規則的情況、在學校的操場上觀察學生與他人相處的狀況等，使用觀察法時應小心謹慎，避免流於主觀。
7. **面談法**：與學習者、護理的對象或社區民眾面談，便於了解態度、行為或認知技能是否有所改變。**深度面談收集的資料較無法推論到多數人意見**。
8. **自我評估法**：學習者或教學者的自我評估，提供個人的優缺點、達到特定目標的範圍等線索，如每日飲食內容、個人健康習慣、起居作息、睡眠型態等。
9. **模擬法**：評估學習者在實際情況下可能出現的行為，包括情境測驗、角色扮演等。
10. **小組討論法**：學習者在小組討論中發表意見，可以從臉上的表情、動作及反應看出學習者對某些主要概念的看法。
11. **個案研究法：可全盤評估衛生教育計畫的輸入、過程及結果的反應。**

5-5 護理師的角色與功能

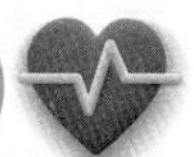

衛生教育是人類所創造的，雖然有許多的缺失，但仍是一種容易管理的概念，衛生教育與醫療是不同的，有其複雜的理念和技巧，並建立在某些技巧和能力之上（Greene, 1984；苗，2017）。而社區衛生護理人員關心民眾和社區的健康問題，致力於找出影響個人、家庭、群體和社區的健康問題，再藉由相關的介入策略和護理過程來解決這些健康問題、提升健康的層次，所以社區衛生護理人員在衛生教育上應具備的知能包括（苗，2017）：

1. 擁有行為改變的知識和處理策略，以便有能力處理與健康有關的特殊行為。
2. 擁有評估健康問題、健康行為和確認對象是否有執行健康行為的能力。
3. 擁有基本的人體生理解剖知識，以便協助人們自我照顧。
4. 擁有協助人們評值行為改變的技能，以確認是否為健康行為改變的結果。
5. 運用各種教學原理與教學法，協助個人、家庭、群體和社區更健康。

結語

「預防疾病、健康促進」是社區民眾所追求的，也是社區衛生的重點，社區衛生護理人員應有所體認，並且應用於護理實務工作中，包括：(1) 對個人、家庭、群體和社區提供直接的照護；(2) 工作的範圍包含所有人類和社區有關的健康問題，運用各種方法找出影響個人、家庭、群體及社區的健康問題。社區衛生護理實務工作常應用到許多介入措施，如個案的教導、諮詢、倡導、照顧等，因此，社區衛生護理人員必須具有教與學的原則、以個人為中心的護理技能、以家庭為中心的護理技能、以社區為中心的護理技能、健康問題的評估技巧、有效的溝通說服技巧等。

社區衛生護理人員在衛生教育領域上應致力於：(1) 積極推廣全人教育；(2) 將衛生教育視為終身教育；(3) 以行為目標為依歸；(4) 強化教學方法、充實教學設備（黃，1990）。

學｜習｜評｜量

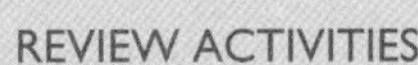

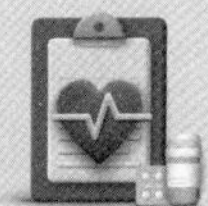

( ) 1. 針對糖尿病友辦理20人的「控糖班」，設計六週課程，預算經費20,000元。依據PRECEDE-PROCEED模式，是屬於何診斷？(A)流行病學診斷 (B)行為診斷 (C)教育與組織診斷 (D)行政與政策診斷

( ) 2. 有關小組討論法之敘述，下列何者正確？(A)是團體衛生教育最常用的教學法 (B)小組討論成員以20~30人為宜 (C)主持人盡可能採封閉結構式問句讓成員有效發言 (D)教學者應在結束後，將結果綜合整理說明，讓學習者有較清楚的解答

( ) 3. 有關學童口腔衛生教學活動的情意目標設定，下列何者正確？(A)學童能正確執行刷牙方法 (B)學童能說出一項預防蛀牙的方法 (C)學童能明白刷牙的好處 (D)學童願意定期接受口腔檢查

( ) 4. 有關講述法之敘述，下列何者正確？(A)教材應儘量抽象化，口語表述時再講清楚 (B)對成人而言，講述法最適合的時間是40~50分鐘左右 (C)具組織性，可在短時間內提供傳達大量知識 (D)是一種問題導向式的學習方式

( ) 5. 有關改善教職員不適當飲食型態的衛生教育之目的，下列何者最不適切？(A)增加教職員健康飲食的知能 (B)培養教職員在健康飲食攝取的責任感 (C)改變教職員對健康飲食的態度 (D)改善學校廚房設備

( ) 6. 社區護理師欲教導初診糖尿病個案學習調整日常飲食習慣，下列何種教學方法較適當？(A)小組討論法 (B)問答法 (C)示範教學與回覆示教法 (D)價值澄清法

( ) 7. 下列何種衛生教育方法最能快速讓民眾了解流感預防的相關知識？(A)講述法 (B)團體討論法 (C)電腦輔助教學法 (D)健康傳銷法

( ) 8. 執行衛生教育計畫時，評估民眾的參與程度，是屬於下列何種評價？(A)發展期評價(formative evaluation) (B)過程評價(process evaluation) (C)結果評價(outcome evaluation) (D)衝擊評價(impact evaluation)

( ) 9. 有關衛生教育的評價，下列敘述何者正確？(A)標準參照評價(criterion-referenced evaluation)著重了解學習者的學習成就是否達預先設定的標準 (B)形成性評價(formative evaluation)是在教學之前測量學習者所具備的知識及能力 (C)診斷性評價(diagnostic evaluation)是在教學過程中測量學習者對教學內容的熟悉程度 (D)總結性評價(summative evaluation)是在教學結束後測量學習者造成學習困難的原因

(　)10. 依據跨理論模式(transtheoretical model)，王女士陳述「我想要運動，但就是找不到時間。如果我能每週運動3天，我對於自己的感覺會比較好。」依據王女士目前所處的行為改變階段，下列何種方法最適當？(A)自我再評價　(B)情境替代　(C)增強管理　(D)刺激控制

(　)11. 運用電視廣告宣傳民眾建立預防COVID-19行為，是屬於下列何種衛生教育方法？(A)健康傳銷　(B)小組討論　(C)自學教材　(D)講述法

(　)12. 護理師在社區關懷據點進行失智預防衛生教育計畫，下列執行過程順序，何者最適當？(1)擬訂目標 (2)確認需求 (3)規劃內容 (4)執行計畫 (5)評價成效。(A) (1)(2)(5)(3)(4)　(B) (2)(1)(3)(4)(5)　(C) (3)(4)(2)(1)(5)　(D) (5)(2)(1)(3)(4)

(　)13. 下列何項教學內容最能提升民眾對腦中風疾病嚴重性的認知？(A)說明不同腦中風類型的治療　(B)說明腦中風的預防方法　(C)說明腦中風的高危險因子　(D)說明腦中風的後遺症

(　)14. 在COVID-19 疫情期間，下列何項衛生教育方法，最能快速宣導防疫正確觀念？(A)舉辦講座，邀請醫師講述防疫重點　(B)由村里長分送防疫宣傳單讓民眾自我學習　(C)利用公布欄張貼防疫衛生教育海報　(D)透過大眾媒體（電視或廣播）宣導正確防疫的觀念

(　)15. 有關高血壓護理指導後的衝擊評價指標，下列何者最適當？(1)時間的安排 (2)計畫的經費 (3)控制高血壓的態度 (4)高血壓的就醫行為 (5)高血壓的罹病率。(A) (1)(2)　(B) (1)(3)　(C) (3)(4)　(D) (4)(5)

選擇題答案：DDDCD　CDBAA　ABDDC

06

CHAPTER

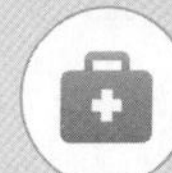

社區健康營造

Developing Healthy Community

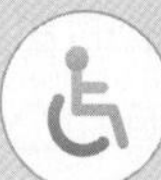

編著者 陳靜敏

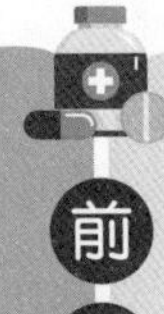

前言

臺灣雖然不是世界衛生組織(WHO)的會員國，但是伴隨著「地球村(global village)」觀念的發展，我國在推動醫療衛生相關的議題上，一向遵循WHO的政策發展指引。WHO在1978年發表阿瑪阿塔宣言，強調藉由落實基層保健醫療(primary health care)來促進民眾的健康，以達成全民均健的目標；此外，在1986年第一屆健康促進國際研討會發表的「渥太華憲章」中指出，**政府應建立健康的公共政策、創造支持性的環境、強化社區行動力量、發展個人技能及重新定位健康照護服務**(First International Conference on Health Promotion, 1986)，此憲章進一步宣示促進健康不僅是衛生部門的責任，更須民眾與社區共同努力。故在1986年時，為了達到全民健康的目的，WHO開始推動「健康城市」計畫，希望藉此改善都市問題，並藉由市民參與和公私部門協力合作共同推動此計畫，使都市居民能過著健康的生活。此後世界各國也朝向此方向及目標而努力，因此建造「健康城市(healthy city)」的行動便如火如荼的展開。

順應世界潮流，我國也在1999年提出國民保健三年計畫，訂定「衛生所功能再造與社區健康營造」的工作策略（衛生福利部，1999）。而2003年開始，行政院更將健康生活社區化的計畫納入國家的發展重點計畫中，希望藉由民眾的學習與投入，激發社區的意識與自決能力，營造健康支持環境等，使社區能自覺主要的健康問題，有效結合運用社區資源，建立社區之健康新價值和健康生活的支持環境，創造健康、互為關懷的社區文化。由此可知，推動社區健康營造已是明確的政策導向。社區衛生護理人員是真正第一線從事與民眾健康直接相關的醫事人員，因此應對社區健康營造與護理人員在社區健康營造上所應該扮演的角色有一初步了解，才能共同面對21世紀的新挑戰。

6-1 社區健康營造的發展緣起

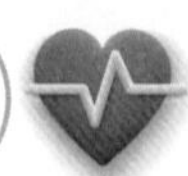

一、人口老化、醫療保健服務轉型

隨著醫療科技的進步、衛生環境的改良、國民生活水準及經濟生活的普遍提升，人口老化已是全世界共同的現象。歐美先進國家從19世紀開始即陸續邁入老化國家之列，我國亦於1993年正式步入高齡化社會，而多數開發中國家目前也快速地晉升至老人國之界，21世紀後，全世界將共同面對人口老化的問題。因此，WHO對「健康」的定義為：「健康是指生理的、心理的及社會的安適狀態，並非沒有疾病或身體虛弱而已。」在1970年代開始受到極大的挑戰。過去以疾病治療為取向的醫療模式，已不足以因應現代健康需求；為解決健康與醫學問題，必須積極地導入疾病預防及健康促進的觀念。疾病預防和健康促進，不僅可以降低醫療成本與國家經濟負擔，並可增進個人及社會健康，提升生活及工作之品質。

二、健康促進運動的崛起

1974年加拿大衛生福利部長Marc Lalonde因發表「加拿大對健康的新觀點(A New Perspective on the Health of Canadians)」被視為健康促進運動的發起者，他指出影響健康的因素歸為四大類，即**醫療體系**、**遺傳**、**環境及生活型態**，其中尤以**生活型態**影響最鉅(Lalonde, 1974)。在此報告後，引起廣大迴響，世界各國紛紛採取新的健康領域概念，並制訂健康促進政策。而WHO更在1978年提出阿瑪阿塔宣言，要在2000年達到「全民均健」的目標，其中提出政府應制訂其國家政策、策略及行動計畫，以**落實基層保健醫療服務**成為整體醫療照護之一部分。此宣言也宣示了政府應有維護國民健康之決心(International Conference on Primary Health Care, 1978)。隨後，1980年世界衛生組織歐洲區委員會，通過以「健康促進」做為達成「全民均健」的重要手段。因此，1986年在渥太華舉行第一屆健康促進國際研討會時，健康促進運動已成為勢不可擋的世界潮流。

三、「健康城市」的推動

渥太華憲章中提出，政府應**建立健康的公共政策**、**創造支持性的環境**、**強化社區行動力量**、**發展個人技能及重新定位健康照護服務**(First International Conference on Health Promotion, 1986)，其中特別強調強化社區居民行動與支持性環境之建構等策略，該憲章也因此被視為WHO推動「健康城市」政策中最關鍵性之文件（邱，2001）。基於健康促進的理念，世界各國開始積極推動預防保健工作，藉由改變國民日常生活保健習慣，避免致病及致死的危險因子，以降低人們罹患慢性病、殘障及死亡。維護健康的方法，不再僅只於提供健康資訊，現在的趨勢是更努力的將健康生活型態融入日常生活中。近20年來，在WHO的呼籲下，許多先進國家莫不以健康促進為重要健康政策之一，藉由各國政府部門的攜手合作，邁向健康的21世紀。

我國已於在1993年老人人口突破7%，成為高齡化社會，2018年轉為高齡社會(14%)，推估將於2025年邁入超高齡社會(20%)，老化速度成為世界之冠，因此，如何增進個人及社會健康，提升生活及工作品質是亟待解決的議題。順應世界潮流，呼應WHO提出「全民均健」的目標(WHO, 1978)，我國著手研擬「國民健康目標」，將全體國民分為五大年齡層，並列出各年齡層之健康總目標及次目標，為我國日後推行國民保健計畫之藍本，此計畫依健康促進、健康保護及預防保健服務三部分訂定工作目標與內容，並透過「醫療服務社區化」的政策，來提供基層保健醫療服務（衛生福利部，1997）。

世界各國也朝此方向及目標而努力，建造「健康城市」的行動正如火如荼的展開。我國衛生福利部在 1999 年調整國民保健三年計畫，特別提出「衛生所功能再造與社區健康營造」的工作策略（衛生福利部，1999a），藉由參與社區資源，使民眾發掘出社區的健康議題，產生共識並建立社區自主照護健康營造機制，期望每一個人都能從主動的關懷自己健康擴及到社區的健康，進而影響到整個城市、國家的健康促進；由珍愛自己，進而傳播健康意識至臺灣每個縣市、鄉鎮！

2003年行政院將「健康生活社區化計畫」納入「挑戰2008：國家發展重點計畫」及「臺灣健康社區六星計畫」中，期使在每一鄉、鎮、市（區）都能有一所社區健康營造中心，結合當地資源，鼓勵社區民眾主動關心並解決社區健康議題，落實健康生活化，生活健康化的精神。

另外，2003~2005年推動「健康環境與空間營造」計畫，以社區居民健康的生活為出發點來考量所建構的環境、設施，並透過公共參與的過程達到健康環境營造的目標。至2005年共有94個社區推動健康環境空間之建置，其議題包括健康步道、親善空間、環境綠美化、健康市場、健康飲食、運動空間，藉此重新呈現健康的議題在公共設施建設中的重要性。到了2008年辦理「健康促進社區認證試辦計畫」，以「天天5蔬果」、「要活就要動」、「健康飲食」等議題，鼓勵社區持續投入健康營造工作，達到永續發展之願景。2010年補助21縣市、157個社區推動「多運動、健康吃」社區樂活暨社區健康促進整合計畫，以社區為平台，推動健康飲食、健康體能、無菸社區、無檳榔社區、安全社區、促進長者健康社區及子宮頸癌、乳癌、口腔癌及大腸癌等4種癌症篩檢宣導等議題。2019年社區健康營造計畫開始以社區資產為基礎的盤點推動計畫應用，補助縣市政府推動「高齡友善社區」，建置適合長者在地老化與活躍老化的友善環境營造。

2021 年社區健康營造計畫補助 22 縣市、131 家衛生所及 17 個社區單位，內容包含高齡友善、失智友善、社區關懷等議題，建立跨部門合作平台，推動工作為訂定高齡友善環境指標及方案、辦理高齡友善及失智宣導、社區關懷方案、擬訂促進社區增加世代融合社會氛圍之策略計畫、提供長者志工服務或再就業等。

在累積多年經驗與多元成果後，2005年國內多個縣市首長或衛生局局長、學者專家及民間團體代表，共同發起成立「臺灣健康城市聯盟」，申請加入世界衛生組織西太平洋「健康城市聯盟」(Alliance For Healthy Cities, AFHC)，突破臺灣在國際間的困境，讓國際了解臺灣推動健康城市工作的成果。至2023年臺灣共有13個縣市及11個地區以NGO型態成為AFHC會員。

6-2 健康城市與社區健康營造

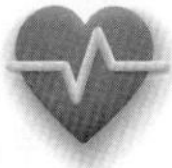

一、健康城市的定義

根據Hancock及Duhl (1988)對「健康城市」的定義為：「健康城市是一個可持續**不斷創造並提升的環境，包括物理和社會的環境**，並能不斷拓展社區可用資源，使人們相互支持，幫助彼此行使生命之全部功能並發揮最佳潛能。」其具體的描述理想的健康城市，應符合下列的11項品質，包括**乾淨**、**安全**、**高品質的生活環境**、穩定且可持續的生態環境、**強而有力且相互支持的社區**、對影響生活和福利之決策**具高度參與**的社區、**滿足城市居民的基本需求**、市民能藉多元管道獲得不同的經驗和資源、**多元化且具活力及創新的都市經濟活動**、能保留歷史古蹟並尊重地方文化、是一個有特色的城市、**提供市民有品質的衛生和醫療服務**及市民有良好的健康狀況等。

二、健康城市應有的特徵

WHO (1992) 提出「健康城市」應具備以下特徵：

1. 高度的市民意識與社區參與。
2. 有醫療保健制度，包括促進健康的常識與意識，鄉鎮社區有高品質的醫療。
3. 社區居民有榮辱與共的意識。
4. 治安良好。

5. 住屋合宜且價格合理，居民住得起。
6. 交通四通八達，且符合市民需求。
7. 充分的就業機會。
8. 健康、均衡的生活方式。
9. 充足供應健康食物。
10. 有終生且全方位發展個人潛能的學習機會。
11. 工作工時有彈性，能兼顧健康；工作內容有意義，工作生活與工作環境有品質。
12. 有休閒娛樂活動，並有綠色空間與自然美景可供休閒。
13. 鄰里之間有人情味，互相往來。
14. 有正確適當的科技與制度（如垃圾回收、生物技術做堆肥）來保護生態環境。

綜合上述可知，健康城市的特徵除了涵蓋居民的健康層面外，更應包括：(1) 提供健康的居住、工作與休閒環境；(2) 良好的衛生與醫療服務；(3) 高度的社區共識與民眾參與；(4) 充分的社區資源滿足居民需求；(5) 有社區特色兼顧文化與精神生活等，使居民能生活在其中，繼續成長發揮潛能。

三、社區健康營造

(一) 社區健康營造的目的與定義

社區健康營造之目的是希望透過營造社區環境（不論是物理或是心理的環境）改變民眾不健康的行為，以達到根本改善健康狀況及居民的生活品質（侯，2001；陳，2001；謝，2001）。因此，社區健康營造是在既有的衛生保健體系之下，**結合民間資源，共同建立多元化之基礎保健網絡，激發民眾發揮自覺、自主與自助**之力量，**透過社區發展由下而上方式**，發掘、分析及解決社區之健康議題，**落實國民健康生活**，共同營造健康社區（趙，2006），**民眾能在考量自己的情況下，共同努力達成安適的恆定狀態**。

社區賦權(empower)，亦稱增能，通常包含：(1)**由下而上**(bottom-to-up)的決策行動過程；(2)**平等**(equality)的權力關係；(3)**對話**(dialogue)的平等式互動；(4)**互動主體**(inter-subject)期望民眾之參與，使評估結果符合居民之需求。是希望**藉由民眾的學習與投入，激發社區的意識與自決能力，營造健康支持環境**

等，使社區能自覺主要的健康問題，有效結合運用社區資源，建立社區之健康新價值和健康生活的支持環境，創造健康、互為關懷的社區文化；此種**賦權**的方式也能提高民眾的健康識能，**能培養社區獨立解決問題的能力，例如組織新移民支持團體，增加其對自身處境的了解，並增進其解決問題能力**。

（二）社區健康營造的發展過程

對於社區營造，國內最早是由內政部規劃社區發展工作，推動社會福利社區化；此外，過去省衛生處曾大力推動成立社區衛生促進會，協助公共衛生工作的推展；其他如教育部、臺灣省政府等各單位亦曾提出相關方案；而文建會於1993年正式提出「社區總體營造」的整體理念與政策，獲得社會眾多回應。所謂「社區總體營造」，是要社區居民透過討論、組織、行動一起改造自己生活的家園，這是透過由下而上的力量形成共識與行動，與以前由上而下形成政策的方式有很大不同。營造方法沒有一定的模式或內容，也沒有一定的切入點，如部分社區是以生活問題的解決、社區環境景觀的改善等為主導議題，而衛生福利部國民健康署倡導的「社區健康營造」，即是以「健康」議題做為社區營造的切入點，希望經由社區營造後，由點（各社區營造點）、到線（聯成健康社區）、串聯到面（達到健康城市）。

（三）社區健康營造的原則與具體目標

推動社區健康營造的重要原則為健康承諾、社會參與、跨部門行動。健康社區的概念是指規劃一個適合人居住、對人友善的、施政以人為決策出發點的社區。這個社區需具備與健康維護相關的健康機能，使居民在這個社區中能獲得更多機會與協助，得以建立健康的生活型態、養成良好的衛生習慣及獲得優質的醫療保健服務，以持續增進體能與健康，進而創造個人的意義與價值，使得社區機能更加的蓬勃與強化。其目標為（衛生福利部國民健康署，2020）：

1. 社區居民能主動的參與並推行健康生活方案，形成在地人對健康的共識。
2. 培育社區健康營造的推動尖兵，將熱心與愛心向外傳播、向下傳承，永續經營。
3. 人人都是健康資訊的 007，懂得主動尋找、吸收並運用健康資訊，與社區一起分享、成長。
4. 自己動手來實行社區的健康議題，營造最適合的健康生活環境，達到你我共同的目標－建立健康的社區、城市及國家。

6-3 社區健康營造的過程與步驟

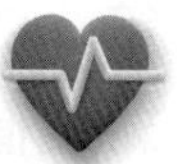

一、社區健康營造的過程

「社區健康營造」顧名思義是針對社區健康所做的營運、創造，而**實施社區健康營造的三大要素為社區居民的自覺和自決、社會傳播的助力和政策的支持**，因此營造的活動構想是由當地居民為主的生活規劃，所以各社區應有不同的營造內涵與策略。整體而言，社區健康營造具有四個重點，即社區成員參與行動的過程、解決社區共同的健康問題、自主的過程及著重社區整體結果。葉金川(2001)也強調社區健康營造至少應包括下列四個步驟：(1)找出健康議題；(2)凝聚社區共識；(3)強化社區組織，建立社區組織網路；(4)喚起社區居民共同參與興趣，擴大活動影響層面。

綜合上述，社區健康營造的過程應包括：(1) 社區成員學習自主；(2) 加強社區成員的能力；(3) 從成員認為很重要的議題開始；(4) 使社區成員具有批判性的意識。在建立社區的過程中，居民間的信任感與關係網路得以建立，潛力得以釋放，社區的創造力及資源可被運用，使社區整體健康狀況與生活品質得以改善。

小補帖

山地部落社區健康營造的發展方向為以社區健康為議題（**針對原住民的飲食習慣、用藥觀念、健康行為等因素加強健康服務重點**）、活化部落社區重建，以及永續經營。另**山地離島偏遠地區因地理環境特殊，就醫資源及健康照護屬於相對弱勢，應訓練及培養當地專業人力；補助山地離島硬體設施、巡迴醫療車、資訊醫療設備；推動偏遠部落醫療資訊化；推動偏遠部落社區健康營造等**，以強化其健康照護。

二、社區健康營造的步驟

推動社區健康營造必須同時把握基層保健醫療服務與健康促進之原則，其步驟包括：成立社區健康營造小組→訂定社區健康議題→結合社區資源→激發民眾共同參與→永續經營（讓社區民眾能自行持續了解社區健康需求並解決問題）。

透過 WHO 提供技術指導與經驗，健康專業人員介入世界各國之社區，建立「健康的城市／社區」有 20 個步驟，區分為下列三大階段：

1. 開始期：建立支持團體、了解健康城市之概念、了解社區、尋找資源、決定組織架構、準備企劃案並申請通過。
2. 組織期：成立委員會、進行環境評估、確認此次計畫活動、設立聯絡辦公室、計畫執行之策略、培養組織能力及建立責任感。
3. 行動期：增加公眾對健康的警覺、城市（或社區）正式認同行動策略、活化跨部會學門之行動、增強社區參與、鼓勵健康的改革措施及確保健康的公共政策。

小補帖

社區健康營造實施期程

社區健康營造可分為四個實施期程：(1) 組織期：成立功能性委員會；(2) **行銷籌備期：使社區居民接納欲推動的計畫**；(3) 行動期：進行社區衛生計畫；(4) 評價回饋期：進行社區評價與回饋。

而美國的「印地安那健康的城市計畫 (Healthy Cities Indiana)」則特別強調社區領導者發展健康促進概念之培養。該計畫的介入步驟包括：(1) 城市／社區的簽字認可；(2) 形成健康的社區委員會；(3) 發展社區領導能力；(4) 城市／社區採取行動；(5) 提供資料庫給政策制定者；(6) 行動研究與評值 (Flynn, Rider, & Ray, 1991)。

衛生福利部參考美國疾病管制局訂定之「公元 2000 年健康社區」，擬定社區健康營造之 11 個執行步驟，見圖 6-1。但其推動模式乃以落實居民健康生活實踐，以達「健康生活化，生活健康化」的目標為主（衛生福利部，2000）。

我國自1999年提出了國民保健計畫，訂定「社區健康營造」的工作目標，陸續成立推動委員會規劃工作指引、建立指標、審核企劃案並輔導、培訓各縣市政府衛生局成立縣市政府推動委員會，協助各社區健康營造中心的成立，進行關懷鄰里、塑造社區健康支持環境、居民養成健康行為、辦理健康促進活動和培訓志工等策略，規劃能在全國之367個鄉鎮（市區）設立社區健康營造中心。期望能由社區內不同之機關團體，如學校、醫院或發展協會等承辦，協同當地鄉鎮（區）公所及衛生所，共同營造與管理社區健康營造中心，以有計畫的組織與培訓社區中保健志工，藉由自助式健康教材，由志工訪視社區中家戶，推廣六大健康議題（健康飲食、健康體能、防制菸害、防制檳榔危害、個人衛生、安全用藥）及癌症篩檢、預防保健等健康行為之實踐，並發展具地方特色之社區健康營造模式。

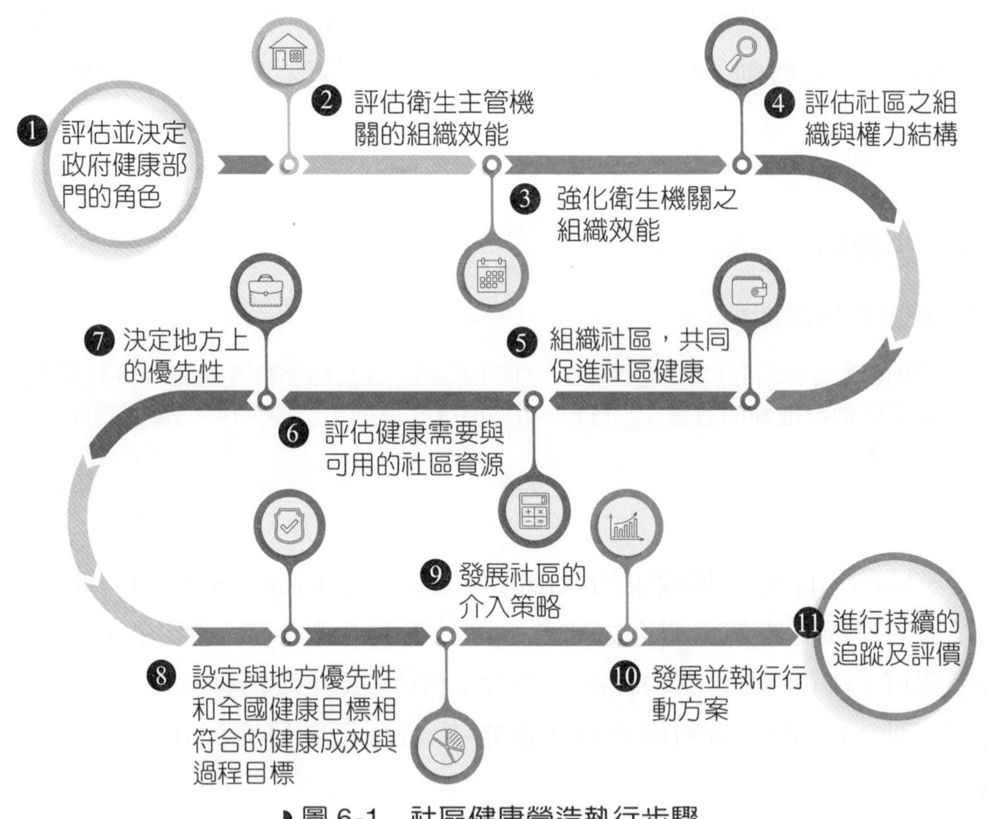
1 評估並決定政府健康部門的角色
2 評估衛生主管機關的組織效能
3 強化衛生機關之組織效能
4 評估社區之組織與權力結構
5 組織社區，共同促進社區健康
6 評估健康需要與可用的社區資源
7 決定地方上的優先性
8 設定與地方優先性和全國健康目標相符合的健康成效與過程目標
9 發展社區的介入策略
10 發展並執行行動方案
11 進行持續的追蹤及評價

圖 6-1　社區健康營造執行步驟

6-4 社區健康營造的策略與方法

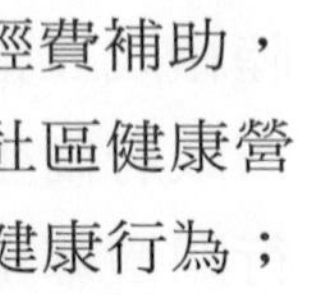

在明確的國民保健政策目標指導下，提供社區健康營造中心之經費補助，並協助輔導、培訓社區健康營造推動委員會和志工的募集與培訓。社區健康營造中心的主要執行策略包括：(1)籌募社區志工，以促社區居民參與健康行為；(2)推動家戶六大議題與篩檢等健康行為，以落實健康生活的實踐；(3)促使社區組織化，以發展日後自行運作的功能；(4)形成社區民眾對參與社區營造之共識

等。現今臺灣進行社區健康營造，其過程及步驟如圖6-2所示。這與WHO建議以社區發展的方式，來完成健康促進活動的「健康的城市／社區」發展步驟有些許的不同。

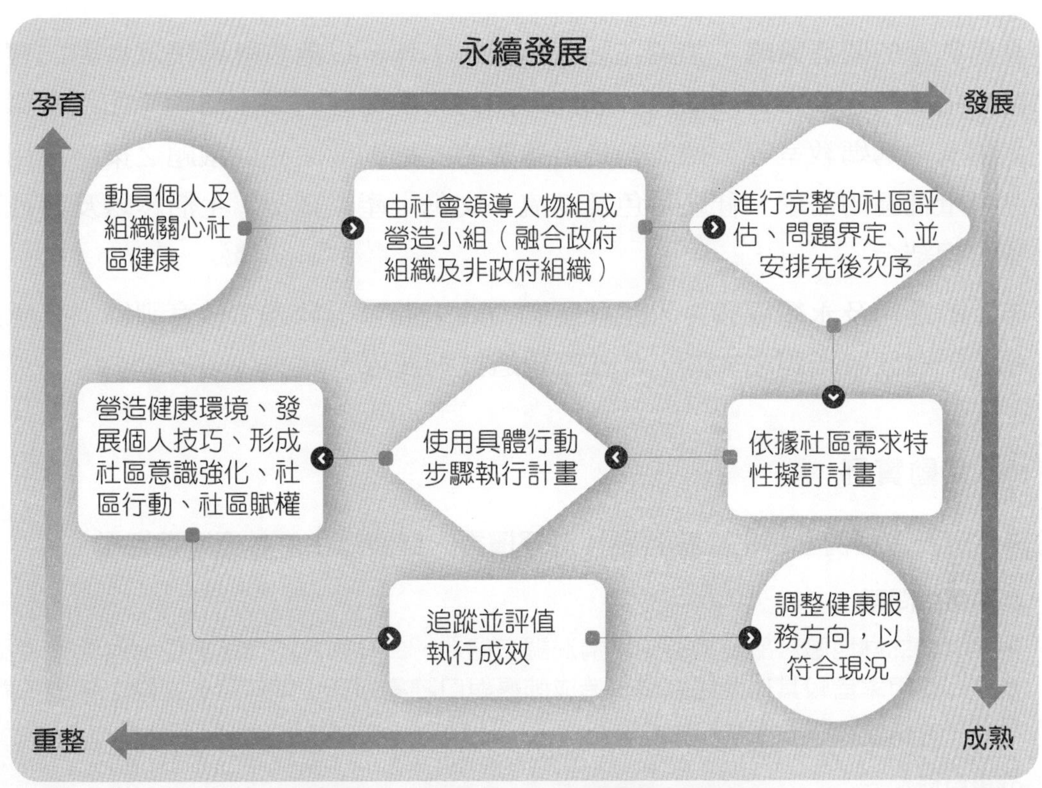

圖 6-2　臺灣現行社區健康營造流程

WHO 在 Twenty steps for developing a healthy cities project (1992) 中，於社區健康營造步驟之組織期，即引進組織架構及管理機制來成立領導小組發揮功能。根據 Flynn, Rider 及 Ray (1994) 之營造美國印地安那州健康城市的經驗，第一個步驟就是組織與發展社區工作小組。我國因此在策略上即由承辦組織在社區設立健康營造中心來推動社區健康營造計畫（衛生福利部，1999b）。

社區健康營造中心係指呼應WHO「健康城市」之理念，結合社區資源，應用社區健康行銷策略，由民眾參與制訂社區健康營造對策並共同執行，以達整體社區健康成長之目標，所組成的社區自主性、自發性健康之組織（衛生福利部，2000）。葉金川(2001)指出社區健康營造應包含社區、健康及營造三元素，有良好的社區組織運作，加上居民對健康議題的重視及志工持續不斷的互動與改造，才能真正使健康城市的理念逐漸落實。營造策略有三：

1. **健全核心組織**：請鄰里長、發展協會、教育團體、宗教團體、醫療團體等代表共同參與。營造中心應成立核心組織（如委員會或推動小組）以定期開會型式發揮功能，達到組織間的強化、資源整合及產生解決問題能力培養過程。

2. **具備創意的營造策略**：強調在社區紮根的工作，以落實社區民眾參與、實行健康生活及永續經營的概念。因此，如何將現有社區健康活動（如元極舞、太極拳、媽媽教室等）做連結是很重要的。推動健康相關議題之策略運用，應考量社區的需求、社區特色及潮流、文化、產業經濟、生活經驗及與社區資源相結合。

3. **志工的運用及永續經營**：人是社區動力的來源，對於志工教育訓練上，應強化志工對健康議題之知能，及社區營造推動技巧。

活動實例

社區健康營造實例－彰化二林社區「清理檳香，健康薏生」社區營造活動

- **社區健康問題**

根據針對二林地區菸品及檳榔使用情況調查得知，二林農民不論是男性或女性其菸品及檳榔使用率皆較其他地區為高，造成肺癌與口腔癌的死亡率皆高於全國之平均，顯示菸品及檳榔防制工作推動十分重要。

- **計畫目標**

降低二林地區農民菸品及檳榔使用率。

- **營造策略**

1. 舉辦「我就這樣過了一生」－罹患癌症回顧走廊。定期於農會張貼並結合學校運動會展出，讓民眾能夠了解癌症演變過程及罹患癌症心路歷程，提高民眾警覺性。
2. 舉辦「香菸檳榔不要有，健康永長久」闖關活動，將展示之衛教內容融入遊戲當中，強化尚未吸食成癮者，菸害、戒檳榔正確認知與態度，使之拒絕菸品及檳榔誘惑，且對吸食成癮者，透過罹癌實例提高警覺性，進而戒除不良之健康行為，改善社區居民之健康。
3. 舉辦「清理檳香，健康“薏”生、財神到」活動，邀請知名人士扮演財神，推廣喜宴不敬菸、檳榔，改敬紅薏仁牛軋糖（地方特產）活動，期望能降低菸品及檳榔使用率。
4. 舉辦健康行為改善競賽－戒菸、戒檳榔競賽，鼓勵民眾積極參與活動進而改善健康行為。
5. 收集健康行為改善故事，廣為宣傳，鼓勵更多人戒菸、戒檳榔。

參考資料：健康九九網站 (2007)．*96 年度社區健康營造精英計畫成果集*。http://health99.hpa.gov.tw

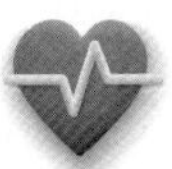

6-5 社區健康營造成效的評價

一、成效的定義

「社區健康營造計畫」推動餘年，陸續有學者對社區健康營造的成效進行評價。然對於成效的定義，國內外各界有不同的說法。有學者認為成效又可稱為績效，是實際產出 (actual output) 與期望產生 (desirable output) 間的差距；亦有學者指出成效是特定目的 (goal) 或目標 (objectives) 達成的程度，這些目的或目標指的是對於一個特殊政策、計畫或服務所想要達成的成果 (outcome)。

由上述可見，成效是一種對於表現的反省，從人群服務方案的表現 (performance) 來看成效，表現的測量則是合併成果的一些層面（如結果、影響及完成等），表現的測量能夠去判斷人群服務方案所達成的成效。

二、評價的種類

1. **形成性評價** (formative evaluation)：強調在計畫發展及進行中的評價，藉此提供訊息以改善計畫之經營和資源管理，使得計畫的活動更為有效。其評價內容可包括是否雇用適合的人員、是否購買所需用設備和物資、空間的分配、活動擬訂流程的設計、是否接觸到合適的標的人口、是否有足夠的參與人數、相關的記錄是否被正確的維護及整理等 (Veney & Kaluzny, 1991)。
2. **總結性評價** (summative evaluation)：強調測量計畫標的人口的知識、態度和行為的改變，及最終能夠降低罹病率和死亡率 (Rossi & Freeman, 1989)。

WHO回顧歐洲健康城市的第一個五年計畫時指出，在改變過程中必須費時去克服政治考量、組織的特性、社區的多變化性、專業人員的阻力、資源不足等因素(WHO Europe, 1992)。「健康的城市／社區」計畫從1984年發展至今，雖然有文獻感性的探討當地居民的成長與滿足(Ray, 1991)或是分享社區成功營造健康需求、建立健康的公共政策之經驗(Tsouros & Draper, 1994)，但仍舊缺乏實證性、具體之研究結果，以說明「健康的城市／社區」計畫對居民或是整個社區健康狀況改善之成效(WHO, 1992)。主要是因為社區的改變需要長時間的觀察，光是社區結構與決策過程之改變即需花費2~4年的時間，而發展健康的公共政策需花費3~6年，所以欲創造一個較健康的場所至少需要4~6年的時間。至於要看到健康的改善與否，則至少需要5~10年(Hancock, 1993)。因此，當欲針對社區健康營造計畫進行成效評值時，宜同時採用形成性及總結性評價，方能確定計畫發展的有效性。

Dehar (1993) 和 Billings (2000) 提出可從形成性評價、過程評價及總結性評價來證實社區健康營造計畫是否有效。形成性評價是強調提供訊息來促成正向的改變，同時也針對規劃計畫之發展；過程評價則將焦點置於計畫的決策關鍵點以及執行策略；總結性評價又稱成果評價，強調成果的測量，需著重客觀具體的資料，目的在看目標或成效有無達成。

小補帖

依據 House (1980) 評價社區健康營造計畫時，以成本效益分析進行的評價，屬於系統分析模式。

三、社區健康營造中心運作成功與否的關鍵

衛生福利部推動社區健康營造計畫至今，其指標首要著重評值營造中心的組織，包括推動小組能進行資源整合及功能運作，率先執行健康促進行為，並能提出永續經營的機制。在有系統性招募及培訓志工下，增進志工的成就及參與感，並認同執行健康促進行為是另一項評值重點。重要的是，衛生福利部開始重視各營造中心推動之健康促進策略要能符合社區評值結果，且其策略必須顧及效益性（最經濟）、簡易性（簡單易行）、相容性（與民眾生活經驗及需求相容）、嘗試性（民眾願意嘗試）、能見度（具體可見民眾行為之改變）、向度（能考慮多層面，如：個人、機關、組織等的參與）及議題（健康相關議題），已跳脫以往「目標數」的迷思，而由志工健康意識的啟發做起，培養在地人組織營造中心，以期永續發展，將健康志業根留社區。

廖秀幸 (2001) 綜合 Sigmond 及李明憲、陳良娟、王英偉等學者之研究，提出社區健康營造成功的關鍵因素包括：(1) 明確的社區健康營造願景與目標；(2) 強烈的社區共識與參與；(3) 強力有效的領導與組織協調能力；(4) 可靠的社區健康資訊系統與績效評估等。因此**社區健康營造中心運作成功與否的關鍵包括組織架構、行政與社區資源、民眾參與等**。在評價社區健康營造中心成效時，可依 Donabedian (1980) 提出的結構 (structure)、過程 (process) 與結果 (outcome) 之概念進行評值（成，1999）。

1. **結構層面**：指社區健康營造中心的組織特質、組織章程、資源的特徵、行政支援等；常見的結構指標包括：組織架構與設備、人員的資格與經驗和人力配置、行政與社區資源等。對社區健康營造中心而言，由於其承辦組織性質特異性高，其評價指標需再多元考量。
2. **過程層面**：乃指健康營造中心的運作過程，包括組織的運作（定期召開工作小組討論會）、評估社區健康問題、辦理社區健康活動、運用媒體傳銷、資源整合、志工激勵與維繫、是否能發展具地方特色之營造模式等。為使社區健康營造中心永續經營，應特別著重過程層面的營造成效，因此，參與民眾是否歷經自決健康需求的過程、營造中心是否具備接受居民自決與創意的組織文化、社區是否發展推動健康生活之多元性策略等亦為考量的重點。
3. **結果層面**：指社區民眾接受營造中心服務一段時間後所產生的變化，包括社區民眾的滿意度與執行健康行為、志工的成長、滿意度與執行健康行為、營運效益（活動志工人數、參與活動之民眾人數）、自覺未來經營方向等（陳、洪，2002）。

6-6 護理師的角色與功能

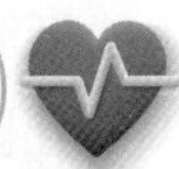

社區健康營造包含範圍已超過傳統衛生醫療保健工作，對於健康社區的發展，社區衛生護理人員應可扮演之角色包括倡導者、促成者、協調溝通者、諮詢者、執行者、評價者、經驗傳播及推廣者（于、楊，2003；李、武，2001）。

1. **倡導者**：社區健康營造的工作雖非衛生單位所能獨立完成，「健康觀念的倡導」卻是護理人員擅長且主要的角色之一。
2. **促成者**：透過社區健康評估，隨時觀察社區的健康問題，基於對社區的關心，及本身的知識與技能，社區衛生護理人員了解社區的問題與資源所在，因此可促成社區中相關團體或組織著手進行與社區健康有關之活動。
3. **協調溝通者**：社區內成員眾多，各式組織及團體林立，彼此間的聯繫有限，然而社區健康營造所期待的是社區能自覺與共識預營造的議題，並透過整體的行動，齊心解決共同的問題。因此，如何將之結合，有賴於護理人員的穿針引線。

4. **諮詢者**：社區衛生護理人員本身就是發展健康社區的主要資源之一，其所具有之專業知識及技能都是計畫不可或缺的要素，但因各社區的需求及作法不盡相同，護理人員應避免存有支配意識，要放手讓居民自主，因此最好是站在諮詢者的立場，傾聽社區居民及組織的意見，了解社區居民想法，提供最適切的協助。
5. **執行者**：根據陳與洪(2002)的調查發現，營造中心的承辦組織以衛生所最多，其次是醫療院所。而實際推動者中，又以護理人員居多，因此社區衛生護理人員確實是在扮演執行者的角色。因此，我們應以更積極的態度，主動的發現及處理各種健康問題，並對於與社區健康有關的各項議題（包括環境、社會、文化、風俗習慣等）多加關切。
6. **評價者**：社區衛生護理人員除需具備評價所需的相關知識與技術，更應時時計畫，注意對健康（不論是個人或社區環境）的衝擊與影響，適時的將評價結果回饋於計畫，以做為調整或修正的參考，確保執行時不至於偏離「健康」的宗旨。
7. **經驗傳播及推廣者**：社區衛生護理人員可在健康社區計畫中扮演經驗傳播及推廣者，因健康社區的發展為一持續不斷的過程。因此，蒐集各種成果，使社區居民看到努力後的收穫，強化社區繼續努力的信念。在我國明確的政策導引、衛生福利部國民健康署的大力推展下，目前已有多個社區營造中心在地生根、有豐碩的營造成果，且現正透過輔導計畫，希望將這些中心成功的經驗傳承，將社區健康營造的工作再推廣至鄰近社區，以求由點、到線、串聯到面，以達到建構健康城市的目的。

我國自 1999 年推動「社區健康營造」以來，目前全國各鄉鎮大多已成立社區健康營造中心，陸續進行一系列的社區健康營造活動。在基層醫療團隊中，護理人員往往是直接提供服務的第一線人員，和民眾有密切的接觸，對社區的需求、能力與資源也是最為了解的，是影響社區營造成功與否的關鍵性人物。因此，護理人員應尊重社區，和社區居民建立信任的合作關係，協助社區達到健康城市的目標。同時，以國外從事社區營造經驗的策略與方法，包括社區居民自主、組織運作、關係網絡建立、結盟合作及資訊共享等，做為我國推行社區健康營造的參考。未來護理人員應該協助社區健康營造中心運用地方資源，深入基層，強調維護個人健康是每個人的權力，也是義務，以便讓社區能力增強及參與感增加，使社區健康營造的理念深入人心，進而改善全民的健康狀態與生活品質。

結語

中老年保健工作是千頭萬緒、必須受到重視的，高血壓、糖尿病、腦血管疾病等慢性疾病，需藉由社區有組織的力量來達成健康促進的目標，是現代衛生工作的新焦點。「健康城市」的計畫即是以社區發展的方式，來完成健康促進之行動。亦即藉由民眾參與的過程，使專業人員與一般民眾共同來檢視影響社區健康的因素、定義社區的健康問題，並配合當地社區發展適用的活動，一起解決社區健康上的問題。健康城市／社區的營造即期望藉此過程後，以社區意見領袖與基層衛生組織為主體的行動團體得以形成，達到強化社區組織成員的自我效能，藉以凝聚更多社區居民的共識，使日後能執行自己社區內的健康照護活動，形成一健康與有力的社區，最終成為一個「能持續創新與改善其物質和社會環境，並強化其社區資源，進而能增強居民彼此互助於生活功能的需求上，發揮彼此最大潛能的城市」。

學｜習｜評｜量

REVIEW ACTIVITIES

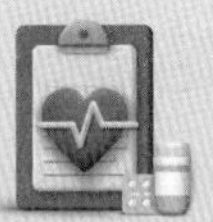

( ) 1. 行政院衛生福利部國民健康署推動社區健康營造，下列何者最符合「健康的社區」精神？(A)社區民眾在考量自己的情況下，共同努力達成安適的恆定狀態　(B)社區中沒有一位民眾是因為疾病而死亡　(C)社區中得病的民眾都可以得到妥善的照顧　(D)社區中無竊盜或打鬥情事，治安良好

( ) 2. 社區健康營造的實施期程，在行銷籌備期的目標為何？(A)成立功能性委員會　(B)進行社區衛生計畫　(C)使社區居民接納欲推動的計畫　(D)進行社區評價與回饋

( ) 3. 某社區在推動社區健康營造時，以健康體能為推動議題，請問下面哪一個最適合作為結果層面的評價？(A)共辦理10場次的運動講座　(B)講座總參與人次為1,000人次　(C)共有200人達到每周三次的運動　(D)健走大會共有5,000人參與

( ) 4. 社區健康營造的推動步驟與順序，下列何項正確？(1)組織民眾　(2)分析社區的相關現況　(3)社區需求評估與診斷　(4)計畫評價與修正　(5)計畫與執行。(A) (1)(3)(2)(4)(5)　(B) (2)(1)(3)(5)(4)　(C) (2)(3)(4)(1)(5)　(D) (4)(2)(3)(1)(5)

( ) 5. 在推動社區健康營造時，社區衛生護理師的功能，下列何者錯誤？(A)提供完整性社區評估　(B)提供醫療相關服務　(C)提供符合社區的衛教服務　(D)決定社區健康營造議題

( ) 6. 下列何者為社區健康營造的第一步驟？(A)喚起民眾興趣　(B)尋求社區資源　(C)追尋永續經營　(D)找出健康議題

( ) 7. 關於社區健康營造之敘述，下列何者錯誤？(A)專家擔任社區領導者　(B)由下而上的社區營造手法　(C)社區民眾自發自覺地發現問題　(D)目標為居民都能擁有健康

( ) 8. 有關社區健康營造的敘述，下列何者正確？(1)希望能改善民眾健康狀況與生活品質　(2)希望透過社區發展方式讓民眾能解決社區健康議題　(3)希望能發揮民眾自決、自主與自助的力量　(4)最終目的是改變社區環境。(A) (1)(2)(3)　(B) (1)(2)(4)　(C) (1)(3)(4)　(D) (2)(3)(4)

( ) 9. 經過社區健康營造之後，某社區居民提升口腔癌與檳榔使用的認知，也願意改變以種植檳榔維生的方式。這是屬於何種評價？(A)形成性評價　(B)總結性評價　(C)結構評價　(D)過程評價

( )10. 社區護理師與社區運動性社團共同推動健康體能活動，是依據社區健康營造的何種步驟？(A)成立健康營造推動小組　(B)結合社區資源　(C)激發民眾共同參與　(D)訂定社區健康議題

選擇題答案：ACCBD　DAABB

07

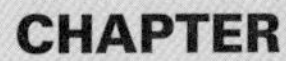

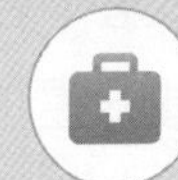

社區健康評估

Community Health Assessment

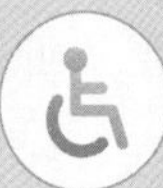

編著者 張淑芳

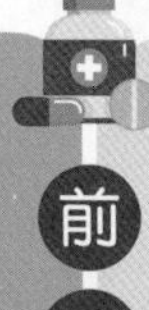

前言

隨著人口高齡化、慢性病的盛行、新冠併發重症 (COVID-19) 肆虐，引發全球醫療負擔變化，因此社區照護更顯重要性。「社區健康評估」是一套解決社區健康問題的方法，經由發現問題，統合運用資源，擬訂解決方案，以改善及促進社區的健康狀態。基於這項認知，衛生福利部特別將推動社區健康營造列為重點項目。因此，「社區健康評估」的理念與宣導，更凸顯其重要性（李，2020）。

世界衛生組織曾在阿瑪阿塔宣言中強調，藉由落實基層保健醫療來促進民眾健康，以達成全民均健目的。「健康的城市計畫」乃是以社區發展的方式，來完成社區健康促進的行動，亦即藉由民眾參與的過程，使專業者與一般民眾共同發掘社區健康的議題，並結合社區的資源，一起解決社區的健康問題（楊等，2019）。

「社區健康評估」即為發現社區特色及資源，進而改善或解決社區健康問題，是社區健康營造首要步驟，因此**「社區健康評估」為社區健康營造的基石**。目前衛生福利部全面推行「社區健康營造計畫」，**期望藉由社區民眾的參與和學習，能激發社區意識與自決能力，以營造健康的支持環境，而達成全國各鄉鎮（市）為健康城市之目標**。

本章將介紹社區要素、社區評估常用模式、評估方式及衛生計畫訂定方式；此外，本章將實際舉例說明社區評估及計畫草案的相關內容，以利讀者能充分了解。

7-1 社區綜論

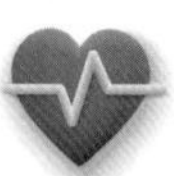

一、社區的形式

臺灣社會歷經經濟轉型與政治多元化的社會變遷，不僅改變了都市生態環境與居民的生活型態，同時也影響了人與人之間的關係。

社區的分類大致可分為：

1. 傳統社區：過去傳統社區之所以存在，乃受到當時傳統地域影響，如中國傳統的家族或西方國家的部落。在農業社會中由於維生不易，為求個人生存的發展，因此具有血緣關係的人，很容易集居在一地共同生活，個體的各種生活需求，均可從家族或部落等組織中，獲得保障與滿足。在這種情況下所形成的組織體系，基本上，對外是封閉的但對內則是開放的。所以，在這一個空間上有極為明顯的獨立性，而獨立體系之中的居民，對於本身所存在的地區，便有絕對的自主性，此種以追求生活發展為最終單一目標的組織體系，就稱為「傳統社區」。

2. 現代社區：由於生產技術的突飛猛進，造成生活環境的急劇轉變，不同於傳統社區，現代社區的居民彼此間不一定具有血緣關係，而當現代的社會在逐漸形成的同時，傳統社區也在瓦解之中。在經歷了以生產為主的工業化社會，人民擁有較多的自由時間，因而逐漸孕育出生活優先的價值觀。同時，由於地域的獨立性、居民的共同意識與自主性，加上日趨成熟的都市化，賦與人民更多的自主、自決權，便造成了「現代社區」。現代社區中追求多元化的共同生活利益、提升生活品質是每一個人的最終目標，因此居民彼此間互賴、互助、互惠更是一大特色。

二、社區的重要概念

「社區 (community)」一詞是由拉丁文 “communitas” 演化而來的，由於該字源於 communis，即「共同」之意，故有「公共精神」之涵意，原屬社會學專有名詞，後來被應用於各學科，且因不同學科而有不同的觀點與用途，於是成為一個多元的概念 (Sichone, 2019)。世界衛生組織 (WHO) 指出社區是在一**固定地理區域**範圍內的**社會團體**，其成員有著**共同興趣**，彼此認識且相互往來，**行使社會功能，創造社會規範** (norms)，形成特有價值體系 (values) 和社會福利事業。

依據「社區營造草案」對社區定義為：「係以公共議題所涵蓋並經居民共識認定之範圍為限，所要解決的或許只是一個街區之營造，或係一條河流沿岸居民之共識，故打破以往用特定行政區域之畫定方式」。而在「社區發展工作綱要」中提及：「**社區是指鄉鎮市區之社區發展主管機關畫定，依法設立社區發展協會，推動社區發展工作之組織與活動區域。**」（黎，2020）。

因此，歸結上述，我們可以發現三大重要的概念：

1. **地點 (place)**：「社區」本身即有雙重的意義。「社」注重社區中人與人的關係，「區」則是地區、環境的暗示，這個名詞為**人與環境的結合體**。
2. **個人或人們(person or people)**：社區與行政區不同。**社區是動態、具生命力、有高度彈性**，不是硬性規定而劃分的，只要符合定義中許多共同的條件，小到一棟公寓的住戶，大到一個國家，甚至整個地球，都可稱之為社區。
3. **功能 (function)**：社區**含括「人」與「環境」的關係**，因此社區問題的發生與解決都與其自然與人文環境、資源、風俗習慣息息相關。

三、社區的功能

Warren (1972)提出社區具有五種功能，分別為**生產－分配－消費**、**社會化**、**社會控制**、**社會參與**及**相互支援**，概述如下。

1. **生產－分配－消費**：藉由社區居民分工合作，得以滿足居民日常生活所需。
2. **社會化**：人是群居動物，一生中不斷進行社會化的過程，而社區具有此功能可促使居民彼此能有效互動。**社區讓個人在不同發展階段和過程中不斷學習**，發展新的**知識**、**信念**、**習慣**、**行為模式**、人生觀和**價值觀**等功能。
3. **社會控制**：為維持社區秩序，必須發展相關法令規章，以加強社區的保護作用，**如社區的守望相助隊**。
4. **社會參與**：社區提供社團及組織，促進成員彼此交流機會，如**成立媽媽教室**、**導護媽媽等社團**。
5. **相互支援**：社區成員能獲得社區內外相關福利團體的支援。

情況題

陳太太發生車禍，又逢喪夫之痛，家中尚有一位年老母親與兩位國小孩童，鄰里發揮愛心，募款並分別輪流協助照顧陳太太家中的飲食，此現象屬於華倫 (Warren) 所列舉社區五大功能中的哪一種？ (A) 生產－分配－消費 (B) 社會控制 (C) 社會參與 (D) 相互支援。

答案 D

四、社區的種類

羅斯 (M. G. ROSS) 將**社區區分為地理性、互動性及功能性社區**。

1. **地理性社區**：通常社區具有特定範圍，如劃分東西南北里界，以說明社區範圍。
2. **互動性社區**：藉由相互互動，彼此依賴與合作，以促進成員良好往來。
3. **功能性社區**：依據社區成員對某一個事項發展感到興趣，彼此分享、產生**認同感 (identification)**，形成一個組織或團體，如**學會**、**公會**。

除了羅斯所提的 3 種社區，另外尚有**概念性社區**，如網路族、頂客族等。

五、社區動力

該社區與其外組織、團體或其他社區間的互動而產生的自然結果稱為「社區動力 (community dynamics)」。藉此我們可了解該社區的活動變遷和影響社區發展的因素。**一個好的社區包括社區組成、溝通、領導與決策及社區功能良好**。若社區具有良好的溝通方式、民主而周延明確的領導方式與決策過程，則社區動力會越活潑，利於社區健康發展。

1. **社區組成**：包括特定的地理區域、人、其同目標或需求、環境及社會系統等要素。
2. **溝通方式**：包括正式及非正式、上下及平行溝通管道。
3. **領導與決策**：正式與非正式領導人的領導方式與決策過程。
4. **社區功能良好**：社區功能包括生產－分配－消費、社會化、社會控制、社會參與及相互支援等。

7-2 社區健康評估的概念

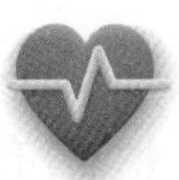

一、社區健康評估的意義

過去衛生所的工作內容是不分城鄉差異，且從事相同的工作內容，以致工作績效不彰，為改善此困境，各鄉鎮衛生所可就各該地區先做「社區健康評估」，以找出本身在地的健康問題的優先次序，並加以彈性調整衛生所的工作內容（吳等，2019）。

簡單的說，**社區健康評估即是一套既定方法來解決特定對象或社區的健康問題，藉由發現問題、統整可運用的社區內外資源以解決方案，強調最有效率的方式，來達到增進該特定對象或社區的健康狀態，同時透過適當的評價方式，以評估社區問題解決之成效。**

因此，社區健康評估的意義在於能協助社區衛生護理人員，能事先了解不同社區健康問題之差異與社區資源，以了解預防上的缺失，並經社區健康評估進行事先預防，同時能確認是否具有足夠的社區資源（如人力、物力、財力）並加以整合，接著依社區特性進一步的提出解決方案之規劃，以提供個別及獨特的健康服務（林等，2020）。

小補帖

社區資源的種類與運用策略

1. 種類
   (1) **有形資源：常以“3M”表示，包括manpower（人力資源）、material（物力資源）、money（財力資源）。**
   (2) 無形資源：包含社區意識、社區行動的習慣、文化規範及社區凝聚力等。
2. 運用策略：**包括合作及聯盟**（例如**與媒體建立良好的溝通管道與合作關係**）、籌募資源、資源整合及交流、建立公共政策等。

二、社區健康評估的目的

WHO曾在阿瑪阿塔宣言中強調，藉由落實基層保健醫療來促進民眾健康，以達成全民均健的目的，自此世界各國莫不積極的面對這個挑戰。對於疾病的防治，最重要的就是推動預防保健工作，由避免日常生活中的致病或致死因子來降低罹病率、殘障者及死亡的發生（邱，2019）。基於個人健康因素與社區整體有關，可藉由社區健康評估有效推展社區的保健服務，因此社區健康評估的目的包括：

1. 健康政策制定多**以社區為基礎單位，結合社區整體力量**，以**促進個人或家庭健康觀念或行為的改變**。
2. **以社區為對象**進行健康評估，**落實基層保健醫療**。
3. **了解現有資源的可用性、可近性，以研擬具體可行的策略**。
4. **分析社區各層面的需求，使健康護理計畫能真正反應社區的需求**。
5. **選擇適當計畫評價方式，以獲得客觀具體的成效**。

三、社區健康評估的功能

昔日社區健康工作均偏重醫療服務，**最終目的是引導社區民眾學習健康生活，朝向預防疾病和健康促進之積極面，以求健康社區化，建立自助、互助的社區組織，喚醒社區民眾的自我照顧能力**（粘、楊，2020）。因此，社區健康評估的功能包括：

1. 協助社區衛生護理人員**了解社區的動力與功能型態**，並找出利於或損於社區健康的因素。
2. 使社區衛生護理人員**了解社區的文化差異、社區所具備的能力、社區所關心的重點及社區對改善健康問題的動機**。
3. 協助社區衛生護理人員經由完整分析的過程來了解社區之健康信念、價值觀的變遷，進而研究社區衛生計畫與執行相關的社區活動。
4. 藉此可以了解社區的健康需求，排定優先順序，訂定社區健康護理計畫，以作為編列預算與籌備經費的依據。
5. **培養社區獨立解決問題的能力，鼓勵社區民眾參與，賦予民眾有增能（或稱賦權，empower）的權限**。
6. **提升健康護理計畫的質與量，確定社區真正的需要，以提供適切服務**。

四、社區健康評估資料收集方向

社區健康評估資料收集方向主要包含人口核心和八大次系統。人口核心評估包括：(1) 社區的歷史－社區發展史；(2) 人口的特性－人口統計資料，如人口密度、戶數及每戶平均人數、**性別和人口年齡分布**（可由**人口組成結構圖**了解）等。

八大次系統評估包括：(1)物理環境－包括社區界限、氣候、自然地理環境、人為環境、房屋建築、動植物分布等；(2)健康及社會服務－包括醫療與社會福利機構的分布、類型（預防性醫療、治療性服務、長期照護等）、服務內涵、社區民眾利用的情形及其感受；(3)經濟－包括家庭收入、勞動參與及職業分布情形；(4)安全及交通運輸－包括警察與消防設施、交通運輸系統分布情形；(5)政府及政治－如該社區的正式組織架構、正式領導人（里長、里幹事）、非正式領導人及其職責、居民對正式領導人的熟悉度與服務滿意度等；(6)溝通－包括正式及非正式、上下及平行溝通管道；(7)教育－包括居民教育程度、正式（如國小、國中、幼教機構）及非正式教育機構（如安親班、才藝班、書局）及其利用情形；(8)娛樂－包括娛樂設施的性質、分布及利用情形。

評估內容及其資料來源參見表 7-1 (Anderson & McFarlane, 2008; Stanhope & Lancaster, 2019)。

表 7-1 社區健康評估資料收集方向

資料收集方向	資料來源
■人口核心 **社區的歷史** · 社區發展史、社區的型態為老舊或是新興的社區？ · 訪談民眾，如住在此社區多久了？是否有些什麼改變？社區的歷史為何？	· **圖書館**區內的重要集會（里民大會、社區日） · 訪談重要人物（鎮長、里長、耆老）
人口與生命統計 · 社區的男女性比例為何？ · 社區的年齡人口分布為何？ · 人口類型有哪些？年輕或年老？ · 主要家庭型態為何？與家人同住、獨居或團體？ · 居民的婚姻狀況為何？單身、分居、寡居或離婚？ · 社區的出生率、死亡原因（疾病、意外、自然）	· **戶政事務所** · 中央地方之政府機關 · 鄉鎮市區公所 · 觀察法 · 問卷調查 · 人口組成結構圖
民族性 · 是否注意到不同民族族群的代表標誌（如主題化餐廳、特殊節慶日）？ · 所看見的文化差異是什麼？	· 擋風玻璃式調查（透過視、聽、嗅、觸、聞等感官的感覺，觀察社區民眾的互動、生活型態與物理環境） · 訪談
價值觀及宗教信仰 · 社區附近是否有教堂、寺廟、廟宇？是否為同質性的信仰？ · 社區附近是否有綠地、花草、花園？ · 是否有代表性或文化性的藝術品展覽？	· 擋風玻璃式調查 · 訪談
■八大次系統 **物理環境** · 此社區看起來如何？ · 有關空氣品質、植物、住宅、都市的區分、空間、綠地、動物、人們、人工建築、自然之美、水質及氣候如何？ · 地區的地圖？大小如何？（如廣場、街區）	· 擋風玻璃式調查 · 訪談 · 政府監測站
健康及社會服務 · 是否有診所、民俗療法、醫院、開業者辦公室、公共衛生服務、居家健康機構、急診中心、護理之家、社會服務設備、心理健康服務機構？ · 社區外的哪裡有可接近的資源？	· 擋風玻璃式調查 · 問卷調查 · 官方報告

表 7-1　社區健康評估資料收集方向（續）

資料收集方向	資料來源
經 濟 · 感覺該社區的經濟是呈正成長還是負成長呢？ · 有很多工廠、商店提供就業嗎？失業率是多少？	· 擋風玻璃式調查 · 重要人物訪談
安全及交通運輸 · 人們如何活動？ · 大眾和私人交通工具哪種較方便？ · 有看到公車、機動車、計程車嗎？有什麼保護措施？（如防火、治安、公共衛生） · 空氣品質如何？ · 犯罪又是何種型態？人們覺得安全嗎？	· 擋風玻璃式調查 · 問卷調查 · 環境部 · 警察局
政府及政治 · 有否任何政治活動的徵象（如張貼海報、集會）？ · 哪一個政黨是比較優勢？ · 人民在地方政府有沒有決定權？	· 擋風玻璃式調查 · 重要人物訪談 · 問卷
溝 通 · 有什麼樣的共同範圍區域使人們聚集在一起？ · 在哪裡能看到什麼新聞？ · 人們有電視或廣播？他們能看到或聽到什麼？ · 正式或非正式的溝通管道是什麼？	· 擋風玻璃式調查 · 訪談居民 · 地方新聞電台
教 育 · 學校在範圍內嗎？他們的看法如何？ · 有圖書館嗎？ · 有當地的學校董事會嗎？它的職務（功能）如何？ · 學校的評價（名聲、聲望）是什麼？主要的教育關鍵是什麼？退學學生比率是多少？有課程以外有益的活動嗎？有被使用嗎？有學校健康服務嗎？幾位校護？	· 訪談學校關鍵人物 · 衛生報表
娛 樂 · 小朋友在何處玩？ · 主要的娛樂形態是什麼？有誰一起參與？ · 看到有哪些娛樂設備？	· 擋風玻璃式調查 · 問卷調查

7-3 社區健康評估的模式

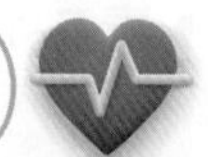

社區公共衛生護理工作目的是**促進社區整體健康**，**強調「與社區為夥伴(community as partner model)」的工作策略**，對整個社區提供護理服務 (Anderson & McFarlane, 2011)。社區護理人員要做好社區護理工作，首先要對自己服務的社區有清楚的認識，而社區健康評估是幫助達成此任務的利器。因此一個社區護理工作者必須對社區護理評估有清楚的概念。

要營造健康的社區，讓人在社區中生活有品質，社區的健康狀況是社區護理人員必須知道的。**透過社區護理評估，可知道社區的健康問題和健康需要**，列出問題和需要的優先順序，配合社區資源的應用，謀求解決之道，以促進社區整體之健康。社區評估有多種模式可以進行，茲以常見的模式加以說明。

一、以社區為夥伴模式

社區護理人員必須與社區形成夥伴的關係，並運用客觀的標準來協助、引導社區民眾評估其社區的健康狀態，而並非由護理人員自行評估社區的健康狀態。Anderson & McFarlane (2011)的社區為夥伴模式乃是將社區視為夥伴關係(partnership)，此關係之特色為**能互相學習、角色具有彈性、可相互磋商**，並運用護理過程解決問題，**強調社區是個開放系統，不僅有社區內的互動關係，與社區外也相互影響，此模式的內容涵蓋整個人口核心及相互影響的八大次系統**。

此模式除了提供有系統及完整社區評估之指引外，更強調評估過程中可以使社區民眾**賦權**(empower)，亦稱增能，詳見第6章說明。

(一) 人口核心

人口核心包括社區的歷史、人口的特性等（表 7-1）。

1. 社區的歷史：社區發展史，以利**擬訂較符合居民價值觀的健康計畫**。
2. **人口的特性**：人口統計資料，如人口密度、戶數及每戶平均人數、人口年齡分布、人口組成、人口流動率、人口健康情形、**教育程度**、**婚姻狀況**等。

(二) 八大次系統

八大次系統則包括物理環境、健康及社會服務、經濟、安全及交通運輸、政府及政治、溝通、教育、娛樂等（表 7-1）。

1. **物理環境**：評估目的在了解居民所居住的環境狀況，同時對居民可能產生的影響。包括社區界限、氣候、自然地理環境、人為環境、房屋建築、動植物分布等。
2. **健康及社會服務**：評估目的為了解居民在利用社區內外醫療資源的**公平性、可近性及可利用性之情形**，包括**社區健康狀況（疾病種類及罹病率）**、**醫療與社會福利機構的分布**、類型（預防性醫療、治療性服務、長期照護等）、服務內涵、**社區民眾利用的情形及其感受與滿意度**。
3. **經濟**：評估目的在了解居民經濟收入狀況，以及居民在此部分之資源分配情形，包括家庭收入、**社經狀態**、**貧戶比率**、勞動參與及**職業分布**情形。

情況題

關於社區衛生護理師參與決策過程的敘述，下列何者正確？ (A)意識形態是參與決策的依據 (B)護理師是基層人員，不需要參與決策過程 (C)決策過程中不需與其他專業人員磋商協調 (D)決策過程中護理師應充分表達自己意見。

答案 D

4. **安全及交通運輸**：評估目的在評估社區居住安全及運用社區交通的便利性之情形，包括警察與消防設施、交通運輸系統分布情形。
   (1) 安全系統：警政方面，如該社區隸屬於某一分局（派出所）管轄、其位置及管轄範圍、有否治安死角、警力狀況及其分配情形、主要報案率為何、對社區民眾是否有舉辦相關的講座或活動。消防方面，除了評估上述內容外，另需評估其轄區業務與消防救災設備、該社區內的消防裝置及其保存期限、有否消防死角等。
   (2) 交通運輸系統：評估社區的大眾運輸工具、個人交通工具及其利用情形、居民滿意度等。
5. **政府及政治**：**為影響社區執行健康計畫能力的重要關鍵**，評估目的在**了解居民與社區正式及非正式領導人物的互動情形**，包括政治體系、參與情形及滿意度。如該社區的正式組織架構、正式領導人（如里長、里幹事）、非正式領導人及其職責、居民對正式領導人的熟悉度與服務滿意度等。

6. **溝通**：評估目的在了解居民彼此間的訊息溝通管道，及社區領導人物的訊息傳遞方式，包括正式及非正式、上下及平行溝通管道。
   (1) 正式溝通管道：如公共電話的設置、種類（投幣式或卡式）及其數量、**郵局的位置**、**郵筒數**等。
   (2) 非正式溝通管道：如公布欄的設置、社區內的廣播系統。
   (3) 上下溝通管道：凡里內或政府的通告，皆透過廣播系統、里內張貼海報、鄰長通知各家戶親戚或左鄰右舍互相通報等管道通知。里民發現問題後，大多都直接向鄰長或里長反映。
   (4) **平行溝通管道**：如口耳相傳或閒聊，或是**從里**、**鄰長**、**附近公園的活動**、人群散播所得知的訊息。

小補帖

都會型社區可以透過觀察社區報、社區部落格或參與里鄰長會議等方式，快速獲得民眾傳布訊息的溝通管道。

7. **教育**：評估目的在了解社區內外教育資源及**社區民眾對知識的接受度**，包括居民教育程度、正式（如國小、國中）及非正式教育機構（如安親班）及其利用情形。
8. **娛樂**：評估目的在了解居民平日休閒娛樂種類及使用社區休閒設備的狀況，包括休閒娛樂設施的性質、分布及利用情形（如**社區中公園的分布，園裡設施的種類與數量**）。

在完成以上評估後，將該社區的評估資料列表並歸納出其優缺點，範例請見表 7-12。

二、以系統為導向模式

系統導向之社區評估架構，強調**在開放性系統中，環境被認為是一切系統的外在系統，系統內外有互動關係並互相影響**（陳、蔡，2020）。主要概念包括七大要素：**界線**、**目標**、**構成因子**、**輸入**、**運作過程**、**輸出及回饋**，詳述如下：

1. **界線 (boundaries)**：指辨別社區與環境之因子，可以保持社區的完整性。
2. **目標 (goals)**：指社區存在的目的或理由。
3. **構成因子 (set factors)**：指社區的生理、心理及社會特性，會影響社區的行為和狀態。
4. **輸入 (input)**：指外在的影響 (external influence)，它可能是來自社區外（超系統）的物質、能量和訊息。
5. **運作過程 (throughput)**：指社區的內在功能，包括經濟 (economy)、政體 (polity)、溝通 (communication) 和價值 (values) 等功能性次系統。
6. **輸出 (output)**：指社區的健康行為和狀態，包括人的因素和環境因素。
7. **回饋 (feedback)**：指回到系統的訊息與社區的功能，包括內在和外在回饋。

7-4 社區健康評估的護理過程

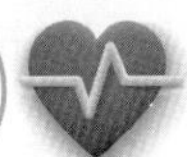

藉由進行社區完整的健康評估，將能詳加考慮社區內外資源，包括 3A（accessibility, availability, accountability；**可近性、可用性、責任性**）及 3C（continuity, comprehensiveness, coordination；**持續性、周全性、協調性**）的特性。

一、評估期

(一) 文獻查證 (Literature Review)

當學者或是評估者面對一個完全陌生的社區時，**二手資料**的文獻考察 (secondary data analysis) 是收集資料的首選方法。從圖書館中收集研究報告、地方版報紙、地方出版品，如鎮誌、老街歷史研究、縣市議會會議資料，皆有利於了解社區的歷史人文沿革及變遷。

另外也可以從區（鄉）公所、**戶政事務所**、機關服務手冊、衛生局（所），其各項相關業務成果報表、簡報，以了解社區的需求或社區所關切的事務。而社區的生命統計資料，在健康指標上有重要的意義；此外，**生命統計資料**（如戶政事務所人口、死亡登記），衛生所的健康篩檢記錄、個案管理、轄區醫療院所門診病歷、**學術單位調查報告**等，皆非常有參考價值，唯資料的正確性、完整性及一致性，必須細心判斷，並以其他方法，相互比較資料、佐證，來支持資料的可靠性。

（二）擋風玻璃式調查(實地考察)(Windshield Survey)

又稱**走街法**，運用其個人的**感官觀察**（視、聽、味、嗅、觸覺），**主觀**地收集社區中所見之人們的**互動**、**生活型態**及所看到的**物理環境**等資料，以**了解社區初步全貌**及其特性（朱等，2013）。

1. **視覺**：實地的觀察，將社區走透透，用眼睛去看社區的民眾、建築物、農作物、交通工具、環境衛生等。
2. **聽覺**：用耳朵去聽居民的意見、居住的環境中有無噪音等。
3. **味覺**：試著嚐試社區食物，了解居民飲食型態及社區消費水準。
4. **嗅覺**：用鼻子去聞社區有無飄散異味等。
5. **觸覺**：實際接觸社區居民，與民眾交談，了解居民對社區的看法及感受。

社區衛生護理人員在社區街道圖中，以案家為中心，用圓規劃出一公里直徑之範圍，此區域即為需要徒步進行評估的範圍，其評估內容請見表 7-2。

表 7-2　以感官方式進行社區資料的收集

感官方式	評估內容
視 覺	‧在社區裡看到的性別、族群與地理特徵的分布如何？ ‧在哪些地方可以看到人們聚集？ ‧大部分看到的人都在做什麼？聊天？ ‧他們的衣著如何？非常正式？還是休閒？ ‧是否有學校？從幼兒園到大學都有？是公立還是私立？ ‧哪裡有醫療診所？衛生所？藥局？民俗醫療？座落何處？
聽 覺	‧走在社區時大部分聽到的是什麼聲音？ ‧這個社區是安靜的還是吵雜的？ ‧是否有聽到孩子玩耍、很吵雜的音樂聲或飛機飛過的聲音？ ‧是否可以聽見車聲或巴士的聲音？
味 覺	‧大部分的民眾在哪裡購物？傳統市場？超市？ ‧市場中的食物或肉品新鮮度如何？ ‧社區民眾的飲食狀況？餐廳多還是路邊攤多？ ‧社區的水質如何？喝起來的感覺如何？
嗅 覺	‧這個地區聞起來如何？ ‧是否有一些工廠釋出廢氣？廢氣的味道如何？ ‧社區裡是否看見大型的垃圾桶、子母車等？或者是有一些雜物的味道？
觸 覺	‧這個社區是否有圍牆？或是這是一個開放的社區？ ‧當地商家的氣氛如何？親切還是冷漠？ ‧當單獨在社區的街道上行走時，覺得自在或是害怕？

參考資料：1. Anderson, E. T., & McFarlane, J. (2011). *Community as partner* (6th ed.). Lippincott.
2. Stanhope, M., & Lancaster, J. (2019). *Community health nursing: Process and practice for promoting health* (10the ed.). Mosby.

(三) 重要人物訪談 (Key Information Interview)

訪問**地方的耆老**、村里長、鄉鎮市區長、村里幹事、民意代表，由他們的口中可以傳述一些重要的訊息、過去的歷史，並以滾雪球抽樣 (snow ball sampling) 方式，經由重要人物輾轉介紹其他重要及相關人物，以增加資料收集的深度與廣度。

活動實例

重要人物訪談範例

(一) 受訪者：東○次分區里長

- **環境衛生哪裡需要改善？**

1. 里長表示本次分區有些人會亂丟垃圾，導致路面髒亂，排水系統良好，很少會有積水的地方。另外有許多居民會向他反映動物排泄物的問題。
2. 保○里長表示本社區雖為老社區，但生活機能不錯，社區內部分民眾覺得環境老舊，已經在爭取經費改善了。
3. 銘○里長表示社區內民眾較常反應動物排泄物、亂停車的問題。
4. 壽○里長表示常接獲民眾投訴，抱怨社區內有民眾遛狗時放任寵物、不處理其排泄物，已多次向社區宣導此事，但此狀況仍存在。

- **本區有提供哪些社會福利？**

1. 保○里里長表示大部分的居民均領有老年基本保證年金，而各里內無針對長者所做的福利。
2. 壽○里長表示社區內設有社區發展協會，偶爾鄰近寺廟會發放愛心便當。

- **本區治安方面如何？**

1. 里長表示里內的治安問題有偷竊及詐騙，在里內有里民組成的巡守隊，巡邏時間為每天晚上 9~11 點，以維護里民的安全。
2. 保○里長表示社區內有自己的巡守隊，稱為守望相助巡守隊，成員包括社區內退休的居民、家庭主婦等。
3. 銘○里長表示有自己社區內的巡守隊，巡守時間為晚上 9~11 點。社區內居民大多已居住 20 年以上了，較無治安的問題。

- **本區消防救災設備與情況如何？**

里長表示滅火器每 3 年會更換一次，防火巷會不定期檢查居民有無堆積雜物，現在沒有發現居民有堆積雜物。

- **區內廣播系統使用頻率與狀況**

保○里長表示因居民較注重生活品質、隱私，現已較少藉由廣播系統宣布里內事項，除非民眾有特殊需求或緊急事件請求協助。

- **區內有哪些社區教育資源？**

由里長訪談得知，銘〇里辦公處較無關於長者相關課程之設置，因此長者可利用之教育資源較少。

- **休閒育樂設施有哪些？**

1. 壽〇里長表示青年公園早上有很多老人在裡面活動，里民活動中心下午也有人在玩牌，而晚上為年輕人在跳舞。
2. 銘〇里長表示簡易運動設施那裡早上有老人在跳外丹操，里民活動中心晚上有人在跳舞。

- **是否有不良娛樂場所？**

1. 保〇里長表示「我們這裡很純樸，沒有這種場所，一出現我們就會知道會去調查」。
2. 銘〇里及壽〇里長表示「沒有特殊場所存在」。

- **社區會舉辦哪些活動？**

壽〇里長表示目前社區內會與健康服務中心定期舉辦長者健檢，也會舉辦社區內的出遊活動，最近的出遊是設計給長者的，去彰化賞花，因為是平地不用爬山，特別適合老人，社區內居民報名熱絡，一公告很快就額滿，但是社區內其他活動民眾參與度就不高，例如里民大會居民參與者逐年下降。

(二) 受訪者：東〇街派出所警員

- **本區治安方面如何？**

東〇街派出所警員表示，依照警員執勤地區都會設置巡邏箱，東〇次分區內的治安問題主要是詐騙、家暴，其次是偷竊、搶劫，里內有設置巡邏亭，分布於萬〇路424巷（東〇公園）、華〇河濱公園、富〇路47號、萬〇路542號（網咖），提供員警辦案。此外，東〇次分區內每里都有24小時監視攝影機監視，皆使用CCTV監控系統，全部的影像都會連線到東〇街派出所，且影像會保存至1個月。

(三) 受訪者：雙〇分隊消防員

- **本區消防救災設備有哪些？**

雙〇分隊消防員表示，總共有 29 個人力，設備部分有 16 輛消防車（包括：雲梯車、水箱車等）。

- **本區較常發生哪些意外災害？**

管轄範圍有 26 個里（包含在東〇次分區內），常見的消防救災型態為電線走火、一氧化碳中毒等，但一氧化碳中毒較常出現在冬天，因為有些人喜歡泡澡，沒注意泡澡時間就容易引發一氧化碳中毒。

- **會舉辦哪些活動嗎？**

會不定期在學校舉辦有關防災、心肺復甦術、防震措施等的教育宣導活動。

（四）參與式觀察 (Participant Observation)

透過參與社區的正式與非正式活動的機會進行觀察，**收集者要直接參與活動，並且讓社區民眾知道為什麼要被評估**。在參與觀察中，社區衛生護理人員可選擇人們經常聚集的地方，透過**直接或間接觀察**或聆聽發生的事情及現象，並做有系統的記錄其最真實與自然的對話、討論或爭辯。藉由觀察社區的互動、組織運作過程，能發現社區的權力分配、溝通方式、問題解決的方法、策略、決策過程，得知社區的信仰及價值觀；例如**舉辦「重陽節敬老健走」活動，以了解社區老人的健康狀態**（吳，2021）。

（五）社會調查 (Social Survey)

正式的調查 (survey) 能有效縮短取得大量資料及數據的時間，節省社會調查所需之人力與經費，並可探討特定的社區健康問題及其影響因素，是主動發掘社區問題和資源最常用的方法。例如進行社區健康評估時，社區衛生護理人員抽樣選取一部分社區民眾，以詢問他們對於一些特定事項的看法屬此。藉由具代表性抽樣方式，可以得到有效的、有代表性的社區資料，同時也應注意資料解釋的正確性，另外資料收集之工具也應注意其信度及效度（鍾，2021）。

（六）焦點團體會談 (Focus Group Interview)

社區衛生護理人員可在焦點團體會談中觀察成員間討論主題的互動情形、彼此經驗與想法的相互分享，亦可從中發現相關議題。**焦點團體**會談通常為 6~12 位**成員（以同質性者為佳）**共同討論某方面的問題，主持人在討論前要擬好討論題綱，討論的過程盡量鼓勵參與者暢所欲言，故此種資料的收集是屬於「質」與「量」的資料，有相輔相成之效果（熊，2021）。

（七）民意團體過程 (Nominal Group Process)

召集社區的組織幹部、熱心人士或民眾，針對社區常見的健康問題**確認優先順序**，進行小組座談，以進一步的了解民眾對該項問題重視的程度、**對該項問題的了解與解決問題的動機**、需要協助的方面有哪些？**共同討論社區所需的健康照護計畫及服務內容**。正式會議的對象可包括社區衛生護理人員、社區居民、里長、里幹事等。

（八）德菲研究法 (Delphi Method)

德菲研究法是以未來導向 (future oriented)、科際整合專業知識、經驗及意見，來凝聚參與者對特定議題之共識，對於分析複雜問題、評估現狀、提升政策品質及業務轉型之診斷，皆為一項有效的工具。其特色與缺點分別為：

1. 特色
   (1) **匿名式問卷，能提供參與者暢所欲言的機會。**
   (2) 能掌控參與者持續提出的問題，以反覆及分享回饋方式進行。
   (3) 專家對自己的回答，以既有的經驗給予說明。
   (4) 透過序列式問卷，由研究者就回收的資料加以整理，並**提供參與者相關資訊**，以作為參考。
   (5) 以反覆收集資料過程，促使參與者之意見趨向一致，並獲得精確結果。
2. 缺點
   (1) 專家之專業知識、實務經驗及其代表性，易引起爭議及質疑，因此參與研究之專業代表性需慎選。
   (2) 研究時間不易掌控，研究者需先設立共識，耗費較多時間誘導參與者提供其知能及經驗，以達成共識，才能有效進行整個研究。

二、診斷期

（一）收集資料要點

於資料收集過程中，可將資料加以彙整及比較來凸顯社區的問題；收集及比較方向包括社區資源的**適用性**、**可近性**、**公平性**、適當性、與較大社區比較其差異性、與相近社區比較其差異性、相同社區不同群體之比較、比較時間改變之趨勢、與過去健康政策比較、經文獻查證、或相關研究調查結果進行比較、了解居民需求、該社區之專業成員的自主判斷、社區調查等。

（二）解釋與組織資料

經由社區健康資料收集及分析過程，解釋並組織資料，以發現社區的優缺點，再從缺點中診斷社區健康問題。

(三) 進行社區健康診斷的原則(趙等，2020)

1. **社區居民共同參與。**
2. **以社區護理人員所能解決的問題為考量。**
3. **考慮社區內、外在資源。**
4. **目前衛生政策走向。**

(四) 社區健康問題的陳述

社區健康問題的陳述內容包括：導致結果 (risk of)、在…之間 (among) 及相關因素 (related to)(常包含相關問題的知識、態度及行為不足)，如：

1. Risk of：中老年人血壓較正常值高。
2. Among：在○○社區。
3. Related to：缺乏高血壓相關預防訊息；未執行預防高血壓的相關行為。

(五) 社區問題優先順序的準則

社區衛生護理人員經由上述方法所收集到的資料，透過分析、研判後，可能會發現社區中有許多的護理需要，但在受限的時間、人力、財力等因素下，就必須決定護理需要的優先次序。通常，我們以**越急、越重要及越有時間性的問題作優先處理**。其進行方式為：(1) 決定參加人員；(2) 列出所有社區健康問題及診斷；(3) 決定評分準則；(4) 決定比重；(5) 總和得分；(6) 分數越高，代表優先需要處理。

社區診斷方式有許多方式，茲舉例二種社區診斷確立方式加以說明(楊等，2018)。

➲ 默客 (Muecke) 法則

在收集完社區資料後，經過分析與評估的過程，由許多症狀或徵象來訂立出社區健康問題，利用健康問題 (Problem, P)、相關因素 (Etiology, E)、鑑定性特徵 (Symptom, S) 的方式呈現該社區的健康問題，並排定其優先順序，範例請見表 7-13。

此學者認為總合每個診斷之八項準則，即為優先順序得分，並按照以下七個步驟進行計分，而最後總分越高，即代表越需優先處理。

1. 列出所有的社區診斷。
2. **選擇排定優先順序的準則（包括社區對問題的了解、社區對解決問題的動機、問題的嚴重性、可利用的資源、預防的效果、護理人員解決問題的能力、健康政策與目標、解決問題的快速性與持續性）**。
3. 決定診斷重要性的比重（0~2 分）：0 分：不太重要，不需優先處理；1 分：有些重要，可以處理；2 分：非常重要，必須優先處理。
4. 評估者自我評估每個診斷的重要性，依比重每個準則個別給分。
5. 評估者再就每個診斷之每項準則，依社區問題擁有的資源多寡（0~2 分）將每個診斷的比重與資源總合。
6. 總合每個診斷所有評估準則的得分。
7. 分數來源評估者：評估者先透過實地勘察、問卷分析、重要人物訪談等資料收集方法，再使用此法給予此社區排定出社區健康問題的優先順序。

社區診斷準則

Stanhope及Lancaster提出的社區評估優先順序準則為：**(1)社區對於問題的警覺性；(2)社區對於解決問題的動機；(3)護理人員對於問題解決的能力；(4)解決問題時可利用的資源；(5)問題未被解決的嚴重性；(6)問題能被解決的速度**。接著逐項評分（準則評分與準則加權）並加總計分（表7-3），再排出各項社區問題的優先次序，以利社區計畫草擬。

表 7-3　Stanhope 及 Lancaster (2019) 的社區評估優先順序準則

準 則	準則評分 (a) (1~10)	準則加權 (b) (1~10)	支持資料	得分 (a*b)
社區對於問題的警覺性				
社區對於解決問題的動機				
護理人員對於問題解決的能力				
解決問題時可利用的資源				
問題未被解決的嚴重性				
問題能被解決的速度				

註：準則評分 (criterion weight)：是指該項社區問題的重要性。
準則加權 (criterion rating)：是指該項社區問題被改變或解決的可能性。

三、計畫期

「計畫」是社區工作中重要的角色，計畫可協助社區工作者釐清思考及工作脈絡、訂定工作時程、擬訂評估項目，是一種科學化的工作模式。當社區健康評估經由分析已經確立問題後，社區衛生護理人員要讓社區的意見領袖或重要關係人熟悉該健康問題並進行討論，引起他們的興趣，建立信任與信賴；並**依據社區診斷出的問題**，將想法做成計畫，可作為自己和工作人員的備忘錄、是與人溝通的憑藉基礎，更是爭取合作或申請經費的好幫手，為社區工作過程中不可或缺的一部分。

一旦主題形成之後，社區衛生護理人員需要為該主題設計一個完整的計畫或方案，以使行動有更明確的方向遵循。計畫或方案大致包含以下內容：

1. 緣起（前言）：即所謂的“why”，說明計畫的原始想法。
2. 背景（現況分析）：說明社區背景或社區目前所面臨的問題，如何藉由該計畫解決。
3. **目標**：即計畫的最主要目的及預期成果（計畫達成後，預定的成果），**必須具體可評值**。
4. 達成目標的策略行動：即欲達成目標之將進行的活動。計畫步驟或流程是說明計畫如何進行的具體陳述，通常配合圖表說明。

情況題

擬訂社區健康計畫時，下列何項社區健康目標最易測量其達成情形？ (A)協助培養社區自行解決問題的能力 (B)社區居民能規律參與社區運動性活動 (C)社區更年期婦女能了解更年期保健知識 (D)社區青少年能學會3種避孕方法。

答案 D

5. 進度：計畫各部分的時程表。人力配置包括各參與人員的基本資料及職責、及備用人員的名單。
6. 預算：計畫所需之經費，經費項目依計畫有所不同，可以參考政府單位或是相關基金會之計畫申請手冊。

以上關於計畫、方案的內容可依各社區的需要增修項目。

四、執行期

依據社區健康問題，草擬解決方案（社區健康企劃書），解決社區現存或潛在問題。

五、評價期

計畫的實施是否具有成效？居民健康狀況是否有改善？社區的環境是否有進步？健康服務是否達到預期成果？要回答以上種種問題，我們必須做評價，也就是說評價是完整計畫的一部分。

（一）評價的意義

評價是一種連續的、有系統的直接或間接的觀察過程，它客觀地記錄與判斷計畫中目標行為 (target behavior) 的改變程度，同時預測未來的發展趨勢。依評價的目的可分為形成性評價 (formative evaluation) 和總結性評價 (summative evaluation)（楊等，2018）。

1. **形成性評價 (formative evaluation)**：協助一個仍在規劃階段之計畫的發展，其目的在奠定該計畫的堅實基礎。需求評估 (needs assessment) 是此評價中的一項重要工作。了解社區民眾真正的「健康需求 (health need)」亦是非常重要。需要注意的是，社區民眾所表達的需要 (demand)，不一定是有利健康的需求 (need)，而醫療服務體系所提供的服務 (supply) 也應思考其是否既能符合社區民眾所表達的需要，且是有利健康的需求，而社區健康評估便是盡量讓需要、需求及服務三者間有所交集，以達到社區民眾滿意、健康獲得保障、醫療資源能有效發揮的目標。
2. **總結性評價 (summative evaluation)**：**計畫執行之後衡量該計畫的價值。**

小補帖

其他評價的種類（張等，2013）

1. 效率評價 (efficiency)：指評價照護計畫是否充分運用各項資源，如社區衛生護理師在某社區慢性病防治健康計畫執行後，評價消耗的物力、人力及經費與成果的關係。
2. **效果評價** (effectiveness)：**指評價照護計畫達到預期目標的程度。**
3. 合適性評價 (relevance or adequacy)：由達成的目標來衡量目標對此計畫是否合適。
4. 成效評價 (impact)：又稱為衝擊評價，指計畫完成後，評價計畫的價值性及執行計畫所引發的問題。

（二）評價的目的

評價的目的在於不斷的改進，精益求精，可以說評價本身就是一種教育經驗。主要目的包括（蘇等，2020）：

1. 判定社區健康設施的現況。
2. 估量健康計畫目標達成的程度。
3. 提出計畫本身優點和缺點的比較資料。
4. 提出衛生計畫得失的資料，作為日後改進的參考。
5. 評定居民健康情形和接受健康教育的狀況。
6. 促使衛生當局調整健康計畫，以符合居民健康需要和教育需求。

（三）評價的原則（林，2018）

評價時應把握下列原則：

1. 必須清楚陳述計畫的重點和總目標 (goal)。
2. 仔細陳述特定且具有可評值性的目標 (objective)。
3. 活動的所有記錄、資料、成果必須妥善保存，以作為評價的根據。
4. 收集評價資料的方法和工具，必須合乎高信度、高效度、客觀的標準。
5. 評價的資料來源可包括學校、家庭、鄰近社區，甚至是整個社區。
6. 評價居民應用健康計畫中，所學得的知識、態度和習慣。
7. 評價的結果要運用在未來修訂計畫、改進時效之上。

7-5 社區健康評估實例

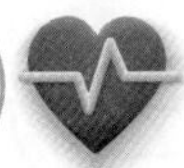

茲以板橋幸福里 2004 年現況所進行社區健康評估為例（張等，2004），進行說明。

一、人口核心

（一）社區的歷史

即社區發展史，如板橋地區原為一個荒蕪之地，平埔族擺接社零星的散布其間，初來墾闢枋橋地區者以賴氏、楊氏為最早，據新埔賴阿淵家族所藏之「賴氏族譜」顯示：康熙年間入墾者與平埔族住民雜居，後至乾隆年間林成祖、廖富楕到臺北盆地的擺接社開墾後，板橋的開拓才開始全面的展開，當時他們開墾的範圍大約是在今日板橋地區新埔、枋橋街等地。1920 年日治時期，日本人在臺灣地方制度改革之下，有鑑於「枋橋」與日語之「望鄉」發音相同，怕在台日人思念家鄉，無心為政，而藉日本東京亦有名為「板橋」之行政區，於是改「枋橋」為「板橋」。

(二) 人口的特性

由圖 7-1 可知本里 25~55 歲以下的人口占多數，因此應加強職場健康促進及勞工職業傷害的資訊；同時亦需要加強 14 歲以下兒童的健康保健。

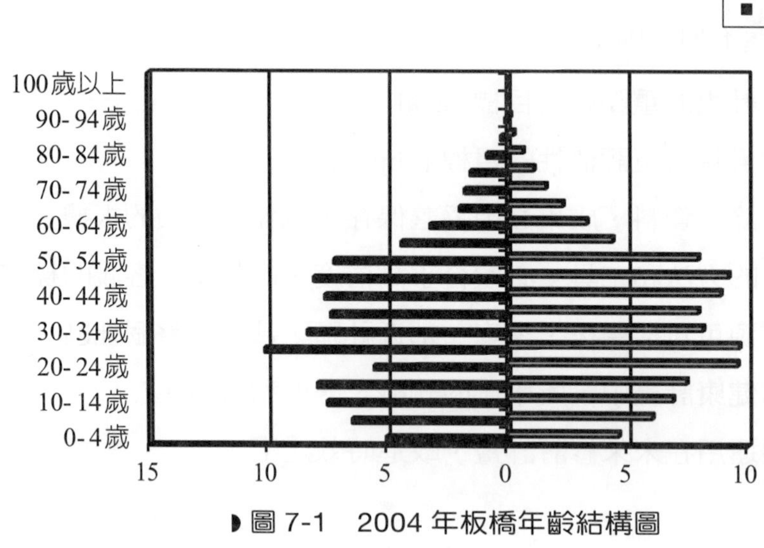

圖 7-1　2004 年板橋年齡結構圖

二、八大次系統

(一) 物理環境

1. 房屋建築：本里多數房屋屬於老舊建築，有些是日治時代遺留下來的，大部分屋齡已有 20 年以上。整體而言，本里屬於商業、住宅混合區，住家約占 3/6，商家約占 2/6，空地及道路約占 1/6，據訪員實地勘查里內無公園、綠地等場所，因此本里土地開發的空間有限。

2. 氣候：如臺北的平原地區夏季濕熱，加上人口密集、建築物高大、盆地地形不易散熱等因素，冬季受東北季風影響而寒冷多雨，少有低於零度的氣溫出現，所以臺北是很標準的「副熱帶季風氣候」。由 2005 年 1~4 月的降雨量發現冬季降雨量較少，而春季與夏季的降雨量增加了許多，夏季高溫且伴隨梅雨季節的到來也造成天氣悶熱，在加上臺北四周為高起之盆地地形，使夏季白天氣流往盆地內部，熱氣不易擴散，還有全球溫室效應影響，故氣溫有逐年升高的趨勢。另外查詢氣象局得知，臺北地區 2004 年 1~10 月的平均氣候在舒適範圍內的有 1 月、2 月、3 月，其餘月份皆高於舒適範圍。
3. 地理範圍：板橋位於臺北盆地中部，地勢東南高而西北低，概為遠古老沖積層堆積而成。板橋境界，北隔大漢溪與新莊、三重為鄰；西與樹林隔溪相接；東北隔新店溪與臺北市毗連；南鄰中和及土城；面積為23.4221平方公里。幸福里位於板橋第二分區，由新海路、幸福路、漢生西路、國光路、公館街及新生街圍成里界，與新翠里、文德里、公館里、金華里、新生里、德翠里及新海里相鄰，近新北市立聯合醫院板橋院區及文德國小。

(二) 健康及社會服務

➲ 醫療資源分布

1. 預防性醫療：板橋幸福里里內並無任何預防性的醫療機構，主要是由里外的板橋衛生所提供，服務項目如表7-4所示，里民可步行5~10分鐘約可到達，醫療可近性高，板橋衛生所會不定期與附近之醫療院所共同協辦健康篩檢，使當地居民能更進一步了解健康促進之觀念，進而達到預防疾病、早期診斷早期治療之功用。
2. 治療性服務：里內無醫學中心及區域醫院、有一牙醫診所及中西藥房各兩家，而鄰近醫療資源中，以市立聯合醫院板橋院區為規模最大的地區醫院，其次為亞東醫院、中興醫院等，這也都是居民可利用的資源，因此在醫療資源方面對於里民是相當充足的。
3. 長期照護：里內無任何長期照護機構，當里民有相關的需要時會尋求里外之資源，如表 7-5 所示。

表 7-4　板橋衛生所服務內容

服務項目	1. 醫療服務：門診醫療、婦癌篩檢、健康檢查、醫療檢驗、緊急救護、病人轉診、行政相驗等。 2. 衛生保健：婦幼衛生、優生保健、家庭計畫、傳染病防治、結核病防治、學校衛生、中老年病防治、精神衛生管理、健康傳銷、菸害防制、國民營養。 3. 衛生行政：醫政、藥政、食品衛生、營養衛生管理工作等。 4. 婦幼衛生：婦女產前、產期、產後健康管理，婦女癌症預防（子宮頸癌、乳癌），嬰幼兒健康管理等工作。 5. 優生保健：婚前健康檢查、產前遺傳診斷、新生兒篩檢及異常個案追蹤管理等。 6. 家庭計畫：推行臺灣地區新家庭計畫，加強對特殊群體、低收入戶、低教育階層民眾之避孕指導等。 7. 傳染病防治：辦理各種預防接種，加強執行三麻一風（麻疹、先天性德國麻疹症候群、小兒麻痺、新生兒破傷風）根除工作，協助傳染病如登革熱、傷寒、痢疾等病媒源之調查、追蹤與消毒工作，以及有關性傳染病、愛滋病、結核病的防治等。 8. 學校衛生：幼兒園兒童保健管理、視力保健、口腔保健、寄生蟲防治、學童預防注射、腸病毒宣導、幼兒園會勘與複勘等。 9. 衛生教育：配合時令及施政重點，辦理相關衛生教育宣導活動。 10. 中老年病防治：對社區 40 歲以上民眾辦理高血壓、糖尿病與血膽固醇之篩檢、治療、衛教、轉介與管理工作。並配合政令宣導執行相關措施，如：針對 65 歲以上老人施打免費感冒疫苗、安養機構會勘以及配合長期照護等相關業務。 11. 精神病防治：發現病人和協助病人就醫，尋找社會資源和醫療補助等，配合精神醫療機構辦理居家個案的追蹤和照護，如：指導個案和家屬有關用藥情形和生活適應等以及督促個案定期返院就醫。 12. 國民營養：提供並指導民眾正確的飲食習慣及營養觀念。 13. 衛生檢驗與稽查：配合衛生局辦理食品衛生檢驗與稽查，以及醫政、藥政、勞工健康等稽查與管理工作。

參考資料：新北板橋市衛生所（無日期）．*為民服務*。http://203.65.42.172/taipeicounty1/pub/LIT_6.asp

表 7-5　長期照護機構

醫療院所名稱	地 址	服務項目
板橋院區附設護理之家	板橋區英士路 198 號	居家護理、長期照護、復健服務
亞東醫院附設護理之家	板橋區南雅路二段 21 號	居家護理、長期照護、復健服務

參考資料：新北資訊服務站（無日期）．*衛生保健*。http://www.tpc.gov.tw

社區民衆對於醫療資源的感受

經由問卷調查得知有20%里民認為醫療資源不方便，其原因為里內診所少、不曾去看過病，而大多數的里民皆認為醫療資源是充足方便的，因為里內除牙醫診所及藥房外，雖無醫院及診所，但是鄰近的醫療資源足夠，且交通便利，因此在醫療資源的方便及可近性是沒有問題。

從實地勘查中，發覺里內醫療資源並不豐富，而當里民身體不適時，通常里外的醫療資源就能滿足居民的需求，因里外的醫療資源豐富，又分別提供預防性、治療性與復健性之服務，加上里內外交通便利，而板橋的醫療機構皆位於板橋主要的道路幹道上，醫療機構與市內都有專屬的接洽車、市內公車、捷運系統等交通方式皆可到達，故達到了其方便性和可近性。

另外，訪談地段護理人員得知，若訪視時發現病情惡化則會盡快轉介至市內各大醫院，以穩定個案病情。

(三) 經濟

1. 家庭收入：社區居民的家庭經濟收入概況如表 7-6 所示，多數家庭之月收入為 3（含）~4 萬，約占 32%。
2. 職業類別：里民的職業類別及其百分比如表7-7所示。依本組問卷調查得知：占最多者為商(31%)、其次者為家管(21%)、最少者為公務員及農業(0%)，可能由於幸福里內有菜市場，再加上調查受訪對象多數為店家與社區民眾，調查時間也多在非假日時，故本里里民從商占大多數、其次是家管。
3. 經濟活動類型：掃街中可看到其街巷相當繁密，觀察本里經濟活動類型主要以商業型態為主，有許多店家及做小生意的攤販，經過掃街後勘查且收集到各經濟活動的類型如表 7-8 所示。由此表可知幸福里的經濟活動以餐飲業及民生用品居多，與里內有一個市場、一間國小（文德）有關。

表 7-6　家庭月收入概況　(N = 100)

月收入	百分比 (%)
1 萬以下	10
1（含）~2 萬	11
2（含）~3 萬	30
3（含）~4 萬	32
4（含）~5 萬	9
5（含）~6 萬	6
6 萬以上	2

資料來源：方便取樣調查。

表 7-7　幸福里職業類別　(N = 100)

職業類別	人 數	百分比 (%)
工	18	18
商	31	31
農	0	0
家 管	21	21
學 生	7	7
公務員	0	0
無	17	17
其 他	6	6
總計	100	100

資料來源：問卷調查。

表 7-8　幸福里經濟活動型態　(N = 100)

類 別	數目（家）	百分比 (%)
餐飲（小吃店、飲料店等）	40	31
民生用品（便利店、五金行等）	25	19
電機（汽車、機車、水電、通訊行等）	17	13
醫療系統（中西醫診所、藥局、國術館等）	7	5
休閒娛樂（卡拉 OK 練唱店、網咖、租書店）	3	2
美容美髮（家庭式、連鎖式）	15	11
宗教（廟宇、神壇、教會）	5	4
教育（學校、補習班）	8	6
公司（一般公司行號）	11	9
總 計	131	100

資料來源：實地勘查。

（四）安全及交通運輸

1. 安全系統－警政方面：幸福里隸屬於海山分局新海派出所，位於板橋英士路 151 號，所長彭○○，管轄範圍有 21 個里，共有 60 位員警，每天約 40 位員警輪班，據員警表示，每天每個時段皆有員警輪流在外執勤，以防搶、防竊為巡邏重點，其中又以幸福公館為其重點巡察，其治安死角為市場及超商；里內主要的報案率以機車失竊為主，2004 年 10 月機車失竊占總報案數的 64%。

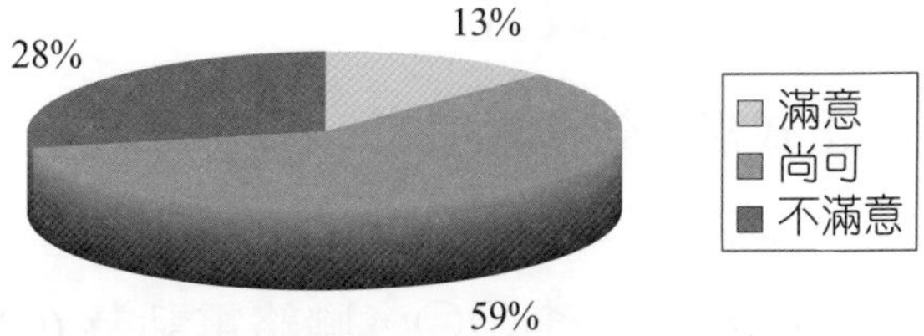

圖 7-2 幸福里里民對治安滿意度調查 (N ＝ 100)

資料來源：問卷調查。

此外，每年皆會不定期舉辦講座與里民交流，近期活動以防詐欺為主；幸福里共有 19 鄰，其中，以鄰為劃分警勤區，分別由三位員警擔任：幸福里 001-006 鄰為王〇〇員警；幸福里 007-012 鄰為邱〇〇員警；幸福里 013-019 鄰為徐〇〇員警。整體而言，幸福里里民對治安滿意度，大部分覺得尚可（占 59%）（圖 7-2）。

2. 安全系統－消防方面：本里隸屬於新北市板橋消防第一大隊海山分隊，位於幸福里內，車程約 2~4 分鐘；隊上共有警消 19 人，替代役 6 人，每日執行員警約警消 10 人，替代役 4 人，分為救災及救護組，消防救災設備為：水箱車二台、72 m 雲梯車一台、器材車一台、四輪驅動車一台、化學車一台、化災處理車一台、水庫車一台、救護車三台等，轄區業務以救災為主，兼化災處理，幸福里內約有 20 個消防栓。

另外勘查發現里內許多巷弄狹窄，若造成消防車救災困難時，即有加壓幫浦接水管，可連接水箱車的水資源以利救災。另實地勘查發現里內 45 個滅火器中，發現有 38 個過期，2 個標示不全，僅有 5 個在保存期限內，合格率僅 11%（圖 7-3）。

3. 交通運輸系統－大眾運輸、個人交通工具方面：幸福里內並無任何大眾運輸站點，但由於本里鄰近有公車站牌及鄰近新埔捷運站，且訪談及觀察民眾得知，住家多數有機車，因此居民交通仍屬便利（圖 7-4）。

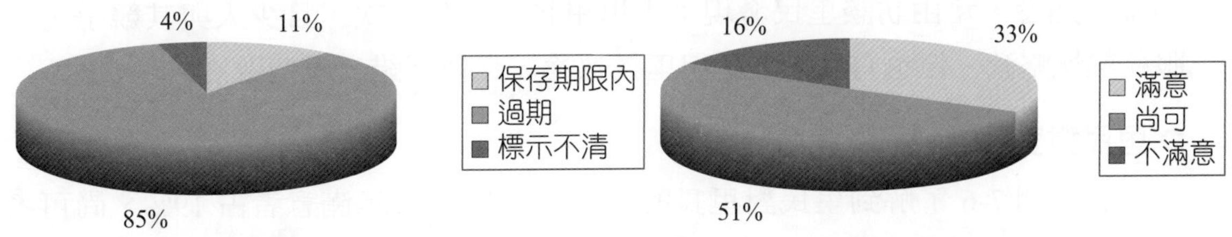

圖 7-3 幸福里滅火器合格率調查 (N ＝ 100)

資料來源：問卷調查。

圖 7-4 幸福里里民對交通便利性滿意度調查 (N ＝ 100)

資料來源：問卷調查。

（五）政府及政治

➲ 正式組織架構圖

1. 正式領導人

   (1) 里長－李○○，聯絡電話為 (02)2xx-xxxx，通訊地址為幸福路 xx 巷 xx 號。其職責包括：

      A. 督導村里幹事服勤狀況及獎懲意見，得向公所提出。

      B. 召開村里工作會報及鄰長會議研討事項。

      C. 參加鄉鎮公所市區公所每 2~4 個月舉行之村里業務聯繫會報。

   (2) 里幹事：其職責包括：

      A. 推行政令、反映民意。

      B. 推行各里育樂活動。

      C. 辦理社會救助、福利服務及其他建設事項。

      D. 代繕各種申請書表及辦理里辦公處證明事項。

      E. 分送役政通知單、徵集令及役男身家調查及資料之查報。

      F. 辦理里例行會議、加強鄰長會議召開並作成記錄。

      G. 辦理各種公職人員選舉選務工作。

2. 非正式領導人：幸福里資源回收志工團，負責回收里內資源，如：紙類、塑膠類等，主要由里內老年人自願協助回收。

➲ 里民對領導人的熟悉度

根據圖 7-5 可以了解到里民對里長的熟悉度占 23%，而表示尚可占 42%，35% 不熟悉。藉由訪談里民發現：本里里長已連任 2 次，且少人與其競爭，故服務熱忱略減。但也有里民表示與里長熟稔，交情不錯，感情融洽。

➲ 里民對里長的服務滿意度

根據圖 7-6 了解到里民對里長的服務滿意度，表示滿意者占 19%、尚可者占 61%，不滿意者占 20%。針對不滿意者進行訪談發現原因為不熟、未曾出現過、沒有接觸。也有里民表示，里長人很好，有事請她協助都能幫忙，例如：一些簡單的事情，小狗不見，會協助廣播協尋。

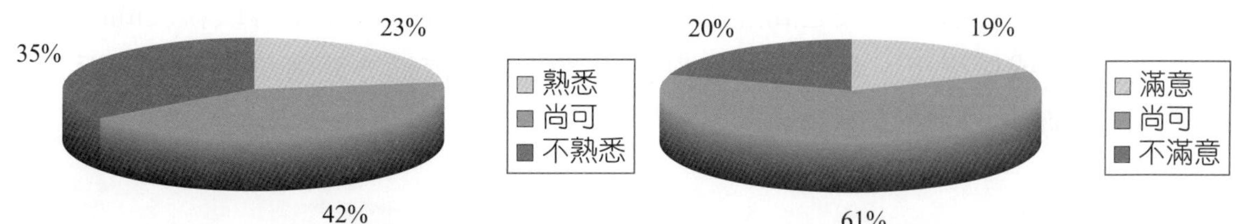

圖 7-5 幸福里里民對里長的熟悉度 (N ＝ 100)

資料來源：問卷調查。

圖 7-6 幸福里里民對里長的滿意度 (N ＝ 100)

資料來源：問卷調查。

(六) 溝通

1. 正式溝通管道：里內公共電話有投幣式、電話卡及 IC 卡三種形式，幸福里萊爾富商店有一台 IC 公共電話，其餘投幣式、電話卡分布於新海路及幸福里巷道中共 5 台。里內無郵局，位於國光路 205 號設有漢生郵局，是離幸福里最近的郵局，步行約五分鐘。
2. 非正式溝通管道：根據實地勘查，只在新海路135巷發現一個大公布欄，張貼陳舊的資訊，且公布欄位於轉角處，易被轉彎的車子撞到，少有人在公布欄前看資訊；每隔兩間公寓會有小型公布欄，會放置商業宣傳單或是公告單，但未放東西的公布欄多；有36%民眾會看公布欄，64%民眾認為不知公布欄在哪、沒有時間、公布的事項都是無關緊要的事、不想看、沒注意、為舊的內容而不會去看公布欄。根據問卷統計出幸福里內的訊息傳達管道，主要是以里、鄰長通知為主（表7-9）。
3. 上下溝通管道：凡里內或政府的通告，皆透過下列幾種管道：廣播系統、里內張貼海報、鄰長通知、各家戶親戚或左鄰右舍互相通報。里民發現問題後，大多都直接向鄰長或里長反映。

表 7-9 幸福里里民獲得里內消息的管道 （N=100，可複選）

項目	人數	序位
里、鄰長通知	82	1
公布欄	17	2
電 話	17	2
傳 單	8	3
電 視	2	4
收音機	1	5

資料來源：問卷調查。

4. 平行溝通管道：里民之間熟悉度高，訊息來源都以口耳相傳或親友間的閒聊居多。或是從里、鄰長得知訊息多，部分訊息流通亦藉著菜市場、附近公園的活動、人群散播得知。

(七) 教育

據問卷調查得知(圖7-7)，幸福里民眾教育程度最多為高職占32%，其次為國小占25%，國中占11%，高中占10%，專科占9%，未受教育占6%，大學占4%，研究所占2%。

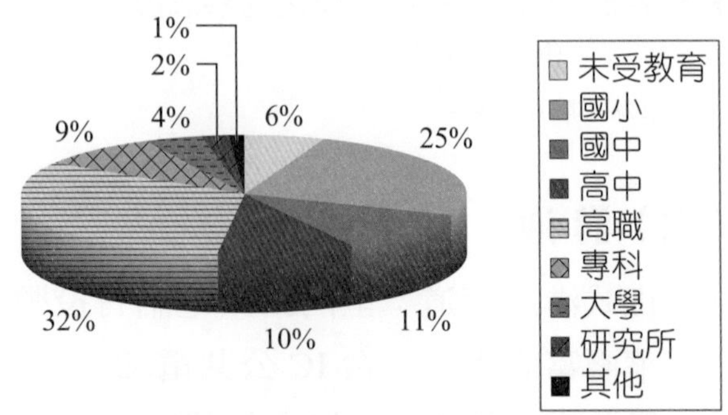

圖7-7 幸福里民眾教育程度概況 (N = 100)

資料來源：問卷調查。

教育資源的分布上，正規教育中，里內有一所國小(文德國小)，及一家幼教機構。學生大部分來自板橋及鄰近地區，多由家長接送上下學。里外的正規教育資源上，鄰近的有新埔國中、致理科技大學，皆提供一般正常的教育服務。

在非正規教育中，掃街後發現里內有安親班、才藝班、作文教室共3間，以提供附近民眾及學童在課外興趣的培養，但里民表示在此方面的資源仍然不足；而里內有一間書局，里外也有好幾間，學生購買文具相當方便。里內並無圖書館，若有需要需至新北市板橋圖書館，由問卷結果顯示里民使用圖書館的頻率低，占17%，對圖書館資源的滿意度，滿意占5%，尚可占13%，不滿意占17%，未曾去過占65%(圖7-8)，在使用方面，部分里民希望可以再增設，以方便學生在下課後可以在里內享受更多非正規教育的資源。因問卷採方便取樣，且問卷對象多為商家及老年人，可能會造成數據上的偏差。

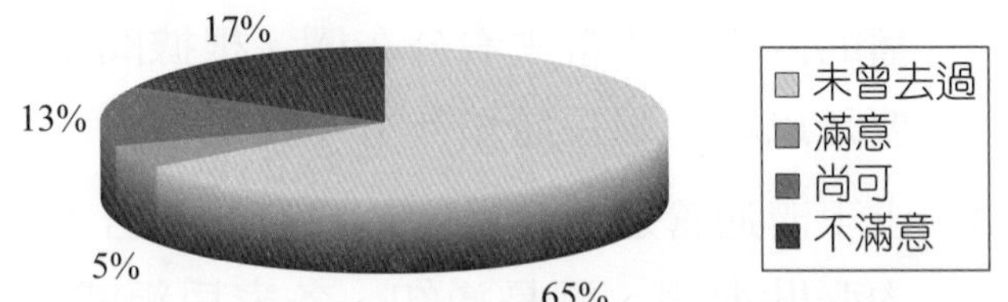

圖7-8 幸福里里民圖書館資源使用滿意度 (N = 100)

資料來源：問卷調查。

(八)娛樂

根據掃街結果發現，里內有一間租書漫畫店及一間私人卡拉OK練唱店，無公園及公共活動場所之設置。根據問卷資料收集，68%的里民對於里內的休閒設施感到不滿意，認為里內無休閒設施，也無里內活動中心，只能去附近別里的公園－四維公園（位於陽明街166號）及玫瑰公園（位於綠堤街）（圖7-9），步行約10分鐘可到達。32%的里民從不使用休閒設施，認為沒有時間（表7-10、 7-11）。

表 7-10　幸福里里民使用休閒設施的狀況　(N ＝ 100)

項 目	百分比 (%)
經 常	8
很 少	2
偶 爾	31
從 不	32

資料來源：問卷調查。

表 7-11　幸福里里民平日休閒活動　(N ＝ 100)

項 目	百分比 (%)	項 目	百分比 (%)
下 棋	17	散 步	42
打 牌	10	打 球	12
看 書	18	聊天喝茶	54
爬 山	21	唱 歌	14
跳 舞	6	其 他	3

資料來源：問卷調查。

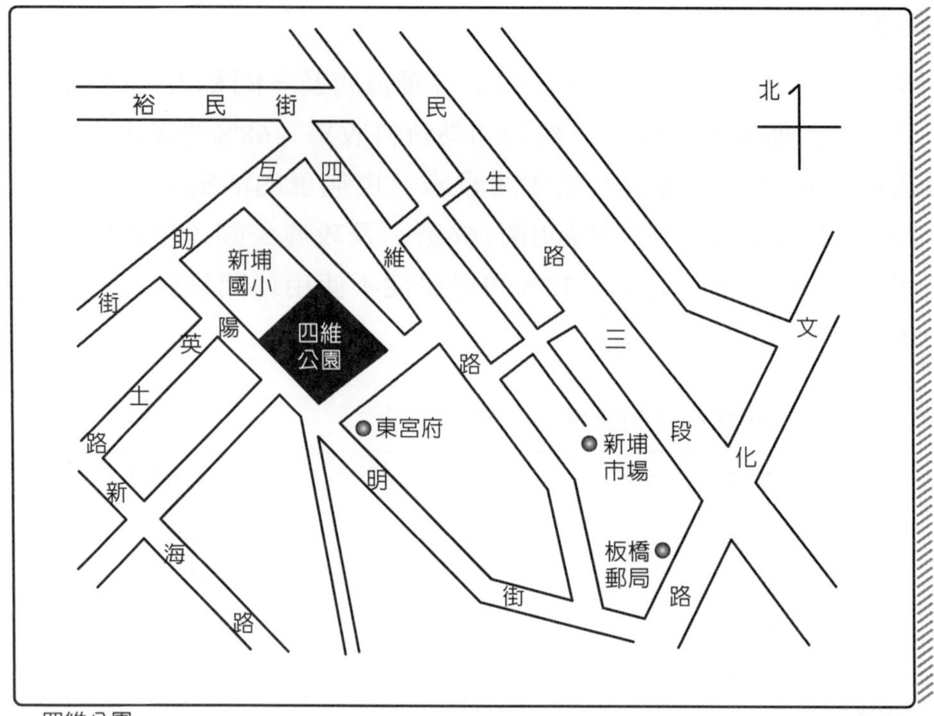

a.四維公園

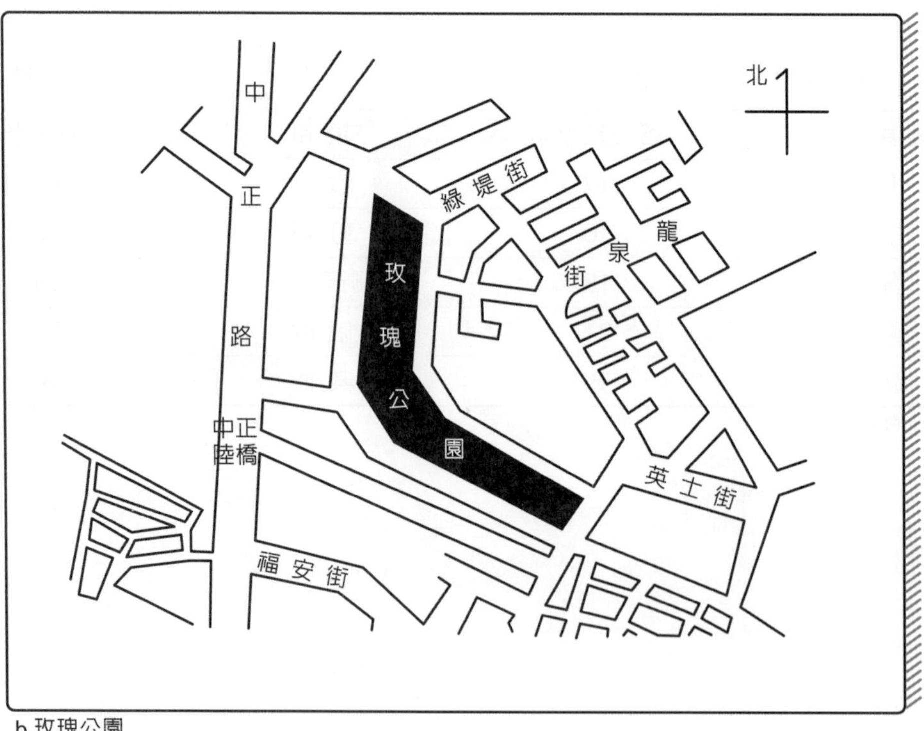

b.玫瑰公園

圖 7-9 四維公園與玫瑰公園

三、分析結果

幸福里在人口結構方面皆以青壯年人占大多數，生產人口比例為73.77%，此可能是32%的人口從不使用休閒設施的原因。掃街發現，雖然里內無公園等公共設施，但里內有文德國小，其內的設施仍可做為民眾平時休閒運動的地點，而鄰近的里外附近也有玫瑰公園（位於綠堤街）及四維公園（位於陽明街166號）可供休閒用。可以步行（約10分鐘）或以交通工具抵達，具方便性與可近性。但里內無公共休閒措施，評估里內有活動場所不足之問題。

將幸福里社區的優缺點分析列於表 7-12 中。

表 7-12　幸福里社區的優缺點分析

項 目	優 點	缺 點
人口核心	1. 青壯年人占大多數，為都市化的社區 2. 由資料顯示幸福里平均約 3~4 人需扶養一位依賴人口 3. 分析幸福里老年人口比例為 6.33%，低於 WHO 所稱高齡社會為 65 歲以上的老人人口比例超過總人口數的 7%	1. 社會增加率為－5 ，顯示出人口外移的比例較高 2. 每戶平均人口數逐年下降，表示本里每戶生育數有逐年減少的趨勢 3. 十大死因主要以腦血管及心血管疾病為主，表示出本里居民對慢性病防治之認知不足
物理環境	1. 民眾會美化社區內環境，自行種植花草樹木 2. 對於廚餘及資源回收等工作皆可執行配合 3. 各巷口皆設置反射鏡及照明設備充足	1. 巷道狹窄，人、車經過時，會顯得聲音吵雜 2. 街道地面常見廣告傳單、動物排泄物、檳榔渣、菸蒂及小包垃圾等
教 育	1. 里民普遍教育程度為高職 2. 雖然正規教育資源較不足，但鄰近的里可彌補此缺點	1. 里內非正規教育資源較不足，尤其是圖書館 2. 里內正規教育資源較不足
安全及交通運輸	1. 里內有巡邏隊 2. 消防局備有加壓幫浦，在消防車無法到達的巷弄一樣可以達到滅火工作	1. 里內滅火器合格率約 11% 2. 路面窄小，不便停車 3. 經由問卷調查得知民眾缺乏操作滅火器知識
政府及政治	1. 里長父親本是老里長，故里長擁有更多資源了解幸福里 2. 里長常會騎腳踏車方便巡視里內情況 3. 里長肯為小事熱心公益，鼎力協助里民	1. 里長缺少競爭者，故稍缺少積極態度 2. 有 35% 的里民對於里長不熟悉，可見對於里內事務的關心仍需加強 3. 里民對里長的服務滿意度為尚可者占 61%，不滿意者占 20%，故仍待改進

表 7-12　幸福里社區的優缺點分析（續）

項目	優點	缺點
健康及社會服務	1. 里內醫療資源雖然不豐富，但是里外醫療資源頗多，里民就醫步行約 5~10 分鐘即可到達市立聯合醫院板橋院區及板橋衛生所 2. 地段護理人員會不定時的到所負責的里民家訪視 3. 板橋衛生所會不定期與附近之醫療院所共同協辦健康篩檢	經由問卷調查有 20% 的里民認為就醫不方便的原因為里內診所少
社會福利	1. 當居民有相關需求時，會經由里辦公室對外提出申請 2. 里外社會福利資源豐富	1. 里內無社會福利機構 2. 經由問卷調查得知里民有 69% 不了解如何尋求社會福利資源
溝通	1. 大眾媒體普及 2. 廣播系統遍及巷弄及利用廣播訊息傳遞快速	1. 廣播系統雜音多、聽不清楚、有時聽不到廣播、不重要的事情，例如：小狗遺失也利用廣播來尋找 2. 公布欄使用率低，里民不知公布欄在哪、沒有時間看、公布的事項都是無關緊要的事、不想看、沒注意、為舊的內容而不會去看公布欄
經濟	1. 里內多以商業型態為主，有許多商家以及小攤販，所以在購物上尚屬方便，生活資源豐富 2. 幸福里的低收入戶比例與板橋市來比 (0.49：0.69) 並無較高的情況，所以經濟狀況大致屬於良好	房子屬於老舊社區，屋齡多在 20 年以上
娛樂	1. 里鄰近有玫瑰公園及四維公園可做為里民休閒活動去處 2. 里內有一間民營的卡拉 OK 練唱店及小說漫畫店一間 3. 里內有文德國小操場可供民眾活動用	1. 里內除一間漫畫小說店、卡拉 OK 練唱店以外，無任何公共休閒娛樂設備 2. 里內無里民活動中心

四、社區健康問題的優先順序

依默客法則，將幸福里社區健康問題計分情形列於表 7-13 中。依表 7-13 所得總分，茲將幸福里的社區健康問題依優先順序列於表 7-14 中。

表 7-13　幸福里社區健康問題計分表（依默客法則）

準則／比重 0~2 分／診斷	社區對問題的了解	社區解決問題的動機	問題的嚴重性	可利用的資源	預防的效果	護理人員的能力	健康政策與目標	解決問題的快速性及持續性	總分
老年人慢性病防治不足	1	1	2	1	1	2	2	1	11
交通紊亂	2	1	2	1	1	0	1	1	9
環境髒亂	1	1	2	1	1	0	1	1	8
消防安全問題	1	1	1	1	1	0	1	1	7
社會福利資源了解度偏低	0	1	1	1	1	0	1	1	6
里內娛樂設施不足	1	0	0	1	1	0	0	1	4

表 7-14　社區健康問題的優先順序

優先順序	幸福里社區健康問題 (P)	相關因素 (E)	鑑定性特徵 (S)
一	中老年人高血壓、糖尿病防治不足	民眾缺乏接收訊息來源的動力	1. 根據板橋第一、第二戶政所 (2004) 統計，幸福里內 40~64 歲者占 33%，65 歲以上者占 6.33% 2. 根據衛生所 (2004) 統計資料幸福里十大死因與慢性病有關 3. 經訪談得知，里內很少舉辦有關慢性病保健之宣導活動
二	交通紊亂	1. 民眾未能遵守交通規則 2. 號誌標示不清楚	1. 里內巷弄狹窄，機車隨意停放 2. 實地走訪里內時，發現機車騎士速度過快，行經危險路段時未能減速
三	環境髒亂	1. 民眾缺乏公德心 2. 未能加強宣導	1. 在巷道上可見廣告傳單與狗的排泄物 2. 在菜市場內可見菜渣及惡臭味
四	消防安全問題	1. 里內巷弄狹窄 2. 里民可接觸正確資訊的機會較少	1. 里內巷弄狹窄，加上汽機車隨意停放，所以消防車進入里內有困難 2. 據問卷顯示，會使用滅火器的民眾只有 19% 3. 里內滅火器合格率約 11%

表 7-14 社區健康問題的優先順序（續）

優先順序	幸福里社區健康問題 (P)	相關因素 (E)	鑑定性特徵 (S)
五	社會福利資源了解度偏低	1. 宣導未能普及 2. 民眾缺乏接受訊息的來源	經由問卷調查顯示有 69% 的民眾不知道如何尋求社會福利資源
六	里內娛樂設施不足	里內無完整且具有規模的休閒娛樂場所	1. 訪談時，里民表示多至鄰近的玫瑰公園及四維公園活動 2. 68% 的民眾表示不滿意里內的設施

五、執行護理措施

依默客法則，選擇分數最高的「老年人慢性病防治不足」問題，進行設定問題解決的企劃書；本計畫主題為「中老年人高血壓、糖尿病防治健康企劃書草案」。

(一) 前 言

隨著醫療科技的進步，人類的平均壽命延長，導致人口快速老化，臺灣的社會家庭即將面臨更多且複雜的老人照護問題。而這些問題勢必會花掉國家及家庭龐大且長期的醫療費用（李，2020）。有鑑於此，國家的衛生政策已由消極的疾病治療轉行為積極的健康促進。雖然衛生所及鄰近的醫院會不定期舉辦健康教育活動及篩檢活動，但卻很少進行中老年人慢性病的防治工作，因此，本計畫草案是根據本里常見的慢性病－高血壓及糖尿病－進行健康促進的活動。

(二) 現況分析

本里中 40~64 歲之間的人口有 1,408 人，占全里的 33%；65 歲以上的人口有 293 位，占全里的 6.33%。調查幸福里在 2002 年及 2003 年間的十大死亡原因及罹病原因除了意外事件傷亡外，都與腦血管疾病及糖尿病相關（板橋衛生所，2004）。而在健康篩檢中也可發現高血壓及糖尿病的個案，另外，根據問卷顯示以及實際走訪里內收集里民的意見，里民對於里內所舉辦的活動除了里民大會外，很少參與其他的活動。因此，針對罹患有高血壓及糖尿病的幸福里民眾，提出健康促進的活動。

（三）文獻查證

高血壓及糖尿病的治療就是要降低心臟血管疾病、腎臟病等其他慢性疾病的發生。因此藉由衛生教育、宣導活動，使每位40歲以上的民眾，獲得相關疾病的知識指導並預防疾病的發生；使每位慢性病人者都能達到早期發現、早期治療的目的，以提升自我照顧的能力（莊，2020），及有效的控制病情和減少合併症的發生。而在初段預防當中，以衛生教育為主要措施，對於健康的民眾應透過衛生教育的方法，使之認識預防慢性病發生的重要性，促使其開始注意日常生活習慣；對於已發生疾病的個案以及家人，也應藉由護理措施來認識疾病治療的重要性以及延誤治療或不治療的危險性，使其能早期接受治療。最後的目的是鼓勵民眾規律而徹底的接受定期健康檢查，藉由完整的身體健康檢查，可了解自我是否存在慢性病的問題，理想體檢間隔之建議請見下表。

年齡	間隔
20~30 歲	每 5 年一次
30~40 歲	每 3 年一次
40~50 歲	每 2 年一次
＞ 50 歲	每一年一次

參考資料：行政院衛生署國民健康局 (2022)．*92 年度公開徵選機關團體辦理「社區健康營造計畫」*。
行政院衛生署國民健康局 (2022)．*成人健康檢查－定期篇*。https://www.hpa.gov.tw/Pages/Detail.aspx?nodeid=867&pid=8298

➲ 高血壓

國民健康署提醒所有民眾應了解自己的血壓值，並注意下列事項（衛生福利部，2021）：

1. 18 歲以上民眾每年至少要量 1 次血壓，如果血壓低於 120/80 mmHg，可維持每年至少量 1 次血壓。
2. 如果血壓範圍在 120/80~140/90 mmHg 之間，則為高血壓前期，表示可能會發展成為高血壓，建議應立即改善生活型態，如戒菸酒、減重、規律運動、養成低鹽、少油、多蔬果之健康飲食型態與習慣，並尋求醫療人員評估後續血壓變化情形。
3. 若血壓超過 140/90 mmHg，建議應與醫師討論是否需要進一步治療，以避免後續心臟病或中風發生。

其目的是認為這些前高血壓的病人，未來極可能會演變成為真正的高血壓病人，因此希望大家要對這些病人給予高血壓的衛教來預防高血壓。

針對高血壓病人的危險評估發現，高血壓及心臟血管意外的發生是呈現線型及連續性的關係。血壓越高，發生心肌梗塞、心臟衰竭、中風及腎臟病的機會越大。在 40~70 歲間，血壓自 115/75 mmHg 開始上升就可能發生血管損傷，當收縮壓升高 20 mmHg、舒張壓升高 10 mmHg，發生心臟血管意外的危險呈倍數的增加，所以高血壓與許多嚴重的慢性疾病都有密切的關係。所以控制高血壓需要以藥物治療及調整生活習慣兩者同時進行。改善生活習慣雖不能取代藥物的治療，但可能將血壓降低至正常範圍，能使服藥量減少，尤其對於家族中有家族史的個案更為重要。以下為建議事項（衛生福利部，2021）：

1. 保持理想體重（BMI 維持在 18.5~24.9 kg/m^2 間）。
2. 選擇適當的飲食，如充分的水果、蔬菜、低脂食品等。
3. 少鹽（每日鈉 2.4 公克或鹽不超過 6 公克）。
4. 建議為一週運動三次，一次 30 分鐘。
5. 每日飲食中應少於 25 c.c. 的酒精含量。
6. 戒菸並降低飲食中飽和脂肪酸及膽固醇的量，以促進心血管的健康。
7. 放鬆心情，減少緊張及壓力。

若生活方式的改變可降低血壓，也可加強降壓劑的治療效果及降低心血管疾病發生的危險，在高血壓初期，除了血壓上升外並沒有什麼特別的臨床特徵，但若沒有適當的接受治療，個案可能會有枕部疼痛、眩暈及心悸等，嚴重的更可能引起腦血管意外、心肌梗塞等嚴重合併症的發生。因此早期做好預防性的工作，定期測量血壓、早期診斷及治療高血壓是最健康最好的保護措施。

➲ 糖尿病

糖尿病是一種慢性的醣類代謝疾病，主要特徵是胰島素的供需不平衡。糖尿病人體內的胰島素太少，原因可能為胰臟所製造的胰島素量少於正常量，也可能因為某些原因導致人體的需求量增加，例如肥胖。

典型的糖尿病症狀有：(1)多尿(polyuria)：由於腎小管內葡萄糖的高滲透作用，使腎小管無法再吸收水分入體內，而至常常排尿及尿量增加。(2)多渴(polydipsia)：由於多尿而致嚴重脫水，使病人呈現極度口渴的現象。(3)多吃

(polyphagia)：組織遭破壞與耗損後，病人會呈現飢餓狀態，造成食物攝取過量。(4)體重減輕(body weight loss)：因為細胞無法利用葡萄糖，身體只好分解儲存的脂肪與蛋白質來產生能量，而造成體重減輕，此症狀常見於第1型的糖尿病人。

糖尿病的診斷：(1)空腹血糖(fasting blood sugar)：正常值70~110 mg/dL，若超過126 mg/dL，加上相關糖尿病症狀，可以診斷為糖尿病。(2)飯後血糖(PC sugar)：飯後兩小時檢測，若大於200 mg/dL，可診斷為糖尿病。(3)糖化血色素(glycosylated hemoglobin)：糖尿病人約為6~22%，正常人則在6%以下。(4)葡萄糖耐量試驗(glucose tolearance test, GTT)：主要測定對定量葡萄糖的反應，血糖值大於200 mg/dL，即為糖尿病（衛生福利部，2021）。

糖尿病的控制方法如下（衛生福利部，2021）：

1. 運動：促進胰島素發揮功能，有助於血糖控制，降低膽固醇、三酸甘油酯，並能增加心肺耐力和肌肉血管彈性，可降低血壓，提升血液循環。例如快走、散步、慢跑、有氧舞蹈、游泳、騎腳踏車等。
2. 飲食：均衡攝取各類食物，遵循少油、少鹽、少糖、高纖、高鈣及多喝水；養成定時定量的進食習慣，有助於維持理想體重與血糖平穩；依照飲食計畫，選擇含**高纖維**的食物，可**減緩醣類的吸收**；應盡量避免精製醣類或加糖的食物；選用清蒸、水煮、清燉、涼拌等烹調方式。
3. 藥物：口服降血糖藥或注射胰島素。三者相互配合，並與醫師、護理人員、營養師討論配合方法。

（四）目標及策略

目標乃在於提高幸福里內的中老年人對於健康照護的能力，使里民的健康達到最好的狀態。方針與活動策略包括：

1. 里內有 50% 的中老年人，至少每 3 個月參與一次衛生所所舉辦的慢性病健康講座。
   (1) 宣導：請里、鄰長定時廣播，並利用里內的公布欄、電話，以及寄送明信片通知里民前往參加。
   (2) 結合社區內外資源並尋求贊助廠商，在講座後贈送精美小禮物。

2. 幸福里內的中老年人參與健康講座後，每 10 位中有 7 位能說出正確的健康知識。
   (1) 健康講座應生動有趣、精簡，以一般民眾能理解之語言來講述。
   (2) 利用有獎徵答、角色扮演的互動。
   (3) 主講者應適時提供正向回饋。
   (4) 透過電話訪問、家庭訪視提供高血壓、糖尿病之健康照護知識單張。
3. 對罹患高血壓、糖尿病的中老年人，透過家庭訪視、電話訪問能 100% 得到追蹤及轉介。
   (1) 利用中老年人回衛生所看篩檢報告時，說明就醫及按時返診的重要性。
   (2) 在篩檢報告上附上可轉介機構的名單。
   (3) 定期電話訪視或家庭訪視追蹤目前情況，並從家屬了解個案情形。

(五) 預期成果

1. 藉由社區內外資源，利用里內的公布欄、電話通知、寄明信片及里內的廣播系統；尋求贊助廠商，每次在講座後贈送精美小禮物；使幸福里內有 50% 的中老年人至少每 3 個月參與一次衛生所所舉辦的慢性病健康講座，以提升高血壓、糖尿病的相關知識。
2. 以一般民眾能理解之語言來講述高血壓、糖尿病的健康講座，使其內容生動有趣、精簡，並利用有獎徵答、角色扮演的互動，適時提供正向回饋。亦可在講座中提供高血壓、糖尿病之健康照護知識單張，期望幸福里內的中老年人參與健康講座後，每 10 位中有 7 位能說出正確的健康知識。
3. 藉由衛生所及鄰近社區醫院及相關照護系統，利用中老年人回衛生所看篩檢報告時，說明內容；並告知就醫及按時返診的重要性，在篩檢報告上附上可轉介機構的名單，定期電話訪視或家庭訪視追蹤目前的情況，並從家屬方面了解個案的情形；使對於罹患高血壓、糖尿病的中老年人，能 100% 得到追蹤及轉介。

結 語

藉由進行社區完整的健康評估，將能詳加考慮社區內外資源，包括3A（accessibility, availability, accountability；可近性、可用性、責任性）及3C（continuity, comprehensiveness, coordination；持續性、周全性、協調性）的特性。

社區健康評估之最終目的是希望社區居民能夠主動關心自己的社區健康，藉由民眾參與的過程，使民眾自己或與社區健康專業者共同發掘社區的健康議題，產生共識並建立社區自主照護健康營造機制，同時結合社區的資源，一起解決社區的健康問題，以達到 WHO 所推廣的「健康城市」目標。

學｜習｜評｜量

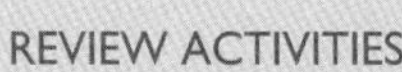

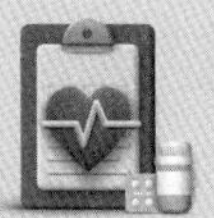

( ) 1. 社區健康評估的診斷期，應包括下列哪些步驟？(1)歸納資料要點 (2)解釋與組織資料 (3)陳述社區健康問題 (4)設立社區健康問題的優先順序 (5)確認目標 (6)訂定達成目標的策略與行動 (7)確認預算與進度。(A) (1)(2)(3)(4) (B) (2)(3)(4)(5) (C) (3)(4)(5)(6) (D) (4)(5)(6)(7)

( ) 2. 初任職的職業衛生護理師，要推動公司員工「代謝症候群防治」健康計畫，最好先以何種方式進行健康評估？(A)問卷調查法 (B)焦點團體法 (C)健康指標法 (D)面對面訪談法

( ) 3. 有關社區增能(empower)的描述，下列敘述何者錯誤？(A)是由上而下的決策行動過程 (B)是一種平等的權力關係 (C)是一種平等式互動與對話 (D)是民眾主動參與社區健康相關活動

( ) 4. 有關社會資源運用的原則，下列何者不是優先考量的項目？(A)社區或團體的需要 (B)民意代表的意見 (C)資源的質量與持續性 (D)資源的合理分配

( ) 5. 下列何種方式可以蒐集社區居民對社區問題的了解及解決的動機，有助於排定執行的優先次序？(A)問卷調查 (B)民意團體過程 (C)擋風玻璃式調查 (D)文獻查證

( ) 6. 進行社區需求評估時，第一個步驟通常是：(A)進行文獻查證與二手資料收集 (B)進行社會調查 (C)進行重要人物訪談 (D)進行焦點團體討論

( ) 7. 進入社區四處觀察居民生活環境、型態及互動之資料收集方式為何？(A)社會指標調查 (B)文獻考察 (C)擋風玻璃式調查 (D)重要人物訪談

( ) 8. 有關社區資源的敘述，下列何者正確？(1)無形資源－人力 (2)有形資源－財力 (3)有形資源－社區凝聚力 (4)有形資源－物力 (5)無形資源－社區意識。(A) (1)(2)(4) (B) (1)(3)(5) (C) (2)(3)(4) (D) (2)(4)(5)

( ) 9. 社區護理師排定社區健康問題的順序時，下列何者應優先處理？(A)社區老人對用藥安全認知不足 (B)社區發現5位麻疹個案 (C)社區婦女參與子宮頸抹片檢查意願不高 (D)社區體重控制相關資源不足

( )10. 依據Anderson和Mc Farlane (2008)以社區為夥伴模式進行社區評估，下列敘述何者錯誤？(A)評估社區的人為環境與動植物分布等，是呈現物理環境的資料 (B)描述社區的發展史，是呈現人口核心的資料 (C)評估居民對醫療服務的滿意度，是呈現健康及社會服務的資料 (D)評估社區民眾對知識的接受度，是呈現溝通的資料

(　)11. 進行社區健康評估時，評估社區民眾教育程度的主要理由，下列何者最適當？(A)可做為社區民眾健康指導的依據　(B)可了解社區民眾的社會福利補助狀況　(C)可預測社區民眾的疾病發生狀況　(D)可了解社區民眾的醫療設備狀況

(　)12. 有關社區健康評估的目的，下列何者不適當？(A)可做為社區衛生活動計畫的依據　(B)可了解並排定社區健康需求及優先順序　(C)可由學者參與以提升評估品質　(D)可找出影響社區健康的危險因子

(　)13. 有關護理師運用社區資源的敘述，下列何者不適當？(A)宜根據專長動用人力資源，善用其能力　(B)宜把握經濟原則，不要浪費　(C)宜依據預算執行，提供經費收支明細表供監督　(D)宜應尊重社區組織，並配合對方的利益

(　)14. 以人群為導向的社區衛生護理師，應具備的社區概念中，下列敘述何者不適當？(A)功能性社區通常以地理疆界為劃分的依據　(B)社區是動態且具有高度彈性的　(C)影響社區動力的重要因素包括社區溝通方式及領導與決策　(D)地點(place)、人(people or person)、功能(function)是社區定義的三大重要概念

(　)15. 社區護理師與社區運動性社團共同推動健康體能活動，是依據社區健康營造的何種步驟？(A)成立健康營造推動小組　(B)結合社區資源　(C)激發民眾共同參與　(D)訂定社區健康議題

選擇題答案：AAABB　ACDBD　ACDAB

MEMO

Community Health Nursing

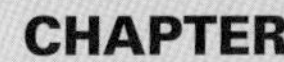

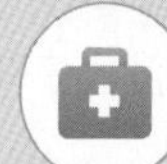

長期照護

Long-Term Care

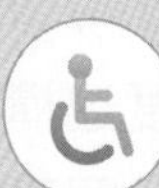

編著者 何瓊芳

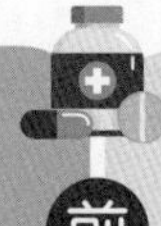

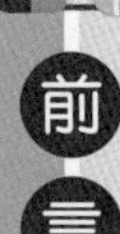

前言

臺灣老年人口於 1993 年時占總人口的 7.09%，進入聯合國所謂的高齡化社會。國家發展委員會預估到 2065 年時，老年人口將提高至 41.2%，屆時每 2~3 人中就有一位是老年人。由於老年人容易罹患慢性病，往往因病程長及不可逆的病理變化而留下殘障，導致個案行動困難、自我照顧能力降低、甚至失能等，老年人對長期照護 (long-term care) 的需求也因此應運而生。

除老年人口增加外，其他如慢性病、失能成人、孩童，或是有認知、智能不足、意外傷害者也都需要長期照護。行政院於 2007 年 6 月通過「長期照顧十年計畫」；2015 年通過「長期照顧服務法」，2016 年 8 月開始試行「長照十年計畫 2.0」，並於 2017 年正式實行，以因應國內人口老化所帶來的長期照護需求，期望透過照護管理制度建構與強化居家與社區的照護服務體系，建構一個符合多元化、社區化、優質化，民眾可負擔之長期照顧制度。

一般來說，個案總是希望生病後仍能夠在家中由家人繼續照顧，或就近在社區接受照顧，因此社區式照顧一直是長期照顧服務模式的趨向，而社區衛生護理人員為社區照顧的主要基層人員，更須具備長期照護的概念，才能提供個別且適切的健康照護服務。

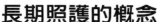

8-1 長期照護的概念

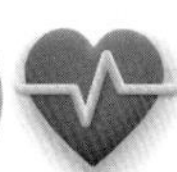

一、長期照護的定義

長期照護是指對**失能者**提供長時間健康、個人照顧與社會服務等照護措施，其目的在促進或維持個案身體功能、增進獨立自主的正常生活能力(Kane & Kane, 1987)；衛生福利部也指出長期照護係針對需長期照護者提供綜合性與連續性之服務，服務對象不僅需包含個案本身，更應考慮到照護者的需求，服務內容可以從預防、診斷、治療、復健、支持性及維護性以至於社會性服務，如日常生活活動的照顧、協助降低功能障礙的各種專業服務，以及環境改善方案等服務（吳，2005）。

二、長期照護發展的重要性

我國長期照護發展至今已 20 多年，長期照護的需求因下列社會結構因素轉變而日趨重要：

(一)人口結構轉變為高齡社會

65歲以上老年人口超過總人口的7%時稱為高齡化社會(aging society)，高達14%時是高齡社會(aged society)、20%時則為超高齡社會(super aged society)。臺灣自1993年時即邁入**高齡化社會**，2017年老年人口超過幼年人口，老化指數105.7，2018年更進入高齡社會，老化速度加倍時程僅歷時24年，與日本相當，但法國老年人口由7%加倍至14%的時間卻長達115年、美國也需要72年、英國47年；**預估至2025年時，我國老年人口比將超過20%，進入超高齡社會**（國家發展委員會，2022）；估計由高齡社會進入超高齡社會僅需8年，較歐美國家快速，顯見我國老化的進展速度不容忽視，因應人口老化所衍生之各種照護需求的時間，也將比歐美各國更加急迫。因老年人容易罹患慢性病，若病情控制欠佳導致後遺症，將使得個案行動困難、甚至失能而無法自我照顧，因此老化所致之照顧需求必須提早規劃。

(二)疾病型態轉變為以慢性病為主

由於醫療進步，加上國人生活型態偏重精製飲食文化及缺乏運動，國人十大死因已由急性傳染病轉變為以糖尿病、高血壓等**慢性疾病為主**，而慢性疾病是成年人導致失能或死亡的主因，醫學的進步雖然延長了民眾的壽命卻無法延續健康，許多人因慢性病導致失能而遺留許多照護問題，使得需長期照護的個案數大幅增加。

(三)家庭照顧資源不足

目前臺灣的家庭結構仍以核心家庭為主，但夫婦兩人或單人、單親所組成之小家庭也有漸增的趨勢，加上目前婦女外出就業率上升，雙薪家庭比率亦較以往增加，使得家庭照顧人力單薄，當家人一生重病，只能另聘專職或外籍看護照顧失能個案，或者送到機構中照護，造成家庭人力、財力都拉警報，無法由家庭獨自承擔。家庭計畫推行成效卓著，使得生育子女數減少，預計到 2065 年時每 1.2 人就必須扶養一位老年人，奉養老年父母逐漸成為一般家庭的重大負擔。

此外，單人家庭中 65 歲以上獨居老年人即占 3 成，其中因配偶逝世而獨居的老年人因社交隔離、資源少、經濟條件差，一旦因病喪失獨立生活能力時，就無法良好的照顧自己，故社區健康照護體系也應正視因家庭少子化、獨居等照顧資源不足之問題，預先建構完善的長期照護服務網絡，加強對獨居長者之關懷與照顧。

（四）價值觀念改變

以往家庭中照顧責任大多落在女性身上，造成照顧者諸多身、心照顧負荷，但現今女性隨教育程度及自主意識日漸提升，婦女不再認為必須犧牲自己留在家中照顧個案，機構式照護也有其存在必要性。但另一方面，科技進步與發展使得個人的經濟能力提升，民眾不僅重視自身應有的健康照護權益，更有能力購買所需的長期照護需求，加上國人本就相當重視家庭文化的傳統，生病後也希望仍能在家中由家人繼續照顧，不希望在機構內過拘束的生活，故諸多家庭式及社區式服務也開始應運發展。

三、長期照護發展的理念與目標

長期照護是以**增進或維持個人身體功能或獨立生活的能力**為目標。目前接受長期照護之個案以腦部疾病、心臟血管疾病及骨骼系統疾病為主，所遺留之功能障礙常是不可逆的，因此照護目的在促使個案的生理、心理及社會功能各方面皆能達到最佳狀態；陳 (2000) 指出長期照護的目標為協助個案在**合適的場域** (right place)、**適當的時段** (right timing)、以**適當的價格** (right cost)、由**適當的照顧者** (right provider) 提供恰如其**所需的照顧服務** (right level of services)。故長期照護是**使受照顧者盡可能的保有自我照顧能力或延緩其失能程度**，並**享有自主、自尊、高品質的生活**及使其家庭功能正常化。

世界各主要國家的長期照護發展，早期均著重於機構式服務發展，但在 1960 年代以後，各國開始將**「在地老化 (aging in place)」列為總目標**，其子目標包括：(1) **減少機構式服務的使用**，尤其是減少過早或不適當的使用；(2) 提供在家中就地老化者必要的支持；(3) 發展新型住宅，使居住者具有獲得服務的近便性；(4) 保證體衰老人住宅與照護服務的獲得。

政府也自 2017 年 7 月開始推動「預防及延緩失能照護計畫」，除發展完善的失能或失智照顧體系，更重要且迫切的是推廣「預防勝於照顧」的服務及概念，讓長者能夠在就近的社區中健康、活躍的老化、延緩失能，以減輕家庭照顧者的負擔，降低高齡化所帶來的社會衝擊。

四、長期照護的特性

依據上述長期照護的定義及目標得知，長期照護具有下列特性：

1. **服務對象為失能、失智者及其家屬**：老年人雖是長期照護的主要服務對象，但只要因疾病、傷害導致功能缺失、無法自我照顧者，不論老幼，都有長期照護的需求，此外服務對象尚需包含其主要照顧者。
2. **以提供連續性照護服務為主**：長期照護服務包括**生活照顧**及**醫療照護服務**，尤其以提供個案日常生活起居照顧為主，故其服務是長期且需勞力密集的連續性服務。
3. **提供個別化、人性化照護**：長期照護服務的「持續時間」、「需要頻率」及「需要內容」等面向上充滿變動性（詹、林，2002），以個案身心功能異常程度為基準，即使診斷同為腦中風的個案，因其功能缺損不同，所需要的長期照護服務型態也不同，專業照護人員必須透過定期的功能評估，了解個案照護需求的變動而改變照護提供的型態。
4. **多元化照護服務**：長期照護服務是跨越醫療照護與社會服務團隊的整合性服務體系，需要專業醫療團隊、半專業與非專業人員共同參與。專業人員包含醫師（提供一般之醫療保健之診斷、評估、處置及追蹤等）、護理（提供一般之健康功能評估、照護計畫之擬訂、執行、追蹤、檢討等）、社工（提供資源尋求與整合、社會福利及保險、生活照顧支持、活動設計、內外環境評估、維持、協助與管理等）、營養師（提供營養評估與介入、飲食設計與製備、特殊飲食建議與配置等）、復健（含物理治療、職能治療、語言治療、呼吸治療、輔具之轉介指導、評估與使用等）、靈性（宗教、靈修、信仰等）等整合性專業團隊服務，在維持及提升照護品質上是不可缺的要素，其他的半專業人員如照顧服務員（提供身體照顧及日常生活協助），非專業人員如家屬及志工等，也都是第一線重要的服務提供者。
5. **以提供社區化照護服務為優先**：「在地老化」為我國長期照護政策發展之目標，希望個案能在社區中就近接受照顧，過著自然且正常化 (normalization) 的生活並提升照顧品質，避免社區隔離、機構化等現象，因此，**社區化長期照護模式為長期照護發展的主流模式**，使個案能在熟悉環境中接受多元連續服務以享有尊嚴且自主的生活。

五、長期照護需求評估

周全性老年評估 (Comprehensive Geriatric Assessment, CGA) 與長期照護密切相關，完整的周全性評估包括醫療評估（身體評估、藥物和營養狀況等）、功能評估、認知評估、心理評估（如憂鬱和焦慮）、社會評估、環境評估等，目的是透過完整的評估了解個案的健康狀況及照顧需求，並制定個別化的照護計畫。

（一）日常活動功能評估

功能限制 (functional limitation) 是指個人每日執行自我照顧、溝通、移動、學習及行為的功能，因長期照護需求主要因個案不同的**功能限制**而引起，因此必須**優先評估個案是否具有自我照顧的能力**，專業人員常運用**日常生活活動** (activities of daily living, ADL) 量表及**工具性（或複雜性）日常生活活動能力** (instrumental activities of daily living, IADL) 量表來評定個案照護需求。具體來說，功能限制是指 ADL 或 IADL 缺失，廣義來說，至少一項 ADL 或 IADL 功能受限者即為長期照護之對象（阮，1999），若為三項以上 ADL 功能受限者則建議接受機構式之長期照護，運用這些評估工具可以幫助專業人員更快速地了解個案的照護需求。

➲ 柯氏量表 (Karnofsky Scale)

柯氏量表（表 8-1）是用於評估個案活動功能的變化，**目前國內居家護理健保給付標準其中之一必須是 Karnofsky 量表評估為 3 級以上者**。

表 8-1 柯氏量表

級數	內容
0 級	完全活動，不受任何限制
第 1 級	能步行及維持輕度活動，如家務、辦公室工作，但受限於體力消耗量大之簡單活動
第 2 級	能步行及維持大部分自我照顧，但無法進行辦公或家務，50% 以上清醒時間，不需限於床椅上
第 3 級	**只能維持有限之自我照顧，超過 50% 以上清醒時間，活動限於床椅上**
第 4 級	完全限於床椅上，完全無法活動、無法執行自我照顧

➲ 日常生活活動 (Activities of Daily Living, ADL)

以**巴氏量表** (Barthel Index) 評估個案因生理缺損所影響的日常活動功能程度，包括**「進食」、「個人衛生」、「上廁所」、「洗澡」、「穿脫衣服」、「大便控制」、「小便控制」、「平地行走」、「上下樓梯」及「上下床或椅子」等**十項自我照顧及行動能力（表 8-2），總分為 100 分，得分愈高表示個案依賴程度愈低，其中 0~20 分為完全依賴，21~60 分為嚴重依賴，61~90 分為中度依賴，91~99 分表示輕度依賴。因各項指標均有標準化評分方式，使得專業人員能立即評估出個案的照護需求，目前全民健保也採用此量表作為決定是否給付居家護理的主要依據之一。

多數個案失能時首先喪失的是「洗澡」能力，再依序為「上下床或椅子」、「上廁所」、「個人衛生」及「進食」能力。

◗ 表 8-2 巴氏量表

項目	分數	內容說明
1. 進食	10	自己在合理時間（約十秒鐘吃一口）可用筷子取食眼前的食物。若需進食輔具時，應會自行穿脫
	5	需他人幫忙穿脫輔具或只會用湯匙進食
	0	無法自行取食或耗費時間過長
2. 個人衛生	5	可獨立完成洗手、刷牙、洗臉及梳頭
	0	需他人協助
3. 上廁所	10	可自行進出廁所、穿脫衣服、不弄髒衣物。使用便盆者，可自行清理便盆
	5	需要協助保持姿勢的平衡、整理衣服或用衛生紙。使用便盆者，可自行取放便盆但需他人清理
	0	需他人協助
4. 洗澡	5	可獨立完成（不論是盆浴或沐浴）
	0	需他人協助
5. 穿脫衣服	10	可自行穿脫衣物、鞋子及輔具
	5	在他人協助下，可自行完成一半以上的動作
	0	需他人協助
6. 大便控制	10	不會失禁，可自行使用塞劑
	5	偶爾失禁（每週不超過一次），或需他人協助使用塞劑
	0	需他人處理

表 8-2 巴氏量表（續）

項目	分數	內容說明
7. 小便控制	10 5 0	日夜皆無尿失禁 偶爾尿失禁（每週不超過一次）或尿急（無法等待便盆或即時趕到廁所）或需要他人協助處理 需他人處理
8. 平地行動	15 10 5 0	使用或不使用輔具，皆可獨立行走 50 公尺以上 需稍微扶持或口頭指導才能行走 50 公尺以上 雖無法行走，但可獨立操作輪椅（包括轉彎、進門及接近桌子、床沿）並可推行輪椅 50 公尺以上 需他人協助
9. 上下樓梯	10 5 0	可自行上下樓梯（允許抓扶手、用拐杖） 需要稍微幫忙或口頭指導 無法上下樓梯
10. 移位	15 10 5 0	可獨立完成，包括輪椅的剎車及移開腳踏板 需要稍微協助或需要口頭指導 可自行從床上坐起，但移位時需要他人協助 需他人協助方可坐起或移位
總分：		

參考資料：衛生福利部 (2021)．*巴氏量表*。http://www.mohw.gov.tw/cp-189-208-1.html

工具性日常生活活動 (Instrumental Activities of Daily Living, IADL)

IADL是與環境有互動的活動，該量表是由Lawton及Brody(1969)所發展，用於評估較複雜的社會生活及獨立生活能力，包括**「上街購物」**、**「外出活動」**、**「食物烹調」**、**「家務維持」**、**「洗衣服」**、**「使用電話的能力」**、**「服用藥物」**及**「處理財務的能力」**等項目（表8-3），每一項分為3~5個等級，計分方式為1或0分，得分愈高表示依賴程度愈低，但男性不需評估「備餐」、「處理家務」及「洗衣服」三項，故總分為5分。就老年人執行IADL項目而言，其難易度依序為「處理家務」、「外出」、「購物」、「處理財務」及「備餐」（張、蔡，2003）。

◗ 表 8-3 工具性日常生活活動量表（以最近一個月能力為主）

項目	情況描述	計分
1. 使用電話	問法：請問當您需要聯絡他人時，能不能自己打電話？	
	☐ 1. 能獨立使用電話，含查電話簿、撥號等	1 分
	☐ 2. 僅能撥熟悉的電話號碼 ・只能撥少於 5 組的常用電話	1 分
	☐ 3. 僅能接電話，但不能撥電話 ・只能接聽電話，並聽懂內容	1 分
	☐ 4. 完全不能使用電話	0 分
2.購物	問法：請問您能不能自己一個人購物（買東西）？	
	☐ 1. 能獨立完成所有購物需求 ・可以獨立購買任何想要的物品	1 分
	☐ 2. 只能獨立購買日常生活用品 ・僅能獨立在附近商店購買簡單日常必需品，較複雜的品項需要有人陪	0 分
	☐ 3. 每一次購物都需要有人陪 ・個案只要有人陪伴，就能完成購物	0 分
	☐ 4. 完全不能獨自購物 ・因身體、精神或智能因素完全無法購物，例如長期臥床或心智功能障礙	0 分
3.備餐	問法：請問您能不能自己一個人準備餐食？	
	☐ 1. 能獨立計畫、準備食材及佐料、烹煮和擺設一頓飯菜	1 分
	☐ 2. 如果準備好一切食材及佐料，能做一頓飯菜	0 分
	☐ 3. 能將已做好的飯菜加熱	0 分
	☐ 4. 需要別人把飯菜煮好、擺好	0 分
4.處理家務	問法：請問您能不能自己一個人做家事？	
	☐ 1. 能單獨處理家事或偶爾需要協助較繁重的家事（如搬動家具）	1 分
	☐ 2. 能做較簡單的家事，如洗碗、擦桌子	1 分
	☐ 3. 能做較簡單的家事，但不能達到可接受的清潔程度	1 分
	☐ 4. 所有的家事都需要別人協助方能完成	1 分
	☐ 5. 完全不能做家事	0 分
5.洗衣服	問法：請問您能不能自己一個人洗衣服（含晾曬衣服）？	
	☐ 1. 自己清洗所有衣物 ・不論個案用什麼工具洗衣服（洗衣機或用手洗），可以洗（晾曬）所有的衣服，且可自行完成	1 分
	☐ 2. 需部分協助（如需協助晾曬衣物或洗滌厚重衣物） ・只能洗內衣褲或襪子等貼身衣物（僅需泡水，沖一沖即可），或僅能洗部分衣物，部分需協助（如厚重衣物）	1 分
	☐ 3. 需完全協助（完全依賴） ・所有衣服需完全由別人協助洗及晾曬	0 分

表 8-3 工具性日常生活活動量表（續）

項目	情況描述	計分
6.外出	問法：請問您能不能自己一個人外出活動？	
	□ 1. 能夠自己開車、騎車或搭乘大眾運輸工具	1 分
	□ 2. 能夠自己搭乘計程車，但不能搭乘大眾運輸工具	1 分
	□ 3. 有人陪同時，可搭乘大眾運輸工具	1 分
	□ 4. 只能在有人協助或陪同時可搭乘計程車或自用車	0 分
	□ 5. 完全不能出門	0 分
7. 服用藥物	問法：請問您能不能自己一個人服用藥物？	
	□ 1. 能自己負責在正確的時間用正確的藥物（含正確藥量）	1 分
	□ 2. 如果事先準備好服用的藥物份量，可自行服用 ・ 個案有時會忘記吃藥，需提醒時間或份量，或需他人準備好份量，依時間排好放進藥盒，或需在藥包上做記號，個案再自行服用	0 分
	□ 3. 完全不能自己服用藥物 ・ 包含亂吃、拒吃、藏藥	0 分
8.處理財務的能力	問法：請問您能不能自己一個人處理財務？	
	□ 1. 可以獨立處理財務 ・ 指到郵局（銀行）提存款、支付房租、帳單、給錢、找錢等	1 分
	□ 2. 可以處理日常的購買，但需別人協助與銀行往來或大宗買賣 ・ 只能處理日常購買（給錢、找錢），無法處理與銀行或金額較大的財務往來	1 分
	□ 3. 完全不能處理錢財	0 分

參考資料：衛生福利部 (2021)．*工具性日常生活活動量表*。https://reurl.cc/9XlVda

（二）認知功能評估

失智、譫妄、藥物或物質濫用都會導致個案認知功能障礙而無法自我照顧，因此個案的認知功能評估相當重要。

➲ 簡易智能量表 (Mini-Mental State Examination, MMSE)

認知功能不良者，其ADL或IADL功能都會受到影響。簡易智能量表（表8-4）是由Folstein, Folstein及Mchuge於1975年時制訂，測試時間約需10~15分鐘，**內容包括定向感、記憶力、簡易常識、語言使用能力、建構力及思考能力**，總分由0~30分，分數越高表示個案認知功能越佳，但此量表對於低教育程度之個案較不敏感（陳，1995；Lang, 2001）。

◗ 表 8-4 簡易智能量表 (MMSE)

病人姓名：__________ 病歷號碼：__________ 施測日期：___年___月___日
職　　業：__________ 生　　日：___年___月___日 施 測 者：__________
教育程度：__________ 寫：________讀：________

1. 定向感（10 分）
   (1) 現在（5 分）：（民國）____年____月____日，星期____
   (2) 地方（5 分）：______市（鎮）______，______，______，______

2. 注意力及計算能力（8 分）
   (1) 訊息登錄（3 分）：房子______，汽車______，蘋果______
   (2) 系列減七（5 分）：100-7，93____，86____，79____，72____，65____

3. 記憶力（3 分）：房子______，汽車______，蘋果______

4. 語言（5 分）
   (1) 命名（2 分）：對錶、筆命名，錶______，筆______
   (2) 複誦（1 分）：請個案複誦「白紙真正寫黑字」______
   (3) 理解（1 分）：請個案讀出印著「閉上眼睛」的紙，並照做______
   (4) 書寫造句（1 分）：請個案自己寫一句話______

5. 口語理解及行為能力（3 分）
   給個案一張白紙，並說「用你的右手拿紙______，對摺______，然後交給我____。」

6. 建構力（1 分）：圖形描繪

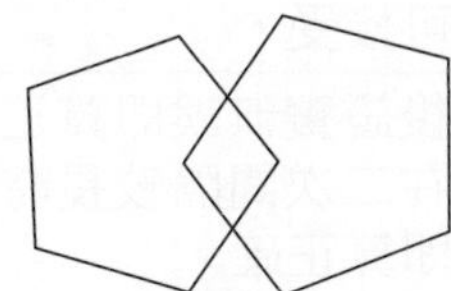

總分：30 分
總得分：＜ 9：認知障礙症（註：9~12 表示可能是認知障礙症，需進一步評估）
　　　　＜ 19：假性失智（憂鬱症或續發性認知缺損）
　　　　＞ 27：正常
　　　　．得分受年齡及教育程度影響，需參考常模校正總分

➲ 簡易心智狀態問卷調查表 (Short Portable Mental State Questionnaire, SPMSQ)

簡易心智狀態問卷調查是由 Pfeiffer 所發展之簡易評估認知的方法（表 8-5），內容包含測試個案的意識、記憶力、定向力、注意力、思考及一般知識六個向度，較 MMSE 簡短、易使用，且不需任何輔助器具（陳，1995；張，2001；張、蔡，2003）。現常用於社區專業人員初步評估個案的心智功能。

➲ 臨床失智量表 (clinical dementia rating scale, CDR)

臨床失智量表（表8-6）每一向度的範圍分別是從0（正常或無變化）、0.5、1、2到3（嚴重變化）五級，再來求整體量表總分，以評量失智症的嚴重度，0分表示正常，0.5分表示疑似或輕微，1分表示輕度，2分表示中度，3分表示重度（黃等，2019）。

◗ 表 8-5 簡易心智狀態問卷調查表 (SPMSQ)

錯誤請打 X	問 題	注意事項
	1. 今天是幾號？	年、月、日都對才算正確。
	2. 今天是星期幾？	星期對才算正確。
	3. 這是什麼地方？	對所在地有任何的描述都算正確；說「我的家」或正確說出城鎮、醫院、機構的名稱都可接受。
	4-1. 您的電話號碼是幾號？	經確認號碼後證實無誤即算正確；或在會談時，能在二次間隔較長時間內重複相同的號碼即算正確。
	4-2. 您住在什麼地方？	如長輩沒有電話才問此問題。
	5. 您幾歲了？	年齡與出生年月日符合才算正確。
	6. 您的出生年月日？	年、月、日都對才算正確。
	7. 現任的總統是誰？	姓氏正確即可。
	8. 前任的總統是誰？	姓氏正確即可。
	9. 您媽媽叫什麼名字？	不需要特別證實，只需長輩說出一個與他／她不同的女性姓名即可。
	10. 從 20 減 3 開始算，一直減 3 減下去。	期間如有出現任何錯誤或無法繼續進行即算錯誤。
總 分	□心智功能完整：錯 0~2 題 □中度心智功能障礙：錯 5~7 題	□輕度心智功能障礙：錯 3~4 題 □重度心智功能障礙：錯 8~10 題

參考資料：陳月枝 (1995)．*長期照護服務對象功能評估量表彙編*．衛生福利部。

表 8-6 臨床失智量表 (CDR)

	記憶力	定向感	解決問題能力	社區活動能力	家居嗜好	自我照料
無 (0)	沒有記憶力減退或稍微減退。沒有經常性健忘	完全能定向	日常問題（包括財務及商業性的事物）都能處理的很好；和以前的表現比較，判斷力良好	和平常一樣能獨立處理有關、工作、購物、業務、財務、參加義工及社團的事務	家庭生活、嗜好、知性興趣都維持良好	能完全自我照料
可疑 (0.5)	經常性的輕度遺忘，事情只能部分想起；「良性」健忘症	完全能定向，但涉及時間關聯性時，稍有困難	處理問題時，在分析類似性和差異性時，稍有困難	這些活動稍有障礙	家庭生活、嗜好、知性興趣，稍有障礙	能完全自我照料
輕度 (1)	中度記憶減退；對於最近的事尤其不容易記得；會影響日常生活	涉及時間關聯性時，有中度困難。檢查時，對地點仍有定向力；但在某些場合可能仍有地理定向力的障礙	處理問題時，分析類似性和差異性時，有中度困難；社會價值之判斷力通常還能維持	雖然還能從事有些活動。但無法單獨參與。對一般偶爾的檢查，外觀上還似正常	居家生活確已出現輕度之障礙，較困難之家事已經不做；比較複雜之嗜好及興趣都已放棄	需旁人督促或提醒
中度 (2)	嚴重記憶力減退只有高度重複學過的事務才會記得；新學的東西都很快會忘記	涉及時間關聯性時，有嚴重困難；時間及地點都會有定向力的障礙	處理問題時，分析類似性和差異性時有嚴重障礙；社會價值之判斷力通常已受影響	不會掩飾自己無力獨自處理工作、購物等活動的窘境。被帶出來外面活動時，外觀還似正常	只有簡單家事還能做興趣很少，也很難維持	穿衣、個人衛生、及個人事物之料理，都需要幫忙
嚴重 (3)	記憶力嚴重減退只能記得片段	只維持對人的定向力	不能做判斷或解決問題	不會掩飾自己無力獨自處理工作、購物等活動的窘境。外觀上明顯可知病情嚴重，無法在外活動	無法做家事	個人照料需仰賴別人給予很大的幫忙。經常大小便失禁

▶ 表 8-6　臨床失智量表 (CDR)（續）

記憶力	定向感	解決問題能力	社區活動能力	家居嗜好	自我照料
小項記分 臨床失智評估量表第三級以上失智症認定標準雖然還沒有訂出來，面對更嚴重的失智障礙程度時，可以參考以下的規則：					
深度 (4) 說話通常令人費解或毫無關聯，不能遵照簡單指示或不了解指令；偶爾只能認出其配偶或照顧他的人。吃飯只會用手指頭不太會用餐具，也需要旁人協助。即使有人協助或加以訓練，還是經常大小便失禁。有人協助下雖然勉強能走幾步，通常都必須需要坐輪椅；極少到戶外去，且經常會有無目的的動作					
末期 (5) 沒有反應或毫無理解能力。認不出人。需旁人餵食，可能需用鼻胃管。吞食困難。大小便完全失禁。長期躺在病床上，不能坐也不能站，全身關節攣縮					
目前的失智期：0 - 沒有失智　0.5 - 未確定或待觀察　1 - 輕度失智　2 - 中度失智　3 - 重度失智　4 - 深度失智　5 - 末期失智					

➲ 認知功能障礙篩檢量表 (Cognitive Ability Screening Instrument, CASI)

認知功能障礙篩檢量表(CASI)包括九大項：長期記憶(LTM)（10分）、近期記憶(STM)（12分）、注意 (ATTEN)（8分）、集中與心算 (MENMA)（10分）、抽象思考與判斷力(ABSTR)（12分）、語言能力(LANG)（10分）、時間空間定向感(ORIEN)（18分）、構圖能力(DRAW)（10分）與思緒流暢力(ANML)（10分），共25題，測試時間約20~30分鐘，滿分為100分，分數越低代表認知能力越差。中文版目前發展至CASI C-2.0。

(三) 心理評估

老年人因身體疾病需長時間依賴家人照顧，難免較易情緒低落，甚至產生死亡及自殺念頭等憂鬱心理。老年憂鬱量表 (geriatric depression scale, GDS) 是目前最廣泛用於評估老年人是否有憂鬱情形的量表之一（表 8-7），用於檢測老年人過去兩星期內自覺的心理感受，原始為 30 題，而簡易老年憂鬱量表計 15 題，較適合老年人作答，其中第 1. 5. 7. 11. 13 題答「否」者，及第 2. 3. 4. 6. 8. 9. 10. 12. 14. 15 題答「是」者，則獲得 1 分，總分若≧ 10 分表示有憂鬱症，5~9 分則有憂鬱可能，須進一步檢測。

◗ 表 8-7 臺灣老年憂鬱量表 (GDS-short form)

題　目	得　分	
	1	0
1. 您對目前的生活滿意嗎？	否	是
2. 您對日常生活或活動是否已不感興趣？	是	否
3. 您是否覺得生活空虛？	是	否
4. 您是否常感到無聊？	是	否
5. 您大部分時間都覺得精神很好？	否	是
6. 您是否會害怕不好的事情會發生在您的身上？	是	否
7. 您大部分的時間都會覺得很快樂嗎？	否	是
8. 您是否經常會感覺到很無助？	是	否
9. 您是否比較喜歡帶在家裡而不願外出嘗試一些新的事務？	是	否
10. 您是否覺得記性比別人差？	是	否
11. 您是否認為活著是一件美好的事？	否	是
12. 您是否覺得自己很沒有價值？	是	否
13. 您是否覺得自己充滿活力？	否	是
14. 您是否覺得自己處境沒有希望？	是	否
15. 您是否覺得大部分的人都過得比你好？	是	否

(四)社會評估

家中老年人失能需照顧影響的不只是照顧者本身，全家也都會受到影響，戴、余及連於 1990 年為了解家庭成員中風後對家庭的影響，擬定家庭功能評估表，內容包括:「家庭成員健康狀況」、「家人心理情緒狀態」、「工作及求學狀況」、「社交活動」、「問題解決能力」、「家庭關係」、「經濟狀況」、「居住環境」、「家庭因照顧所需之改變」等九項（陳等，1995）（表 8-8）等。

▶ 表 8-8 家庭功能評估表 (ESCROW)

項目	分數	內　容
家人的身體健康之變化	1	☐ 身體狀況與過去差不多，沒什麼變化
	2	☐ 家人因照顧病人而感到疲累、身體不適，但不需要看醫生
	3	☐ 家人因照顧病人而感到疲累、身體不適，需要看醫生治療，但仍可繼續照顧
	4	☐ 家人照顧病人太過勞累而需住院或無法繼續照顧，必須換人
對工作的影響	1	☐ 家人的工作、求學、理家方面沒有受到限制，仍可以全時間投注於其重要活動，活動會受影響的時間，一個月不超過一天
	2	☐ 家人的工作、求學、理家方面會有些限制，包括若從事原來的工作，不能做的時間每月不超過五日；修改原來的活動、更改工作或上課時間或維持主要工作，但減少兼職
	3	☐ 家人的工作、求學、理家受到影響，每月受限的時間在一週以上或需請人幫忙家事，或改變或延後求學計畫少於一年，或全職改兼職或另找輕鬆工作
	4	☐ 至少有一位家人辭職或延後求學計畫在一年以上或取消求學計畫
家人的互動關係之變化	1	☐ 家人的互助關係，由於發生此次變故而更能互相關心或沒什麼改變
	2	☐ 家人之間會因病人失能所引發的一些事，偶有小衝突，但尚能解決問題，維持和諧關係
	3	☐ 家人之間會因病人失能所引發的一些事，而起衝突，有些衝突不易解決但尚不致嚴重破壞家庭的和諧
	4	☐ 家人會因病人失能所引發的一些事，常發生嚴重衝突，無法解決而嚴重破壞關係，或常處緊張狀態
家人的心理狀況之變化	1	☐ 家人的心理狀況與過去一樣沒什麼變化
	2	☐ 家人的情緒偶會焦慮、擔心憂慮，但尚不至於影響生活、作息
	3	☐ 家人會因病人影響而情緒欠佳，至需藉助鎮靜劑、安眠藥或喝酒增加
	4	☐ 家人會因病人而心理狀況受嚴重影響，產生精神症狀，需常看醫師或住院
社交活動的變化	1	☐ 藉著拜訪、電話、嗜好和興趣等活動，家人和病人仍能與親友和社會維持適量的接觸，不受限制
	2	☐ 藉著拜訪、電話、嗜好和興趣等活動，家人仍能維持適量的社會活動，但病人沒有或幾乎沒有參與社交活動
	3	☐ 家人和病人的社交活動均受限制，但比較重要的活動仍能參與
	4	☐ 家人和病人的社交活動均受嚴重限制，幾乎所有的活動均停止
經濟狀況的變化	1	☐ 家庭原先收支狀況良好或因為有保險，不會因為病人失能而負債
	2	☐ 家庭原先收支平衡，但因病人的醫療照顧費用而負少量的債務，但在兩年內應可清償
	3	☐ 家庭因病人的醫療照顧費用而負債，在兩年內無法清償但尚在家庭的償還能力範圍
	4	☐ 家庭因病人的醫療和照顧費用而負債，目前已很難再借到款，生活也陷入困境，須靠外援

◗ 表 8-8 家庭功能評估表 (ESCROW)（續）

項目	分數	內容
解決問題及尋求資源能力	1	□ 家裡有問題或困難時會向社區、親友、家人尋求協助，甚或比過去好
	2	□ 家裡有問題或困難時不易做決定，會向親友或其他家人尋求協助，或過去能順利解決的，現在偶會遭遇挫折但尚能解決
	3	□ 家裡有問題或困難時，自己想辦法解決但因遭遇的挫折和困難增加很多，有一些事需擱置，且對生活有一點妨礙
	4	□ 家裡有問題或困難時，總是覺得不知該怎麼辦，遭遇許多困難，事情必須擱置而且會影響到家庭的生活

※ 資料來源：陳月枝等 (1995)．*長期照護服務對象分類系統之探討*．衛生福利部委託研究計畫。

（五）環境評估

居家環境是否安全，攸關個案的健康及生活品質。對於活動或認知功能障礙者而言，家中任何地方都可能潛伏著危機，往往在照顧者不留意的情況下，個案就發生跌倒或其他意外事件，故居家環境的安全要特別注意以下各點（毛，2004；張，2002）：

1. 照明：光線應充足，陰暗角落及牆腳應設置夜燈；盡量保持室內光線亮度一致，避免亮度差距太大。
2. 色彩：家中牆壁、床、家具、寢具、窗簾、地毯等的顏色最好選用深色及不鮮艷的顏色，但若是為了提振個案心情，可選用較明亮開朗的顏色，也可選擇個案所喜好之顏色，並運用對比色以區分門、樓梯及高度的變化。
3. 室溫、濕度、換氣通風：舒適的房間溫度約為 23~25°C；室內外溫差應控制在 7°C 以內，以增進舒適感；濕度保持在 60% 左右最為舒適。
4. 地面：最好採單一色調，過於複雜的設計會引發個案頭暈及行走時混亂發生。地板、地毯或踏墊不能滑動或有電線、電話線橫越情形。須使用防滑材料，且高度在同一平面，高於1公分的門檻應去除。分散及區域性的地毯易造成跌倒，避免使用。
5. 家具：選擇防火建材，避免桌角尖銳或玻璃的家具。沙發椅結構紮實且穩固，避免使用低密度泡棉，高度要超過小腿的長度，有扶手及靠背。抽屜應易於開關，家具、櫥櫃門把或抽屜把手應清楚明顯且方便使用。腳凳、燭台、植物或其他小件家具，最好放在個案走動少的地區。

6. 走道：門及走道淨寬度應在 90 公分以上，雙邊設置扶手，應確保輪椅通行及迴轉空間。
7. 樓梯：樓梯裝設止滑裝置及扶手，在每一階梯的前緣貼上止滑膠帶。樓梯兩旁的扶手高約 75 公分，終端再向水平延伸 30 公分。樓梯每階高度最好不大於 18 公分，深度應大於 25 公分，以利腳能安全踩踏。
8. 其他：走廊、廁所、浴室、樓梯等地方，最好都裝上扶手，牆壁與扶手間隔在 5~6 公分。

8-2 我國長期照護的發展與現況

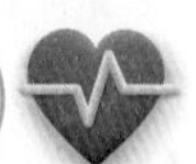

我國在 80 年代前因長期照護正式資源不多，當家中有人失能需要長期照護時，其他家人就必須犧牲自己工作承擔照顧工作，當時家庭一直是最主要的長期照護資源；90 年代後因老年人口急遽成長使得長期照護需求增長，政府才開始發展「濟貧式」的療養機構，但當時多用來收容貧困無依的老年人，之後，因家庭照顧功能式微加上民眾對自身擁有社會福利意識提升，導致未經立案的小型私人療養機構興起，長期照護開始從照顧少數貧窮老年人的社會問題，轉變為一般老年人的照顧問題，長期照護資源供不應求，政府也陸續推動許多重大長期照護公共法案，除了大量興建機構外，也開始注重提升機構照護及服務品質的方向發展。

國內長期照護發展演進詳見表8-9。而長期照護制度的發展可分為「長期照顧十年計畫」、「長期照護服務網計畫」和「長期照顧十年計畫2.0」等三階段（圖8-1），介紹如下：

◗ 表 8-9 臺灣長期照護發展演進

階 段	重要事項
渾沌期 （1985 年以前）	· 1971 年：彰化基督教會醫院首開醫院為基礎之居家照護模式 · 1980 年：「老人福利法」公布實施，明列老人福利機構包括扶養機構、療養機構、休養機構、服務機構，其中療養機構以療養罹患長期慢性病或癱瘓老人為目的，為我國第一個法定的長期照護機構 · 1981 年：「老人福利機構設立標準」公布實施
萌芽期 （1986~1993 年）	· 1986 年：(1)「中老年病防治四年計畫」將居家照護列為重點工作；(2) 陽明醫院開辦以醫院為基礎之居家護理業務 · 1987 年：(1) 委託臺北市護理師護士公會，推展以社區為基礎獨立型態的「居家護理服務」；(2) 臺灣省政府開始試辦「日間托老」和「老人居家服務」 · 1989 年：試辦居家護理納入公務人員保險試辦計畫，建立居家給付標準 · 1990 年：(1)「全國醫療網第二期計畫」中特別規劃「加強復健醫療及長期照護服務」；(2) 省立豐原醫院率先開創日間照護業務 · 1991 年：(1) 耕莘醫院成立國內第一所「護理之家」；(2) 頒布「護理人員法」，明訂護理機構之服務對象條件為：罹患慢性病需長期護理之病人、出院後需繼續護理之病人、產後需護理之產婦及嬰兒 · 1992 年：「護理人員法施行細則」公布，第六條規定護理機構以「居家護理」、「護理之家」及「產後護理機構」為限 · 1993 年：(1) 推動「國民保健計畫」，將中老年病防治及長期照護服務納入計畫重點；(2) 公布「護理機構設置標準」；(3) 中華民國長期照護專業協會成立，其宗旨為促進臺灣長期照護體系之健全發展，提升長期照護個案之服務品質，以及保障長期照護專業人員之權益
制度建構期 （1994~1996 年）	· 1994 年：(1) 財團法人獎卿大臺北居家護理所成立，為第一家獨立型態之居家護理機構；(2) 辦理「呼吸長期依賴病人照護計畫」 · 1995 年：(1) 全民健保將「居家護理」列入給付範圍；(2) 制定「安寧療護」相關設置規範，推展以醫院為基礎的安寧療護計畫；(3) 嘉義基督教醫院、高雄醫學院附設醫院、天主教聖功醫院及花蓮慈濟醫院等四家醫院進行「出院計畫」試辦計畫 · 1996 年：(1) 行政院衛生署在台大等十家醫院實施「安寧居家療護納入全民健保試辦計畫」；(2) 護理之家比照居家照護納入全民健康保險給付技術性護理服務；(3)「出院計畫」更名為「出院準備服務」；(4) 臺灣省寧園療養院為國內第一所專收失智症之患者照護機構

▶表 8-9 臺灣長期照護發展演進（續）

階段	重要事項
資源快速發展期（1997~2001 年）	· 1997 年：(1) 立案安養護機構及長期照護機構比照居家護理納入健保給付技術性護理服務；(2)「老人福利法」修正公布，老人年齡由 70 歲降為 65 歲，老人福利機構修正為長期照護機構、養護機構、安養機構、文康機構及服務機構等五類；(3)「衛生白皮書－跨世紀衛生建設」**強調居家及社區式照護服務為主 (70%)，機構式照護服務為輔 (30%)**；(4) 居家護理全民健保給付制度標準改用「資源耗用群 (resources utilization group, RUGs)」；(5) 臺灣首座「臺北市長期照護管理示範中心」成立；(6) 行政院經濟建設委員會將長期照護納入「跨世紀國家建設計畫」；(7) 建立醫療網第三期計畫－加強復健醫療及長期照護服務 · 1998 年：(1) 內政部公布「加強社區老人安養服務方案」，加強推動養護機構、日間照顧、居家服務等資源的發展，明訂於每一鄉鎮、區普設居家服務支援中心以提供居家服務；(2) 行政院衛生署實施「老人長期照護三年計畫」，除了普及機構式長期照護外，也強調社區化長期照護體系之建立；(3) 臺灣省政府在台中醫院成立大台中地區老人照護諮詢服務中心；(4) 進行各類長期照護示範型計畫－個案管理及單一窗口 · 1999 年：(1) 行政院成立老人福利推動委員會，研訂「建構臺灣長期照護體系十年計畫」；(2) 行政院衛生署全面推動喘息（暫托）服務計畫 · 2000 年：(1) 推動「建構長期照護體系三年計畫」，統籌規劃我國長期照護藍圖；(2) 行政院衛生署研訂「新世紀健康照護計畫」，將長期照護列為重點工作，著重各縣市建置「長期照護管理示範中心」以整合長期照護資源；(3) 行政院衛生署成立長期照護諮詢委員會，規劃及研議長期照護相關政策 · 2001 年：(1) 建構長期照護先導體系計畫－三鶯實驗社區中心開幕；(2) 醫療網第四期計畫－新世紀健康照護計畫，實施要項包括建立長期照護整合性服務網路、建立社區化長期照護體系及加強長期照護人力培訓與提升
產業化時期（2002~2006年）	· 2002 年：行政院核定「挑戰 2008：國家發展重點計畫」推展「照顧服務產業」、「社區化長期照護網路」與「提升社區照顧質量」等子計畫 · 2003 年：行政院修正照顧服務產業發展方案之名稱為「照顧服務福利及產業發展方案」，將居家服務對象由中低收入戶擴及一般戶，並整合病人服務員與居家服務員為照顧服務員 · 2004 年：(1) 行政院社會福利推動委員會成立「長期照護制度規劃小組」；(2) 衛生署全面推展地區教學以上醫院辦理「出院準備服務計畫」 · 2005 年：(1) 行政院核定「建立社區照顧關懷據點實施計畫」；(2) 行政院衛生署規劃「特殊照護模式暨失智老人居家照護模式試辦計畫」

表 8-9 臺灣長期照護發展演進（續）

階段	重要事項
服務整合時期（2007 年～）	· 2007 年：(1) 行政院通過「長期照顧十年計畫」；(2) 老人福利法再次修正，老人福利機構修正為長期照顧機構、安養機構及其他服務機構等三類 · 2008 年：(1) 3 月 10 日核定我國人口政策白皮書，其中有關高齡化部分，提出包括「支持家庭照顧老人、完善老人健康與社會照顧體系、提升老年經濟安全保障、促進中高齡就業與人力資源運用、推動高齡者社會住宅、完善高齡者交通運輸環境、促進高齡者休閒參與、建構完整高齡教育系統」等八大因應對策；(2) 9 月 23 日「護理機構設置標準」修正並更名「護理機構分類設置標準」 · 2011 年 3 月 31 日行政院通過「長期照護服務法」草案，建立「人員管理」、「機構管理」、「受照護者權益保障」及「服務發展獎勵措施」及制度，以確保長期照護服務品質 · 2013 年：(1) 7 月 23 日行政院組織改造成立衛生福利部，其下設「護理及健康照護司」負責長期照護政策推動；(2) 11 月 26 日核定長期照護服務網計畫（第一期），目的在提升長期照護整體服務品質，內容包括：「長照服務體系建置與發展」、「長照服務人力發展與管理」及「提升長照服務品質、評鑑與督考」 · 2014 年：(1) 健保試辦腦中風急性後期照護（中期照護）計畫；(2) 衛福部通過「失智症防治照護政策綱領」，含括七大策略，明定失智症防治及照護方針 · 2015 年：(1) 5 月 15 日立法院通過「長期照顧服務法」（以下稱長照法），公布後二年實施；(2) 衛福部試辦「小規模多機能」服務模式 · 2016 年：推動「長照量能提升計畫」；發布長照十年計畫 2.0 試行 · 2017 年 6 月：實施長期照護服務法及正式實行長照十年計畫 2.0 · 2018 年實施長期照顧服務給付及支付新制，搭配長照服務單位特約制度，鼓勵更多長照服務單位投入、提升服務提供效率 · 2018 年衛福部成立長期照顧司（以下稱長照司），主管長服法所轄相關事宜 · 2019 年實施「身心障礙福利機構服務躍升計畫」、「住宿式機構品質提升卓越計畫」，提升機構服務品質，補助機構經營，留任服務人員 · 2021 年推動「智慧長照與醫療照護整合研發推廣計畫」，以資通訊技術串連整備整體照顧體系

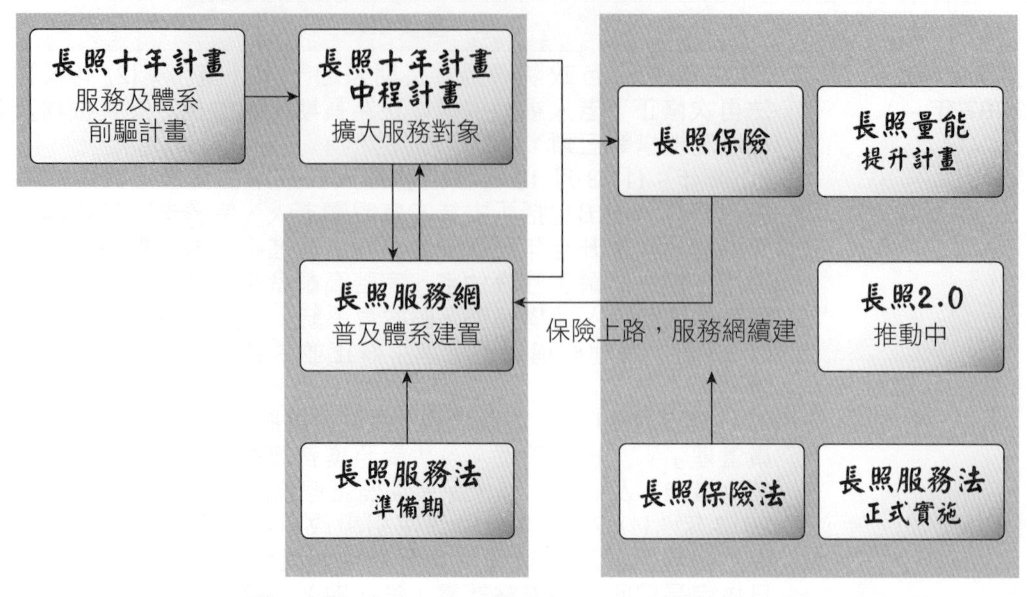

圖 8-1　長期照護制度發展三階段

（一）第一階段：長期照顧十年計畫(2007~2016年)

行政院於2007年4月推行「大溫暖社會福利套案」，其中強化老人安養的規劃策略中，更將「長期照顧十年計畫」列為旗艦計畫及發展重點目標之一，以因應國內人口老化快速的需求。此計畫的基本目標為建構我國完整之長期照顧體系，保障身心功能障礙者能獲得適切的服務，增進獨立生活能力，提升生活品質，以維持尊嚴與自主。子目標包括：(1)以全人照顧、在地老化、多元連續服務為長期照顧服務原則，加強照顧服務的發展與普及；(2)保障民眾獲得符合個人需求的長期照顧服務，並增進民眾選擇服務的權利；(3)支持家庭照顧能力，分擔家庭照顧責任；(4)建立照顧管理機制，整合各類服務與資源，確保服務提供的效率與效益；(5)透過政府的經費補助，以提升民眾使用長期照顧服務的可負擔性；(6)確保長期照顧財源的永續維持，政府與民眾共同分擔財務責任。

（二）第二階段：長期照護服務網計畫(2013~2016年)

行政院將第一階段的「長期照顧十年計畫」由補助型計畫轉換為「長期照護服務網計畫」，主要目標為均衡長期照護資源之發展，使長期照護機構及人員合理分布，並針對資源不足區予以獎勵設置，以均衡長期照護之在地老化及可近性，作為長期照護服務及人力資源發展之依據。

➲ 長期照顧服務法

行政院於 2017 年實施《長期照顧服務法》，主要對象為**身心失能已達 6 個月以上者**。目標以健全長照服務體系、確保失能者獲得適切服務的服務品質並保障其尊嚴及權益、增進獨立生活能力為主，其主要內容包括（衛生福利部，2019）：

1. 明定各類長照服務項目，包括居家式、社區式、機構住宿式及綜合式服務類。
2. 明定長期照顧服務人員之專業定位。
3. 明定長照財源，並設置長照基金，以促進長照相關資源之發展、提升服務品質與效率、充實並均衡服務與人力資源。
4. 初次入國之外籍看護工，其雇主可申請家庭看護工補充訓練。
5. 將各界關注之家庭照顧者，納入服務對象。

長照法尚有子法包含《長期照顧服務法施行細則》、《長期照顧服務機構設立標準》、《長期照顧服務機構設立許可及管理辦法》、《長期照顧服務機構評鑑辦法》、《長期照顧服務資源發展獎助辦法》、《長期照顧服務機構專案申請租用公有非公用不動產審查辦法》、《長期照顧服務人員訓練認證繼續教育及登錄》及《外國人從事家庭看護工作補充訓練辦法》、《長期照顧服務機構投保公共意外責任險保險範圍及金額認定標準》等。

為維護住宿式機構接受服務者之權益及照護品質，與維持機構穩定經營機制，達到永續經營之目標，依據長期照顧服務法第 22 條明定，提供「住宿式」服務之長照機構皆需由法人設立，於 2018 年公布《長期照顧服務機構法人條例》（簡稱長照機構法人）。

➲ 長照服務量能提升計畫(2015~2018 年)

2017年因應長照法的正式實施及開始推動長照2.0，原先的長照十年計畫及長照服務網政策皆已完成其階段性的任務，衛福部為能提供給失能民眾更加完善的長照服務，故推動能配合目前長照法及長照2.0的資源與補助，又能整合先前的長照十年計畫及推動「長照服務量能計畫」，持續提供民眾既有長照服務，並普及長照服務資源、充實與培訓長照人力、適度發展長照服務產業、運用長照基金布建偏遠地區長照資源等。

(三)第三階段：長期照顧十年計畫 2.0(2016 年~)

「長期照顧十年計畫2.0」是以長期照顧十年計畫為基底，再依照當時實施不夠完善或能更進步的政策內容作改善，**主要財源來自菸品健康福利捐和捐贈收入**；其目標前端銜接預防保健、活力老化、減緩失能，促進長者健康福祉，提升老人生活品質；向後端提供多目標社區式支持服務，轉銜在宅臨終安寧照顧，減輕家屬照顧壓力，減少長照負擔。除積極推廣社區整體照顧模式試辦計畫、發展創新服務，建構以社區為基礎的健康照護團隊體系，並將服務延伸銜接至出院準備服務、居家醫療等服務。另亦增加長照1.0現有服務之彈性，將服務對象由4類擴大為8類、服務項目由8項增至17項（衛生福利部，2019）。

➲ 服務對象

1. 65 歲以上失能老人。
2. 55 歲以上山地原住民。
3. 50 歲以上身心障礙者。
4. 65 歲以上僅 IADL 需協助之獨居老人。
5. 50 歲以上失智症者。
6. 未滿 50 歲失能身心障礙者。
7. 65 歲以上僅 IADL 失能之衰弱老人。
8. 55~64 歲失能平地原住民。

➲ 補助原則

1. 給付型態以實物給付（服務提供）為主，現金給付為輔，並以補助失能者使用各項照顧服務措施為原則。
2. 依失能程度及家庭經濟狀況，低收入者全額補助，中低收入者補助 95%，一般戶補助 84%。
3. 長照2.0失能程度分為1~8級（長照1.0分為輕度、中度、重度三種類別），第1級沒有給付額度，第2~8級則是按等級給付不同的額度。失能程度愈高者，政府提供的補助額度愈高。
4. 長照 2.0 規劃的服務項目補助情形見表 8-10。

▶ 表 8-10 長期照顧十年計畫 2.0 的服務項目及補助內容

服務項目	補助內容
照顧服務（包含居家服務、日間照顧、家庭托顧服務）	1. 日間照顧及家庭托顧服務依個案福利身分別及失能／失智情形補助服務時數： 輕度：每月補助上限最高 25 小時；僅 IADL 失能且獨居之老人，比照此標準辦理 中度：每月補助上限最高 50 小時 重度：每月補助上限最高 90 小時 2. 補助經費：每小時以 200 元計（隨物價指數調整） 3. 超過政府補助時數者，則由民眾全額自行負擔 4. 居家服務部分，依其福利身分別及長期照顧需要情形分段補助基本支付，並規劃依不同時段、區域、服務對象、服務場域或特殊情況加成支付。
居家護理	除現行全民健保每月給付 2 次居家護理外，經評定有需求者，每月最高再增加 2 次。補助居家護理師訪視費用，每次以新台幣 1,300 元計
社區及居家復健	針對無法透過交通接送使用健保復健資源者，提供本項服務。每次訪視費用以新台幣 1,000 元計 1. 每項治療服務（物治、職治）每星期最多 1 次，1 年各以 6 次為原則（12 次／年） 2. 若治療師認為服務對象具高恢復潛力，可提出延案申請，但須經照管中心核准
輔具購買、租借及住宅無障礙環境改善服務	每 10 年內以補助新台幣 10 萬元為限，但經評估有特殊需要者，得專案酌增補助額度
老人餐飲服務	服務對象為低收入戶、中低收入失能老人（含僅 IADL 失能且獨居老人）；每人每日最高補助一餐，每餐以新台幣 50 元計
喘息服務	1. 輕度及中度失能者：每年最高補助 14 天 2. 重度失能者：每年最高補助 21 天 3. 上述之補助天數將會再依民眾實際需求核給 4. 補助受照顧者每日照顧費以新台幣 1,500 元計 5. 可混合搭配使用機構及居家喘息服務 6. 機構喘息服務另補助交通費每趟新台幣 1,000 元，一年至多 4 趟
交通接送服務	補助中／重度失能者使用類似復康巴士之交通接送服務，每月最高補助 4 次（來回 8 趟），每趟以新台幣 190 元計

表 8-10 長期照顧十年計畫 2.0 的服務項目及補助內容（續）

服務項目	補助內容
長期照顧機構服務	1. 家庭總收入按全家人口平均分配，每人每月未達社會救助法規定最低生活費 1.5 倍之重度失能老人：由政府全額補助 2. 家庭總收入按全家人口平均分配，每人每月未達社會救助法規定最低生活費 1.5 倍之中度失能老人：經評估家庭支持情形如確有進住必要，亦得專案補助 3. 每人每月最高以新台幣 21,000 元計
安全性看視	設計失智照顧服務之加成補助 15 小時
預防或延緩失能之服務（含肌力訓練、生活功能重建訓練、膳食營養、口腔保健、認知促進）	1. 補助縣市政府辦理社區樂齡行動教室之師資費用、行政費用等 2. 課程以團體方式進行，每期 12 週，每週每次 2 小時，以補助 1 年為主

服務內容

「長期照顧十年計畫2.0」的服務內容以日常生活活動服務為主（表 8-11）。

表 8-11 長期照顧十年計畫 2.0 的服務內容

長照 1.0	長照 2.0（除原有 1.0 再新增 9 項）
1. 照顧服務（居家服務、日間照顧及家庭托顧） 2. 交通接送 3. 餐飲服務 4. 輔具購買、租借及居家無障礙環境改善 5. 居家護理 6. 居家復健 7. 長期照顧機構服務 8. 喘息服務	1. 失智症照顧服務 2. 小規模多機能服務 3. 家庭照顧者支持服務據點 4. 社區預防性照顧 5. 社區整體照顧性服務（成立社區整合型服務中心、複合型服務中心與巷弄長照站） 6. 預防失能或延緩失能與失智之服務 7. 延伸至出院準備服務 8. 銜接在宅臨終安寧照護 9. 原住民地區社區整合型服務

失智症照顧服務

以提升失智症長照服務能量、擴大失智照護資源布建、強化社區個案服務管理機制、建立失智專業人才培訓制度及推動失智友善社區等為主。執行策略包括：

1. 廣設**「失智社區服務據點」**：提供失智者及照顧者多元複合支持服務，如**家屬照顧訓練及支持團體**等。
2. 設置**「失智共同照護中心」：協助未確診失智個案儘快完成確診，提供社區失智症個案管理機制**、協助照顧者於個案不同失智程度照護需求及支持協助，提供引導、相關資訊及轉介等支持服務。
3. 鼓勵縣市政府廣結民間服務提供單位布建日間照顧中心、團體家屋等社區照顧資源。
4. **增設機構式失智專區**，鼓勵老人福利機構、護理之家、醫療機構及榮譽國民之家參與失智症住宿式機構照顧服務資源之建置，同時提升有需求失智症老人之使用率，**補助入住機構專區之失智症中度以上且具行動能力老人特別處遇費**。
5. 建置失智照顧者支持服務網絡，提供照顧者個別或家庭協談、輔導諮商、轉介服務資源，如**瑞智學堂、瑞智互助家庭可提供失智症個案及其家屬家庭支持服務**。
6. 建立失智專業人才系統性培育機制。
7. 推動失智友善社區。

➲ 社區整體照顧性服務

長照十年計畫 2.0 將建立以社區為基礎發展連續多目標服務體系，分為基礎發展連續多目標服務體系，並**區分 A、B、C 三級，由 A 級服務中心提供全面的整合照護服務，B 級複合型服務中心提供日間照護和居家服務，C 級巷弄長照站普遍設置巷弄照顧站提供社區支持**（圖 8-2、圖 8-3）（衛生福利部，2018）。

1. **A 級－社區整合型服務中心**：在服務體系中係依區域照管專員擬定之照顧計畫，協助服務使用者協調及連結長照資源，同時辦理日間照顧及居家服務，與區域內 B 級與 C 級單位協調合作。
2. **B 級－複合型服務中心**：除提供既有服務外，擴充功能優先複合提供居家服務、日間照顧服務，或提供社政及衛政長照服務，並將服務延伸至 C 級巷弄長照站，強化提供單位照顧量能。

3. **C 級－巷弄長照站：**

   (1) 短時數照顧服務或喘息服務（臨托服務）。

   (2) 營養餐飲服務（共餐或送餐）。

   (3) 預防失能或延緩失能惡化服務。

   (4) 就近提供可促進社會參與之活動。

4. 發展小區域「定時」與「定點」之社區巡迴接送服務：為強化社區巡迴接送服務之輸送連結，爰發展小區域「定時」與「定點」之雙定服務，強化接送量能，串連 ABC 服務體系。如服務使用者於 ABC 服務區域外有其他就醫需求，可運用既有長照交通接送或身心障礙者復康巴士服務。

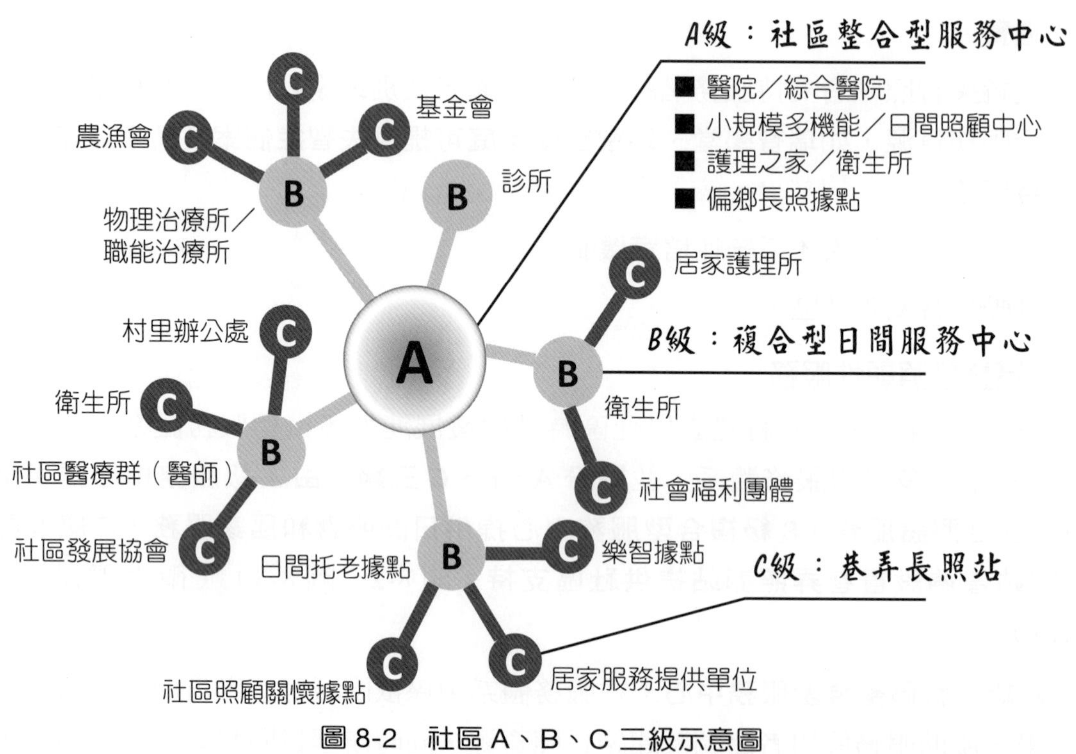

圖 8-2　社區 A、B、C 三級示意圖

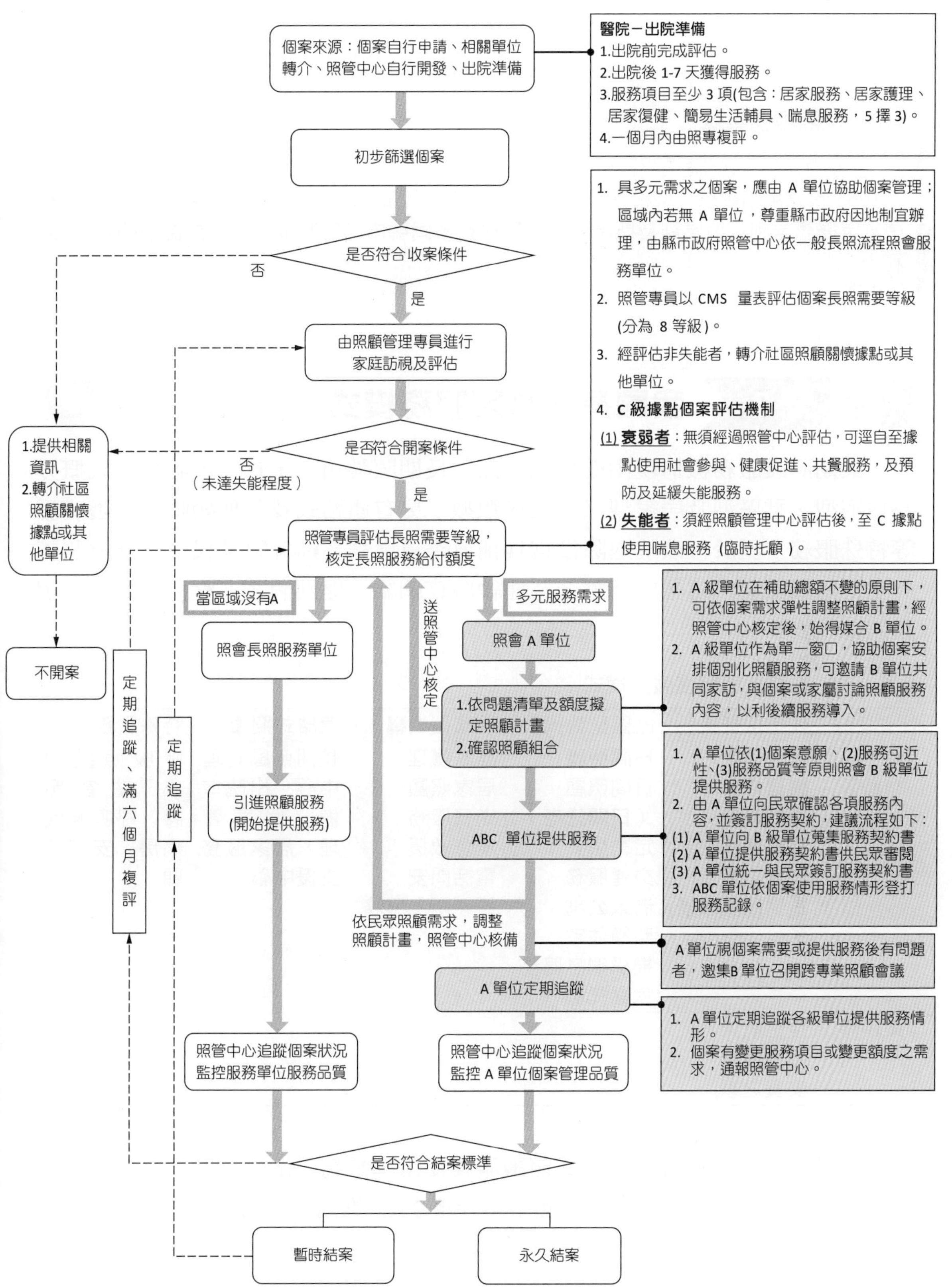

圖 8-3 照顧服務作業流程

資料來源：衛生福利部 (2018)．*長照十年計畫 2.0—社區整體照顧模式*。https://1966.gov.tw/LTC/cp-4006-42523-201.html

小補帖

1966 長照服務專線

一般民眾如何申請長照服務？家人的現況適合申請嗎？這些疑問可透過衛生福利部「1966 長照服務專線」取得長照服務。前 5 分鐘免通話費，並可透過專線互動式語音選單，選擇語言別、地區別及縣市別，為居住在不同縣市的親友或長輩申請當地的長照服務！

8-3 我國長期照護服務模式

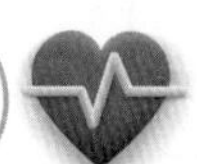

長期照護服務機構現由衛生福利部「長期照護司」主管，依服務模式概分為住宿型、社區型及居家型三大服務類型，另有連結式及其他如呼吸照護病房等特殊服務；至於行政院退除役官兵輔導委員會體系則針對榮民提供醫療照護與生活照顧服務。這些服務整合為連續服務網絡，提供個案完整持續的長期照護服務（表 8-12）。

表 8-12　臺灣長期照護服務模式

	住宿型機構	社區型機構	居家型機構	連結式照護	特殊服務
衛生福利體系	**慢性病床** **護理之家** **復健醫療** **養護機構** **安養之家** 長期照顧機構	**日間照護** 日間照顧 **（日間托老）** 定點用餐 交通服務 老人公寓 照顧住宅 機構喘息服務 家庭托顧	**居家護理** 居家照顧 送餐服務 緊急救援 電話問安 居家喘息服務	長期照顧管理中心、出院準備、個案管理、居家服務支援中心	呼吸照護中心、失智照護、呼吸照護病房、安寧照顧
榮民體系	慢性病床 養護機構 安養之家				

目前臺灣長照資源以居家式照護服務使用率最高（衛生福利部長照政策專區，2021），期望藉由「長期照顧十年計畫 2.0」推動，均衡長期照護資源的發展。

一、住宿型照護服務 (Residential and Institutional-based Service)

是指個案長期居住於護理之家、養護所等機構內，由專業人員24小時提供個案醫療、護理、復健、日常生活照顧等綜合性服務，因此較適合重度失能、家庭照顧資源缺乏或無法以社區或居家方式照顧的個案，可減低家屬照顧壓力、提供高密度的專業服務，然而生活較統一化，缺乏個別化。

(一) 護理之家 (Nursing Home)

護理之家主要照護對象為罹患慢性病且需高密度繼續照護之個案，主要提供醫師診療、專業技術性護理服務及日常生活照顧。依護理機構分類設置標準，分為醫院附設與獨立經營兩大類型護理之家，另依據服務個案特性分為一般護理之家及精神護理之家，人員配置詳見表8-13。

表 8-13 護理之家的人員配置

人員	一般護理之家	精神護理之家
護理人員	1. **15 床至少應有 1 人** 2. 設有日間照護者，按登記提供服務量，每登記提供 20 人之服務量，應增置 1 人 3. 負責資深護理人員，應具本法施行細則第 11 條所定之資格與條件 4. 24 小時均應有護理人員值班 5. 收住呼吸器依賴個案達 4 床以上者，其人員應符合下列規定： (1)每 10 床應有 1 人，不足 10 床以 10 床計 (2)至少有 1 位護理人員具備呼吸照護臨床經驗 2 年 (3)收住呼吸器依賴個案以 24 床為計算單位，每超過 24 床應再增加 1 人	1. 每 20 床應有 1 人 2. 設有日間照護者，按登記提供服務量，每登記提供 20 人之服務量，應增置 1 人 3. 負責資深護理人員，應具本法施行細則第 11 條所定之資格與條件 4. 24 小時均應有護理人員值班
照顧服務員	**每 5 床應有 1 人以上**	每 10 床應有 1 人
社會工作人員	1. **未滿 100 床者，應指定專人負責社會服務工作** 2. 100 床至 200 床以下者，應有 1 人 3. 200 床以上者，至少應有 2 人	1. 每 100 床應有 1 人 2. 未滿 100 床者，應有兼任之社會工作人員

表 8-13 護理之家的人員配置（續）

人員	一般護理之家	精神護理之家
職能治療人員	得視業務需要專任或特約職能治療人員	1. 每 200 床應有 1 人 2. 未滿 200 床者，應有兼任之職能治療人員 3. 200 床以上者，至少應有 1 名職能治療師
臨床心理人員	—	1. 每 200 床應有 1 人 2. 未滿 200 床者，應有兼任之臨床心理人員
其他人員	1. 應有指定人員管理護理記錄 2. 得視業務需要置專任或特約醫師、物理治療師、物理治療生及營養師 3. 收住呼吸器依賴個案達 4 床以上者，應符合下列規定： (1) 特約受過胸腔或重症加護相關訓練之相關專責專科醫師至少 1 名 (2) 特約、專任或兼任呼吸治療人員至少 1 名	1. 應有指定人員管理工作記錄 2. 得視業務需要置專任或特約精神科醫師 3. 得視業務需要置專任或特約物理治療師、物理治療生及營養師

情況題

張護理師想要開立49床一般護理之家，下列哪一個聘用照護人力方式，能夠符合法規最低人力規範？(A)3位專職護理師、10位專職照顧服務員及1位專職社工師　(B) 4位專職護理師、10位專職照顧服務員及1位兼職社工師　(C)5位專職護理師、10位專職照顧服務員及1位專職社工師　(D)5位專職護理師、15位專職照顧服務員及1位兼職社工師。

答案 B

（二）老人福利機構

老人福利法中，將老人福利機構分為長期照顧機構、安養機構及其他老人福利機構等三類，人員配置詳見表 8-14。

表 8-14 老人福利機構的人員配置

類 別	長期照護機構	養護機構	失智照護機構	安養機構
醫 師	視業務需要得置專任或特約醫師	視業務需要得置專任或特約醫師	視業務需要得置專任或特約醫師	視業務需要得置專任或特約醫師
護理人員	1. 隨時保持至少有 1 位護理人員值班 2. 每照護 15 人應置 1 人；未滿 15 人者，以 15 人計 3. 若設有日間照護者，每提供 20 人之服務量，應增置 1 人	1. 隨時保持至少有 1 位護理人員值班 2. 每養護 20 位老人應置 1 人；未滿 20 人者，以 20 人計	1. 隨時保持至少有 1 人值班 2. 每照顧 20 人應置 1 人；未滿 20 人者，以 20 人計	隨時保持至少有 1 位護理人員值班
照顧服務員	1. 日間每照顧 5 人應置 1 人；未滿 5 人者，以 5 人計 2. 夜間每照顧 15 人應置 1 人；未滿 15 人者，以 15 人計。夜間應置人力應有本國籍員工執勤，並得與護理人員合併計算	1. 日間每養護 8 位老人應置 1 人；未滿 8 人者，以 8 人計 2. 夜間每照顧 25 人應置 1 人；未滿 25 人者，以 25 人計。夜間應置人力應有本國籍員工執勤，並得與護理人員合併計算	1. 日間每照顧 3 人應置 1 人；未滿 3 人者，以 3 人計 2. 夜間每照顧 15 人應置 1 人；未滿 15 人者，以 15 人計。夜間應置人力得與護理人員合併計算 3. 照顧服務員得以雇用兼職人員為之。但兼職人員不得超過 1/3，且兼職之照顧服務員每週至少應提供 16 小時以上服務時間。專任或兼任人員應固定，且不得聘雇外籍看護工	1. 日間每安養 15 位老人應置 1 人；未滿 15 人者，以 15 人計 2. 夜間每照顧 35 人應置 1 人；未滿 35 人者，以 35 人計。夜間應置人力應有本國籍員工執勤，並得與護理人員合併計算

表 8-14　老人福利機構的人員配置（續）

類別	長期照護機構	養護機構	失智照護機構	安養機構
社會工作人員	1. 未滿 100 人者，至少置 1 人 2. 100 人以上者，每 100 人應增置 1 人 3. 49 人以下者，以專任或特約方式辦理，採特約方式辦理者，每週至少應提供 2 天以上之服務	1. 大型：未滿 100 人者，至少應置 1 人，每養護百人應增置一位。但 49 人以下者，以專任或特約方式辦理，採特約方式辦理者，每週至少應提供 2 天以上之服務 2. 小型：視業務需要得以專任或特約方式辦理	1. 照顧未滿 100 人者，至少置 1 人 2. 100 人以上者，每 100 人應增置 1 人 3. 49 人以下者，以專任或特約方式辦理，採特約方式辦理者，每週至少應提供 2 天以上之服務	1. 大型：照顧未滿 80 人者，至少應置 1 人，每安養 80 位老人應增置一位；但 49 人以下者，以專任或特約方式辦理，採特約方式辦理者，每週至少應提供 2 天以上之服務 2. 小型：視業務需要得以專任或特約方式辦理
其他	視業務需要得置專任或特約或特約醫師、物理治療人員、職能治療人員或營養師	收容有需鼻胃管、導尿管護理服務需求之老人者，應依長期照護型機構規定配置工作人員	機構得視業務需要，置行政人員、專任或特約醫師、物理治療人員、職能治療人員、營養師或其他工作人員	1. 大型：視業務需要得置輔導員、行政人員、專任或特約醫師、職能治療人員、營養師或其他工作人員 2. 小型：視業務需要得置專任或特約社會工作人員及其他必要人員

註：小型機構之規模為收容人數 5 人以上、未滿 50 人。

1. 長期照顧機構
   (1) 長期照護型：以罹患長期慢性病，且需要醫護服務之老人為照顧對象。
   (2) 養護型：以生活自理能力缺損需他人照顧之老人或需鼻胃管、導尿管護理服務需求之老人為照顧對象。
   (3) 失智照護型：以神經科、精神科等專科醫師診斷為失智症中度以上、具行動能力，且需受照顧之老人為照顧對象。

2. 安養機構：以需他人照顧或無扶養義務親屬或扶養義務親屬無扶養能力，且日常生活能自理之老人為照顧對象。
3. 其他機構：提供老人其他福利服務。

二、社區型照護服務 (Community-based Service)

社區型照護是長期照護服務模式中「住宿型照護」及「居家型照護」的中繼站，如日間照顧、定點用餐、喘息（暫托）服務、家庭托顧、照顧住宅等，**使個案能舒適及安全的留在家庭或生活於熟悉的社區，越久越好**。以往沒有這些社區型照護服務時，無力照顧失能個案的案家就只能將個案送至機構，因此社區型照護能延緩個案進住機構時間、減低家屬部分照顧壓力，又比住宿型照護便宜。

(一) 日間照顧 (Day Care)

日間照顧是針對社區中罹患慢性疾病或輕、中度失能且無法定傳染病、至少能坐輪椅或使用助行器的個案，於日間時接送至住家附近機構，以群體生活方式，提供生活照顧、醫療、護理、復健及休閒等服務，而夜間返回居處之照顧模式。其目的在取代機構照護，讓個案在白天時能享有專業照顧，但又能繼續住在家中，進而延緩個案進住機構時間，並抒解家屬過度的照顧壓力，本項服務自 2008 年起已納入「長期照顧十年計畫」補助辦理。

「小規模多機能服務」是一社區整體照顧模式，以日間照顧中心為基礎，整合居家服務、臨時住宿等多元服務，減輕家庭照顧者在日間、夜間及例假日的負擔與壓力。

(二) 喘息(暫托) 服務 (Respite Care)

喘息照顧服務是針對照護者需求所發展出來的一種長期照護服務模式，由受過專業訓練的服務人員**暫時取代照顧者責任**，讓照顧者暫時卸下照顧的重擔，獲得短暫的休息，減少個案因照顧者過度疲勞而提早放棄家庭照顧。依其提供的場所大致可分為居家喘息照顧及機構喘息照顧服務，居家喘息照顧是由專業人員間歇至案家中提供照顧服務，而機構喘息照顧則需要將個案由住處送至醫院、護理之家或其他養護機構中接受短期照顧，喘息天數則依各縣市財源而定。

(三) 家庭托顧 (Foster Care)

家庭托顧是一種介於正式及非正式之間的新型社區照護模式，由照顧服務員於自宅內，提供鄰近失能老人身體照顧、日常生活照顧及安全照顧等，服務人數含照顧服務員之失能家屬不得超過 4 人，每日收托時間以 12 小時為限，並不得提供夜間住宿服務，讓個案能獲得就近且良好的照顧而改善生活品質，也減輕家庭照顧者的壓力，服務模式類似日間照顧，但較強調鄰近街坊的互相照顧、支持。

(四) 安全看視

安全看視主要是提供給 50 歲以上失智症病人的照顧服務，提供每位病人家庭每月最多可申請 15 小時的居家服務，而這項新的服務與原長照 1.0 所提供的居家服務（針對輕度失智病人 25 小時）分開計算，本項服務自 2016 年起已納入「長期照顧十年計畫 2.0」補助辦理。

(五) 預防或延緩失能之服務

預防或延緩失能之服務包含肌力訓練、生活功能重建訓練、膳食營養、口腔保健、認知促進等服務項目，主要是提供給 65 歲以上衰弱及失能老人的照顧服務，預計將以團體方式進行，每次團體活動約 10 人，每期課程平均 12 週，視需要再調整週次，每次課程為 2 小時，包含多項創新服務，針對失能風險預防設計具多元性及趣味性之活動課程，本項服務自 2016 年起已納入「長期照顧十年計畫 2.0」補助辦理。

(六) 照顧住宅 (Sheltered Housing; Assisted Living)

照顧住宅始於1980年代於北歐開始發展，是結合照顧與住宅之服務，類似老人公寓或是安養機構，都是提供個案似家的環境，但不同的是照顧住宅能由住宅外引進社區照護資源，但非複雜的醫療服務，讓輕、中度失能者在接受照顧的同時，又能享有獨立自主的生活，因而提升住民的自尊、自主的生活品質。

照顧住宅提供服務除居住、餐飲和日常活動外，也包括保護性看視（包括提醒服藥、注意異常狀況、24小時緊急通報服務，以及協助處理緊急事故）及引進各項支持性服務（如居家支持服務、洗衣服務及電器送修服務）等。和護理之家之差異為個案失能程度不如護理之家需要密集照顧，且不需自行提供服務，若個案需要照護資源時需由住宅外引進，但比護理之家更有「家」的味道，更具私密性及個人化服務。

（七）交通接送

為滿足重度身心障礙者及失能老年人就醫，購物和外出等需求，補助其使用交通接送服務。

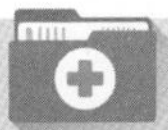

小補帖

長照咖啡館

為了讓社區中的家庭照顧者能更方便的接觸、獲取長期照顧資源，近年開始推動長照咖啡館，或稱照顧咖啡館，不僅僅是民眾單純喝咖啡、聊天的餐飲店，為複合式的長照服務據點，供應咖啡、輕食、書籍，結合居家照顧、喘息服務、預防或延緩失能，並舉辦各種照顧相關課程、提供長照資訊與資源連結服務，創造家庭照顧者的喘息空間，為社區內的長照情報店。

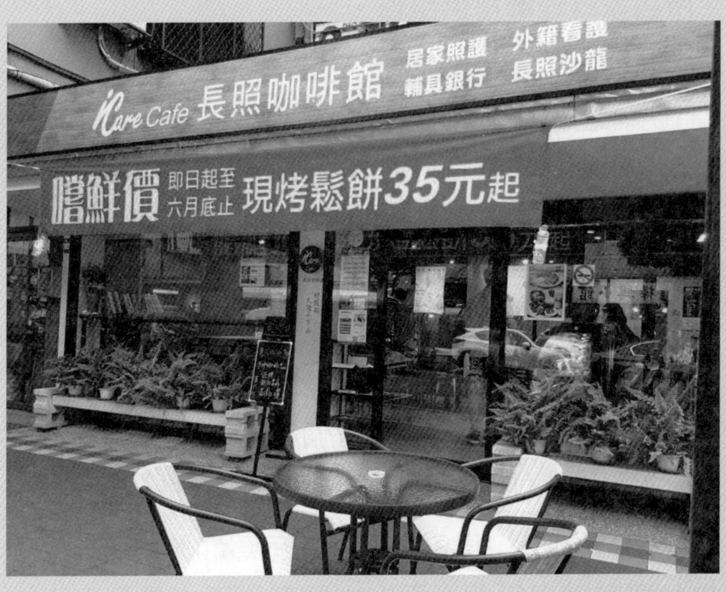

三、居家型照護服務 (Home-based Service)

居家型照護是指將服務輸送到個案家中，或在個案家中提供照護，使個案不需離開熟悉的居家環境，在不改變習慣的生活方式下，獲得較人性化的長期照護服務。服務內容包含護理照護、個人照護、家事生活照護等項目。居家照護的優點是使個案在穩定出院後仍可得到連續性、完整性照顧，符合「就地安置」、「在地老化」之原則，但在長期照護之下，家屬承受較多的社會、心理上的壓力。此外也較無法給予個案技術性較高或較密集的照顧服務。以下簡介居家護理和居家照顧服務，完整的「居家照護」內容請見第 9 章。

(一) 居家護理 (Home Health Nursing)

居家護理是以護理人員為主至個案家中或居住處提供護理服務，希望透過專業及非專業協助使個案及家屬能適應急性及慢性不同的疾病期與照顧環境，因而能舒適安全地居住在家裡接受後續之醫療服務，提升受照顧者的生活品質及促使家庭生活正常化，並縮短個案住院天數，減少醫療資源的使用，增進個案獨立生活的功能。**對國內偏遠地區的民眾，政策上主要鼓勵衛生所設立居家護理所，由衛生所居家護理師提供服務。**

居家護理收案條件為：(1) **柯氏量表**（表 8-1）**3 級以上**或巴氏量表（表 8-2）60 分以下；(2) 有明確之醫療與護理服務項目需要；(3) 病情穩定能在家中或衛生主管機關核准設立之護理機構進行醫療措施者。

居家護理的優點是可減少個案因長期留院而導致的院內感染、社交隔離、避免治療中斷導致不必要的合併症或疾病復發再入院，並得到個別化、人性化的照顧，提升病人照顧的能力；在家庭方面也能避免家屬往返奔波及減低對家庭完整性、功能性與經濟的影響，並藉此縮短病人住院日數、促進醫院急性病床利用及減低整體社會醫療成本。但是當個案居家環境、安全或環境支持系統不足、無家屬可負起照顧責任時，就無法提供居家護理服務。

當病人需高密度照顧時，居家護理的醫療照顧成本未必較入住機構便宜，因目前**健保僅給付居家護理每個月兩次由居家護理人員到案家訪視**（經評定有需求者，每月再增加兩次），提供技術性護理服務，居家呼吸治療師也同樣，而**醫師居家訪視則每 2 個月一次為限**，因此若超過健保給付次數之服務，則必須由案家自負訪視、技術費用及交通訪視費，案家經濟負荷相當沉重。**個案收**

案以 4 個月為一期，若超過 4 個月個案仍有居家照護需求時，可由醫師開立居家護理申請書，由居家護理機構重新送健保局申請延長照護，但同一個案僅能申請一機構，無法申請二機構同時照護。

小補帖

居家護理健保給付於 1995 年 10 月後全面**施行資源耗用群 (RUGs)**，目的在避免醫療資源不必要之浪費，亦即依據提供個案的技術種類來定義照護需求／服務內容（見下表），並加以計算其資源耗用類別，再依此計費（見第 9 章第 3 節）。

一般照護項目	特殊照護項目
1. 注射（皮下、肌肉、**靜脈注射**）	1. 更換**鼻胃管**護理
2. **靜脈點滴加藥**	2. 更換**氣切內外管**護理
3. 抽血檢驗及**代採檢體送檢**	3. 更換**留置導尿管**護理
4. **大小量灌腸**	4. 三、四期**壓傷傷口護理**
5. 導尿、更換尿袋、尿管護理	5. 膀胱灌洗
6. 拔除導尿管之膀胱訓練	6. 各項造口（如人工肛門、傷口引流、**胃造瘻、膀胱造瘻**）之護理
7. **一般傷口護理**	7. 大量液體點滴注射
8. 抽痰、姿位引流、蒸氣吸入	
9. **復健運動**	
10. 一般身體檢查、疾病情況評估，健康問題之建立	
11. 有關病人護理指導	

(二) 居家照顧服務 (Home Service)

又稱為「在宅服務」，由居家照顧服務員至案家，協助因身心受損導致日常生活功能需他人協助之居家個案，得到所需的支持性照顧，以提升自我照顧能力，也舒緩家庭照顧者壓力。臺灣自 2002 年 6 月起開辦「非中低收入失能老人及身心障礙補助使用居家服務試辦計畫」，以補助服務費用的方式，對不同失能程度者提供不同時數的經費補助。服務項目主要為「家務及日常生活照顧服務」及「身體照顧服務」。自 2008 年起本項服務也已納入「長期照顧十年計畫」辦理，依服務對象之失能程度核給不同補助額度，輕度失能者每月最高補助 25 小時、中度失能者每月最高補助 50 小時、重度失能者每月最高補助 90 小時。

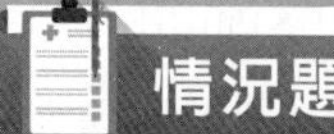

情況題

李小姐因工作意外，導致腰椎神經受損，下半身癱瘓需使用輪椅代步，出院後社區衛生護理師至家中訪視，李小姐表示因浴廁門太小及大門門檻過高導致輪椅無法進出是她最大困擾。針對個案現有的狀況，社區衛生護理師應優先提供下列何項護理措施？(A)建議李小姐接受疾病限制及角色改變 (B)協助李小姐做新職業能力訓練 (C)轉介居家無障礙環境改造 (D)轉介使用居家喘息服務。

答案 C

四、連結式服務 (Connected-based Service)

(一) 長期照顧管理中心

衛生福利部於1998年推展「老人長期照護三年計畫」中，目標在縣市層級逐年成立「長期照護示範管理中心」，期望以單一窗口提供民眾長期照護資源諮詢服務，至2003年底止時全國各縣市均已建置完成，2005年全面改稱為「長期照護管理中心」（簡稱長照中心）。但此時，社政體系規劃的照顧服務產業方案，也於各縣市設立「照顧管理中心」，造成業務彼此重疊。行政院社會福利推動委員會長期照顧制度規劃小組為整合衛政及社政兩大系統資源，以利長期照護實務工作推動，統一定名為「長期照顧管理中心」（簡稱照管中心），以執行**資源統籌與個案照顧管理工作**，服務內容包括長期照護資訊諮詢、轉介與複雜性個案管理，並提供失能者的生活輔具展示與租借服務，辦理長期照護訓練與教育活動，及建立地區性長期照護整合性服務之工作網絡等。由照顧管理專員(care manager)建立需要照顧者與照顧體系間的橋樑，透過需求評量、照顧計畫擬訂，並連結服務、監督服務品質等，連結個案所需的服務體系及資源，進而提升照顧品質及控制照顧成本，確保照顧資源之有效配置。

情況題

李小姐擬申請「長期照顧十年計畫2.0」中的照顧服務，應由下列哪個單位負責照顧需求評估？ (A)居家服務中心 (B)勞工局 (C)衛生局 (D)長期照顧管理中心。

答案 D

(二)出院準備服務 (Discharge Planning)

美國健康照護組織評鑑聯合委員會 (Joint Commission on Accreditation of Healthcare Organizations, JCAHO) 於 1988 年指出，出院準備服務是一持續性的照護過程，透過專業團隊共同努力，運用照護管理、社區資源整合等，提供個案適當的健康照顧，達到個案照護需求之滿足。因此，出院準備服務是以個案為中心的轉銜機制，**使個案得到適當的連續性照護**，也能減輕家屬在個案出院後發生照顧困難的負荷。出院準備服務的適用對象為**慢性病、出院後需持續照顧或有長期照護需求、自我照顧能力喪失、有需要轉介護理之家或其他慢性病需機構養護的個案，以及對出院後續安排與照顧不了解的個案及其家屬**。

出院準備服務必須靠專業團隊共同以個案為中心，透過跨專業團隊合作，於個案入院後24小時內即開始實施，且須個案與照護者共同參與才能發揮最大功能。McKeehan與Coulton在1985年提出結構、過程與結果三個面向構成模式，其中出院準備服務程序包括評估確認病人及家屬的需求、擬訂照護計畫、執行服務安排與轉介及追蹤評值服務成效，詳見圖8-4（吳，2001；李，2005）。

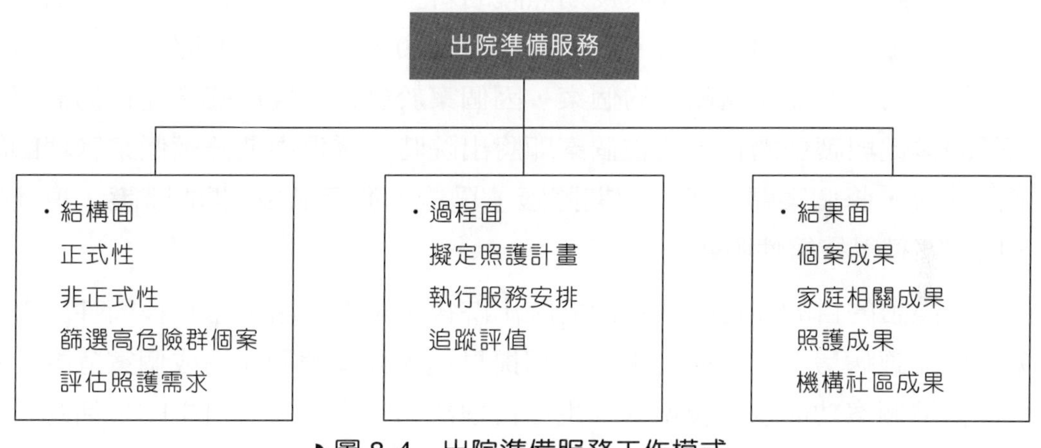

圖 8-4　出院準備服務工作模式

衛生福利部施行「出院準備銜接長照服務創新模式」，於2017年公告「銜接長照2.0出院準備友善醫院獎勵計畫」，結合現行的「出院準備服務」，以目前個案出院需求最高的「居家服務、居家護理、居家復健、喘息及簡易生活輔具」5個項目，研發「因地制宜」、「在院創新」的出院準備銜接長照服務流程，流程如下：

1. 評估：由各縣市照管中心照管專員或申請單位之專職醫事或社會工作人員，於個案出院至少 3 天前使用照顧管理評估量表獨立或合作完成個案評估完成評估。
2. 申請：確認當事人有長期照顧服務需求後，填寫同意書，將長照評估結果登錄資訊系統提出申請。
3. 擬定轉介：照管專員依評估結果轉介長照服務機構。
4. 出院：個案於醫院出院後返家。
5. 取得服務：出院後 1~7 天內獲得長照服務。

衛福部以「出院前3天完成評估」、「出院後1~7天內獲得長照服務」、「在連接長照服務的17項服務內容裡，需至少包含「居家服務」、「居家護理」、「居家復健」、「喘息」及「簡易生活輔具」等服務之其中三項」做為目標。以達到讓個案迅速、精準的取得有品質的長照服務，並加速落實長期照顧十年計畫2.0（衛生福利部，2017）。

（三）中期照護 (Intermediate Care)

「中期照護」是介於住院與長期照護的新型照護模式，也就是銜接個案由急性醫療與出院返家間的橋樑。英國首先在2000年推動「中期照護」，服務對象主要是針對「**有復健潛能**」的個案，因個案於急性疾病痊癒後往往仍需要一段漫長的復健與護理過程，故在個案即將出院時，透過中期照護個案管理師的專業評估後，將個案轉介到「中期照護」單位，進行最多4週的醫護、復健療程，使個案獲得持續性照顧。

中期照護的目的在提供個案由醫院出院後之短期照護或密集技術性護理，避免長住加護病房，或功能尚未恢復卻提早進入社區照顧而造成個案危機，藉由積極促進個案功能恢復及增進其生活自理能力，提升獨立自主的生活品質。服務內容是以周全性老人評估為基礎，依據評估的結果提供個人化的治療與照顧，最終目標是讓個案能返家獨立生活。

臺北榮總於 2006 年 6 月起成立「高齡醫學病房」，並於 2007 年與桃園及員山榮院合作，率先引進榮民長者的中期照護服務，延伸住院病人後續性治療服務，開創臺灣中期照護模式先鋒；而衛生福利部也於 2009 年開始獎勵獨立型護理之家辦理中期照護創新服務，針對老年病人提供身體功能復健、營養狀況調整與認知功能回復等整合性健康照護服務，提供個案由急性醫療出院後至返家安養前一段穩定且持續性照護的服務模式。

8-4 個案管理於長期照護中的應用

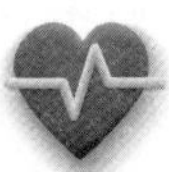

個案管理 (case management) 簡單來說是讓個案獲得適切服務之過程，是由照顧管理專員（care manager，即個案管理師）建立被照顧者與照顧體系間的橋樑，透過需求評估進而擬訂照顧計畫，並連結服務、監督服務品質等，結合個案所需的服務體系及資源，進而提升照顧品質及控制照顧成本，確保照顧資源之有效配置。

一、個案管理的定義和目標

(一) 定 義

1. 個案管理是設定邏輯步驟及服務網絡間互動過程，目的在確保個案接受到支持性、有效益的需求服務 (Weil & Karls, 1985)。
2. 個案管理是以個案為中心、問題解決 (problem-solving process) 為導向，評估個案和案家所有健康需求、整合資源並持續追蹤 (American Nurses Association, 1986)。
3. 美國醫院協會(American Hospital Association, 1986)指出個案管理為一計畫、組織、協調個案需求服務及資源監測的整合過程。
4. 個案管理為一種協調與整合各種服務輸送體系所提供之活動，目的在滿足個案之生活需求與身心健康之方法與過程（李，2003）。

由以上定義可知，個案管理是一種兼顧照護品質與成本效益的過程，透過強化醫療團隊間的合作，而能增進個案照護品質。

(二) 目 標

個案管理師藉由全面、專業性的評估個案需求後，連結及提供適當服務資源，也避免社會資源的重複使用與浪費。目的乃在依個案需求提供一個有品質的、持續性、完整的、並能提升生活品質及降低成本，促進病人身心功能的各種型態之健康服務，並與適當資源做連結，避免社會資源的重複使用與浪費。

長期照護的個案管理目標為：(1) 評估個案需求，促使獲得適當層級之照護服務；(2) 增加個案獲取／使用資源能力與動機，並降低其運用資源之障礙；(3) 減緩／維持個案生活功能；(4) 預防意外事故及合併症發生；(5) 延緩長期照護個案使用機構式照護；(6) 減緩長期照護個案不當使用急診之頻率；(7) 減緩長期照護個案不當使用門診頻率（陳、李，2001）。

二、個案管理的過程

美國個案管理協會 (Case Management Society of America, CMSA) 指出個案管理是一個透過評估、計畫、執行、協調、監測及評值的整合過程，並透過溝通及資源取得增進照護品質、成本效益，以滿足個案健康照護需求 (Powell, 2000)。所有的個案管理模式，必定包含以下七大階段，而個案管理過程及護理過程之對照如表 8-15。

1. 發現個案及個案篩選 (case finding and screening)：即由人群中發現哪些個案需要個案管理，因為並非所有個案都需要個案管理，長照人員可透過篩選工具評估個案之需求。
2. 需求評估(need assessment)：完整、多面相、標準化的評估個案需求及資源，包括身體、心理、社會、功能、環境、家庭支持及現使用之服務等。
3. 問題確認 (problem identify)：經過完整之身心、社會評估後，確認個案所需之健康照護需求。
4. 確定問題優先順序(priority setting)：長期照護個案往往有多重健康照護需求，必須依需求之急迫性排定優先順序。

表 8-15 個案管理過程與護理過程之對照

個案管理過程	護理過程
1. 發現個案及個案篩選 (case finding and screening) 2. 需求評估 (need assessment)	1. 評估 (assessment)
3. 問題確認 (problem identify)	2. 診斷 (diagnosis)
4. 確定問題優先順序 (priority setting) 5. 擬訂照護計畫 (care planning)	3. 計畫 (planning)
6. 執行照護計畫 (care plan implementation)	4. 執行 (implementation)
7. 服務成效評值 (effectiveness evaluation)	5. 評值 (evaluation)

5. 擬訂照護計畫 (care planning)：是個案管理過程之核心，個案管理師透過評估了解個案之需求後，與個案及其家屬共同擬訂照護計畫。
6. 執行照護計畫 (care plan implementation)：安排適切且有效的服務計畫以滿足個案需求，在服務提供時也應考量服務費用對案家之影響。
7. 服務成效評值 (effectiveness evaluation)：
   (1) 計畫監測 (monitoring)：監測照護計畫是否符合個案所需、個案或案家對服務之滿意度，個案的功能隨時變化，故服務是否適切也應定期監測。
   (2) 再評估及評值 (reassessment and evaluation)：服務過程中應定期評估個案需求有無改變，並評值所提供服務是否適切、是否需修正照護計畫，當個案再住院、改變服務方式或功能狀況時，都應重新評估及評值。

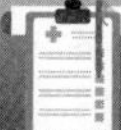

情況題

個案管理流程包括篩選個案、評估整體性需求、擬訂計畫、連結服務資源、監測服務及評價服務成效等，下列哪一項在此流程中不需考量？ (A)案主或案家的喜好(preference) (B)個案管理師之喜好 (C)案主或案家的經濟能力 (D)與服務資源間的溝通協調。

答案 B

三、個案管理師角色與功能

個案管理師負責照護病人並兼有管理者的角色，除了評估、計畫、協調及解決問題外，並設有追蹤病人的重要照護路徑與藍圖，做為執行照護與成效評值的依據。

個案管理師是接受過個案管理訓練的專業人員，亦是醫療團隊及個案間的協調溝通者，為確保個案獲得期望的照顧服務，其工作內容包括：(1) 結合各類專業人員，提供個案完整的醫療、復健、教育和福利等需求診斷與評估；(2) 制訂個別（家庭）服務計畫，並依此連結適當資源，追蹤且評估服務成效；(3) 協商適合個別需求之資源並倡導不足之社會資源；(4) 預防性服務方案的提出；(5) 監護服務。個案管理師為綜合性角色，其角色功能可歸類如下（陳、李，2001；郭、徐，2002）：

1. 需求評估者 (assessor)：個別評估個案整體功能，以確立現存及潛在的照護需求。
2. 服務諮詢者 (consultant)：個案管理師是案家最易接近之醫療專業團隊成員，自然也就成了案家最好的健康照護諮商者。
3. 計畫協調者 (coordinator)：與醫療小組成員及個案、家屬間溝通協調，訂出照護計畫。
4. 照護資訊教育者 (eucator)：衛教個案或家屬基本照顧知能。
5. 服務管理及服務監控者 (monitor)：長照個案之健康需求往往因病況而改變，除需定期評估個案功能外，也需監控及管理所提供之服務是否能滿足個案之照護需求。
6. 資源開發者 (explorer)：針對個案需求開發適切資源。
7. 病人與家屬的代言者 (advocator)：替個案及家屬連結資源以爭取個案服務，也避免資源浪費。
8. 成果與品質的管理者 (manager)：確認並掌握個案服務進度和服務品質。
9. 研究者 (researcher)：應用研究結果來改進照護計畫，並協助研究計畫執行。
10. 危機處理者 (risk manager)：密切監測個案照護後的結果，並確保照護結果與預計目標相符。

四、個案管理師培訓

個案管理師是接受過個案管理訓練的專業人員，負責與醫師、健康醫療小組、病人溝通協調，評估病人的需求，訂出照護計畫及目標，確保個案在服務期間的各項措施皆能如期實施，以便在預定的期間內，達成期望的目標。除此之外，透過個案管理也能促進專業團隊的溝通與合作、早期發現個案問題，確立有效的資源利用，並追蹤個案的管理計畫，依據個案的需求、能力及資源，協助個案及其主要照顧者做決策。以下舉例國內長照管理師的培訓過程。

臺灣長期照護管理學會為培育未來之長照管理人才，特訂定長照管理師檢定考試辦法，參加長照管理師檢定考試前，須完成本會舉辦之培訓研習40小時，取得結訓及格證明後始得參加檢定考試。領有長照管理師檢定及格證書者，須於3年有效期間內依本會實習教育計畫，完成150小時實習，取得實習及格證明，以及累積本會舉辦之研習課程60個積點，並檢附大學院校（研究所）以上學位證明，可換取長照管理師證書。

8-5 護理師的角色與職責

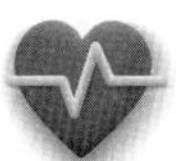

長期照護屬於社區護理的第三段預防工作，護理人員在社區中長期照護領域服務相當多元，包括居家護理、養護機構、居家服務機構、日間照顧中心、長期照顧管理中心等，目前在專業人力資源不足情況下，護理人員往往是整個長期照護專業照護團隊中的第一線工作人員，除直接提供照護服務外，也肩負評估個案需求，尋求其他專業資源的間接功能，在執行不同之功能時，有不同的角色：

1. 直接服務提供者 (care provider)：直接提供技術性護理或提供個案專業護理，專業照顧包括個案評估、注射、輸液等技術及傷口換藥、衛教指導等。
2. 衛生教育者 (educator)：在長期照護中，主要照顧者可能是家屬甚至外籍勞工，因此教導家屬如何照顧個案及如何自我照顧相當重要。
3. 照顧管理者 (care manager)：整合個案運用家庭資源及連結所需社區資源，目標在協助個案獲得品質及成本效益管控的照護服務。
4. 個案代言者 (advocator)：必須先了解個案照護需求、所擁有之資源及可獲得之健康照護服務。

8-6 我國長期照護的困境與未來展望

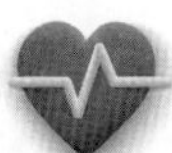

1. 偏重機構式照護：我國近年的長期照護政策是朝著「三分機構、七分社區」的方向發展，以「在地老化」為理念之長期照護。然而我國長照機構使用率高，尤以失智型照顧機構為最高。而吳 (2005) 也指出目前我國機構式長期照護措施已達國際水準，平均每 100 位老人有 3 床以上機構式照護資源，但社區式照護資源仍顯不足，因此發展各式居家及社區式服務勢必為臺灣地區未來之發展趨勢。

   為因應此問題，長期照顧十年計畫 2.0 推行了社區整體照顧服務體系 A-B-C 的服務（圖 8-2），望能增進社區資源的利用。

2. 缺乏完善財務支持機制：長期照護是成本很高的一項服務。目前國內長期照護需求，除社會福利體系中對中低收入戶有機構式和居家式的服務補助，另在衛生體系中，也僅有限地將重症病人的居家護理服務納入全民健保給付，但一個月也只提供兩次補助。因健保給付標準過度嚴苛，無法滿足身心功能障礙者留在家中照顧的需求，且幾乎所有長期照護的費用均由民眾自行負擔，個案若入住養護中心，案家每月約需負擔 2.5~4 萬元，護理之家更高達 4 萬元以上，許多家庭照顧資源原本不足的民眾，因為無法承擔沉重的費用更難以獲得妥善的照護。

此外，政府為強化國內長期照顧制度完整及持續推行，考量社會保險制度具有風險分擔、自助互助精神，提供有長期照顧需要國民之照顧服務，爰以社會保險理念為基礎規劃長期照顧保險制度，乃擬具「長期照顧保險法」草案，於民國 2016 年 2 月 19 日通過，促進失能者獨立自主生活。

3. 服務品質提升及項目多元化：社區化長期照護是未來趨勢，但機構式服務仍有存在之必要，目前機構式照護資源已供過於求，未來應朝向機構品質及管理提升，社區式特別是日間照護及喘息服務的發展仍有很大的發展空間。

人力的質與量也是建置完整長期照護服務輸送體系的重要關鍵，衛生福利部針對各類照顧服務人力訂定培訓計畫，包括初階訓練、在職訓練及進階訓練，勞動部亦開辦照顧服務員之培訓及證照制度，但目前各類的專業照顧人力仍不足以因應長期照護的需求，尤其是第一線的照顧服務員與照顧管理專員更是不足，亟需加強專業人力培訓，以因應未來老齡化社會的照護需求；長期照顧十年計畫2.0也有規劃擴增照顧服務員、社工及醫事人力與培訓（衛服部推動Level I~ III培訓課程），望能補足各類照顧服務人力的缺口。

結 語

由於我國高齡人口比率增高，疾病型態改變以慢性病為主，因衰老及慢性疾病造成的健康照護需求增多，加上家庭照顧功能式微，失能個案長期照護責任已無法由家人完全負擔，必然是未來社會應該重視的主要健康照護需求之一，更加需要政府整合資源以協助家庭照顧、減輕家庭照顧負荷。

長期照護是「功能狀態」代替「疾病診斷」為照顧需求之依據，服務處所由機構到社區及家庭等照護場所，服務對象為失能個案本身、家庭及其所處之社區，服務項目包括醫療照護、生活照顧與社會支持等多元化服務，服務目標在協助個案享有自主、自尊與獨立性生活。社區式長期照護是未來發展的主流，因此，社區護理人員更應該了解目前社區中長期照護發展現況及資源，以提供慢性病、失能個案適切的服務。

學習評量

REVIEW ACTIVITIES

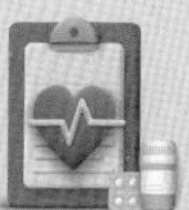

( ) 1. 李先生，因工作意外全身癱瘓，剛出院有氣切管及導尿管，由太太在家照顧，沐浴及外出均受到居家環境的限制。社區衛生護理師評估李太太因無人輪替，有緊張、焦慮等情形，且其照護能力尚未純熟。為讓李家得到較周全的協助，社區衛生護理師可將其轉介至下列哪一個機構？(A)出院準備服務中心 (B)長期照顧管理中心 (C)長期照護協會 (D)居家護理所

( ) 2. 為使住院病童於社區獲得持續性的照護，下列何者最適當？(A)提供高科技的醫療設備 (B)改善醫院環境 (C)臨床路徑的確實執行 (D)盡早執行出院準備服務

( ) 3. 有關長期照顧十年計畫2.0的服務對象之敘述，下列何者最不適當？(A) 48歲左側偏癱郭小姐，工具性日常生活活動功能失能 (B) 70歲獨居陳先生，日常生活活動功能滿分 (C) 86歲李奶奶，巴氏量表(Barthel ADL Index)小於60分 (D) 65歲王先生，巴氏量表(Barthel ADL Index)無失能，但有工具性日常生活活動功能失能，且經SOF評估三項指標中有二項

( ) 4. 長期照顧十年計畫2.0中預防失能的服務，包括下列哪些項目？(1)口腔保健 (2)認知促進 (3)膳食營養 (4)職業訓練。(A) (1)(2)(3) (B) (1)(2)(4) (C) (1)(3)(4) (D) (2)(3)(4)

( ) 5. 有關居家護理的描述，下列何者錯誤？(A)是長期照顧中最早發展的照護模式 (B)由護理師及醫生定期前往個案家中訪視 (C)協助行動不便的個案在家能獲得適當的醫療照護 (D)居家護理的服務費用及交通費用均由健保給付

( ) 6. 有關「長期照顧十年計畫2.0」對於原住民在長照政策推動的困境原因，下列何者最不適當？(A)交通不便形成地理的障礙 (B)醫事及照護人力不足或流動率太高 (C)文化語言的障礙 (D)家庭照顧者人數過多，導致溝通不良

( ) 7. 有關出院準備服務的描述，下列何者錯誤？(A)可達到提供持續性照顧的目的 (B)以個案為中心的轉銜機制 (C)適用於病情穩定確定出院時進行 (D)利用高危險篩檢表找出需服務的個案

( ) 8. 有關長期照護的敘述，下列何者不適當？(A)服務對象不一定是老年人 (B)目的是增進獨立自主的生活能力 (C)需要跨專業領域的照顧 (D)著重急性症狀的處置

(　) 9. 目前長期照顧十年計畫2.0中有關失智症照顧服務，下列敘述何者不適當？(A)團體家屋目前是專屬失智症個案的照顧模式　(B)強化失智症初級預防主要提供40歲以上失智症個案多元服務項目　(C)瑞智學堂、瑞智互助家庭提供失智症個案及其家屬家庭支持服務　(D)提供社區失智症個案管理機制為失智症共同照護中心的功能之一

(　)10. 下列哪些是目前長期照顧十年計畫2.0的主要財源？(1)菸品健康福利捐　(2)捐贈收入　(3)長期照護保險費　(4)全民健康保險費。(A) (1)(2)　(B) (2)(3)　(C) (3)(4)　(D) (1)(4)

(　)11. 社區護理師在社區中若發現有疑似失智症個案須進一步確立診斷，應轉介至下列哪個機構較適當？(A)失智社區服務據點　(B)失智共同照護中心　(C)瑞智學堂　(D)失智症日間照護中心

(　)12. 有關居家護理之敘述，下列何者錯誤？(A)是屬於三段五級中末段預防　(B)目的是減少疾病合併症及再住院率　(C)全民健保對居家護理服務的給付，每個月1次為限　(D)一般戶居家服務的來回計程車交通費用，由案家自行負擔

(　)13. 依據長期照顧十年計畫2.0失智照護政策之介紹，下列何者錯誤？(A)將60歲以上失智者納入服務對象　(B)廣設「失智社區服務據點」以提供個案及照顧者支持服務，如：家屬照顧訓練及支持團體等　(C)鼓勵縣市政府廣結民間資源，布建日間照顧中心、團體家屋等社區照顧服務　(D)補助入住機構專區之失智症中度以上且具行動能力老人「特別處遇費」，減輕家屬負擔

(　)14. 有關長期照顧十年計畫2.0之敘述，下列何者最不適當？(A)我國長照政策之規劃係以居家、社區為主，機構式服務為輔　(B)社區整體照顧服務體系，規劃以培植A、擴充B、廣布C為原則　(C)社區整體照顧服務體系是由中央、地方政府及民間單位三方協力布建在地化長照服務網絡　(D) C級巷弄長照站其服務功能為研擬照顧計畫，進行協調連結照顧服務資源

(　)15. 有關長期照護成效的評價指標，下列何者最不適當？(A)個案或案家滿意程度　(B)個案健康狀況維持狀況　(C)個案慢性疾病治癒率　(D)個案使用長期照護的成本

選擇題答案：BDBAD　DCDBA　BCADC

09

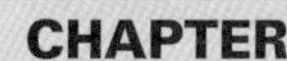

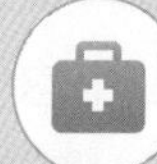

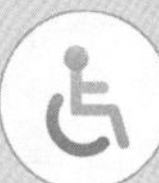

居家照護

Home Health Care

編著者 李媚媚．張雯玲

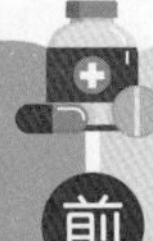

前言

醫療照護專業的進展雖一日千里，但迄今仍有許多疾病即使透過尖端的醫療處置，仍尚會有後遺症的影響，需要長期治療與照顧的種種問題發生，例如呼吸困難、無法進食或排尿障礙，需要長期使用氣切造口器、餵食管或尿管留置等。使得個案因為這些非急性但又必須仰賴醫護人員照護的問題，須長期住院接受治療與照護。個案長久居住醫院，以醫療機構為家，除不能享有真正家的感覺與關愛，還負擔龐大的住院費用，家屬也在醫療機構與家庭間來回奔波，使家庭的正常運作受到衝擊。對醫療機構而言，個案長期住院占用床位，使需要急性治療的個案一床難求，延遲治療時機，也間接影響醫院營收，因而延伸出「居家照護 (home health care)」－由醫護人員提供到個案家中的醫護照顧服務模式。

臺灣「居家照護」發展，於 1971 年由彰化基督教醫院率先創立，臺北馬偕紀念醫院於 1976 年跟進，發展至今，已是「長期照護」體系中符合個案個別需求且能夠維持家庭完整的一種照護模式。提供需要長期照護的個案與家庭得以持續治療的一種機制，家庭以居家照護方式照顧個案，個案可以提早出院、可讓家庭功能正常地運作、降低醫療照護的花費、使醫療機構床位也能夠更有效利用，提升經營的效能。

本章節簡述以社區為中心概念，介紹居家照護的定義、目的、服務的團隊、服務的對象與內容等，期使初學者對居家照護能夠有完整而清晰的概念，對實務工作者則能夠發揮明確的指引，以協助工作的推展。

9-1 居家照護的定義與目的

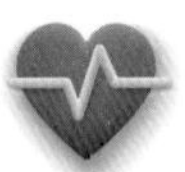

一、居家照護的定義

由於美國居家照護的發展歷史較為長久，其經驗與學理的發展亦較為成熟，故我們可以參考美國學者與有關專業團體的論述，進而了解居家照護的定義。

吉司(Giese, 2004)與美國國家照護協會(National Association of Home Care, NAHC, 2002)認為，居家照護已不能單純地被定義為「到家庭裡服務」，服務範圍應包含個案及家屬，並提供疾病預防、健康促進、突發疾病的處理、安排各種計畫，以及對社區群體(aggregate)（如老年人）的初級預防、次級預防與三級預防等。照護目標則為健康促進、維持健康及恢復健康，使個案盡可能增加獨立性，降低殘障或死亡。居家護理師可提供直接護理服務與護理指導，強化個案自我照顧的能力，連結個案與社區的資源。除此之外，更提供慢性病個案合併症的預防方法，協助個案將失能的影響減到最小的範圍。

阿肯朋 (Acampora, 1997) 與傑克森 (Jackson, 1997) 認為居家照護是結合所有的相關服務提供予個案及其家人，使個案維持或促進身體、心理與環境的健康，在非機構的照護下，達到最大的自我照顧能力，降低因失能狀態致其日常生活活動受影響，照護目標為預防、減少、延緩再入院或入住長期照護機構的機會。

針對居家照護中的護理服務〔居家護理(home health nursing)〕，美國護理協會(American Nurses Association, ANA, 1999)定義為「這是一特殊的護理實務工作，也是社區衛生護理最根本的實務基礎，居家護理針對所有的年齡層，於急性、慢性或末期的個案，整合居家護理工作的原理與原則，著重環境、社會、心理、經濟及文化的影響，使個人與家庭達到最理想的健康與安適狀態」；它是護理實務中較多元及廣泛的領域，需要結合社區衛生護理的理論和實務，以及內外科、婦產科、兒科、成人護理與心理衛生等。

綜合以上得知，居家照護服務的範圍不只限於個案家庭，亦包含對社區整體的評估與服務，需由不同專業人員共同合作。居家護理師是綜合各科護理及相關學門，以連續性的服務促進個案健康的恢復，並發揮個案最大的獨立自立功能，指導照顧者照護的技能與知識，協助減輕壓力、妥善應用社會資源，使個案與家庭盡可能獲得安適，並維持良好的生活品質。個案能在熟悉的家中接受個別性、綜合性及連續性的醫護照護，及獲得心理、社會的支持與滿足。目的在於增進、維護及恢復個案的健康，或將殘障和疾病的影響減至最低，使其發揮最大的獨立功能，能在家中活得有尊嚴又安全，並能維繫家庭正常功能。

小補帖

在社區護理服務領域裡，我們稱呼服務對象，通常是以「個案」或「案主」、「長者」等稱呼，個案的家庭或成員，則稱為「案家」、「案子」、「案妻」等。

二、居家照護的目的

居家照護能夠維持家庭的完整性並提升個案的生活品質。對個案或家庭照顧者而言，可**回到熟悉的家裡**重拾對環境的安排及生活的控制權，重建因住院而擾亂的生活作息等，進而改善個案及其家庭的生活品質。居家照護提供個案多元化照護服務，包括出院後的**持續性照護**、臨終照護及失能個案生活照顧指導等；完整的居家照護服務過程，包括提供專業技術性的服務、符合個案狀況的護理評估和照護計畫，教導家屬照顧技能及疾病過程等護理措施的介入，並依個案需要轉介相關長期照護資源，如居家復健（物理治療及職能治療）、居家營養、呼吸治療師、居家服務、日間照護、短期機構（護理之家或住宿長照機構）照顧等，提供更完整的照護並促進及維護個案健康，發揮個案最高功能。

居家照護是以個案為中心的照護，提供**個別性**護理照護，幫助個案適應功能喪失或退化和環境轉換的改變，強調個案與照顧者參與的理念，因為個案或照顧者參與照顧的意願與能力，會決定個案回復健康的程度。護理過程中著重個案和照顧者的動機，目標在協助個案或照顧者在家中順利照顧個案。居家護理師主要在教導個案或照顧者學習照顧的知識與技巧，由個案或照顧者執行照顧活動，並監測執行情形，直到個案或照顧者可自行執行照顧活動。

居家護理師需了解個案及家庭狀況，在居家護理照護期間與相關醫療專業團隊人員溝通，提供個案狀況予給團隊參考，使個案在不同專業團隊人員執行相關照護措施時，專業團隊均能充分了解個案及家庭個別性需求，提供更具整體性及完整性的持續性照護，降低個案及家屬的不安與焦慮，達個案最佳功能狀態，以具有最佳居家照護的品質。藉由多元化、人性化的居家照護模式，提供個案持續的疾病療護過程，協助活動受限的個案能在家中獲得持續性照護，增進或維持其健康，達到獨立、自主生活之目的。分述如下：

1. 個案及家庭方面
   (1) 提供持續性醫療照護，使個案在家中或熟悉的社區仍能繼續接受完整的醫護照護服務，以增進個案及家人的舒適感與安全感。
   (2) 鼓勵個案學習自我照顧的能力，提升個案生活品質與尊嚴。
   (3) 協助家屬及主要照顧者了解疾病過程及照顧方式，提供個別性與適切性的照護知識及技能指導、協助疾病恢復或降低疾病造成殘障的程度，減少合併症發生，降低再住院及急診的就診頻率。

(4) 減少家人往返奔波醫院之辛勞，**維持家庭功能及完整性**。

(5) 提供個別性及適切性之照護服務，避免再度入院，進而降低家庭經濟負擔。

2. 醫療機構方面

(1) 縮短或降低慢性病個案住院日數，病床提供給需要住院的急性個案，提升醫院病床利用率，並提高醫療機構營運績效。

(2) 個案獲得醫療專業團隊之共同照護，提升個案及家屬對醫療機構服務滿意度及醫療機構正面形象。

(3) 因應高齡需求，拓展醫療機構長期照護業務。

3. 政府與保險機構方面

(1) 減少政府的醫療開支。

(2) 降低住院保險費用支出。

(3) 提升政府長期照護業務之推展。

4. 護理專業方面

(1) 透過以護理為主導的工作方式，提高護理人員的成就感。

(2) 擴展護理專業領域，走向護理企業化的經營，肯定護理師的專業形象，提升專業獨立性發展。

(3) 居家照護為護理師獨立經營的機構，可提升護理師社會與專業地位。

9-2 居家照護的發展與演進

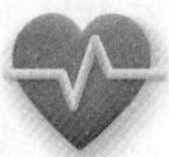

一、西方國家的居家照護

(一) 英 國

居家照護的發展歷程，應從早期護理人員到家庭的訪視開始。護理人員到家中提供家庭照顧的觀念是在1859年由英國**威廉．勒斯朋**(William Rathbone)所創立。勒斯朋是一位富有的商人及慈善家，妻子久病之後，曾經長期的透過護理人員提供技術性的家庭護理，緩和妻子的痛苦直到過世為止。他認為貧窮可能會使生病的人承受更大的負擔，於是雇用曾經照顧妻子的護理人員－瑪麗．

羅賓遜(Mary Robinson)到社區貧窮的人家中訪視。瑪麗在照顧生病者家庭的過程中，同時也教導了個案及其家人，給予照顧及衛生指導。由於這項嘗試的成功，勒斯朋在英國利物浦創立**第一家永久性地段訪視護理機構**。

(二)美國

美國訪視護理的發展與英國類似，是由一群人有感於貧病者生活在不良的環境當中開始。由於城市快速成長、大量移民人口與貧民窟的出現，使得擁擠的城市出現許多嚴重的健康問題與疾病，當疾病進入移民者的家中時，照顧的責任全仰賴妻子或母親，唯一的外在援助只有友善的鄰居。於是便在一些大城市及低收入地區開始發起訪視護理人員協會。

美國第一個護理組織－地段護理協會，於 1886 年在波士頓成立，主要目標是至貧病者家中提供技術性護理。此協會不但提供照顧給個案，還給予衛生教育的知識。同年晚期，費城訪視護理協會創立，宗旨是「提供護理訪視服務給無法獲得幫助的生病者，教導個人衛生以及照顧的技巧」。另外，也提供給負擔得起服務費用的人，此為最早期護理訪視採取收費性服務的開始。

家庭訪視護理發展的代表性人物，首推**公共衛生護理的先驅者－麗蓮．伍德 (Lillian Wald)**。她出生於 1867 年，在紐約洛雀斯特 (Rochester) 成長。她和瑪麗．布魯斯特 (Mary Brewster) 得到一群富有者基金贊助，在紐約東南部貧民窟設立護理庇護所，使護理人員能夠服務貧病者及該區居民。她認為護理人員應該更具有普及性，不論是否有醫生的處置，護理專業應該是獨立的，即使沒有醫師的轉介，家庭也可以將自己轉介給這個服務。她們一起到各種不同年齡的生病者家庭中提供服務，教導他們減緩疾病的惡化與促進健康的知識，無論服務對象的經濟能力如何與是否有宗教團體的支持，都願意提供個案家庭衛教與治療。其願景是從個案的需要提供完整性的健康照顧，並鼓勵個人及大眾對自身健康負起責任。該庇護所提供 24 小時全天候的護理訪視服務。對有付費能力的人，護理人員每訪視一次，收取 10~25 分 (cent) 的訪視費用。

麗蓮．伍德後來成功遊說大都會人壽保險公司，開始給付居家護理服務；她發展了一項擴展護理服務範圍的計畫，聘雇公共衛生護理人員，為公司的投保人在生病期間提供居家護理服務。此計畫以低成本的投資，減少了公司對投保人因病死亡的巨額給付，為公司節省大量支出。大都會人壽保險公司是在 1909 年第一家為投保者聘雇公共衛生護理服務創舉的保險公司，居家護理服務於此蓬勃發展。

1920 年之後，居家護理服務的訪視需求開始下降，主因是傳染性疾病（如天花、黃熱病）逐漸得到控制，不再是死亡的主因，取而代之的是慢性病逐漸成為疾病主流，許多慢性病個案轉向醫院作為主要治療場所。1990 年代之後，居家護理服務又快速成長，主要是美國相關診斷關係群 (diagnosis related groups, DRGs) 的制度與對失能者及老年族群的醫療保險 (medicare) 制度，促使住院個案必須提早出院，但出院後仍需要持續的治療或護理，於是居家照護又大量興起 (Clemon-Stone, Eigsti, & McGuire, 2002; Giese, 2004)。

二、臺灣的居家照護

臺灣居家照護的發展，至今已有 50 多年的歷史，最早於 1971 年，由彰化基督教醫院率先提供居家護理，這是臺灣第一個正式提供居家護理的機構。1985 年，群體醫療成立，相對的提供醫療社區化模式，藉由群體醫療深入偏遠社區，同時也散布了居家照護的社區化。1986 年，行政院衛生署推動「醫療保健計畫－籌建醫療網計畫」中，規劃建立中老年病防治工作體系，並將居家照護列入政府施政的重點工作。1987 年，衛生署補助臺北市、高雄市的護理師護士公會，以實驗計畫模式，開辦居家護理業務。

1991年，臺灣第一家以獨立型態經營之居家護理機構－大臺北居家護理所正式開始營運。同年5月，護理人員法通過，賦予護理人員有執業之權利，同時在施行細則中，對於居家護理機構設置有明確之規定。1992年，臺灣長期照護專業協會成立，嘗試將各種長期照護專業團隊加以結合，提供相關長期照護人員訓練，尤其是居家護理人員的培訓，對於臺灣居家護理實務的發展有歷史性的貢獻（賈，2000）。1995年3月，全民健康保險法施行，將居家護理納入給付範圍，對居家護理有劃時代的意義，此後，臺灣的居家照護機構便如雨後春筍般紛紛成立。1996年，安寧居家療護亦納入全民健保試辦計畫，2000年「全民健康保險呼吸器依賴患者整合性照護前瞻性支付方式」試辦計畫，2008年推動「長期照顧十年計畫」將居家護理納入補助，使得全台居家照護的發展漸趨成熟與完整。2015年推動「居家醫療照護整合計畫」，2018年長期照顧2.0長照給付「長照專業服務」，2019年起推展「居家失能個案家庭醫師照護方案」，衛生福利部國民健康署2021年推動「低（含極低）出生體重兒居家照護試辦計畫」，於2022年2月起改為「低（含極低）出生體重兒居家照護計畫」；居家照護由長照1.0的居家照護至2.0的居家醫療照護整合計畫，至2024年7月1日起邁出長照3.0政策重要一步，運用科技結合醫療服務，啟動長照3.0推動「在宅急症照護試辦計畫」銜接醫療與長照。

9-3 臺灣居家照護服務

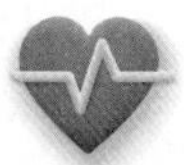

一、居家照護團隊

居家照護中「照護」二字展現團隊人員共同服務的特色，因每位個案與家庭均有不同程度的生理、心理與社會等方面之問題與需求，理想上需集結各類專業人員與其他人力資源共同參與，才能達到居家照護最終目的。

(一) 醫療專業人員方面

1. **居家護理師**：一般由**居家護理師**或**社區（公共）衛生護理人員**擔任，主要以護理過程評估個案與案家生理、心理與社會之需求，並執行護理照護措施、轉介與持續性追蹤、評值照護目標及措施。
2. **醫師**：一般由家庭醫學科醫師擔任，主要負責疾病診斷、治療、藥物與檢驗等計畫的訂定、執行與追蹤。
3. **職能治療師**：工作目標為促使個案盡可能達到最大的身體功能狀態，包括教導照顧者執行每日活動，主要重點在訓練個案維持日常生活功能，提升自我照顧的能力。
4. **物理治療師**：提供維持、預防與恢復性的治療，照護的目標在強化肌肉張力，恢復活動度、教導步伐訓練及加強肌肉力量。
5. **語言治療師**：協助個案溝通方面的問題，包括說話、語言與聽力訓練。
6. **營養師**：協助設計符合疾病狀況之營養需要，教導照顧者食材或配方的準備。
7. **社會工作師**：協助處理經濟、情緒、環境上的問題，並轉介相關社會資源。
8. 藥師：提供用藥相關的處理及藥物諮詢。
9. 呼吸治療師：針對慢性呼吸衰竭或人工氣道留置個案，提供氧氣治療、呼吸器使用及相關呼吸道照護之教導與諮詢等。

(二) 長期照顧人員方面

1. 照顧管理專員／社區整合服務個案管理師：扮演個案、照顧者與照顧體系間的橋樑。提供評估個案及家庭之需求，協助長期照顧服務、醫療照護服務、及政府及民間等社區相關資源的媒合與轉介，掌控並分配照顧資源，使服務提供的品質與效率達到最有效的運用。

2. 居家照顧服務員／照顧服務員：提供照顧服務如基本身體清潔、測量生命徵象、餐食照顧、肢體關節活動、陪同外出、陪同就醫、協助沐浴及洗頭、家務協助、尿管及鼻胃管之清潔與固定、安全看視、陪伴服務等。**需取得照顧服務員訓練合格證明**，為臺灣現有之長期照護服務中，**為數最多**的人力資源。

3. 居家服務督導員：個案照顧計畫評估擬定與修正、分析與檢討，資源轉介及緊急事故處理。居家服務安排、督導及協調照服員提供適切之居家服務，管理及督導照服員工作執行情形、服務能力及服務品質。

(三)其他人力資源方面

1. 家屬：在長期照護過程中扮演極重要角色，對於照護目標的擬訂、服務資源的使用、復健及照護措施的執行等成效具有關鍵性影響，其需了解各專業人員給予的照護內容與相關配合事項，更需投入個案身心靈的照護工作，還需兼顧自己原先工作與其他家庭成員。

2. 志工：可提供個案及家屬陪伴、家事服務和宗教與心靈支持等。若能提供志工團體適當教育訓練，並透過社工人員妥善安排及有系統規劃，將有更多人力的投注，長期照護品質與成效會更加卓著。

居家照護需要由不同的醫療專業人員共同提供服務，但許多居家照護機構因獨立經營或高額的醫事人力成本，無法達到此目標，醫療機構附設的居家照護機構因設有各類醫事專業人員，較能進行專業團隊共同照護。此外，由於居家照護各類的醫療專業人員投入居家照護的人力尚未普及，專業團隊合作不易，導致轉介其他專業比例不高，目前長照2.0「長期照顧服務申請及給付辦法」中有給付長照專業服務，讓醫療專業人員進入案家可有多元的提供醫療照護。

二、居家照護服務的地點

居家照護服務的地點從字面上來看，是以個案的家庭為主，但因家庭功能與結構的改變，居家照護不侷限界定在家庭，廣義家庭定義為個案居住的地方，如住宿型機構：包含護理之家、長照機構、養護機構、老人公寓等，皆為可以執行居家照護的處所，所以全民健康保險給付居家照護費用亦包含住宿型機構。

三、臺灣居家照護的經營型態與執行現況

(一)居家照護的經營型態

2012年發布並施行「護理機構設置或擴充許可辦法」，居家照護有多元的經營型態，於2021年衛生福利部修正並發布「護理機構設置或擴充許可辦法」，居家護理所申請人包含有(一)公立護理機構：代表人；(二)財團法人護理機構：該法人；(三)私立護理機構：1.個人設置者：負責資深護理人員。2.其他法人依有關法律附設者：該法人。

不論何種型態經營方式，具有全民健康保險身分的民眾，要享有居家照護的服務，必須是該機構與全民健保簽約協定的機構。

(二)居家照護的執行現況

現今臺灣長照 2.0 的服務需依「長期照顧服務申請及給付辦法」申請給付，機構需與縣市政府簽訂特約始能申請給付。目前臺灣提供各類居家訪視有居家照護、居家醫療照護整合計畫、在宅急症照護試辦計畫、居家失能個案家庭醫師方案、長照專業服務等，以下簡述目前臺灣執行及推展各類型居家訪視照護內容：

➲ 居家照護

居家照護可以提供的服務包括技術性護理、生理層面之照護、健康行為之照護、社會心理層面之照護、環境層面之照護，照護內容包含：

1. 評估與診斷
   (1) 身體評估：如意識狀態、心臟、肺臟、血液循環、腸胃、皮膚、神經、泌尿、營養、骨骼肌肉等系統的評估。藉由身體評估了解個案現況，並作為治療及照護之參考。
   (2) 診斷：專業人員經身體評估資料，判斷問題與需求，如醫師的診斷維繫著個案就醫與否及更改用藥的重要依據。
2. 居家護理特殊照護技術
   (1) 更換各式導管：視個案使用之導管種類，提供定期重新更換。導管包括留置餵食管、胃造口灌食管、留置導尿管、氣切造口管、膀胱造口留置導尿管等。
   (2) 傷口護理或換藥：包括壓傷傷口護理、人工造口護理等。

(3) 大量點滴注射：包括一般性靜脈輸液、營養輸液治療等。

(4) 膀胱灌洗。

3. 一般護理或照顧性服務：依個案需要提供之服務，例如**小量靜脈注射**（皮下、肌肉注射等）、蒸氣吸入治療、呼吸道抽吸、姿位引流、**被動性關節運動**、port-A護理、口腔護理、塞劑給予、甘油及礦物油留置灌腸、會陰沖洗、一般導尿、拔除尿管之膀胱訓練、一般傷口護理、一般身體檢查、護理指導及其他護理項目等。

4. 檢驗：視個案需要，由居家護理師以血糖機檢測血糖或採相關檢體送檢，例如血液、尿液、糞便等。

5. 用藥

(1) 評估個案使用之藥物，如作用、副作用、用藥方式等，視需要轉介藥師進行藥物整合。

(2) 教導個案及家屬安全用藥，包括用藥目的、頻率、劑量、途徑及副作用等。

6. 護理評估與指導

(1) 個案照護方面：給予個案、家屬與主要照顧者關於疾病、健康問題和照顧技巧之專業指導（表 9-1）及回覆示教，透過衛生教育，落實三段五級預防措施，降低疾病與殘障的發生或惡化。

(2) 主要照顧者方面：照顧負荷評估與關懷，傾聽且同理照顧者，並給予心理支持。

➲ 居家醫療整合照護

整體評估個案醫療需求，連結其他訪視人員提供「居家醫療」、「重度居家醫療」及「安寧療護」三階段醫療照護服務，內容包括：

1. 醫師訪視：

(1) 提供西醫門診診療服務，不包括手術、麻醉、血液透析、復健診療、慢性精神疾病居家治療等特定診療服務。

(2) 開立一般藥品處方箋，避免重複處方，以提升個案用藥安全及品質。

2. 中醫師訪視：提供針灸、中藥與傷科指導；如為居家西醫主治醫師連結之個案，應與居家西醫主治醫師討論決定治療計畫（含治療療程）。

▶表 9-1 居家照護之護理評估與指導項目

1. 各種疾病的照顧知識及技能。
2. 呼吸道抽吸、輔助機器的使用方式與護理，如抽痰機、氧氣治療。
3. 胸腔物理治療或蒸氣吸入，如拍痰之指導。
4. 輔具的使用，如拐杖、助行器、輪椅等。
5. 評估個案身體功能，提供復健運動指導，促進及維持個案身體功能，如居家復健指導。
6. 壓傷處理與預防。
7. 個人衛生指導，如床上沐浴、洗頭、會陰沖洗、口鼻清潔等。
8. 糖尿病胰島素注射。
9. 留置導尿管與人工造口的護理。
10. 膀胱訓練。
11. 餵食管護理、灌食指導與飲食製作。
12. 吞嚥訓練。
13. 營養指導。
14. 居家醫療器材的清潔與消毒，如抽痰機、抽痰管等。
15. 緊急狀況的處理方式。
16. 居家環境評估，居家安全與環境設計。
17. 個人與環境感染控制的方法。
18. 協助控制癌症引起的疼痛、噁心、嘔吐、呼吸困難、食慾不振、吞嚥困難及意識混亂等癌末常見的問題。
19. 其他：視個案與家庭狀況而定。

3. 護理人員訪視：提供居家護理一般照護、特殊照護、臨終照護及案家自我照護指導等。
4. 呼吸治療人員訪視：提供居家呼吸照護及案家自我照護指導。
5. 藥師訪視：提供居家藥事照護。
6. 其他專業人員訪視：視需要由心理師或社會工作人員訪視。
7. 藥品處方調劑服務：處方特約醫療院所提供調劑與送藥服務，或由家屬持健保卡及處方箋至特約藥局或原處方院所調劑領藥。
8. 個案健康管理：穩定健康狀態、連結醫療及長期照顧服務資源。
9. 24 小時電話諮詢服務：提供個案及其家屬 24 小時醫療專業諮詢服務，必要時應啟動緊急醫療後送程序。
10. 開立「長期照護醫師意見書」（需特約居家失能個案家庭醫師方案）。

➲ 居家照護及安寧居家療護

1. 醫師訪視：個案身體評估，視需要轉介治療。
2. 居家護理師訪視：一般照護、特殊照護、臨終照護及案家自我照護指導等。
3. 其他專業人員訪視：限安寧居家療護個案，僅限於社會工作人員或心理師。

➲ 在宅急症照護試辦計畫

在宅急症照護針對肺炎、尿路感染及軟組織感染個案提供醫師、護理師、藥師、呼吸治療師之訪視，並結合科技通訊診療等，為提供急症個案住院的替代服務，減少照護機構住民因急性問題往返醫院，提供適切的急性照護，強化各級醫療院所垂直性轉銜的合作，給予適當的居家醫療照護，提升照護品質並促使醫療資源有效應用。包含下列五項服務：

1. 照護小組到宅訪視：醫師在收案 3 天內應實地訪視 1 次，護理師須在照護期間每天訪視。
2. 進行床邊檢驗：血糖檢測、超音波檢查等監測生命徵象的檢驗、穩定健康狀態。
3. 提供藥品處方調劑：照護期間協助提供藥品，經個案或其家屬同意後，由護理人員或其他醫事人員代為領藥。
4. 遠距醫療服務：24小時諮詢專線及緊急訪視服務，並且為個案執行健康管理、協助連結長照資源、協調、溝通及安排相關事宜。
5. 綠色通道：個案若經投藥及打點滴仍對病情無效，不需透過門診或急診，可經由綠色通道入住醫院預留的病床。

➲ 居家失能個案家庭醫師方案

協助長照服務人員更了解個案狀況及照顧時注意事項，有效掌握失能個案健康情形及控制慢性病惡化，適時轉介醫療及長照服務，建立醫療與長照結合服務模式，並推動尊嚴善終，避免健保醫療資源耗用。

1. 醫師：開立醫師意見書，提供照管專員或 A 單位個管員，作為後續擬定、調整或核定照顧計畫，以及提供照顧個案特殊注意事項之參考。
2. 個案管理師（醫師或護理人員）：每月進行個案健康及慢性病管理與諮詢，推動說明「預立醫療照護諮商 (ACP)」及「預立醫療決定 (AD)」，視需要與長照個案管理人員聯繫，並適時將個案轉介醫療及長照服務。

➲ 長照專業服務

長照專業服務之專業人員包含包括醫師、中醫師、牙醫師、藥師、護理人員、呼吸治療人員、職能治療人員、物理治療人員、語言治療師、藥師、營養師、心理師、社會工作人員、聽力師、輔具評估人員等專門職業醫事人員。

長照專業服務照顧置入復能 (reablement) 其目的是為長照個案學習自主生活，透過專業人員短時間且密集性介入服務，指導個案及主要照顧者，讓個案學習自我照顧能力或家屬學習照顧技巧，降低照顧者的照顧負荷。專業服務使用係以指導個案及照顧者學習自主獨立或照顧技巧，以循序漸進方式達成訓練與學習成效。

小補帖

更多有關居家照護資訊，如各類型居家訪視收案對象、居家訪視給付醫事人員職類、居家訪視醫事人員應具備資格、長照專業服務人員資格等請掃描 QR Code。

居家照護資訊

➲ 其他相關居家訪視

1. 針對兒童居家訪視有「低（含極低）出生體重兒居家照護計畫」及針對呼吸器個案有「全民健康保險呼吸器依賴患者整合性照護前瞻性支付方式計畫」皆有提供居家照護相關服務。
2. 居家訪視的費用給付：目前針對各類型居家訪視的費用給付依全民健康保險醫療費用支付標準及長期照顧服務申請及給付標準申報，居家醫療及居家照護護理訪視費用是採**資源耗用群** (resources utilization groups, RUGs) 方式提供給付，安寧居家療護居家訪視費用有分甲類、乙類並以訪視時間分類，另有居家藥事照護費、呼吸治療師訪視費、專業人員處置費及個案管理費等給付，相關各種居家訪視費用規定與給付方式請掃描 QR Code。

各種居家訪視費用規定與給付方式

四、家庭照顧者的關懷

(一) 關懷照顧者的重要性

居家照護服務的主要對象是長期臥床的個案，而有些個案臥床長達十多年，在家庭裡接受照顧的個案比在醫療機構及長期照護機構照顧的個案更能夠享受家庭的溫馨，並減少家屬往返醫療機構與家庭的舟車勞頓之苦，及減低醫療費用的支出。臺灣由於大家庭的結構解組和少子化情形，照顧個案的人力支持系統已不如以往健全與充足，照顧者長期的身體與心理負荷而衍生出的種種困境，已是居家照護制度中不可忽略且值得關切的問題。

席格爾 (Siegel, 1991) 提到，表面上居家照顧可以減少醫療成本，但事實上家屬情緒、社會、生理及財務狀況可能耗費更多的個人成本。居家護理師提供個案的照顧時間是短暫的，真正 24 小時照顧個案的照顧者才是照顧成敗的關鍵。因此，關懷照顧者與照護個案同等重要。

(二) 照顧者的負荷

臺灣與美國的許多研究發現，居家照護個案的照顧者以女性占絕大多數，大多為配偶，其次為媳婦或女兒。主要照顧者若為家人時，除原有的家庭角色必須持續以外，還包括個案的日常生活照顧與疾病的照顧，其繁雜、瑣碎的工作，伴隨摸索、漫長與被社會隔離，照顧者常會經歷害怕、憂鬱、憤怒與認命等各種情緒的起伏，導致個人情緒穩定性的改變。如調適困難甚至影響其婚姻的和諧，或被迫更換、停止工作；在情緒方面，陳、李、吳(1998)研究結果顯示，居家照顧者會同時有較高的正向（如視照顧為一種磨練）及負向（如憤怒、無望感）情緒反應，而正向或負向的情緒與社會支持（如家庭人力）與情緒關懷等有顯著的相關性。身體的反應也因為體力的付出、生活作息的改變與長期心理煎熬而出現腰酸背痛、失眠、頭痛、便秘、食慾不振及體重下降的情形。此外，由於癌症個案日益增長，接受化學治療或疼痛控制的居家照護個案也有增加趨勢，此類個案家屬因為面對治療的副作用，病情變化與生命的延續又難以預料，皆使照顧者產生更多不安與恐懼，其心理的負荷可想而知。

(三) 關懷照顧者的方式

許多家屬因為缺乏照顧個案的經驗，導致手足無措，故家屬照顧個案最優先需要的應是「資訊的取得」，如疾病、症狀、營養、治療、個人保健等相關資訊，並教導善用多重管道，以增加資源的可近性與可用性，提供照顧者現階段與未來可能面臨的問題，並預先做好準備，可使其降低未知的恐懼，較能有因應的作為。

給予照顧者心理支持是最基本且健康的做法，如傾聽情緒上的壓力、同理照顧上的辛勞、讚許照顧的付出等。協調家庭人力的相互支援以及轉介適當的長期照顧及社區資源，如媒合長期照顧服務、參加公立或私立機構及團體舉辦的關懷照顧者支持團體或聯誼會等，或安排認識已有照顧經驗的家屬，相互分享與鼓勵，並透過社區或社會的力量進行互助，減緩照顧者身心壓力。

➲ 長期照顧服務提供的喘息服務

1. 政府因應長期照顧的需求，提供需要長期照顧服務的家屬給予暫時喘息的機會，減輕個人或家庭因長期累積照顧個案的身心壓力身心俱疲，也使照顧者的生活能夠走得更積極與堅定。社團法人中華民國家庭照顧者關懷總會及各縣市家庭照顧者關懷協會等亦提供關懷照顧者的資源。
2. 2017 年長期照顧服務法的施行，有提供長期照顧支付，服務對象為符合 65 歲以上老人、領有身心障礙證明（手冊）者、55~64 歲原住民、50 歲以上失智症者，符合以上資格之一者，按個案失能程度核定長照需要等級及長照服務給付額度，社區整合服務中心應照顧問題清單、長照給付對象及其家庭照顧者之實際需求，擬定照顧計畫，經照管中心核定後始得連結長照服務。
3. 「長照四包錢」長照 2.0 長期照顧四項服務包括：(1) 照顧及專業服務：居家照顧服務、日間照顧服務、家庭托顧服務、專業服務；(2) 交通接送服務；(3) 輔具及居家無障礙環境改善服務：輔具服務、居家無障礙環境改善服務；(4) 喘息服務：日間照顧中心喘息服務、機構住宿式喘息服務、小規模多機能服務夜間喘息、巷弄長照站喘息服務、居家喘息服務。針對雇用外籍看護工的家庭也有提供喘息的給付。
4. 長照服務給付額度分為個人長照服務額度及家庭照顧者支持服務之喘息服務額度，二者不得互相流用。

五、資源轉介與媒合

1. 依個案符合之身分別，協助辦理相關補助，如中低收入戶補助等。
2. **提供並協調**適切的**相關長期照顧、社會福利及醫療資源轉介，並協助申請手續，為個案和家屬爭取權益福利**。

3. 轉診、返診聯繫及**醫師定期訪視**。
4. 相關輔具之轉介與媒合。

➲ 社區安寧照護納入健保給付

2014年1月1日起中央健康保險署開始提供社區安寧照護給付，社區安寧療護（乙類安寧療護）的照護對象與現行安寧療護相同，鼓勵由住家附近之醫院或診所醫師就近提供安寧照護服務，擴大參與安寧照護之醫師範圍，讓末期個案回歸社區時，無論其是否於住院期間有接受安寧照護服務，皆可在地安老，帶著尊嚴走完人生最後一段旅程。適用的對象包括癌症、漸凍人及其他八類非癌末期個案，如老年期及初老期器質性精神疾患、其他大腦變質、心臟衰竭、慢性氣道阻塞，他處未歸類者、肺部其他疾病、慢性肝病及肝硬化、急性腎衰竭，未明示者以及慢性腎衰竭及腎衰竭，未明示者等。

「社區安寧照護」服務讓回到家裡或安養機構的個案，都能獲得安寧療護專業團隊，包括醫師、護理人員、社工等安寧團隊定期探訪與訪視、一般診療與處置、末期個案及其家屬心理、社會及靈性等方面的照護。使末期個案能回歸社區，在地安老，帶著尊嚴走完人生最後一段旅程。因應台灣高齡化的社會現象，期盼在安寧療護的宗旨下，讓更多的社區醫院及基層開業醫師群提供住家附近的末期個案有尊嚴之善終，讓個案、家屬與醫護人員間形成永續的、良性的醫病關係。

六、居家照護服務的過程

了解居家照護服務的過程與注意事項，可以使居家照護工作達到事半功倍的效果。妮斯、里昂及吉司 (Lyon & Nies, 2001; Giese, 2004) 曾以居家護理師的角色，說明居家照護服務的過程如下：

(一) 開始與準備

1. 訪視前的準備：訪視前，應詳查個案相關資料，了解個案需要居家照護的目的、主要照顧者相關照護重點及個案居住地址。第一次的訪視是居家護理師對個案及其家庭建立信任關係的重要時機，若信任關係建立良好，個案與家屬將會與居家護理師密切配合與合作，視居家護理師為家庭的重要資源，且減少個案許多不確定性的感覺。

2. 電話聯絡：安排訪視前，應以電話確認個案居住的地址，於電話中了解個案目前的身心狀況、照護問題與需求等。

（二）環境評估

居家護理師到達案家前，必須對案家附近進行環境評估，例如案家附近有何性質的醫療機構或醫療器材行？購買民生用品是否便利？社區的特性為何（如該社區是否獨居長者較多）？案家與鄰居的互動情形如何？住宅的環境安全性（如樓梯間的寬度、照明、清潔狀況及消防設備等）是否良好？此外，居住所在地提供的社會福利資源等，亦應一併評估。

（三）促進溝通

居家護理師到達案家，開始的對話最好以一般社會性的禮儀建立關係，並創造自然舒適的溝通氣氛，例如友善禮貌的自我介紹、了解個案與照顧者的關係，可先了解個案的現況、返家後個案的適應問題等，例如飲食狀況、睡眠情形等，主要照顧者的適應與照顧問題等，而非立即執行護理評估與技術。

（四）建立信任感

居家護理師與案家之間維持關係應是長久性的，在居家執行照護工作時，不如在醫療機構執行護理指導與技術來得方便與順利，因在醫療機構中個案與家屬配合治療的意願較為強烈，但個案自醫療機構返家後，基於照顧上的便利或習慣及環境的不同，個案與照顧者可能會採用自己的照顧方式，此時居家護理師對於合適的照顧行為應予鼓勵與讚美，但對於不合宜且會立即影響個案健康行為應予以適當的指導，此部分往往是居家護理師工作上的挑戰。因此，與案家建立信任且長久的關係是非常重要的。

尊重案家的想法與同理照顧者的感受，會使個案與家屬較願意與居家護理師共同合作，為照護目標而努力。如果居家護理師未與個案與家屬建立良好的關係，對居家護理師不信任，往往不願意接受居家護理師指導，進而影響個案及家屬對個案的照護品質。

（五）護理過程

居家護理師需透過護理評估、確立問題、擬定目標及照護計畫、執行相關措施並評值等持續性護理，以科學的思維面對個案與家庭的健康問題。

1. 評估：個案與家庭的評估是發展照護計畫的第一步驟。除了建立信任關係，並依訪視的目的與案家進行互動外，還需評估個案的健康狀況與照顧者的照顧知識及技能，並依此發展照護計畫。評估內容包括主觀與客觀資料：

   (1) 主觀資料：來自居家護理師與個案、家屬及照顧者的會談，包括照顧者或個案對健康與疾病的認知、照顧者對個案的描述等。

   (2) 客觀資料：來自居家護理師的觀察及評估，方式包括視診、聽診、叩診、觸診及相關實驗室或儀器檢測等，例如日常生活功能、血糖、血壓等。

   需評估個案所擁有的社區資源，藉由所收集的主客觀資料，進一步確立護理問題。資料的收集是持續的，當個案狀況、家庭狀況、居家環境或社會支持因素有所改變時，護理評估應重新審視並修正。

2. 確立問題：護理評估結果能夠確立個案護理問題，是提供照護計畫的依據。

3. 擬定目標及照護計畫：目標與照護計畫需有個案、家屬與照顧者共同會商。目標及計畫可有短期、中期與長期，並分別訂定可測量的目標。欲使照護計畫成功，個案與家屬的參與非常重要。計畫是動態且持續的，隨個案與家屬狀況的改變，應適時調整照護計畫，使其符合個案與家屬的情況與需要。

   此外，照護計畫中應明確列出個案、家屬、照顧者及護理師各自擔負的角色，使彼此對個案之健康狀況能有共同努力的依據與方向。

   居家照護若缺乏專業團隊的支援（如偏遠地區或獨立經營型態的居家護理機構），而只有居家護理師獨當一面時，居家護理師需扮演多重角色，需同時提供如社工師、營養師與物理治療師等角色。當個案的問題已超過居家護理師的專業能力時，則應媒合長期照顧服務及資源，轉介其他專業人員的協助。

4. 措施：護理措施應從第一次訪視即開始進行，依個案狀況與家屬照顧能力，提供護理指導、相關技能及相關社區或社會福利資源。每次訪視結束應與個案、家屬或照顧者討論照顧的重點及下次訪視的目標。

   居家護理師應提供可近性及適當性的相關長期照顧及社區或社會福利資源，例如長期照顧服務、輔具租借、殘障手冊或低收入戶申請、醫療用品的補助和喘息服務等，並追蹤、評值結果。如果個案或家屬因無能力申請相關社區或社會福利資源時，居家護理師可協調並溝通協助申請。

一般居家照護訪視時間約30~60分鐘，第一次訪視因需要收集評估較多的資料，所需時間往往超過1小時，若觀察個案有疲憊的現象，可暫停訪視，需優先考量個案身心狀況，非緊急必要的評估與護理措施可延至下一次的訪視再進行。

5. 評值：當居家護理師與個案或家屬建立確實且能夠達成的目標後，評值即可開始，評值的過程是持續連貫的，可以了解照護計畫是否使個案朝向既定的目標進展，並可隨時修正照護計畫中的目標或措施。

萊斯 (Rice, 1996) 認為居家護理師可以提供支持、教育與相關資源轉介，但是只有在個案及照護者願意積極參與時，照護計畫才能成功，故居家照護成功的關鍵，除了需要經驗與學識豐富的護理人員外，更需要有個案及家屬的配合及參與。當照護目標達成時，即可顯示個案或家屬已可運用相關照顧技能及知識執行個案的居家照顧、簡易評估健康狀況的變化與緊急的處理，運用資源連結等來達成目標。

七、居家照護服務的品質管理

品質管理的概念，在工業與製造業已行之有年，而醫療服務業的品質管理則是近年來才興起的熱門議題。品質管理的方法當中，醫院評鑑為提升醫療事業品質的重要指標，居家護理機構於各縣市政府進行督導考核制度，衛生福利部依護理人員法 23-1 條規定辦理居家護理所評鑑。

醫療照護品質的建立與評鑑基礎，常以 Donabedian(1980) 所提的指標為參考依據，其架構分為結構 (structure)、過程 (process) 和結果 (outcome) 三方面，其中**結構與結果因較易進行，故最常做為評鑑的指引**。居家照護品質若以「結果」指標建立品質監測，可以包括居家照護提供的處置，對失能者的健康及功能狀況的影響，服務使用者的身體功能、心理功能、自我照顧能力、生活品質及滿意度的改善等。

此外，美國健康照護組織評鑑聯合委員會 (Joint Commission on Accreditation of Health Care Organizations, JCAHO, 1993) 為醫療界品質管理的重要參考指標機構，針對居家護理服務的品質促進，JCAHO 提出六點建議：(1) 訂定清楚與明確的標準；(2) 進行長期照護品質缺失的矯正；(3) 訴願委員制度 (ombudsman program) 的建立；(4) 管理資訊系統的建立；(5) 醫政與社政單位的整合；(6) 專業團體的共同努力。

徐、邱、高、廖(1998)等人則認為居家照護品質管理的客觀指標可包括：(1)病歷的保存與管理；(2)衛材與器材的管理；(3)收案過程；(4)管案的活動過程；(5)結案處理；(6)明確的緊急問題處理流程；(7)有品質監控流程與明確改善方案；(8)有合理的個案與家屬申訴管道。

臺灣衛生福利部於2017年為評量居家護理機構的效能，提升居家護理機構的照護品質，提供民眾居家護理機構選擇，依護理機構評鑑辦法第6條規定，訂定居家護理所評鑑指標，並定期執行評鑑，評鑑指標內容包含經營管理及照護管理二大部份，以2024年居家護理所評鑑基準為例如下表9-2。

社團法人臺灣長期照護專業協會於2023年5月出版修訂「居家護理作業指引」，為協助居家護理機構能夠因應照護環境的快速改變，分別針對居家護理經營與現況、人力資源管理、安全管理、感染控制、品質管理與監測、社會資源的應用、照顧管理評估、照護計畫與紀錄及倫理與法律進行深入的介紹。又於2023年10月出版「居家護理品質指標監測作業指引」，以導尿管移除、疼痛、營養不良、壓力性損傷、非計畫性住院及長照資源轉介共六項品質指標監測項目，計算公式提供居家護理品質指標監測的參考工具，引導居家護理對照護品質的重視及落實，以有效預防影響個案健康危險因子的發生。並進一步提升居家照護服務品質，發展完善且健全之全人照護服務。

表9-2 2024年居家護理所評鑑基準

代碼	共識基準	占比	基準說明
A1	機構負責人實際參與衛生福利部指定之教育訓練課程	10%	負責人須完成衛生福利部指定之教育訓練課程，並取得完訓證明。
A2	年度發展方向、經營方針與管理策略	4%	1. 就機構發展與經營管理需求，研訂年度重點工作計畫與執行策略。 2. 就年度計畫落實執行並留有紀錄。 3. 每年檢視前一年度工作計畫執行狀況，以修正本年度計畫。
A3	社區資源盤點與運用	4%	1. 針對社區資源盤點與評估（符合個案及主要照顧者照護需求）。 2. 就前述評估與結果，執行社區資源連結與運用。

▶表 9-2 2024 年居家護理所評鑑基準（續）

代碼	共識基準	占比	基準說明
A4	感染管制作業與器材維護管理	4%	1. 依據衛生福利機構感染管制措施相關規定，訂有服務單位感染管制作業手冊，內容至少包含傳染病、肺結核、疥瘡及手部衛生等訪視作業標準，並落實政策相關管制措施。 2. 符合公費流感疫苗接種資格之工作人員，實際接受流感疫苗接種率達 80%（排除經評估具接種禁忌症不宜接種者）。 3. 訂有居家照護感染性廢棄物的處理方式。 4. 設有專人管理與維護醫材及儀器設備。 5. 醫材及儀器設備有定期盤點、維修、保養及校正紀錄。
A5	居家訪視人員安全管理	4%	1. 訂有居家訪視人員安全管理辦法，內容至少包含車禍、不安全情境（人身安全）、動物咬傷及尖銳物扎刺傷等緊急事件之處理作業標準與流程、居家訪視人員安全配備、措施及預防作為等。 2. 居家訪視人員發生緊急事件時，能依作業標準與流程進行通報， 有適當的處理及檢討分析，並留有紀錄。 3. 對發生之事件有研擬防範再發生的改善措施及追蹤，並留有紀錄。
A6	個案意外或緊急事件處理	4%	1. 訂有個案緊急及意外事件處理辦法與流程，內容至少包含氣切及造瘻口管路滑脫、生命徵象惡化及跌倒等。 2. 居家訪視人員對於個案緊急及意外事件發生時，能依辦法與流程執行，並有處理過程及檢討分析紀錄。 3. 對發生之事件有研擬防範再發生的改善措施及追蹤，並留有紀錄。
A7	機構經營指標監測與持續改善	15%	1. 本年度訂定五項機構經營指標「平均個案管理人數」、「護理人員離職率」、「個案非計畫性住院率」、「個案急診使用率」、「皮膚損傷發生率」。 2. 應定期根據指標資料，訂定機構本身的閾值及監測計畫。 3. 機構本身計畫持續監測品質，並定期分析機構指標數據，據以研擬改善措施或維持方式。
B1	機構資訊管理	10%	須完成衛生福利部指定填報之機構管理相關資料。

表 9-2 2024 年居家護理所評鑑基準（續）

代碼	共識基準	占比	基準說明
B2	個案照護管理	45%	1. 截至評鑑日前一年內，服務至少 10 位以上個案（包含未結案及結案個案）。如有特殊情形，則另案處理。 2. 個案於收案時及每六個月進行一次全人評估並紀錄；視個案需求或狀況改變時，再次評估。 3. 針對個案評估的需求擬定照護問題、目標、措施及評值並紀錄。
B3	加分項目	5%	加分項目含下列任一項目： 1. 具創新或應用實證照護之成效措施。 2. 全國性或縣市政府競賽獲獎。 3. 參與國際交流。 4. 經營照護特色、活動設計之具體成效可為標竿學習典範。

註：A 經營管理，占 45%；B 照護管理，占 55%，另有加分項目 5%。

9-4 居家護理師的角色與功能

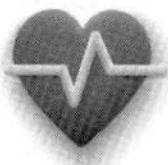

一、居家護理師需具備的專業能力

美國護理協會(ANA, 1999)將居家護理師分為一般居家護理師(generalist home health nurse)與專科居家護理師(specialist home health nurse)。一般居家護理師為大學畢業，提供個案與家庭一般性的照護技能與指導，並參與品管的活動；專科居家護理師為碩士畢業，需要具備社區健康評估的技巧，並融合生理、心理及社會問題解決的能力，教導健康行為、諮商、轉介其他專業照護人員，並需具有較高的護理技能，對個案與家屬提供臨床專家的專業能力、健康社會的相關政策，並執行與評價健康計畫及服務。

臺灣居家護理師的執業並沒有像美國的分類方式，只要有護理人員的執業執照，再經過居家照護相關的訓練後即可從事，如執行甲類與乙類安寧居家療護之居家護理師，甲類安寧療護居家護理師需接受安寧療護安寧療護教育訓練 80 小時（含 40 小時病房見習）以上，另繼續教育時數為每年 20 小時；乙類（社區安寧療護）安寧療護居家護理師須接受安寧療護教育訓練 13 小時及臨床見習 8 小時，始得提供社區安寧照護服務。ANA (1999) 曾提出八項居家護理師的專業能力標準可供參考，包括：

1. 有品質的照護能力：護理照護水準的提升是一個重要方法，護理師願意參與照護品質的計畫、研究、監測與分析等，並且協助發展促進品質活動及指標的建立與改善，都是提升照護品質的機會。
2. 評價的能力：促進品質管理的活動，包括對自我的評價與對專業團體能力的評價；以專業發展的角度檢視居家照護的改變是否符合社會健康照護的需求。
3. 教育的能力：參與繼續或在職教育，持續提升居家照護整體的品質。
4. 分享的能力：能向專業團隊人員、同儕或學生分享自己的專業與見解。
5. 道德的能力：居家護理師有責任與個案及其家庭建立信任關係，信任關係的決定基礎在於考量居家的安全，在適當的時候提出符合個案個別性的照護；對個案與家庭的隱私，應提出保密的承諾，並且扮演忠實的支持者角色。
6. 合作的能力：居家護理師與個案、家庭、同儕及其他專業人員共同形成照護計畫與目標，並與轉介機構及相關資源之間相互合作，確認個案是否得到符合需要的服務。
7. 研究的能力：參與研究以促使居家護理實務科學化，並促進本身實證的能力。
8. 資源使用的能力：應協助案家分配照護方面的支出，以達到合理性的安排，並且協助案家獲得應有的社會福利資源。

長期照護專家葉莉莉 (1998) 認為居家護理師應具備的專業能力，除了上述外，亦應具備以下能力：

1. 有效的溝通技巧：有效的溝通才能與個案及照顧者維持良好關係。另一方面，由於個案、醫師與其他專業人員身處於不同地方，居家護理師需保持開放的溝通管道、協調各種專業人員組成團隊，才能完成照護計畫，而有效的溝通可從團隊會議中的個案報告展現出來。照護時對於不同的個案與照顧者的學習能力，需藉助有效的教育與改變的能力，才能指導不同特質的個案與照顧者完成照護計畫。
2. 正確的判斷力：居家護理師工作的場所在個案居住的地方而非醫療機構內，雖然減少了醫療機構的限制，但卻帶來不同的責任。照護計畫及訪視次數需由居家護理人員自行決策，如果判斷需緊急處理，則需立即前往訪視或請個案就醫。要有能力判斷個案是否適合居家照護，如不適宜居家照護時，應予以適當的轉介，或與相關人員討論可能的問題與合適的解決方法。

3. 有效的記錄能力：居家照護的費用要得到保險機構的支付，需仰賴完整的病歷記錄，因此必須了解完整的法規與制度。個案及照顧者的進展情況、機構品質保證的目標或成果也應做有效的記錄。
4. 具有彈性及創造性問題解決的能力：居家護理工作並非是在一個可以控制的環境中進行，執行居家照護服務的居家護理師在個案家中需要臨場應變，如各項護理措施的進行與物品的擺設等，因此需具有創造性及彈性的問題解決能力方可勝任。
5. 自我規劃與決策的能力：居家護理師需要自我規劃工作及時間管理，決定每日、每週及每月的活動計畫，例如個案增加、減少或有特殊狀況時，可彈性調整日程表及訪視優先順序，依個案及照顧者的狀況，擬訂及改變照護計畫等。

二、居家護理師的教育計畫內容

護理人員成為居家護理師之前，分別來自不同的教育背景與實務經驗，因此居家護理師會展現不同的貢獻能力。要成為一位優質的居家護理師，不僅需接受相關居家照護的教育與訓練，還應有家庭及社區評估與護理的整體概念。

居家護理師的教育計畫內容至少應包含：(1)內外科、老人、慢性病與癌症等護理；(2)身體評估；(3)家庭健康評估與護理；(4)社區健康評估；(5)一般性營養評估與指導、復健運動；(6)居家照護各項護理技術的訓練；(7)急救訓練與危機處理；(8)個案管理(case management) ；(9)溝通技巧與一般性心理輔導與諮商；(10)社會資源的認識與轉介；(11)教學原理與行為改變的理念與技巧；(12)居家照護的相關法規與倫理，如護理人員法、醫療法、長期照顧服務法與老人福利法；(13)成本規劃與控制；(14)品質管理的概念；(15)居家安全評估與處理；(16)居家感染控制的方法。由於居家護理師的照護對象大多為老人，故應針對目前台灣長期照顧相關資訊諸多了解，有關長期照顧支付標準、居家專業服務相關訊息、輔具相關資訊，及目前政府推廣長照政策及方向等等的教育訓練計畫，亦應是訓練重點。

居家護理師經常需要在醫療機構外獨當一面，面對各種年齡階層，不同文化背景、不同健康需求的家庭，必須隨時扮演各種的角色、因應瞬息萬變的能力，因此，培養居家護理師的能力，使之可以面對不同的情境，有計畫的職前與在職訓練，是維繫居家護理師與居家照護機構品質保證的基本要務。

臺灣長期照護專業協會仿照美國訪視護理人員協會的做法，協助臺灣地區居家照護專業的發展，有計畫性的培養居家護理師相關的教育與在職訓練，對提升台灣居家護理師的能力已有相當的成效與貢獻。

三、居家護理師的角色與功能

萊斯(Rice, 1996)指出居家護理師為個案及家屬的主要服務提供者，必須在居家環境中扮演並展現出臨床與教育專家等多重的角色。居家護理師需要有相當的能力與自信，才能面對各種階層、文化背景與不同健康需求的個案及家庭，其表現往往會使社會大眾審視護理對社會的貢獻。角色如下：

1. 評估及照顧提供者：評估個案身體狀況、社會心理適應與自我照顧狀況，提供居家照護識能及護理技術，擬訂照護計畫、執行並追蹤成效。
2. 衛生教育及資訊提供者：提供預防健康危害、維護健康、促進健康的資訊，教導個案與家屬照顧的知識與技能。
3. 諮商者：協助個案及家屬對照護問題之適應。
4. 環境監控者：了解個案住家環境安全，協助改善住家環境以符合失能及失智者需求。
5. 個案管理者：為個案提供整體性的服務，整合資源及協調並執行照護計畫，監測照護品質，確保照護計畫有效及符合經濟效益。與醫師、專業人員及個案和家屬協調溝通，擬訂、監測並修改照護計畫，確保照護計畫的實施。
6. 轉介及協調者：藉由個案管理能力彰顯護理專業的角色功能，為個案尋求適切之照護與資源，並轉介協調相關醫療及長期照護資源、保險及社會福利資源等。
7. 行政者：資料之管理與建檔，與保險及社會福利單位協調溝通，成本控制及品質改進。
8. 研究者：收集分析個案及家庭相關健康問題，進行居家護理相關研究。
9. 改革者：因應社會的需求與變動，改革與創新居家照護的服務與品質。
10. 代言者：居家護理師是最了解個案及家屬需求的專業人員，居家護理師於需要時可為個案及家屬的代言人，表明個案及家屬之需求。
11. 政策擬定者：於相關政策擬定時，提供政府單位實務實際執行情形，以利政府機關擬定適切的並符合個案及家屬需求方向之政策。

居家護理師執業能力的標準包括：專業知識及技能、照護的品質、職業的倫理、團隊合作、臨床實務的研究與相關資源的運用等。

9-5 臺灣居家照護的未來展望

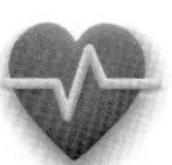

人口老化、慢性病個案與癌症個案持續的增加，是先進國家社會日益嚴重的問題，因此，長期照護的需求必然持續的擴大，它不僅是衛生政策的問題，也影響國家的福利制度與經濟發展。在美國，為抑制慢性病醫療成本的支出（尤其是人事成本），故減少個案住院天數的居家照護模式正被鼓勵且快速的發展當中。我國醫療照護體系大多參照美國的體制而發展，傅、林 (2017) 提到美國居家照護發展趨勢，可做為我國的參考。

1. 居家照護輔助工具的發展：居家照護的設備與輔具，已逐漸朝向藝術化、簡單化、人性化，並加強耐用與安全的設計理念，以使個案更能發揮獨立與自我照顧能力的目標。
2. 周邊醫療器具的延伸：舉凡循環機、化療器材、輸液治療、抗生素治療、疼痛控制、呼吸輔助機、呼吸暫停監測儀、胸腔引流、肌肉骨骼牽引具等，已朝向可適用於居家照護使用的研究與設計。
3. 電子照護的發展：以電子通訊方式連結各種監測儀，隨時掌握、診斷及處理個案的狀況，如網際網路的視訊連結，居家照護師在辦公室即可監測個案的病況，並即時處理。衛生福利部於2024年01月22日發布修正通訊診療辦法，辦法施行日期2024年7月1日，個案為(1)急性後期照護、(2)慢性病照護計畫收案病人、(3)長期照顧服務、(4)家庭醫師收治照護、(5)居家醫療照護、(6)疾病末期照護、(7)矯正機關收容照護、(8)行動不便照護、(9)災害、傳染病或其他重大變故照護、(10)國際醫療照護。另外2024年7月1日全民健康保險署推行「在宅急症照護試辦計畫」，有給付遠端生命徵象監測費，鼓勵電子照護的服務，更多元性提供居家照護個案的醫療服務。
4. 資訊記錄系統：居家照護個案相關資料應有完善資訊系統配合，包括個案資料、居家照護記錄系統等。衛生福利部於 2021 年 10 月 1 日上線居家護理照護管理系統，紀錄居家護理人員對個案進行全人照護的護理過程，每次訪視的照護紀錄，透過系統引導落實以人為本照護模式，從個案基本資料建立、全人評估、需求評估、需求摘要、照護計畫、照護紀錄、醫療共照紀錄、其他評估紀錄等，其中全人評估包含基本資料、健康習慣、疾病史、藥物安全性評估、身體評估、壓力性損傷危險評估、跌倒危險性評估、日常生活功能評估、工具性日常生活活動功能評估、認知功能評估、情緒問題評估、簡易營養評估、疼痛評估、衰弱評估共 14 項評估內容。

居家護理照護管理系統能有效指導機構護理人員正確的護理過程，也結合評鑑作業、自動化品質及管理指標計算，有效解決居家護理行政管理及評鑑作業的繁複程序。

5. 多元化的團隊照護：全民健康保險目前有多元提供專業團隊給付，然居家照護需專業團隊的支持與合作及通訊資訊業、醫療電子儀器業等等科技介入，才能提供完整及整體性的居家照護服務。
6. 完善的保險制度：目前針對居家照護「全民健康保險醫療服務給付項目及支付標準」之「第五部居家照護及精神病患者社區復健」中明列有支付居家照護費用，另外健保署近年亦陸續推出相關居家照護方案及計畫，亦有給付居家照護費用，如「居家醫療照護整合計畫」、「在宅急症照護試辦計畫」等；再者於長期照顧2.0針對符合長期照顧服務對象的個案，依照管專員及社區整合服務個管師評估結果，由衛生福利部於2018年1月起實施「長期照顧（照顧服務、專業服務、交通接送服務、輔具服務及居家無障礙環境改善服務）給付及支付基準」給付費用，於2022年2月1日停止，並於2022年1月20日頒布「長期照顧服務申請及給付辦法」，給付居家服務及居家專業服務等，為未來長照3.0建立基礎。
7. 人員的培訓與留任：面對 2025 年超高齡社會的來臨，應多方面訓練居家護理師，專業團隊的培訓與人力計畫。

臺灣地區居家照護的發展，亦有亟待解決的困境，例如加強居家照護團隊的整合、擴大健保給付內容、增加藥師、物理、職能及語言治療、呼吸治療師與營養師、社工師等專業人員的投入；並整合社區資源，提高可近性、可用性、公平性並加強社區互助機制等，可以在政策面、執行面上更具創意、突破與精進。

結語

「居家照護」相較於其他醫療照護方式，為一種成本較低且符合人性的照護模式，因此，已成為許多先進國家長期照護政策的發展重點。

當一個家庭決定採用居家照護方式照顧長期慢性病個案時，家屬或照顧者即需開始面臨一連串的改變與適應，除有照顧個案能力的壓力外，尚須調適家庭整體的改變；家庭中每位成員的角色可能需要改變，多數的家庭往往需經歷許多的波折與衝突，此時居家護理師的介入，需要了解個案與家庭中每一份子照顧上的問題，協助並教導個案及家屬因地制宜，提升緊急應變的能力，利用家庭既有的能力與功能，促進個案健康的恢復與減少合併症的發生。居家護理師同時需同理照顧者的身心負荷與壓力，鼓勵樂觀面對並適應，且需要確認社區的健康問題，並合宜運用社區的資源協助案家適應。

居家護理師需要有計畫的在職教育訓練與不斷地吸收新知，並且具有以社區為中心的概念，以宏觀的視野，從社會角度了解案家，也從家庭評估中發現問題並做問題分析，預測居家照護的發展。因此，不僅要以經驗累積實力，還要有足夠的學識與智慧去面對居家照護的各種角色與功能，才能夠將居家照護的工作發揮淋漓盡致。

學｜習｜評｜量

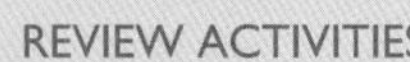

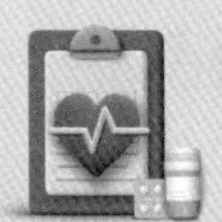

( ) 1. 長期照護體系是屬於我國健康照護體系中的：(A)疾病醫療 (B)預防保健 (C)後續照護 (D)緊急醫療照護

( ) 2. 長期照護的服務中，最能兼顧個別化、連續性及家人共同參與的服務模式為：(A)慢性病醫院 (B)居家照護 (C)護理之家 (D)日間托老

( ) 3. 有關長期照護健康團隊中護理人員與照顧服務員的敘述，下列何者不正確？(A)照顧護服務員可執行居家護理人員之角色功能及工作 (B)護理人員在團隊中可成為個案管理者的角色，以評估個案及個案家庭之完整性需求 (C)照護服務員負責執行個人清潔、舒適的照顧，需要經過有系統的訓練 (D)護理人員在團隊中，對照護服務員有監督和教育的功能

( ) 4. 依全民健康保險規範，有關居家照護業務之收案條件，下列何者錯誤？(A)病情穩定能在家中進行醫護措施者 (B)有明確之醫療與護理服務需要項目者 (C)柯氏量表在3級以上，且巴氏量表評估≦60分者 (D)不能夠自我照顧者，且超過70%之時間活動限制在床上或椅子上

( ) 5. 臺灣目前居家護理的服務內容，不包括下列哪一項？(A)採送檢體 (B)調整藥物處方 (C)氣切管置換與照顧 (D)大小量灌腸

( ) 6. 以下哪一項計畫是2024年7月1日起全民健康保險推動的計畫？(A)「居家醫療照護整合計畫」 (B)「低（含極低）出生體重兒居家照護計畫」 (C)「在宅急症照護試辦計畫」 (D)「居家失能個案家庭醫師照護方案」

( ) 7. 下列哪一項醫師訪視服務不是由全民健康保險給付費用的？(A)居家醫療照護整合計畫 (B)居家失能個案家庭醫師照護方案 (C)在宅急症照護試辦計畫 (D)居家照護

( ) 8. 護理人員得設置護理機構是根據下列哪一項法令？(A)身心障礙者權益保障法 (B)全民健康保險法 (C)護理人員法 (D)老人福利法

( ) 9. 居家醫療照護整合計畫中，哪一種專業人員未接受健保給付，提供到府服務？(A)藥劑師 (B)社工師 (C)醫師 (D)營養師

( )10. 全民健康保險有提供中醫師訪視給付費用的是哪種服務？(A)在宅急症照護試辦計畫 (B)居家醫療照護整合計畫 (C)居家失能個案家庭醫師照護方案 (D)居家照護

選擇題答案：CBADB CBCDB

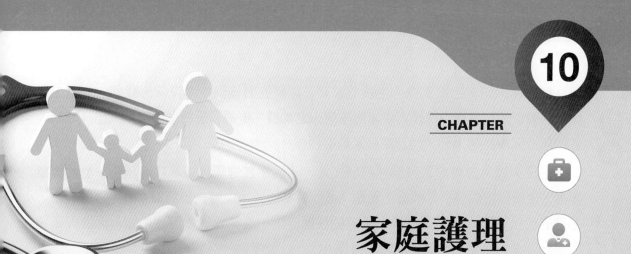

CHAPTER

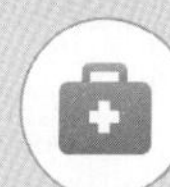

家庭護理

Family Nursing Care

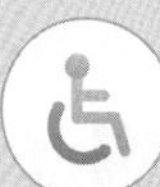

編著者 蕭伃伶

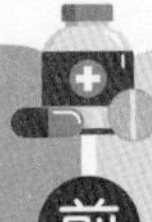

前言

每一個人均來自於家庭，生長於家庭，家庭的價值與標準深深影響個人，且成為個人的價值規範基礎；護理人員具照護病人之職責，更須了解每個病人均來自其家庭，我們無法只顧及病人個人而忽略其家庭的種種。

護理人員需先精熟家庭評估相關技能，不論是在健康促進、疾病預防、急性醫療照護、後續照護或是長期照護的範疇，護理專業人員才能進一步具備家庭護理的能力，方能對於各範疇內的護理對象有正確的護理診斷，並有適當的護理處置，而能真正達成提升護理對象至最佳健康狀態之目標。

10-1 家庭的定義與重要概念

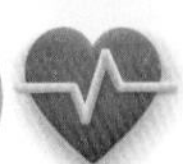

一、家庭的定義

傳統上幾乎都是採取血緣、領養、監護、婚姻等關係的法律概念來定義家庭，最早在1960年代「家庭」的書中提出家庭具有四項特徵：(1)家庭為婚姻、血緣或認養關係組合在一起的一群人；(2)家庭成員共同生活於他們所認定的家中；(3)家庭成員之間彼此以夫妻、父母、子女、兄弟姊妹的社會角色進行互動與溝通；(4)家庭依循某些自己原有的特殊社會文化背景而分享共通的文化。從1980年之後才開始跳脫傳統法律限定對家庭有較廣義的界定，弗里得曼(Friedman)在1981年即對家庭提出較廣義的定義，指出「家庭是由兩個或更多人所組成，其在情緒上互相影響，而且居住得很靠近」。這樣的界定就沒有受到法律關係的限制了。**司徒亞特**(Stuart, 1991)更清楚提出家庭的關鍵屬性，包括：(1)**家庭是一個系統或單位**；(2)**家庭成員不一定有血緣關係，亦不一定同住**；(3)**家庭不一定有孩子**；(4)家庭成員之間承諾與執著於未來的義務與責任；(5)**家庭照護提供者承擔家庭成員保護、養育與社會化的功能**。

各學者對家庭的定義不盡相同，其共同點為「**家庭由兩個或更多人所組成，這群人具有血緣、婚姻、認養或情緒承諾的永久關係，而且這群人共同為達成生活的目標與需要而努力**」(Clemen-Stone et al., 1998)。基本上組成家庭的人可以是具有血緣關係或是僅為社會接觸關係，家人之間相互依賴，有身體、情緒及經濟上的支持。總之，從傳統型式的核心家庭及大家庭到單親、繼父母及同性家庭，還有朋友之間所謂「後現代(post-modern)」家庭結構等都是家庭，家庭的範圍是相當廣泛的。

二、家庭成員基本資料與結構

(一) 成員基本資料

哈森 (Hanson, 2001) 指出家庭的成員是家庭自己界定的。護理人員與案家一同工作，應詢問誰是他們所包含的家人，方能將這些成員納入健康照護計畫中。家庭人口組成一般會了解其稱謂、性別、年齡、教育程度、職業、籍貫、宗教信仰等基本資料（表 10-1）。

表 10-1 家庭成員資料表

稱謂	姓名	性別	年齡	教育程度	職業	籍貫	宗教信仰	備註
個案	陳○○	女	38	大專	家管	臺灣臺北	民間信仰	
案夫	林○○	男	40	大專	教師	臺灣高雄	民間信仰	
案女	林○○	女	8	國小	—	臺灣高雄	民間信仰	
⋮								

博薩得 (Bossard) 以家庭關係複雜性定律（又稱家庭互動定律）算出家庭成員互動複雜程度，公式如下所示。**N 為家庭人口數**，若家庭人口數為 5 (N=5)，則家庭成員互動關係有 10 種；若家庭人口數為 10，則有 45 種，因此當**家庭人數越多時，家庭關係越趨複雜**。

$$\text{家庭關係複雜性} = \frac{N(N-1)}{2}$$

(二) 家系圖

以簡單圖譜及文字表示家庭成員及世代的關係，稱為家系圖或家族圖譜 (genogram)（圖 10-1）。家系圖中至少呈現出三世代的家庭樹 (family tree) 可以看到**家庭人數**及其**關係** (McGoldrick et al., 1999; De Maria et al., 1999)，還有**家庭史及健康相關型態的訊息**等，**為表達家庭結構與世代關係資料最好的工具**。

在畫家系圖時護理人員應收集案家成員之姓名、出生日期、職業、健康問題、死亡原因、婚姻相關訊息（結婚、離婚、分居、訂婚、同居、再婚）和日期、教育程度、宗教等(McGoldrick & Gerson, 1985)，這些都是計畫護理措施時的豐富資訊來源，因此家系圖可讓護理人員將臨床判斷與家庭結構和家庭史做連結，提升護理人員臨床判斷的能力。家系圖所包含的訊息項目很多，需靠家庭的合作方能完成，其為持續健康照護記錄相當重要的部分。

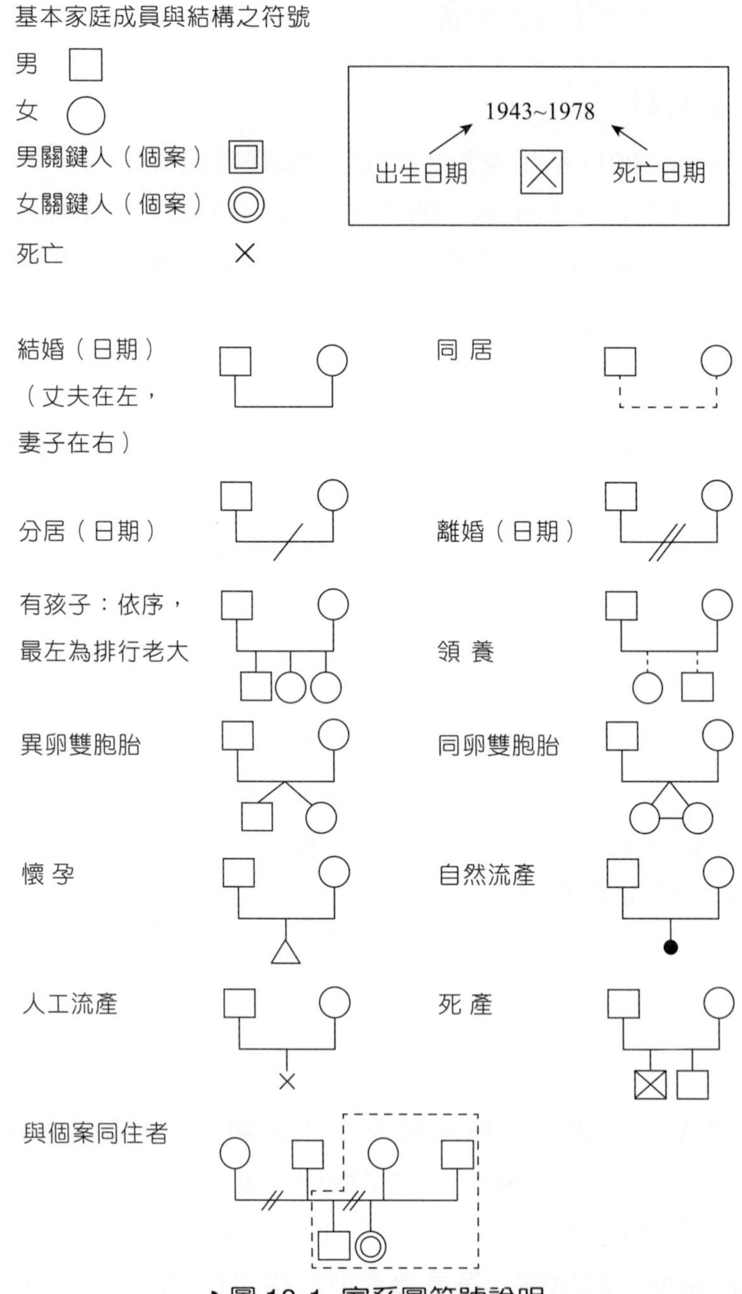

圖 10-1 家系圖符號說明

參考資料：McGoldrick, M., & Gerson, R. (1985). *Genograms in family assessment*. Norton .

（三）家庭圈

家庭圈 (family circle) 是借用圈圈來表示家庭的狀況，為斯羅瓦 (Thrower, 1982) 等人所提出，是將家庭成員置於一個空白的大圓圈中，以小圓圈表示家庭中的人物（包括寵物、機構或事項等），從**圓圈大小顯示權勢的大小**，**圓圈之**

間的近遠則代表關係的親疏，越接近大圓圈中心者在家庭中越是占有重要地位，這是運用心理投射的原理，讓家庭成員主觀表達其認定之家中權勢者與親密者，在圖10-2 的家庭圈案例中，可見到一個核心家庭型態的家庭圈，其中顯示了案妻的權力最大，且兩個孩子與案妻較為親密，次子有一心愛的小狗寵物，整個小家庭幾乎都是家庭的中心，案岳母的權力大於案岳父，這可能是對此小家庭權力結構相當重要的一項影響。

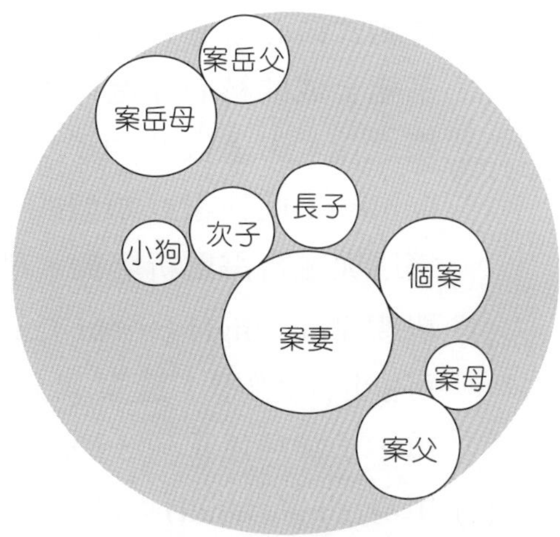

圖 10-2 家庭圈圖例

參考資料：McGoldrick, M., & Gerson, R. (1985). *Genograms in family assessment*. Norton .

(四) 家庭類型

➲ 家庭類型的分類

家庭類型最普遍的分類是分為大家庭、折衷家庭與核心家庭三種。

1. **大家庭／擴展家庭** (extended family)：又稱為**聯合家庭** (joint family)，指的是由夫妻及其有血緣關係的一大群親族所構成，包括父母、已婚子女、未婚子女、孫子女、曾孫子女好幾代與妯娌等都同住在一個屋簷下的家庭。
2. **折衷家庭／主幹家庭** (stem family)：指父母及有孩子的已婚子女三代同住在一起的家庭，因此又稱為**三代同堂家庭**。
3. **核心家庭** (nuclear family)：指**已婚夫妻及子女兩代同住**構成的家庭，俗稱為小家庭，也可以是由一對已婚夫婦所組成，稱為**夫妻家庭** (conjugal family)。

克萊門史東等人 (Clemen-Stone et al., 1998) 將家庭類型分為傳統型式與非傳統型式：

1. **傳統型式家庭**

    (1) 核心家庭 (nuclear family)：指合法的結婚夫婦與其孩子同住在一起組成的家庭，可為單薪或雙薪家庭。

    (2) 雙人核心家庭 (dyadic nuclear family)：沒有孩子的合法結婚夫婦，可為單薪或雙薪家庭，此種型式可能是未曾有孩子，或是孩子已經長大投身社會離開家庭，變成了沒有子女只剩父母的家庭。

(3) **重組式核心家庭** (reconstituted nuclear family)：**由繼父或（和）繼母與孩子組合成的核心家庭**，可為單薪或雙薪家庭。即由離婚或鰥寡的父母再婚之後，帶著彼此的子女所組成的二代家庭，又稱為混合家庭 (blended family)；此種家庭類型的生活習慣、角色、愛、價值觀、家庭規範等的適應與融合需重新培養，是較為艱難的。

(4) 單親家庭(single-parent family)：只有父或母一人帶著孩子生活的家庭。可能因為離婚、遺棄或分居等原因所致，單親家庭常發生角色負擔過重、子女角色認同、缺乏社會支持系統或經濟壓力等不易克服的問題。

(5) 單身(single adult)：可能因晚婚、不婚、離婚等形成單獨一人獨居生活的現象，通常此單身成人有一份職業收入。現今我國獨居老人相當多，在經濟上可能需依賴社會福利。

(6) 三代家庭 (three-generation family)：農業社會最流行的家庭類型便是三代住在一起的大家庭，主因為需要較多人力以有較多的生產力，相形亦會有較多的家庭照護，但家庭內的人際關係會較複雜，不易維繫和諧。

(7) **家族網** (kin network)：**原家庭與核心家庭或家中未婚者居住在附近，彼此之間互相有物資及服務的交流**，形成網絡。

2. 非傳統型式家庭

(1) 未婚同居家庭 (heterosexual cohabiting family)：未辦理結婚手續的男女同住在一起。

(2) 頂克族(double income no kids, DINK)：即為不生育子女的核心家庭 (voluntary childless nuclear family)，為合法結婚的夫婦選擇不生育子女。由於避孕科技的發達、養育子女的費用升高及個人自我需求滿足的增加等因素，這種家庭類型越來越多。

(3) 未婚單親家庭 (unmarried single family)：沒有結婚的父或母一人帶著孩子生活的單親家庭。

(4) 未婚夫婦與孩子的家庭 (unmarried couple family with children)：父母並未經過正式婚姻，帶著孩子一起生活的家庭。

(5) 雙核心家庭 (binuclear family)：具有共同監護權的家庭，孩子屬於兩個核心家庭的，一般指離婚的夫婦對其孩子具有共同監護權。

(6) 同性戀家庭 (lesbian/gay family)：同性戀者二人同住，共同生活在一起，可能有或沒有領養孩子。

(7) 公社家庭 (commune family)：公社家庭型式非常少，可能存在於一些稀少民族或宗教群體，是多個核心家庭住在一起，除了性行為關係及子女不分享之外，其他一切設備與資源（如工作、收入及經濟的維持等）均是共同分享的，他們可能共用一個或幾個相鄰的住所，需視家庭的大小而定；子女養育的問題及孩子的社會化屬於公社家庭的責任，雖然親生父母的關係是被承認的，但在公社家庭中並未重視之。公社家庭的存在必須彼此之間有強烈的信任感，才會願意將個人所有的經濟資源提供出來，公社家庭型式或許可做為解決部分老年問題的方法。

➲ 臺灣家庭的現況

近年來臺灣家庭結構中生育率降低和家庭成員逐漸減少，為適應社會現代化的變遷，由農業生產模式轉變到工業社會型式，家庭結構簡化由傳統的複雜形式轉變成現代的簡單結構型式，以符合現代社會快速變遷與價值取向之改變，進而變成以**核心家庭為主要家庭結構類型趨勢**。

我國在1965年時核心家庭比例為35%、1973年是40%（林，1994），至2022年核心家庭占比為32.79%、夫妻家庭占比20.69%（行政院行政院性別平等會，2024）。21世紀初由父母及子女所組成的核心家庭及由祖孫三代所組之三代同堂折衷家庭都在減少中，**過去較少見的一些家庭類型，如單親家庭、祖孫家庭〔祖父（母）輩及未婚孫子（女）輩同住之家庭〕、重組式核心家庭、同性家庭及隔代教養家庭等有增加之趨勢**。也因為單身成人晚婚、不婚、離婚、獨居的現象持續增加，這些觀念在現代社會中，已較傳統社會能被接受，而使得「單人家庭」被視為家庭型態之一。

過往傳統社會中家庭資源連結以及血緣情感因素的家庭支持提供，在現今社會中已漸形衰退，核心家庭人力資源遠較傳統折衷家庭或大家庭少，加上婦女投入勞動參與增加的同時，家庭支持性功能面臨新的挑戰，如雙薪家庭的幼兒托育以及老人安養等很多過去不存在的問題都出現了，因此現今核心家庭結構趨勢尤以家庭的保護與照顧功能，相當需要政府的家庭政策協助。除家庭結構簡化，家庭體系的開放性亦增加，這代表家庭體系可能相當不穩定，未來社會的多變性，勢必將造成家庭結構更具多元性。

小補帖

亞洲第一個同婚合法國家

2019 年 5 月 17 日，立法院三讀通過《司法院釋字第 748 號解釋施行法》，並於同年 5 月 24 日施行；該專法賦予同志伴侶得以結婚的法律依據，使臺灣成為亞洲第一個同婚合法化的國家。該法明定年滿 18 歲之同性二人可辦理結婚登記，雙方互負扶養義務，且準用民法對於夫妻財產制的規定。唯子女收養方面，同性家庭僅能收養一方的親生子女，與民法規定中的可收養無血緣關係子女大不相同。

（五）家庭社會關係圖

家庭社會關係圖(eco-map)又稱生態圖，是1978年哈特門(Hartman)發展出來的，**是利用圖形顯示出在社區中家庭單位，及其他單位或次系統之間的連結情形，可看出家庭與周遭環境或資源間的能量互動，也顯示了家庭社會支持與資源利用的多寡，可用來評估獨居老人的外在連結和資源**。護理人員應該一開始呈現的是空白的家庭社會關係圖（圖10-3），由一個大圈圈和周圍許多小圈圈所組成，家庭的組成放在中間的大圈圈內，圍繞在家庭外的小圈圈則放入在家庭環境中，與家庭內成員接觸的有意義之人、機構或組織(Hanson, 2001)，家庭成員與次系統之間的能量流動方向以不同類型的關聯鍵做連結（圖10-4）。

家庭社會關係圖為組織與顯現資訊的一項工具，可使護理人員更能整體性統合對家庭狀況的了解，還可以對個人及社區中機構未來的接觸設定目標。

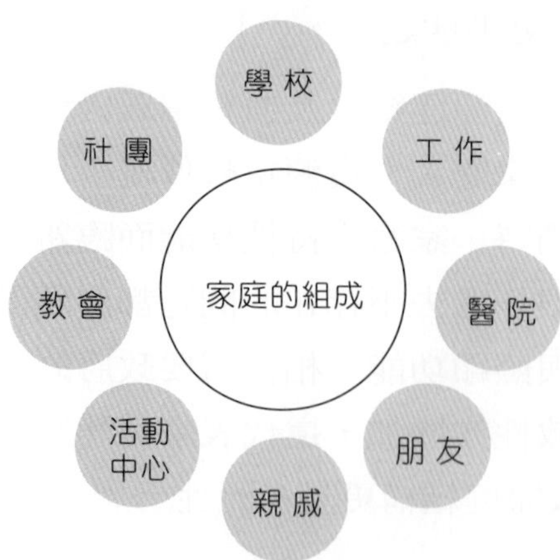

圖 10-3 家庭社會關係圖的型式

參考資料：Friedman, M. M. (1998). *Family nursing: theory and practice*. Norwalk, Conill, Appleton & Lange.

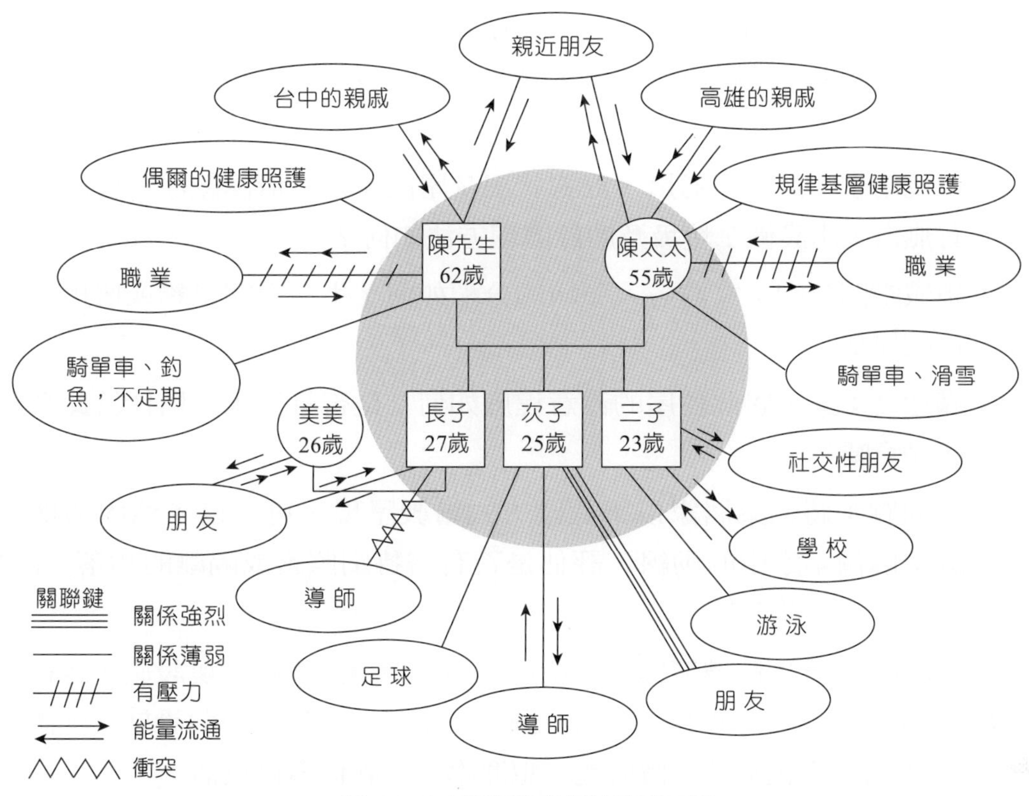

圖 10-4 家庭社會關係圖圖例

參考資料：Hartman, A. (1978). Diagrammatic assessment of family relationships. *Social Casework, 59*, p.470.

三、家庭環境

家庭環境包含家庭附近的一切資源，與家庭成員的生活作息、安全、衛生息息相關，故在進行家庭評估時須將家庭環境列為評估的重要項目之一，可以下列三個方向來著手：

1. 住家環境：住宅情況代表家庭的**經濟狀況**、社會地位、價值觀念、文化背景及成就等，亦可了解**環境衛生、活動空間、安全**等。評估項目包括：
   (1) 住屋種類：公寓、電梯大樓、別墅等。
   (2) 住屋所有權：自有、租賃、宿舍、借住等。
   (3) 住屋與裝潢結構：鋼骨、鋼筋水泥、磚瓦、木質、防火建材等。
   (4) 屋內狀況及新舊：房間數？裝潢與家具陳設情形？建築與裝潢新舊程度？

(5) 意外危機：走廊有無壁燈？藥物存放是否安全？地毯是否平整？浴室有否防滑設施？樓梯有無扶手？陽台圍欄是否堅固？防火安全逃生設備情形？

(6) 環境衛生：採光、通風、舒適狀況？屋內屋外之清潔乾淨（含浴廁）？有無自來水設備？垃圾及廚餘處理方法如何？

(7) 領域空間分配：家庭各人領域的分配如何？生活空間足夠或擁擠？隱蔽性如何？

(8) 滿意度：家人對此住屋的滿意程度如何？是否打算永久居住於此？對鄰居滿意嗎？

(9) 平面圖：將個案居家以平面圖方式繪製呈現，可一目了然內部格局，以了解個案家中的動線，評估是否有需特別照護或隔離的角落（圖10-5）。

2. 社區環境：可分硬體環境與軟體環境，硬體環境主要指環境設施，包括醫療保健、娛樂、運動、教育、交通、郵局、市場、宗教等公共設施；軟體環境為社會階層、文化風俗、價值觀、犯罪率等，評估項目包括：

(1) 社區環境圖（圖 10-6）：社區種類為何？農業區？商業區？住宅區？風化區？

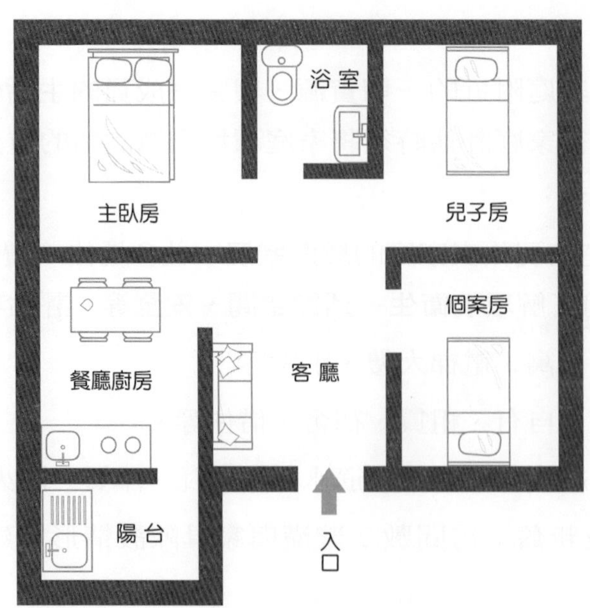

圖 10-5 家庭平面圖範例

(2) 附近的住宅情形、社會階層、人口擁擠程度；近鄰之信仰、生活習慣、價值觀等風俗文化狀況。

(3) 案家對近鄰公共設施之利用情形。

(4) 安全衛生：犯罪率、消防逃生設備、公害汙染、垃圾及汙水處理等情形。

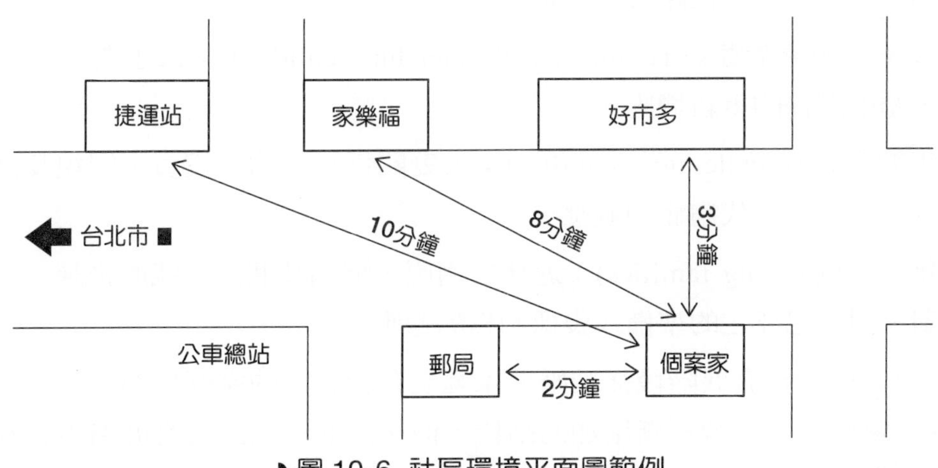

▶圖 10-6 社區環境平面圖範例

3. 與社區的關係：

(1) 社區利用情形：所住社區有哪些活動？家人是否參與？家人活動領域多大？與外界交流的情形？

(2) 遇到問題時，會與社區做什麼聯繫？會找社區內何人協助？

(3) 運用社區資源的狀況？對社區的服務信賴程度如何？家庭對社區的看法？

四、家庭發展

根據杜瓦爾 (Duvall, 1977) 的**發展階段理論**，人一生中會經歷**結婚期、生育期、有學齡前兒童期、有學齡兒童期、有青少年期、有孩子離開家、中年期及老年期**八個家庭生活階段，該階段之發展任務包括：

1. **結婚期家庭** (marriage: the joining of families)：夫妻之間認同關係的建立、家庭親戚網絡關係的建立、是否為人父母之選擇與決策。
2. 生育期家庭 (early childbearing family)：新生兒成為家庭單位一員的統合與適應、父母及祖父母新角色的適應、穩定婚姻關係的維持。

3. 有學齡前兒童的家庭 (family with preschoolers)：孩子的社會化、親子之間分離的適應。
4. 有學齡兒童的家庭 (family with schoolchildren)：孩子同伴關係的發展、同伴與學校對家庭影響的適應。
5. 有青少年的家庭 (family with teen-agers)：孩子自主性的增加、婚姻及事業之再強化、對老的一代關心的開始。
6. **有孩子離開家的家庭** (families with launching children)：孩子獨立認同的建立、婚姻關係的重新適應。
7. 中年期家庭 (middle-aged families)：夫妻關係認同的再投資、姻親及孫子關係的建立、老一代病痛的適應。
8. 老年期家庭 (aging families)：退休之適應、配偶及個人功能的維護、死亡的面對－對自己死亡的準備或喪偶過程的適應。

以上八個家庭發展階段從結婚期家庭至有青少年的家庭是屬於家庭生活的擴展期，家庭擁有人數逐漸增加的階段，而後面的三個家庭發展階段家庭人數逐漸減少，可說是家庭生活的收縮期；以時間的長短將八個家庭發展階段組合成一圓形週期（圖 10-7），可見到家庭生活收縮期的時間比例比家庭生活擴展期長，因此，在家庭生活擴展期階段便需好好規劃收縮期，方可使家庭生活週期更為圓滿。

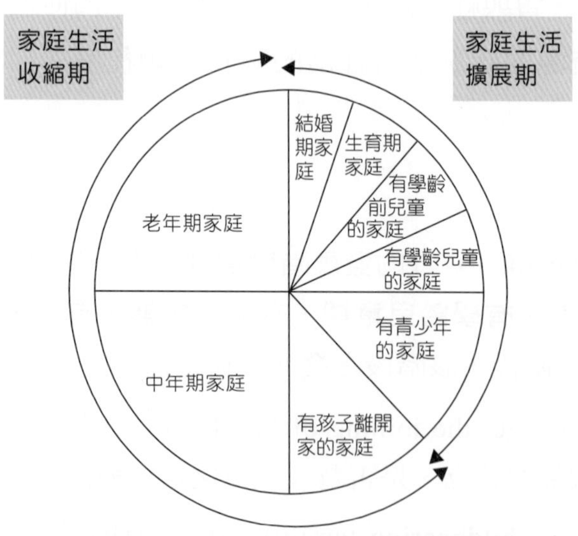

圖 10-7 家庭生活週期與發展階段

參考資料：Duvall, E. M. (1977). *Marriage and family development*. Lippincott.

將以上杜瓦爾家庭發展階段一般可綜合成五個家庭階段，為結婚期、成員增加期、成員擴散期、獨立期及退休／死亡期，各家庭階段定義及保健重要事項如表10-2所示。

家庭發展可說是結合互動與結構的層面，護理人員可藉由家庭發展的了解，預期家庭可能遇到的問題以及確認家庭所具有的力量。家庭發展的評估應從了解家庭人口的結構及成員的年齡等開始，了解家庭的發展史，如夫妻雙方是如何認識而結婚的？雙方家長是否贊成？雙方的家庭背景、生活習慣是否相似？雙方家庭對於男女角色的觀念如何？目前有無共同生活的一些問題？接著依所收集到的資料，確立家庭目前是處於哪一個家庭發展階段中？有哪些發展階段的需要？家庭能否滿足這些需要？能否完成各階段的發展任務？

護理人員應了解每個家庭成員均有其個人及家庭的階段發展任務必需要完成，同時對於家庭發展應有下列幾項概念之認知：

1. 因為內在與環境的刺激，每個家庭會以不同方式改變與發展。
2. 發展任務為努力的目標，而非立即應完成的特定工作。
3. 每個家庭的組成，及對年齡角色的期望和態度之複雜性都是獨特的。
4. 個人及家庭在他們的歷史及現今社會結構中都是有作用的。
5. 每個家庭具有充分的共通性。
6. 每個家庭可能會經由不同的過程達到相同的發展階段。

表 10-2 杜瓦爾家庭發展階段的定義變化關鍵及其保健重要事項

家庭階段	結婚期	成員增加期	成員擴散期	獨立期	退休／死亡期
杜瓦爾家庭發展階段	**結婚期家庭：**指新婚階段的家庭，**為結婚但尚未生養子女的家庭**	• **生育期家庭：**第一個孩子年齡小於30個月階段的家庭 • **有學齡前兒童的家庭：**第一個孩子介於2.5~6歲的家庭	• **有學齡兒童的家庭：**第一個孩子介於6~13歲階段的家庭 • **有青少年的家庭：**第一個孩子介於13歲至獨立（約20歲）的家庭	• **有孩子離開家的家庭：第一個孩子至最後一個孩子離開家獨立的階段**，孩子都成為年輕的成人，約經歷8年的時間，亦稱空巢期家庭 • **中年期家庭：最後一個孩子獨立離開家至夫妻中有一人退休**，約經歷15年的時間	• **老年期家庭：**夫妻之中有一人退休至死亡期間的家庭，約經歷10~15年的時間

表 10-2 杜瓦爾家庭發展階段的定義變化關鍵及其保健重要事項（續）

家庭階段	結婚期	成員增加期	成員擴散期	獨立期	退休／死亡期
定義	二人結婚，適應新生活方式與學習共同生活，供應與滿足對方和自己的需要	生養孩子，家庭人數增加的階段	孩子入學，家庭適應孩子漸漸獨立的過程	孩子各自成家立業的階段	家長退休的階段，可能發生喪偶的情形，使家庭人員減少，因而又稱為收縮期
變化關鍵	承諾於新的家庭系統	接受新成員進入新的家庭系統	擴充家庭界線的彈性，以含括**孩子的獨立和祖父母的衰退**	要能接受家庭系統有更多人的衰退、死去與進入	接受世代角色的轉移
保健照護重要事項	• 性生活的調適 • 家庭計畫 • 溝通問題 • 兩個家庭新親戚關係的建立與調適	• 孕產期護理指導 • 家庭計畫 • 家庭的互動與溝通 • 嬰幼兒正常發展的促進，於適當時機予以適當學習環境 • 家長對精疲力竭與缺乏隱私的調適	• 鼓勵孩子努力求學，並協助其適應學校的生活 • 培養孩子認真、勤勉與自動自發的精神 • 學生家長角色之建設性發展 • 除更了解如何為人父母，**還有自己的興趣和事業履歷的建立** • 注意代溝所引起的親子溝通問題 • 督導與訓練孩子，使孩子在自由和責任之間能取得平衡	• 在精神與實質上給予開始獨立的孩子支持，使「家」始終都能成為孩子的後盾 • 婚姻關係的重新調適 • 親子之間的溝通問題 • 父母要照顧更高齡的祖父母 • 上一代與下一代之間親戚關係的維持	• 退休後角色與生活各方面的調適 • 健康狀況衰退的調適 • 收入減少，經濟上改變的調適 • 喪偶傷慟的調適

五、家庭內在結構

家庭內在結構是家庭關係的表現，亦即家庭成員之間的互動情形，就像是一個家庭中無形的支架，當內在結構出現問題時，這無形的支架便可能歪斜甚至倒塌，因此時時檢視與維修家庭無形的支架－內在結構，對一個家庭的經營是非常重要的。弗里得曼 (Friedman, 1992) 於 1986 年指出**家庭內在結構有四個基本要素：角色結構、權力結構、溝通過程及價值系統**，筆者依其概念將彼此間的關係繪製如圖 10-8 所示。

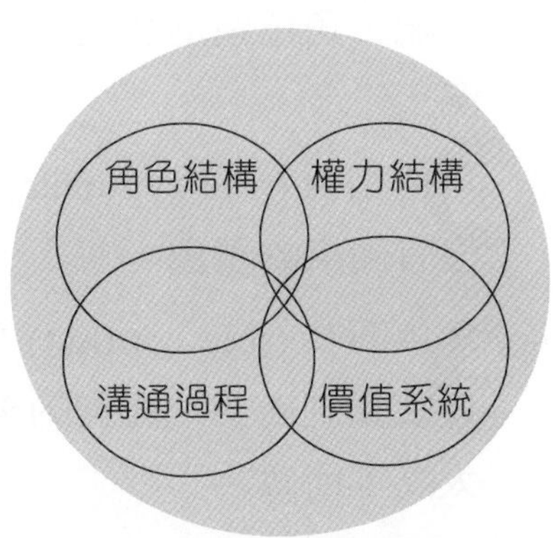

圖 10-8 家庭內在結構的要素

（一）角色結構 (Role Structure)

角色的定義為「滿足自己及別人期望的某種身分」，分為**正式與非正式**：

1. 正式角色：如父親、母親、長子、祖父母等，是滿足家庭功能所必須執行的角色。
2. 非正式角色：如支持者、鼓勵者、和事佬、妥協者、犧牲者、追隨者、代罪羔羊等，通常依成員人格特質表現而定，不太受到性別或年齡的限制，一般是為了滿足家庭成員情感、情緒上的需求，為維持家庭和諧氣氛而承擔的角色，非正式角色未必固定為某家庭成員所扮演。

每個家庭成員需學習充分發揮自己的角色功能，除代表個人的成功，亦代表家庭的成功與滿足。若家庭角色被**鼓勵自主**，能充分發揮其功能，則會展現出下列五項特色標準：(1) **家庭內所有的成員都能實行其角色職責規定**；(2) 家庭其他成員與自己對本身的角色期望一致；(3) **家庭成員的各種角色職責規定符合社會規範並為社會所接受**；(4) **家庭成員的各種角色扮演均能符合成員本身的心理需要**；(5) 家庭成員的角色扮演**具有彈性**，對改變有調適的能力。

每個家庭成員可能同時集多種角色於一身，角色結構可能會出現的情況如下：

1. 角色一致(role consensus)：又稱角色調和，指實際角色扮演與家庭角色規定、角色職責分配、角色區別及角色能力呈現一致，無衝突的情形。

2. 角色不一致 (role dissonance)：指實際角色扮演與家庭角色規定、角色職責分配、角色區別及角色能力不一致，接著可能發生角色衝突或角色力竭等狀況。
3. 角色相稱 (role symmetry)：角色發展型態與角色職責規定互相對應、符合或沒有衝突的現象。
4. 角色衝突 (role conflict)：當一個人的角色扮演無法符合或滿足期望時，內心便感覺到衝突，衝突的來源可能是因本身、別人或環境對於角色期望改變或太高等所致。
5. **角色力竭**(role incompetence)：**對於角色扮演的要求已超過能力所及限度時**，便會發生力竭的情形，尤其是當一個人需身兼數種角色時，更容易產生這種問題。
6. 角色互補(role complementarity)：指一個人的角色規定由另一個人補充強化，以能滿足理想之角色職責規定。

(二) 權力結構 (Power Structure)

權力指的是個人的影響力 (influence)、控制權 (control) 及支配權 (dominance)，權力結構則包含權力來源、權力結果及決策過程。家庭成員的個性、角色、能力、擁有的資源及家人認同等決定了家庭的權力來源，最後作主的人為權力結果，家庭產生共識而採取行動的方式是為決策過程。

家庭會因事件之不同而有不同的決策方式，家庭決策過程有三種型式：

1. 意見一致：家庭成員對事情的看法與作法、對事件結果的預期、事件過程或結果的滿意程度等，經過討論的過程取得一致見解，是相當理想的一種家庭決策方式。
2. 讓步妥協：家庭成員對事情的看法與作法、對事件結果的預期、事件過程或結果的滿意程度等並不很一致，決策過程中部分成員需自願讓步，或可能因強勢成員的壓力而退讓，方能有一致的結果。
3. 聽天由命：總讓事件依情勢自然發展，覺得沒有決定事情的能力，亦不覺得需事先做決定，所以不事先計畫任何事情，認定「船到橋頭自然直」，任由命運擺布，採取「到時候再說」的態度與做法，這種消極的決策方式可能讓家庭產生更多問題，使之更容易陷入混亂的局面，而讓家庭成員覺得自己能力薄弱與不足。

家庭中權力來源、權力結果及決策過程整體運作的結果形成三種家庭權力類型：

1. **傳統權威型**：權力來源為傳統地位，是一種集權型式的家庭權力類型，例如父權家庭以父親為具權力之人物，擁有最大權威，不論掌權者是否有養家的能力，都是家庭的主要決策者。
2. **工具權威型：視家庭情況的變化而有權力的轉移**，亦即家庭中誰有能力主要負責賺錢養家，其權力便是最大的，若失去賺錢養家能力便無法成為家庭的掌權者，因此又稱為**「情況權威型」**。
3. **分享權威型**：為一種民主家庭 (democratic family) 的權力類型，家庭成員之間能彼此互相溝通，共同參與決策，各項事件的執行會考慮成員的能力及興趣，以及誰做最合適且對家庭最有利，就由誰執行之。

在傳統家庭中是高度的父權制，以中國農村家庭而言，家中最年長者的男性擁有最大權威，隨著農業社會沒落，大家庭制度瓦解，婦女投入勞動力市場，目前社會中的家庭權力結構已由傳統權力型態「父子軸向」之父權與夫權，改變為「夫妻軸向」兩性平權或分享權威型的民主家庭；家庭當中的許多傳統觀念或作法也同樣在變，兩性關係越見開放，貞操觀念變淡，婚前性行為增加，以往成就家庭的媒妁之言或父母之命已轉變為婚前自由戀愛；傳統家道日漸式微，傳宗接代以及養兒防老的觀念亦不復存在；為因應各種社會的變遷，現代家庭的權力結構亦需隨之順應有所改變。

情況題

新住民黎氏苹照顧全身癱瘓的先生已一年，照護情況良好，但主訴很疲累、很想休息，當社區護理師告知可使用喘息服務時，黎氏苹表示無法自行決定，針對此狀況，社區護理師需進一步評估下列何者？ (A)家庭的發展階段 (B)家庭的照護能力 (C)家庭的權力結構 (D)家庭的社會化功能。

答案〉C

（三）溝通過程 (Communication Processes)

家庭溝通隨家庭成員互動複雜程度增加而愈複雜；溝通主要是傳達語言和（或）非語言的資訊與情緒之訊息，不論是語言訊息內涵的內容和語調，或是非語言訊息內涵的表情、姿態與動作等，所要傳遞的不只是資訊表面的意思，還包括了明示或潛藏的情緒意義在內。在家庭之中，面對的都是親近的人，往往不會刻意注意溝通技巧，家庭的溝通通常以開放性及含蓄隱忍兩種方式維持平衡，如果含蓄隱忍的方式越多，則溝通效果將越差，誤會或問題可能就更多，因此溝通需為雙向，有效的溝通應該是明確、平等及開放的，家庭中若讓任何一位成員都能充分表達自己的感受，能自然開放地表白內心所感覺、所想、所關心、所在乎、所喜歡、所厭惡、所害怕等，並能傾聽予以適當的支持及回饋，家庭才能維持和樂。家庭有效溝通的要件如下：

1. 訊息交換的內容與過程具體明確，可由感官直接清晰察覺。
2. 傳達訊息時清楚地使用第一人稱「我」，以顯示自我負責的態度。
3. 願意真誠開放表露自己的感覺、慾望、需求及認知。
4. 能給予發訊者適切回饋。
5. 家庭成員高度自我了解，對別人亦高度敏感，可確實省察自己的感覺、慾望及需求，亦能傾聽其他家人的表白，與覺察發訊者的言行一致性。

現今繁忙社會中的家庭常因為工作或就學的緣故，家人相聚的時間減少，使得彼此溝通的機會相形減少；甚至花費時間於看電視、玩電動、滑手機等不需要溝通的活動上，除占據家庭溝通的時間，也剝奪了家庭可進行正當休閒運動娛樂的相聚時間；在家不會溝通，在外自然也降低了人際交往溝通的能力，這些都是現代家庭所該警醒的變化。

（四）價值系統 (Value System)

價值系統包含**價值觀與規範**，價值觀為對某概念或某事件所抱持的價值態度，也就是認定什麼是重要，什麼是不重要的，例如認為健康是最重要的、其次為錢財；或認為家人團結在一起是最重要的、一切物質財富都不算什麼。**價值觀受到家族觀念、社會文化、現實情況及宗教信仰等的影響**，因此從家庭的生活方式、教育方式、保健觀念、健康行為等，都可觀察到家庭的價值觀。價值觀在冥冥之中把家庭成員繫在一起，隨之造就了家庭的一些規範，形成家人行徑所需遵循的指標，例如家庭十分重視家人團聚，每週固定有一餐需全員到齊吃飯；又如家庭認為女孩不應太晚回家或在外過夜，晚上 10 點前必定得回到家。家庭一般是合法婚姻制度的結果，家庭內夫妻兩性間的性生活亦是合法允許的，家庭亦自然具有其提供規範約束之重要性，因此規範與價值觀的融合，形成家庭的價值系統。**健康的家庭除有清楚的權力層級及平等性，亦能傳遞有意義的價值觀**。

情況題

社區護理師家訪時詢問主要照顧者王太太「發生意外狀況時如何處理」，下列何種回答可以反映出此家庭的價值觀？ (A)「我不知道，這要問我哥哥」 (B)「我們家每個人想的都不一樣」 (C)「不要跟我講這個，不吉利」 (D)「沒有經驗，不知道怎麼做才好」。

答案〉C

在價值系統中更能看到**家庭健康行為的表現**，若重視疾病預防或健康促進的家庭，就會有運動習慣、定期體檢等健康活動；若重視休閒娛樂，就會有定期旅遊舒展身心的活動等。綜觀之，價值系統深植於家庭中，對家庭成員的影響更是深遠。

健康家庭的特性包含 (Beavers, 1977)：

1. **以系統為導向** (a system orientation)。
2. **有清楚的家庭領域** (clear boundaries)。
3. **有清晰明確的溝通內容** (contextual clarity in communication)。
4. **有清楚的權力層級與平等性** (clear hierarchy of power and equality)。
5. **能達成親密的過程** (process for achieving intimacy)。
6. **能鼓勵自主性** (encouragement of autonomy)。
7. **成員間愉快相處** (joyful and comfortable styles of relating)。
8. **具高度諮商技巧** (high-level negotiation skills)。
9. **有意義的價值傳遞** (significant transcendent values)。

以上健康家庭的特性幾乎等同家庭內在結構的內涵，更見家庭內在結構的重要。

六、家庭功能

1978年世界衛生組織(WHO)提出家庭有生物(biologic)、經濟(economic)、教育(educational)、心理(psychological)及社會文化(sociocultural)等功能。家庭

功能隨著社會文化變遷而改變，有些家庭的基本功能一直都存在，有些則隨著時代轉變而更為重要。弗里得曼(Friedman, 1992)綜合學者的理論提出**家庭具有生育功能、經濟功能、社會化與賦予社會地位的功能、情感功能及健康照護功能**（表10-3）。

（一）生育功能 (Reproductive Function)

生育功能為維持家庭世代持續及培養社會新生代的功能。家庭提供合法化的正常性生活，使生兒育女成為家庭的合法權力，繁衍下一代使社會能不斷有新成員加入；中國傳統社會中，傳宗接代延續香火觀念濃厚，在農業社會中人口數的增加代表能夠提升生產力，尤其特別重視男丁，傳統諺語有所謂「不孝有三，無後為大」、「養兒防老」，更見生育功能的重要性。

表 10-3 家庭功能項目比較

世界衛生組織 (WHO)	弗里得曼 (Friedman)	筆 者
· 生物 · 經濟 · 教育 · 心理 · 社會文化	· 生育功能 · 經濟功能 · 社會化與賦予社會地位的功能 · 情感功能 · 健康照護功能	· 生育功能 · 經濟功能 · 教育、社會化、賦予社會地位與教育的功能 · 情感功能 · 保護與健康照護功能

家庭是撫育下一代最佳的安全場所，然而在現代工業社會中，生育率明顯下降，家庭人口減少，生產型態改變與價值觀轉變，現代家庭傳宗接代觀念已漸淡薄，不婚和夫婦家庭的比例明顯提高，家庭的生育功能似乎不再受到重視。國人平均壽命的延長，老年化社會的來臨，伴隨兒童數的減少，未來家庭照護人力勢必銳減，老人安養問題會越為突顯。現今時代中對生養孩子最貼切的訴求為「重質不重量」，儘管如此，生育功能仍是家庭所具備的一項重要功能。

（二）經濟功能 (Economic Function)

經濟功能為提供充分經濟資源及有效分配的功能。家庭是社區經濟生產消費最基本的經濟單位，家庭成員共享所擁有的經濟資源，家庭有充足經濟資源做基礎，方能適當供應金錢、物資、空間等。家庭成員是消費者，需要食、衣、住、行、育、樂等生活必需品，家庭成員亦為供給者，能供給他人某些必需品及服務，成員分工合作可解決各項生活所需。

傳統農業社會時代的家庭多是自給自足，生產各種必需的物品，扮演生產者的角色，家庭成員彼此在一起工作，在一起享受，家庭供給不同成員間的各種需要。而現在工業社會的現代家庭多不再扮演生產者的角色，已轉變為消費單位，家庭生產單位由工廠和辦公室所取代，強調的是分工專門化、專業化，在工業社會快速的社會流動中，價值觀變為講求個人主義和強調成就地位，現代家庭經濟功能已經有很大的改變，因此，現代家庭要成就經濟功能，除全家共同團結合作外，更需要智慧地消費，造就高品質的經濟生活。

（三）教育、社會化與賦予社會地位功能 (Educational, Socialization, and Social Placement Function)

每個人教育的起點幾乎是在家庭；社會將行為規範傳遞給每個家庭，家庭會依循著社會的要求來管制家庭成員的行為表現。家庭中父母養育孩子，父母與孩子相互分享知識、態度、信念、行為、經驗、文化及價值觀等，使家庭成員能依據社會的期望扮演自身角色、發展人際關係及社交技能等，完成社會化的過程。因此，家庭有教育以及協助個人完成社會化過程並賦予家庭成員社會地位的功能。

社會化是一種不自覺的模仿過程，吸收父母行為模式，學習社會規範、信仰、態度和社會價值等，使個人由自然人成為社會人，因為大多數的人一出生便處於家庭之中，家庭便成了個人最早的社會化場所，家庭中由父母及親人提供教育功能，使個人人格得以發展，並習得基本的生活知識與技能，透過社會化的過程，使其能與他人互動和溝通。

社會存在著各種不同的社會經濟階層，不同社會經濟階層的家庭生活水準擁有的層次不同，在家庭提供孩子社會化的過程中，不知覺地引領著孩子進入原生家庭所屬的某個社會階層，使個人的行為表現符合其相當的地位。

雖然家庭會賦予成員先天的地位，影響孩子的態度與習慣的培養，但家庭的社會化和教育的功能已經明顯在減退。現代家庭結構，父母平時幾乎忙於謀取生計，取代家庭教育功能的是現代社會的學校制度、同儕團體、傳播媒介等，打從子女到達幼兒園的年齡便開始離開家，改由學校單位負起教育之職，而同儕團體與大眾傳播媒介的影響力便加大了。子女管教問題在現代家庭更是重要議題，父母若疏於管教孩子，青少年次文化中的偏差行為導正便容易出現問題，因此，今日青少年問題日益嚴重，可說是與家庭社會化功能減弱有關，尤其是單親家庭的社會化功能更是薄弱。過去封建時代家庭地位功能的絕對性早已無存於現代，儘管現代家庭社會化功能在減弱中，但無論如何家庭所賦予個人之潛移默化與培育，仍深深影響每個家庭成員，亦是非常重要的。

（四）情感功能 (Affective Function)

人有親密性的情感需求，家庭成員的關係乃立基於血緣、婚姻或收養，其中尤以血緣關係是無法改變的；家庭成員彼此的情感絕對與非家人關係者不同，家庭成員間的關係是自願的、互助的與協調的，存有愛與信任，可提供彼此情感的慰藉，因此，結合與維繫家庭單位最重要的基礎與最強大的力量便是家庭的情感。家庭內情感的表達能滿足成員情緒需求，現代生活圈內許多的工作與活動都是在家庭單位以外的範圍進行，使得家庭情感表達與了解更顯重要及需強化，家庭情感的互動提供個人愛、支持、安全感、歸屬感與情緒精神需求的滿足，使家庭成員人格得以穩定發展。

家庭除了實質支持 (instrumental support) 的功能外，也包括情緒支持 (emotional support)，在現代化的過程中，人與人之間疏離感加大，取而代之的是冷漠和無情的環境，因而家庭自然成為人類感情的避風港，家庭的情感功能也就成了現代家庭中最重要的功能。

（五）保護與健康照護功能 (Protect and Health Care Function)

家庭具有保護和照顧家庭成員的功能，使每一個家庭成員能有安全感。一旦家庭成員遭遇危險或攻擊，所有的家庭成員必會群起攻之；家庭也提供成員各種生活安排與照顧，包括食、衣、住、健康照護等生理需求的提供，健康照護功能含良好飲食習慣、休息與睡眠、蔽體禦寒衣物、安全衛生環境、健康促進、預防疾病及醫療照護等，照顧幼小的成員和年長的成員當然亦是家庭不可免去的重要功能。

臺灣人口結構朝向老年人口增加、幼年人口減少之變遷趨勢，勞動市場結構亦朝向婦女就業、雙薪家庭之方向發展，再加上單親家庭增加、離婚率上升，使得傳統家庭的照顧幼兒、老人和家中殘障或生病成員的功能減弱，尤其核心家庭的結構，並無法擔負傳統家庭育兒養老的照顧功能。現代社會婦女勞動參與率提升，傳統婦女所扮演的照顧者角色，與職場工作角色有角色衝突的存在，子女牽絆往往是婦女能否就業的重要影響因素之一，家庭育幼與養老功能只好大多改由托育機構、安養中心、社工人員或醫護人員取代了一大部分，因此現代家庭的保護與照顧功能已大不如前，如此一來，再加上人口移動、跨國通商、通學、通婚等相當程度的社會衝擊現象，必須衍生各種家庭福利制度，如親職假的家庭政策便會是雙薪家庭子女托育的需求，如此方能彌補因時代變遷無法發揮的家庭功能。

了解家庭功能方可確認家庭運作情形、照護介入的程度以及是否有轉介的需要等；許多學者提出家庭功能測量工具，以下介紹兩種較常用的家庭功能評估表：加拿大麥克吉爾 (McGill) 大學 **PRACTICE 家庭功能評估表** (Christie, 1983)（表 10-4），與適用於初次與家庭接觸的司麥克史汀 (Smilkstein) 提出之 **APGAR 家庭功能評估表**（表 10-5）(Smilkstein, 1982)。

表 10-4 PRACTICE 家庭功能評估表

缺席的家庭成員：姓名：　（　），　（　），　（　），　（　）。
出席的家庭成員：姓名：　（　），　（　），　（　），　（　）。

P: Presenting Problem(s)（現存的問題）
描述問題，問題由何人發覺？如何發生？家人嘗試的解決方法？

R: Roles（角色）－（結構，組織）
誰作主？「親子間聯合」、「三角關係」及「同盟」的本質？彼此界限的特色？角色的彈性？

A: Affection（情感）
主要的情感表現？談話中情感波動的範圍？難以表達的情緒？

C: Communication（溝通）
明朗？直接？隱藏？轉移？一致？誰在發言？誰聽誰的話？肢體語言的溝通情形？經由疾病溝通的情形？

T: Time（時期）
求偶？成家？孕育子女？教養子女？孩子離家發展？家庭縮小？退休？鰥寡？

I: Illness（疾病）
過去或現在的嚴重疾病？慢性病或經常發生的急性病症？疾病角色－家中何人容易生病？最近有無家人過世？與醫療保險機構接觸的經驗？

C: Coping（調適）或 Adaptability（適應性）
家庭力量及資源？過去與目前的調適？

E: Ecology or Environment（生活環境）
與宗教的關係？經濟情況？文化修養與宗教？社會、學校及專業資源的運用情形？娛樂消遣？

參考資料：Christie, S. (1983). *Working with the family in primary care*. Draeger.

表 10-5 APGAR 家庭功能評估表

藉由下列幾個問題，希望對您及您的家庭有更清楚的了解，如果您對於問卷中任何項目有疑問時，請隨時提出。如果您對這些問題還有更多見解或更多資料要提供，請您寫在補充說明空白處。
問卷中，我們所謂的家庭，是指平日與您住在一起的人員，如果您是自己一個人住，請把目前與您感情聯繫最密切的人，當作是您的家人。
每個問題請選擇一個答案在空格內打 ✓

	經常 (2)	有時 (1)	幾乎很少 (0)
1. 我滿意於當我遇到困難時，可以求助於家人。 （適應度：adaptation） 補充說明：＿＿＿＿＿＿＿＿	☐	☐	☐
2. 我滿意於家人和我討論事情及分擔問題的方式。 （合作度：partnership） 補充說明：＿＿＿＿＿＿＿＿	☐	☐	☐
3. 我滿意於當我希望從事新活動，或是有新的發展方向時，家人能接受並給予支持。 （成長度：growth） 補充說明：＿＿＿＿＿＿＿＿	☐	☐	☐
4. 我滿意於家人對我表達情感的方式以及對我的情緒（如：憤怒、悲傷、愛）的反應。 （情感度：affection） 補充說明：＿＿＿＿＿＿＿＿	☐	☐	☐
5. 我滿意於家人與我共處時光的方式。 （融洽度：resolve） 補充說明：＿＿＿＿＿＿＿＿	☐	☐	☐

備註：

1. 以 APGAR 代表家庭功能五個成分：
   A（**適應度**，adaptation）：指家庭發生問題或面臨困難、危機或壓力的時候，家庭成員運用內在資源或外在資源解決問題的情形。
   P（**合作度**，partnership）：指家庭成員對權力與責任的分享與分配情形。
   G（**成長度**，growth）：**指家庭成員互相支持而達到身心成熟與自我實現的情形**。
   A（**情感度**，affection）：指家庭成員彼此之間互相關心愛護的情形。
   R（**融洽度**，resolve）：指家庭成員對於彼此共享各類時間、空間、財力等資源的承諾與滿意情形。
2. **適用於初次接觸家庭的評估**，如同新生兒出生時的 APGAR 評分一般；每個問題代表一項家庭功能的評估，以「經常」、「有時」、及「幾乎很少」填寫結果，分別計為 2 分、1 分及 0 分，並於每個問題後作補充說明，**總分 7~10 分者表示家庭功能無障礙**，4~6 分者為中度家庭功能障礙，0~3 分者為重度家庭功能不足。

參考資料：Smilkstein, G. (1982). Validity and reliability of the family APGAR as a test of family function. *J. of Family Practice, 15*, 303.

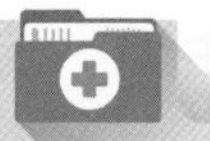

小補帖

家庭評估模式

家庭評估工具因無最完備的模式，故至今仍持續發展中；而卡加立的**家庭評估模式**(Calgary family assessment model) 為常被使用的架構，內容包括家庭功能、家庭發展以及家庭結構，如下圖所示。

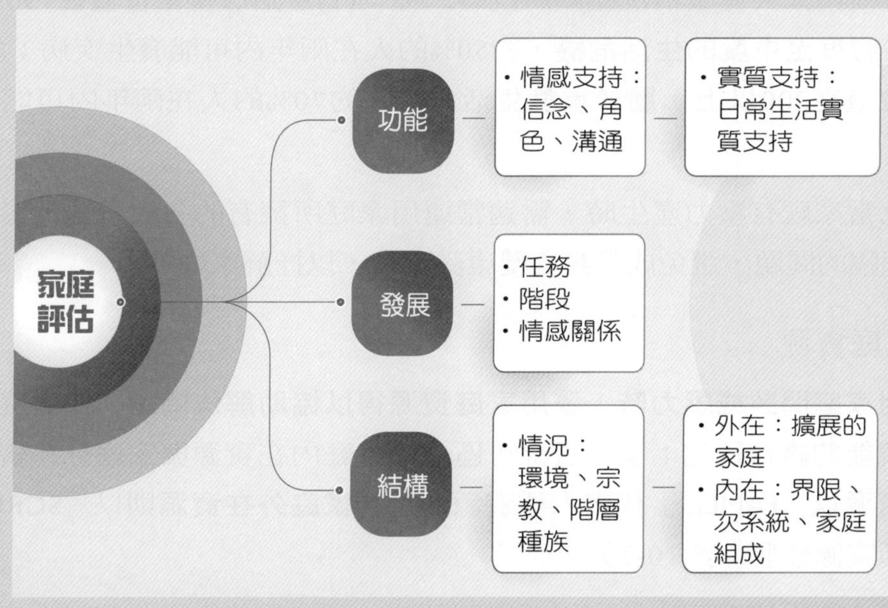

七、家庭壓力與家庭資源

(一) 家庭壓力

家庭產生壓力乃表示家庭處於危機狀態，**家庭的危機可分為成長性危機 (maturational crisis) 和情境性危機 (situational crisis)**：

1. **成長性危機：即人生及家庭各發展階段的轉變時期，通常是可預期的**，亦可事先準備的，因此家庭對於成長性危機的處置一般會比較順利。
2. **情境性危機：如親愛的人死亡、失業、意外傷害等**，甚至一些正向事件，如**買新房子或中獎**亦屬之，這些威脅家庭健康的突發狀況，可能導致家庭一時不知所措，而發生家庭系統不平衡的現象。

家庭壓力是指家庭發生重大生活改變的時候，即家庭狀態、成員關係、成員角色等突然發生改變，或有家人罹患急、重病時，便會有家庭壓力產生，使家庭狀況失去平衡，而影響家庭成員的健康。

家庭重大生活改變事件大致可歸納為：(1)結婚、分居或離婚；(2)生產、流產或收養子女；(3)死亡；(4)搬家；(5)罹患嚴重疾病、失能或殘障；(6)年老。1972年時，賀門斯(Holmes)、蕊希(Rahe)及瑪蘇達(Masuda)研擬出生活改變事件評值表，蕊希(Rahe)並提出生活改變單位(life change units; LCU)（表10-6），當一個人的生活改變單位值愈高，其罹患疾病的機率將愈高；以此為依據，家庭生活改變與家人健康情況相關狀況有二種：(1)**生活改變單位值在150~300之間，屬於輕度至中度的生活危機**，約50%的人在兩年內可能發生疾病；(2)**生活改變單位值在300以上，屬於重度生活危機**，約70%的人在兩年內可能罹患疾病。

因此當家庭有壓力產生時，需適當運用家庭所擁有的各種資源，協助解決家庭所面臨的問題，避免成員身心健康受威脅，以抒解家庭壓力。

（二）家庭資源

面對家庭問題或壓力時，運用家庭資源得以協助解決問題，使家庭內在與外在環境能夠維持穩定；家庭資源可區分為家庭內在資源與家庭外在資源，**家庭內在資源以「FAMLIS」代表六種資源類型，家庭外在資源**則以「SCREEEM」代表七種資源類型（表 10-7）。

護理人員在協助解決健康需要與問題時，應充分善用這些家庭本身的內在資源，例如運用家中最有知識者，引發家庭重視並討論健康需要與問題，又如利用最親密、最能表達意見者鼓勵成員採取健康行為的決策，或是運用環境結構的資源就地取材等，都有助於護理計畫的進行；另外，需了解家庭與社區的關係，家庭若與社區建立良好關係，便能夠充分運用社會支持網絡，比較不會與社會脫節，亦較易獲取社區資源，亦有較多回饋社區的機會，如果家庭少與外界聯絡，可能較不懂得運用社區資源。不論如何，護理人員亦應掌握相關的外在資源資訊，當有轉介需要時，能進行適當的轉介，盡量協助家庭本身充分運用所有內外在資源，讓家庭本身認知自身的功能與力量，加上資源運用，便能提升家庭本身處理健康問題的能力。

表 10-6 生活改變事件評值表

種 類	生活改變事件	LCU 值
家 庭	配偶死亡	100
	離 婚	73
	分 居	65
	親人死亡	63
	結 婚	50
	家人生病	44
	懷 孕	40
	新家人的加入	39
	與配偶爭吵	35
	兒女離家	29
	配偶開始工作或退休	26
個 人	入 獄	63
	受傷或生病	53
	性障礙	39
	好友死亡	37
	個人習慣有重大改變	24
	轉 學	20
	搬 家	20
	度 假	13
工 作	離 職	47
	退 休	45
	工作職務改變	29~39
	或工作情境有重大改變	29~39
財 務	財務情況有重大改變	38
	抵押借款超過美金 10,000 元	31
	抵押借款被拒	30
	抵押借款少於美金 10,000 元	17

參考資料：Holmes, Rahe, & Masuda (1972). Subjects' recent life changes and their near-future illness reports. *Annals of Clinical Research*, 4, 250-265.

▶ 表 10-7 家庭資源

・家庭內在資源 (FAMLIS)	
F：	**財力支持** (financial support)：家庭的財力支持非常重要，尤其當有家人生病時，由誰負擔醫療照護的費用？可由全民健康保險給付，或有其他保險？還是得由其他家庭成員資助或負擔？
A：	**精神支持** (advocacy)：家庭發生任何生活改變事件，即有壓力時，最需要也最有效的資源是家庭成員精神上的安慰和支持
M：	**醫療處置** (medical management)：當家庭成員有人生病時，家庭往往需承擔大部分醫療照護的責任與工作，若家庭有適合的照護提供者，並能適切地照護病人，不僅可幫忙病人早日康復，亦可減少家庭發生混亂的狀況
L：	**愛** (love)：家庭資源的根基是愛與關心，無過與不及之適當情感表達，就不會有溺愛或漠視的情形發生；「愛」對家庭成員的自我照顧及獨立是相當重要的基礎
I：	**資訊或教育** (information or education)：教育程度愈高、知識經驗愈豐富者在面對家庭壓力或問題時，通常較能尋求資源並睿智地提出因應之道，使資源能夠發揮更好的成效
S：	**結構支持 (structure support)**：包括家庭中軟硬體結構的改變，硬體結構的改變是指家庭建築硬體結構可以為了生病成員的需要而有所改變，如為中風或行動不便者設置牆壁扶手、緊急叫人鈴、浴廁扶欄等；**軟體結構的改變**為家庭成員角色有彈性，能因應發生的狀況而有角色補充，**如妻子出國念書，其丈夫在國內身兼母職處理家務與照顧子女**；此項資源的運作能化解家庭部分的危機，解決部分的家庭壓力與問題
・家庭外在資源 (SCREEEM)	
S：	**社會資源** (social resources)：如同學、朋友、鄰居、同事等家庭以外的社會群體能提供家庭精神支持；還有政府的社會福利機構能提供實質的金錢、物資、設備或醫療照護的協助等，都屬於社會資源
C：	**文化資源** (culture resources)：包括圖書館、戲劇、音樂欣賞及博物館展覽等，有助於抒解家庭成員的情緒與壓力，提升家庭生活品質
R：	**宗教資源** (religious resources)：從宗教信仰、宗教團體等的接觸，使家庭成員能獲得精神的滿足或實質幫忙
E：	**經濟資源** (economic resources)：家庭從外界獲得的穩定經濟資源，能使家庭有能力負擔日常生活事件的各項經濟需要，讓家庭成員能滿足生活所需並對生活滿意
E：	**教育資源** (educational resources)：為增進家庭解決生活壓力或問題的能力，不論正式抑或非正式的教育訓練均能有所助益
E：	**環境資源** (environmental resources)：家庭生活環境能達到安全衛生的標準，家庭工作、學習、休閒、娛樂等各項活動所需的生活空間足夠，可減少疾病與意外的發生，間接使家庭壓力發生的機會減少
M：	**醫療資源** (medical resources)：完備的醫療照護體系應符合民眾易接近、易獲得、易使用的原則，使家庭成員於罹患各種急慢性疾病或有任何健康需求時，能便利而有效率地獲得醫療照護

10-2 家庭護理過程

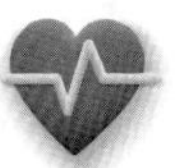

一、家庭護理的重要性與目標

家庭是最基本的社會單位，也是社區衛生護理最基本的單位。因為家庭成員互相影響，因此家庭中有健康問題產生，**是許多健康問題的起源點**，通常不只是成員單獨的問題，而會是家庭共同的問題，所以整個家庭都需要被服務；再者，護理人員由個案找到其家庭，亦可由家庭中發現其他的個案，因此家庭護理強調以家庭為單位。

家庭護理不但能協助家庭發現影響健康的問題，亦能協助家庭實行各項保健措施，滿足家庭各種健康需求，進而協助全家獲得健康。其目標在於：

1. **早期診斷、早期治療**：社區衛生護理人員經由家庭訪視，進行家庭評估，深入了解家庭環境、家庭結構、家庭功能等，亦必須透過訪視技巧、敏銳觀察、專業技能等進行個案之身體檢查與評估，在篩檢及護理指導等活動進行的同時，護理人員可協助家庭早期發現疾病，能早期診斷、早期治療，自然能預防疾病或治療疾病、防止致病原傳播、預防合併症及降低殘障之可能性。
2. **執行健康行為**：社區衛生護理人員於家庭訪視時，配合家庭情況，提供護理指導及衛生教育，運用家庭的力量與資源，使案家對於健康更為重視，家庭成員會提升執行健康行為的意願，為提高家庭整體的健康層次，家庭成員便會執行健康行為。
3. **提升健康處理能力**：透過家庭護理將健康知識傳至案家，讓案家了解自己家庭的長處與力量，亦鼓勵案家能運用內在資源與外在資源，自然能提升案家對於健康問題的處理能力。

二、護理過程在家庭護理上的應用

護理過程本身並沒有改變，但焦點是以家庭為服務單位，所照護的是家庭中的每位成員及家庭整體。家庭護理過程是不斷循環的雙向過程，包括**評估、診斷、計畫、措施及評值**，筆者依弗里得曼 (Friedman, 1992) 的概念，歸納如圖 10-9 所示，先進行家庭資料評估，包括家庭背景、環境、結構、功能等資料，還有家庭成員個別的評估，含身、心、情緒、社會、靈性等方面，根據所評估的資料，確認家庭及個人之健康問題與分析，進行護理診斷，訂定護理照護計畫，設定目標、尋求並統整資源、確定可行方法、選擇護理措施、並決定優先順序，運用資源執行計畫，最後執行評值。

(一) 家庭護理評估

家庭評估為進行家庭護理的首要步驟，其意義在於確立家庭護理需要，提供適切護理服務，最終目的在於解決家庭健康問題。家庭護理評估工具一直在發展中，似乎沒有一個模式是最完備的，基本上不論使用什麼家庭護理評估模式或工具，最重要的是透過模式或工具的使用，掌握所要評估的家庭資料，以能進一步分析確認家庭在健康照護方面的問題，而能有適當的護理計畫，以達成護理目標。家庭的護理評估應包括：家庭成員基本資料與結構、家庭環境、家庭發展階段與任務、家庭內在結構、家庭功能、家庭壓力及家庭資源，詳細內容請見本章第一節。

表 10-8 可提供社區衛生護理師做家庭護理評估時的指引範例。

進行家庭環境、結構、功能及資源等項目的評估之後，還需要找出家庭本身的優點，以了解家庭所具備的能力，讓家庭能自我了解潛能，提升家庭的自信心，朝向健康家庭的目標努力。**奧圖 (Otto)** 於 1963 年提出 12 項家庭長處 (family's strengths) 評估標準：

1. 有能力提供家庭成員生理、情緒及精神上的需要。
2. 有能力感受家庭成員的需要。

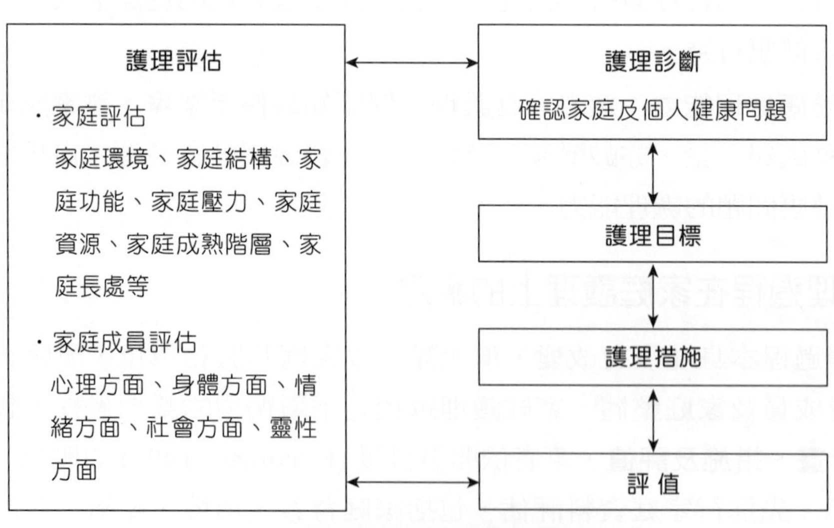

註：個別個案護理過程不含括在內

▶ 圖 10-9 家庭及個人護理過程的步驟

◗ 表 10-8 家庭護理評估指引表範例

個案姓名： 案家字號：
個案管理日期： 年 月 日～ 年 月 日

個案管理狀況：（訪視－家訪、電訪、門診等）

訪視日期 / / / / / / / / / / /

■家庭成員基本資料與結構

1. 家庭成員基本資料

稱謂	姓名	性別	年齡	教育程度	職業	籍貫	宗教信仰	備註

2. 家系圖
3. 家庭圈
4. 家庭類型
5. 家庭社會關係（生態圖）

■家庭環境

1. 住家環境
(1) 住屋種類
(2) 住屋所有權
(3) 住屋與裝潢結構
(4) 屋內狀況及新舊
(5) 意外危機
(6) 環境衛生
(7) 領域空間分配
(8) 滿意度
(9) 平面圖
2. 社區環境
(1) 社區環境圖
(2) 附近的住宅情形、社會階層、人口擁擠程度；近鄰之信仰、生活習慣、價值觀等風俗文化狀況
(3) 案家對近鄰公共設施之利用情形
(4) 安全衛生
3. 與社區的關係
(1) 社區利用情形
(2) 遇到問題時，會與社區做什麼聯繫？會找社區內何人協助？
(3) 運用社區資源的狀況？對社區的服務信賴程度如何？家庭對社區的看法？

■家庭發展階段

■家庭內在結構

1. 角色結構
   - 家庭各成員所扮演的正式與非正式角色型態有哪些？
   - 家庭成員在扮演該角色時，應具備的知識、能力足夠嗎？有無危機 (crisis) 出現？
   - 家庭有什麼角色問題存在？各人對角色的期望是否一致？有無角色衝突、角色力竭等現象？

表 10-8 家庭護理評估指引表範例（續）

- 家庭面臨問題或壓力時，角色是否有彈性？有無角色補充的需要？若有角色補充的需要，由誰負責角色補充？
- 生病後的家庭角色結構有哪些改變與影響？

2. 權力結構
   - 家庭權力類型為何種？誰是掌權者？家庭中哪類事情是由誰負責的？
   - 曾經與目前有哪些問題產生？面臨問題時或意見不合時，家庭採何種決策方式？通常由誰提出意見及解決辦法？會由哪些人解決問題？如何解決？
3. 溝通過程
   - 家人是否常分享對某些事情的看法？家庭中彼此誰最有話說？通常都談論哪些話題？是否具備有效溝通模式？
   - 家中是否常發生衝突？是否因溝通不良所引起？犯了哪些溝通錯誤？誰需要修正溝通技巧？
4. 價值系統
   - 家庭的宗教信仰？
   - 家庭中最重視的、次要注重的是什麼？
   - 家庭成員各自所追求的目標為何？家庭有無共同目標？共同目標是什麼？
   - 家中有哪些規範必須遵循？
   - 家庭對健康的看法、重視情形？

■家庭功能

1. 生育功能
   - 現在有幾個孩子？計畫有幾個孩子？是否施行避孕？方法是否正確？有避孕方面的問題嗎？
   - 夫妻雙方是否有性適應的問題？家長是否知道適當的孩子性教育方式？家長有無子女性教育方面的困擾？
2. 經濟功能
   - 家庭的職業為何？家庭的財經來源為何？幾人賺錢？幾人依賴？
   - 家庭收支是否平衡、充裕或不足？
3. 情感功能
   - 家庭中哪些具體事實可表示情感功能的情況？
   - 夫妻、親子感情是否融洽？是否有愛的氣氛？性生活是否滿足？家庭成員是否彼此體貼對方需要，並給予關懷？
4. 教育、社會化與賦予社會地位功能
   - 目前家庭成員有哪些教育與社會化學習需要？有何社會化不足之處？
   - 家長是否知道每個年齡層該培養的社會化行為？
   - 家庭在社會中的地位是屬於哪一個階層？
5. 保護與健康照護功能

(1) 飲食方面：家人是否有均衡飲食概念？主烹者是誰？其是否知道每個人每日需要吃多少量的各類食物？是否依據需要量作為準備食物之原則？有無特殊飲食習慣？有無病人？需要何種類的疾病飲食？

(2) 清潔方面：口腔衛生習慣（刷牙的時間、方式）是否正確？飯前便後洗手嗎？是否有各人的盥洗用具？是否經常沐浴更衣？是否需協助？家人大小便情形及習慣如何？有無定期排便？有無便祕或腹瀉等問題發生？

(3) 休息與睡眠方面：各人的睡眠型態、睡眠習慣如何？是否合乎各人年齡層的需要？有無睡眠干擾因素？能否克服？如何克服？臥房安排是否合乎各人氣質？

表 10-8 家庭護理評估指引表範例（續）

(4) 預防保健方面：有無需預防接種的個案？若有，是否按時前往？是否了解預防接種的名稱、目的、接種年齡、反應與如何照護？有無定期健康檢查？包括陰道抹片檢查、乳房自我檢查及老年健康檢查等。有無定期檢查牙齒？平常的活動、運動、休閒、娛樂情況為何？有無吸菸、喝酒？ (5) 醫療行為方面：有無健康檢查？去何處健康檢查？成人的血壓如何？尿液篩檢結果？平時若生病會前往何處就醫？抑或買成藥？家中哪些人曾經生過什麼病嗎？是否有轉介的需要？個人健康評估及疾病史的評估等 (6) 疾病照顧方面：目前家中何人生病？何種疾病？由誰照顧？照護情形如何？照護上或主要照顧者有無問題或困難？是否需轉介或協助？
■家庭壓力與家庭資源 · 家庭社會關係圖 · 家庭有哪些內在資源與外在資源？ · 家庭面臨危機或壓力時，是否運用哪些內在資源或外在資源解決問題？ · 家庭過去與目前的調適狀況如何？
■家庭長處與問題
■家庭整體分析
■家庭健康問題護理計畫

家庭健康問題列舉	目標	措施	評值

■結論與心得
■參考資料：依 APA 最新版做撰寫

3. **具有效溝通能力**。
4. 有能力提供支持、安全感及鼓勵。
5. 藉由家庭內及家庭外的人際關係與經驗，得到並維持成長。
6. 在近鄰、學校、城鎮、地區及州政府中，**維持及創造建設性與負責任社區關係的能力**。
7. 隨著孩子的成長而成長。
8. **角色執行具彈性**。
9. 能自助，**必要時亦能接受幫助**。
10. 家庭成員互相尊重。
11. **有能力運用危機經驗作為成長的媒介**。
12. 關心家庭團結、忠誠及家庭間的合作。

帕爾 (Power) 及迪爾歐圖 (Dell Orto) (1988) 亦就五方面提出家庭長處：

1. **溝通技巧**：傾聽能力、家庭成員討論關心事務的能力。
2. **共享的家庭規範**：共同分享家庭內本體的認知 (perceptions of reality)、家庭擁有希望且銘感改變的可能性。
3. **家庭內在支持**：互相提供援助的能力、家庭成員提供歸屬感的能力。
4. **自我照護能力**：家庭成員擔負健康問題責任的能力、家庭成員自動自發好好照顧自己。
5. **問題解決技巧**：家庭成員運用協商能力解決家庭問題、關注現在的能力，不把焦點放在過去事件或挫折、家庭成員有能力將每日經驗當作資源。

在家庭評估的最後應概括所有的評估以判斷家庭成熟階層(family level)。泰琵亞(Taipiaa)將**家庭成熟階層分為五個階段：嬰兒期（混亂的家庭）→幼兒期（中間家庭）→青春期（有許多衝突及問題的家庭）→成人期（能自立解決問題的家庭）→成熟期（理想獨立的家庭）**（圖10-10），如果成熟度屬於嬰兒期的家庭，代表家庭非常混亂，**護理人員應先與家庭建立信任的人際關係**，像母親照顧嬰兒般地護理這個家庭；在幼兒期的家庭，護理人員則需要像兄弟姊妹的關係照護家庭。隨著護理照護的過程讓案家能夠成長，最終乃在期望家庭能漸漸獨立進入成熟期的階層。

（二）家庭護理診斷

經家庭評估後，分析所收集的資料，找出家庭及個人的健康問題，健康問題可以運用國際北美護理診斷協會 (North American Nursing Diagnosis Association International, NANDA-I) 診斷系統（表 10-9），護理人員須收集足夠資料，並真實呈現案家情形，護理診斷才會是合理正確的。家庭護理進行診斷的同時，最好適用於以家庭為中心的護理過程理論架構，例如「無效性母乳哺餵／有關正常生長發育的知識缺乏」這樣的護理診斷是以個人為主的護理診斷，「家庭無法完成適合學齡前階段提供安全環境的任務／相關知識及資源缺乏」為一項基於家人所具備發展知識之以家庭為中心的護理診斷；診斷的同時必須提供訊息給特定的家庭成員 (Anderson et al., 2004)。

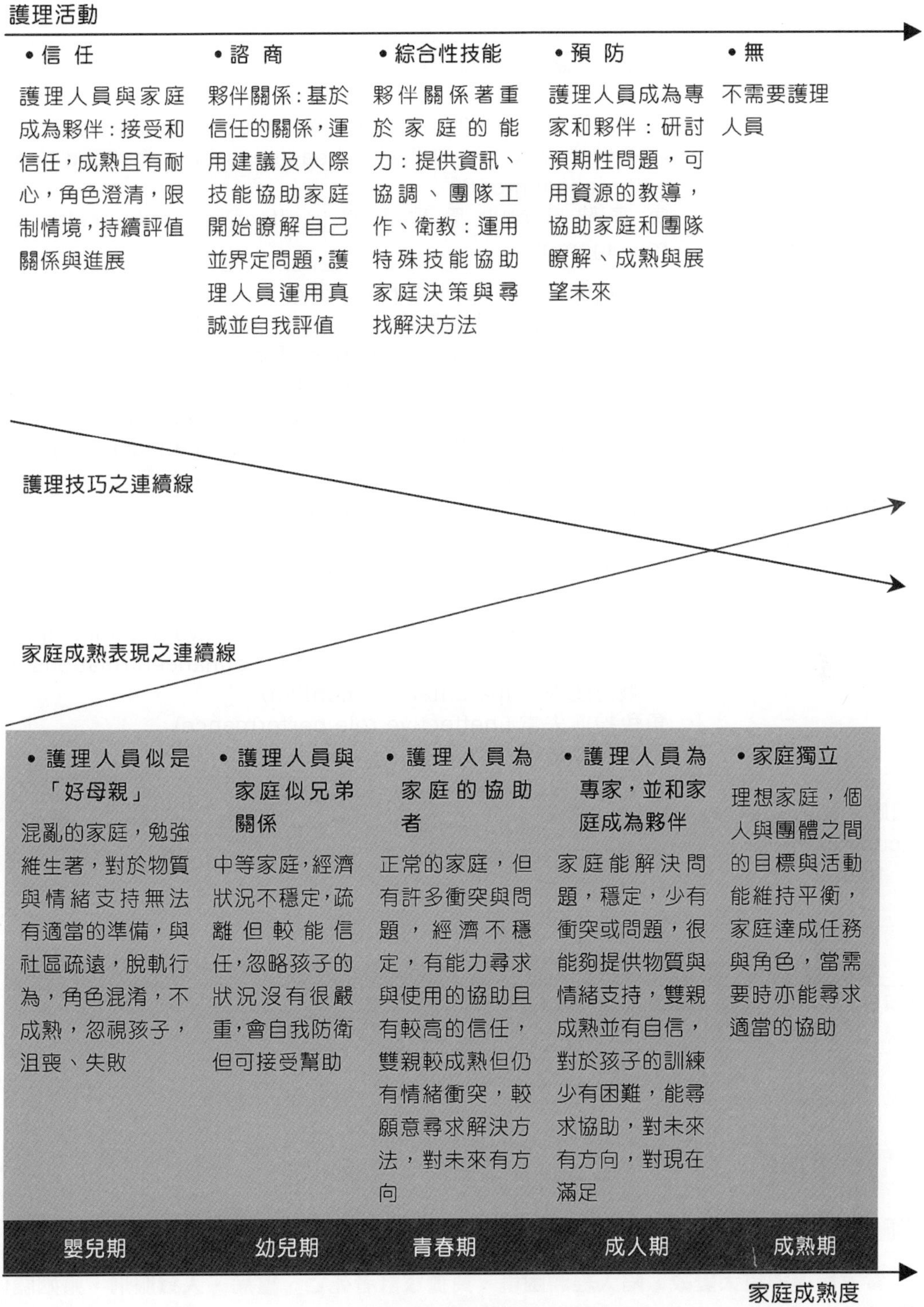

護理活動

• 信 任	• 諮 商	• 綜合性技能	• 預 防	• 無
護理人員與家庭成為夥伴：接受和信任，成熟且有耐心，角色澄清，限制情境，持續評值關係與進展	夥伴關係：基於信任的關係，運用建議及人際技能協助家庭開始瞭解自己並界定問題，護理人員運用真誠並自我評值	夥伴關係著重於家庭的能力：提供資訊、協調、團隊工作、衛教：運用特殊技能協助家庭決策與尋找解決方法	護理人員成為專家和夥伴：研討預期性問題，可用資源的教導，協助家庭和團隊瞭解、成熟與展望未來	不需要護理人員

護理技巧之連續線

家庭成熟表現之連續線

• 護理人員似是「好母親」	• 護理人員與家庭似兄弟關係	• 護理人員為家庭的協助者	• 護理人員為專家，並和家庭成為夥伴	• 家庭獨立
混亂的家庭，勉強維生著，對於物質與情緒支持無法有適當的準備，與社區疏遠，脫軌行為，角色混淆，不成熟，忽視孩子，沮喪、失敗	中等家庭，經濟狀況不穩定，疏離但較能信任，忽略孩子的狀況沒有很嚴重，會自我防衛但可接受幫助	正常的家庭，但有許多衝突與問題，經濟不穩定，有能力尋求與使用的協助且有較高的信任，雙親較成熟但仍有情緒衝突，較願意尋求解決方法，對未來有方向	家庭能解決問題，穩定，少有衝突或問題，很能夠提供物質與情緒支持，雙親成熟並有自信，對於孩子的訓練少有困難，能尋求協助，對未來有方向，對現在滿足	理想家庭，個人與團體之間的目標與活動能維持平衡，家庭達成任務與角色，當需要時亦能尋求適當的協助
嬰兒期	幼兒期	青春期	成人期	成熟期

家庭成熟度

圖 10-10 家庭成熟階層及其護理活動

參考資料：ALLEN, J. A., & Spradley, B. W. (2001). *Commuruity health nursing - Concepts and practice.* Lippinocott.

▶ 表 10-9 適合於家庭護理的護理診斷

健康促進 (health promotion)	· 健康維護行為能力失常 (ineffective health maintenance behaviors) · 健康自我管理失常 (ineffective health self-management) · 增進健康自我管理的準備度 (readiness for enhanced health self-management) · 家庭健康自我管理失常 (ineffective family health self-management)
角色關係 (role relationships)	· 親職功能障礙 (impaired parenting) · 潛在危險性親職功能障礙 (risk for impaired parenting) · 增進親職功能的準備度 (readiness for enhanced parenting) · 照顧者角色緊張 (caregiver role strain) · 潛在危險性照顧者角色緊張 (risk for caregiver role strain) · 潛在危險性依附關係障礙 (risk for impaired attachment) · 家庭運作失常 (dysfunctional family processes) · 家庭運作紊亂 (interrupted family processes) · 增進家庭運作的準備度 (readiness for enhanced family processes) · 親密關係失常 (ineffective relationship) · 潛在危險性親密關係失常 (risk for ineffective relationship) · 增進親密關係的準備度 (readiness for enhanced relationship) · 親職角色衝突 (parental role conflict) · 角色扮演失常 (ineffective role performance) · 社交互動障礙 (impaired social interaction)
因應／壓力耐受 (coping/stress tolerance)	· 危及家庭因應能力 (compromised family coping) · 家庭因應失能 (disabled family coping) · 增進家庭因應能力的準備度 (readiness for enhanced family coping)
舒適 (comfort)	· 舒適障礙 (impaired comfort) · 增進舒適的準備度 (readiness for enhanced comfort)

參考資料：NANDA International (2021)．*護理診斷：定義與分類 2021~2023*（曾詩雯等譯；九版）．華杏。（原著出版於 2020）

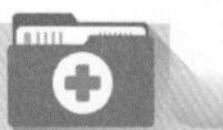

小補帖

高風險家庭

當家庭遭遇重大變故、陷入經濟困境、負擔家計者死亡、重病、入獄服刑、婚姻關係不穩定（離婚、**未成年未婚懷孕等**）、**家中成員經常發生衝突、患有精神疾病或酒藥癮、有暴力傾向**等危機事件，而家庭本身又**缺乏有力的支持系統和足夠資源**來處理危機，即所謂「高風險家庭」。

(三) 設定家庭護理目標及統整資源

護理照護目標應以案家為中心，不是設定護理人員希望達成的目標，原因如下：(1) 共同設定目標的過程對家庭互動有正面的影響；(2) 人們往往排斥於被告知如何做，會朝向自己所選擇和支持的目標努力；(3) 自己做決定更會覺得對自己有責任 (Carey, 1989)，故家庭共同目標是家庭護理計畫的重要基礎。護理人員應認知案家或個案有管理自己生活的基本責任，尊重他們的信念，提供相關訊息，協助家庭決定自己的健康目標。

護理目標與方法設立優先順序的必要條件包括**家庭的優先順序、案家本身感受的緊急程度、未來行動會有的或可能有的治療效果等；另外影響優先順序的因素有機構政策、時間與金錢的限制、人力及其他資源等**。

目標設定之後，考量是否有適當資源可供利用，家庭本身擁有財力、精神、情愛、人力、知識、結構等各項內在資源，確認家庭內在力量、自我照護資源、家庭支持系統及社區協助來源等可運用的各種資源。

(四) 家庭護理措施

護理措施是需要一群人共同執行的，這群人包括個案或案家本身、護理人員、其他健康照護小組成員、家庭社會網絡中的其他人員，而**護理措施主要的目的在於幫助家庭成員改變行為，以更強化家庭系統的功能與家庭健康的層次**。

家庭護理常用的護理措施如**協調合作、行為修正、環境修正、合約訂定，還包括支持、認知重評 (cognitive reappraisal) 及改善之輔導技巧等**，經主動參與增能 (empowering) 予家庭、為家庭代言、危機措施、建立自助團體與社會支持運用的網絡，提供專業知識與技術、相關的醫護協助，教導壓力處理、修正生活型態及預先指示等策略之應用，協助心理及社會的適應，提升家庭對社區的參與。

執行護理措施時可能存在的障礙為價值觀不同、無望感與無價值感及猶豫不決等，若能克服這些障礙才能順利達成護理目標，解決問題。

(五) 家庭護理評值

評值主要是得知結果為何及家庭的反應，亦即是否達到護理目標，並不是在檢視是否執行護理措施，評值需由護理人員與家庭共同執行方能完成。評值時需要考慮的問題包含必須再收集其他相關資料嗎？護理診斷、目標和措施方法是否實際與正確？如果問題並沒有滿意地解決，應如何修正目標與計畫？於評值之後，更重要的是要能重新修訂計畫，以期案家的健康問題能真正獲得解決，提升健康層級。

10-3 家庭訪視的基本概念

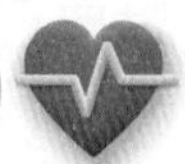

護理人員與家庭共同工作於臨床、學校、支持團體及職場等各種情境之中，然而，傳統式的到家提供服務，一直都是降低健康危險和促進健康之以社區為導向的護理重要角色職責。

一、家庭訪視的意義

家庭訪視可直接實際觀察到家庭環境、經濟狀況、活動空間、住家逃生路線、家庭成員互動情形及病人照顧情形等，因此家庭訪視比起臨床照護更能對家庭的結構、家庭的環境和行為有較正確的評估；家庭訪視亦對**達成家庭健康促進的目標，提供了確認障礙與支持的機會，護理人員在家庭的情境中還能配合家庭個別情形提供實際指導**，並能和個案直接面對資源調整處置措施。同時，個案的家是個案比較方便、自然，比較可以控制及放鬆的情境，在個案的家中訪視，能讓家庭對於符合其健康需要，較**有控制感和主動參與感**。

基本上護理人員進行家庭訪視，乃是以專業知識和技術，協助家庭解決目前的健康問題及預防將來健康問題的服務，**所以，成功家庭訪視的關鍵是與案家建立信任關係**並掌握訪視基本技巧（觀察、傾聽、發問、探查與激勵）

為能正確進行各項評估，必須具有專業的知識與技術，包括家庭評估、身體評估等，如此到了案家，方可早期發現健康問題，也才能夠協助解決健康問題。專業知識與專業技術應並重，若只有知識，往往形成動口不動手的局面，即無法收集完整的資料，無法有具體正確的評估，如對於臥床病人的壓傷，需對傷口有直接的觀察，才能真正清楚傷口的範圍與狀況，不是只有問問照顧者就可以的；技術當然必須有專業知識作基礎，所執行的評估技術或護理技術才會是正確無誤的。

家庭訪視含有**可早期發現案家健康問題**、**易與案家建立良好關係**、可配合家庭情況提供實際指導或可行方法，以及**有較充足時間可使用**等重要性。雖然家庭訪視**較費時**，需花費訪前及訪後準備、交通路程、**人力成本高**、**無法大量**

接觸個案、單一家庭照護時間等成本，但家庭訪視的長期效果是正向且具有社會成本效益的。另外，決定哪些家庭採家庭訪視是最有益的，以及如何安排（時程及實際訪視）家庭訪視能最有效，都是非常重要的議題。

二、家庭訪視的過程

家庭訪視的過程可分成起始期 (initiation phase)、**訪視前期** (previsit phase)、**訪視期** (in-home phase)、**結束期** (termination phase) **及訪視後期** (postvisit phase)，這些步驟形成一個循環（圖 10-11）。與案家建立信任關係是成功家訪的關鍵，還有訪視的五項基本技巧：觀察、傾聽、發問、探查與激勵，都是家庭訪視過程中不可或缺的。就工作的角度切入，家庭訪視要成功需要有充分的準備，包括安排訪視對象、確認訪視目的、準備訪視用物及安排路線等。以下就家庭訪視的每一期過程說明之。

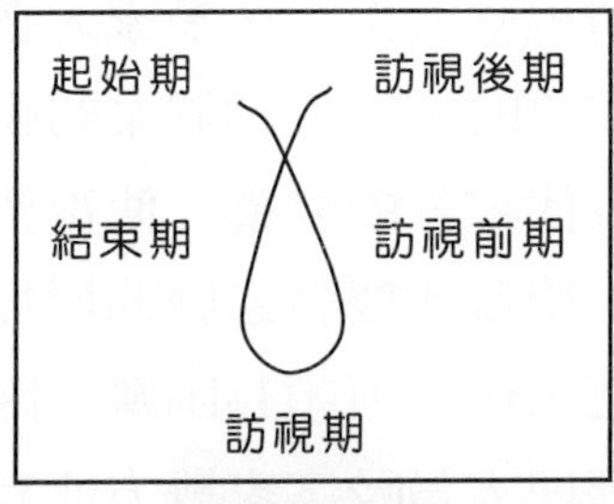

(a) 單次訪視

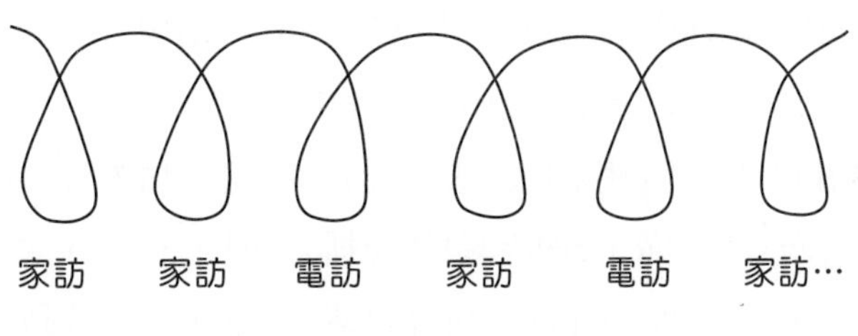

(b) 個案管理的歷程

圖 10-11 家庭訪視的過程（個案管理的歷程是單次訪視流程的串聯）

(一) 起始期

通常家訪的原始點來自於健康機構或社會機構的轉介，還有家庭的請求或申請，或是護理人員經由個案發現的一些活動而有的結果。起始期可以說是護理人員和個案家庭的第一次接觸，其提供了有效治療性人際關係的基礎，之後的家庭訪視必須奠基於需要和護理人員與個案家庭的相互同意。護理人員必須清楚訪視的理由與目標，同時亦必須讓案家了解這理由與目標。有了訪視的目標，讓訪視的執行與評值有依據的標準，反之則影響成效，致無目標或貿然停止訪視。

在家庭訪視之前護理人員應先查閱過轉介單、已有的病歷或家庭記錄資料，與相關人員討論等方式，配合電話聯絡所得的訊息，了解個案及案家的最基本的資料（如**個案病情發展**、**治療情形**等），接著就進入訪視前期。

（二）訪視前期

護理人員應該在安排家庭訪視前，先用電話介紹自己（包括姓名、單位及職稱等）、確認接觸的原因及家庭訪視的時間，初次的電話接觸不宜超過 15 分鐘；在這階段也應該了解案家是否清楚其成為轉介個案的狀況，及他們可以如何聯絡上護理人員；在聯絡時若能簡單扼要說明護理人員所了解的案家情形，例如：「我知道您的孩子昨天剛從醫院出院，您會需要學習更多在家如何照顧嬰兒的資訊……」，可讓家庭清楚他們的需要。

1. 家庭訪視時程的安排

應盡速安排家庭訪視的時程。為了協助案家決定何時可以安排訪視，需讓案家知道機構安排訪視的時段、訪視花費的最長時間以及訪視的目的，雖然需視情況而定，訪視的時間長度可能與原先預估不同，但**通常以30分鐘至1小時為原則**。不論聯繫與實際訪視是否還有一段時間，都需要在出發訪視前以電話確認時間，以免撲空。如果可能，家庭訪視應安排在較多家人在的時候，有助於之後所有的訪視；對護理人員也很重要的是，告訴個案訪視相關的任何費用和後續訪視及可能的付費方式。但現代家庭的變遷，使得要在傳統的機構上班時段內安排訪視，往往有些困難；單親或雙薪家庭的增加，代表其對時間有更多的要求，理想上是對整個家庭工作，但頗為困難，因此在訪視前期必須考慮「訪視時間排定」問題，使護理人員及案家雙方能有較好的訪視準備。

在預約電話的最後，護理人員應重複訪視的時間、地點和目的，以及聯絡方式等，方便案家聯繫。

可能有家庭會拒絕家庭訪視，或許有少數的護理人員或護生會誤認為這是個案個人的拒絕，其實往往會是由家庭決定允許什麼外人在什麼時間可以進入他們的家中；所以護理人員需深入探討拒絕的原因何在，或許案家誤解了家庭訪視的理由，也可能案家對服務不清楚，必要時，護理人員得解決這情形，也了解是否案家已從別的資源獲得服務，以及案家清楚可利用的資源和在有需求時應如何聯絡機構等。無論如何，護理人員應該留下未來接觸的可能性，或許在將來有可能因某些傳染病追蹤的法律責任而需要對這些家庭作家庭訪視。

2. 訪視個案順序的安排

以健康問題的狀況及時效性為考量的原則：

(1) 健康問題的狀況：含**問題嚴重性、時間性或易受感染程度的考量；問題嚴重性是指當健康問題影響人數越多、致死率越高、後遺症越嚴重者、經濟損失嚴重者可考慮優先訪視；有時間性的個案盡量先安排，傳染病的個案應安排最後訪視。**

(2) **時效性：主要是指交通時間方面的考量，建議多安排幾家，以防未遇，一般會順著路線作安排，由近而遠或由遠而近，以節省交通耗費的時間；有時間性、問題較迫切、嚴重的排前面。**

3. 訪視前的注意事項

依訪視目標準備好訪視箱，帶齊用物，方能利其器並善其事。由單位出發訪視前應填寫好路線單，通常填寫一式兩份，一份留在單位，告知行蹤以備緊急聯絡之需，另一份帶出訪視，以能清楚掌握訪視路線。

還有一項議題為個人安全問題，包括案家的安全與訪視護理人員的安全，訪視人員對案家而言為陌生人，在一些已知的高危險情境是需要某些預防措施的，如機構為護理人員提供證明文件、穿著制服、兩位工作人員結伴訪視等；一般來說，家庭訪視是安全的，然而畢竟所有的工作場合都存在暴力的可能性，所以護理人員需要小心謹慎，如果已有確知的危險，便不應安排家庭訪視。

護理人員應了解案家可能會有被檢視、自認被以為是適應不良或功能不佳的、或隱私將被侵犯等之疑慮，特別是一些例行措施或是需要收費的照護項目時，因此需要有清楚的訪視理由以及與案家建立合作信任的關係。

另一項會影響家庭訪視本質的是，訪視是否為個案主動要求的，抑或是被強迫的 (Byrd, 1995)，個案要求的訪視是個案本身認為有需要的自願被訪，其特色包括護理人員能早些進入案家、個案控制型的互動、非正式的氣氛、互相討論未來訪視的頻率等；被要求的訪視則是個案可能不覺得有需要（常是法律規定的），護理人員進入案家恐怕比較困難、互動也許是由護理人員所主導，甚至較為正式、訪視調查的語氣會影響護理人員與個案的溝通，以及可能不會互相討論未來訪視的頻率。

文化的因素亦會影響個人對健康照護的詮釋和反應 (Purnell & Paulanka, 2003)，健康照護提供者確認每一位個案對標準的獨特認知是很重要的，規定往往無法涵蓋所有的文化，所以在準備訪視時，專業人員便有職責學習有關其個案的文化。

(三) 訪視期

家庭實際的訪視提供了護理人員評估家庭近鄰與社區資源、和家人之間互動的機會，實際家庭訪視包含了一些要點，如前往家訪途中，應一併評估個案近鄰和社區環境；抵達案家後需自我介紹角色與職責，增加個案安全感，並由一般性訪談漸深入為專業性訪談，以家庭為中心及個案觀點為主，與案家建立良好人際關係，運用護理過程和護理合約達到良好互動。

訂定**護理合約**之目的主要是**使家庭正式參與護理過程**，為**持續進行、可隨案家情況重新談判的工作協議**。**為能減少家庭健康風險，須與家庭中能負責和適當的成員簽訂合約**。

家庭訪視主要的部分為建立關係和執行護理過程，持續評估、處置和評值，接著會發生的就是取決於家庭訪視之理由了（表10-10）。

表 10-10 家庭訪視之理由

· 代言 (advocacy) · 個案管理 (case management) · 結合資源 (coalition building) · 合作 (collaboration) · 社區組織 (community organizing) · 協議 (consultation) · 輔導 (counseling)	· 治療與觀察 (delegated medical treatment and observations) · 疾病研究 (disease investigation) · 衛生教育 (health teaching) · 拓展／個案發現 (outreach/case findings) · 政策發展 (policy development)	· 照護提供者教育 (provider education) · 轉介與追蹤 (referral and follow up) · 篩檢 (screening) · 社會行銷 (social marketing) · 監督 (surveillance)

參考資料：Keller L. O. et al. (1998). Population-based public health nursing interventions: A model from practice. *Public Health Nursing, 15*(3), 207.

在建立良好的人際關係方面，護理人員在醫療機構的情境中似為主人，病人就像是客人一般，多半是客隨主便的局面，護理人員會比較自在與得心應手；但是家庭護理恰好相反，護理人員到案家進行訪視，護理人員成了案家的客人，但又必須有反客為主的意味，讓案家能達成照護的目標，因此，與案家成員建立良好人際關係是絕對必要的，作法包括維持基本社交禮儀、關心與尊重、明確說明訪視目的、讓案家參與護理計畫與增加個案或案家對護理人員及對自己家庭的信心等。

有良好關係的基礎下，可提升家庭的動機，家庭若有動機，對於解決健康需要或健康問題，可說是事半功倍。依貝克 (Becker) 的健康信念模式，提升家庭動機的策略有增強家庭對問題嚴重性的感受、增強家庭對採行健康行為利益的認知及減少執行健康行為時的障礙。

在某些情況下，一次訪視可能就足夠了，如果案家還想要有後續訪視，而機構無法提供，護理人員需協助家庭在社區中尋找其他適用的服務並轉介之。每個案家之家庭訪視頻率會有不同，此不僅取決於家庭的需求，也需以服務機構的政策與優先順序檢視家庭的資格。

案家不一定能夠控制訪視時的干擾，護理人員對於干擾應盡可能排除，方可使訪視較為順利。另外，若訪視時案家臨時有事，可**先結束訪視另約合適時間訪視**。

情況題

王先生中風右側偏癱併有失語症，由出院準備中心轉介給社區衛生護理師，社區衛生護理師至王家訪視中發現王太太一直看鐘，表示小孫子放學時間快到了，她需去接小孫子，此時社區衛生護理師應如何處理？ (A)強調復健的重要性引起王太太的學習動機 (B)繼續將居家照護內容說明並確認王太太了解後再走 (C)留在王家等王太太去接孫子回來再繼續指導 (D)先結束此次訪視另約合適時間訪視。

答案 D

(四) 結束期

當訪視的目的已經完成時，護理人員須檢視案家發生了什麼及完成了什麼，這是家庭訪視結束期的主要重點，並提供後續家庭訪視計畫的基礎，理想上，訪視的結束和最後服務的結案均始於目標建立的首次接觸；如果針對這點溝通已經清楚了，讓案家對護理追蹤有心理準備，並對連續性照護有所了解；案家和護理人員此時即可計畫未來的訪視，尤其是**預約下一回的訪視**。

(五)訪視後期

1. 記錄

護理人員訪視結束離開案家，需負責完成記錄，訪視後期的主要工作就是訪視與服務提供的記錄，每一家庭可以有一份檔案涵蓋每一家庭成員，但大部分會將每一家庭成員分開記錄並互相參考。

每個機構都有其不同的記錄格式，護理人員必須熟悉，基本記錄格式包含：基本資料表、護理診斷與問題表、含目標的計畫表、護理措施表及評值表，這些是法律及臨床目的所需的基本要項，書寫型式可能是敘述式的、表格式的、問題導向記錄表(problem-oriented medical records, POMR)、主客觀評估表(subjective objective assessment plans, SOAP)或是組合的格式表，重要的是記錄內容必須為實際、最新的狀況且簽上名字；記錄應掌握時效性，回到訪視單位最好立即進行，為求簡潔確實，應清楚記錄評估內容與所給予的護理服務，除**可作為評值依據之外，亦用以溝通、交班、輔導與教學研究使用**。

2. 評值

在家庭訪視的流程中，每一個階段都應隨時**評值**，並隨時修正缺失之處，如：(1)是否訪視的準備不夠充分？(2)下回訪視應特別注意準備些什麼？(3)訪視時，是否能表達關心尊重而能建立良好關係？(4)訪視技巧、護理技術、專業知識等是否需改善補強？(5)案家能否接受後續追蹤訪視？倘若不接受，理由為何？是否為護理人員的問題？(6)案家的健康問題或需要是否因此次訪視而獲得改善？ (7)記錄是否清楚完整，讓後續照護者能有所參考？

家庭訪視為社區衛生護理人員進行家庭護理的一項重要技能，能體會其意義、掌握其技巧，方能從中獲得成就感，在專業上更能體會連續性照護與家庭護理之必要性。

三、家庭訪視的特殊技能

(一)訂合約

民眾的健康認知提升，消費者意識亦不斷抬頭，健康專業人員逐漸與個案形成互動性、合作性的工作型態，而訂合約 (contracting) 形成一種對等的工作進行方式。訂合約是與個案一起工作的建設性方法，亦能增加健康專業人員的注意，因此在家庭個案管理中可以廣為應用。

1. 訂合約的意義

合約是甲乙雙方或更多訂約者的同意約定，含個案和專業人員應努力的**職責和控制**，而非只有專業人員單獨一方的努力。訂合約的前提為家庭控制 (family control)，是假設家庭在法律的控制下，能增進其健康選擇的能力。訂合約是正式家庭護理過程的一項策略，並且共同定義了家庭成員與健康專業人員雙方的角色。

護理合約是一項工作同意書，或許會寫下可持續協商，也可能是臨時性或非臨時性的，其中臨時性合約 (contingency contract) 會載明在合約的個案部分完成之後給個案特定的報償，非臨時性合約 (non-contingency contract) 則不會有特定的報償；報償意含達到合約中特定目標的正面結果。

為了降低家庭健康危險，在訂合約之前需了解家庭的價值系統，且**合約必須與案家所有有責任之適當成員簽訂**，如果目標為降低家庭健康危險，單靠家庭個人成員是絕對不夠的，需要整個家庭系統努力與改變。排定與所有家庭成員訪視可能需要額外地努力，如果不可能與整個家庭集合在一起，可以讓每一家庭成員都看過合約，給意見並簽署之，如此便可以讓每位家庭成員主動參與，而不需要找大家都能出席的時間。

2. 訂合約的過程

訂合約是護理人員與案家雙方都需學習的一個技能，所有參與的人需知道訂合約的目的與過程，訂合約有三個階段：起始期、工作期及結束期，共涵蓋八個活動過程，如表 10-11 所示 (Anderson et al., 2004)。

由家庭和護理人員雙方共同收集和分析資料為第一個活動，此步驟重要之處為獲取家庭對情況、家庭需要以及問題的觀點，護理人員呈現其觀察、與案家確認之，並了解案家的看法。目標應是共同設定的、實際的，對訂約新手的護理人員和個案有一個陷阱便是可能對目標期望過高，護理人員應認清專業人員與個案的優先順序可能是不相符合的，需要共同協商決定。因為訂合約的過程有再協商的特色，所以目標並不是靜態不動的。

經由訂合約的過程，護理人員和案家持續學習與確認什麼對於健康需要可以有貢獻；資源的探究可使雙方清楚他們自己及對方的力量，同時此過程需要審視護理人員的技能和知識、家庭支持系統及社區資源。

發展計畫以符合目標，包含特定活動、設定目標之優先順序和選擇起始點，接著，護理人員和案家需決定各活動由誰負責。設定時間限制包括決定達成（或評值進度）目標的期限與交換意見的頻率，在雙方都同意的時間內一起評值過程和結果的進展；合約在評值的基礎上是可以調整、再協商或結束的。

表 10-11 訂合約的階段與活動過程

階 段	活動過程	
起始期	·共同收集資料與探究需要與問題 ·共同發展計畫	·共同建置目標
工作期	·共同分派職責 ·共同執行計畫	·共同設定時間限制 ·共同評值與再協商
結束期	·共同結束合約	

3. 訂合約的注意事項

訂合約需要花時間和精神，還可能需要案家與護理人員重新認識自身的角色，增加案家一方的控制也代表責任的增加，某些護理人員可能無法放棄專業專家的控制性角色，這樣便不能成功訂合約。某些情形可能也無法訂合約，例如個案並不想要有這種型式的參與，而喜歡順從專業人員的「權威」；還有極低認知、技能極低者、緊急情況、不願在照護上更主動者，以及在其領域中完全未見對健康議題有絲毫控制或權威者。某些個案可能會學習訂合約，有些則從不，且未來亦不會。

活動實例

護理合約內容實例

護理目標：個案能確實監測血壓並記錄數值
執行期間：○○○○年○○月○○日至○○○○年○○月○○日
個案的職責：每日確實測量血壓並做記錄
護理人員的職責：教導血壓計使用方式，提供血壓記錄本，並示範血壓值記錄方式

如果我沒有每日確實測量血壓並做記錄，則＿＿＿＿＿＿＿＿＿＿＿＿＿＿＿＿＿＿＿＿

＿＿

個案簽名：＿＿＿＿＿＿＿＿
護理人員簽名：＿＿＿＿＿＿＿

以家庭為個案的護理過程中，讓家庭提供主動的角色並不是一定需要的，讓家庭提供主動角色的假說僅立基於專業人員的判斷，及假設在家庭單位中能夠也應該改變的情況。訂合約是一個可變通的方式，依護理人員與案家雙方的價值觀、個案家庭的權限、個案家庭能承擔的能力和過程的互動狀況而定，不只要能允許而且也需要持續地再協商，雖然不見得適用於所有的情況或家庭，然而，訂合約能為家庭提供降低健康危險和健康促進的方向和架構。

（二）增能（賦權）家庭

協助個人及家庭承擔其健康照護主動角色的方法，應將焦點放在增能（賦權）(empower)，而不是幫他做什麼或是協助給予 (Rodwell, 1996)，協助給予的處置對個案並不會總是有正面結果的，如果家庭不認為是問題或需要，提供協助可能還會引發抱怨，若期望和實際呈現不對等時，協助給予還是有正面結果的可能。護理人員若錯估家庭的能力與主動角色，會導致家庭依賴與缺乏成長，讓護理人員和家庭雙方都感到挫折；家庭要成為主動的參與者，必須感覺自己有能力也願意行動才行，因此，增能的定義反映出被增能家庭尋求協助的三個特徵：

1. 所需資源的可近與控制。
2. 做決策和問題解決的能力。
3. 溝通和獲取所需資源的能力：顯示家庭可能需要學習如何確認協助資源、如何接觸機構、緊急問題時如何詢問，以及如何與機構協商以滿足家庭需要的事實，這些特徵可代表人們（個人、家庭、組織或社區）控制自己生活的過程，增能的結果為正向自尊、設定與達成目標的能力、對生活和改變過程的控制感、還有對未來的希望 (Rodwell, 1996)。

增能的基礎假設為專業人員包括護理人員是較有權勢的一方，案家則被假設為起初較無能力，之後會變得較有能力的一方；這意味專業人員的權力一直被控制且未改變。增能創造能力運用機會，最後家庭必須確認他們的行動產生了健康行為的改變；結合增能原理建構護理人員－案家夥伴關係的護理措施，乃強調健康危險的降低和健康促進。護理人員對案家的方式應是正向且提供能力，而不是以有問題或是能力不足的角度切入。處置措施尚需考量家庭的文化規範和家庭對問題的認知，同時護理人員宜支持家庭的初步決策，並以認可與運用家庭力量和支持系統的方式維持他們的自尊，而不是為家庭做決定，以增加家庭能力且降低對外界協助的需求，使家庭能看到他們自己主動負責所產生原就想要有的改變。總而言之，**增能的目標在於合作和分擔職責的特色，並增進護理人員和家庭之間的夥伴關係**。

結 語

在健康促進－預防保建－診斷治療－復健長照－安寧療護中，每個段落的照護皆應以家庭為對象，社區衛生護理人員在家庭照護中更需具備各種專業知識與技能，同時藉由個案走進案家，更不能忘記走入案家，需看到家庭之中的每一個人與家庭的整體。

學｜習｜評｜量

REVIEW ACTIVITIES

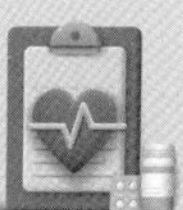

( ) 1. 社區衛生護理人員今天計畫至以下4個家庭進行訪視，請問安排行程時，下列哪個個案家庭的訪視應排在本日行程最後？(A)社區篩檢時膽固醇值220 mg/dL的吳女士 (B)獨居，血壓值140/92 mmHg的李老先生 (C)產後3天剛出院的新住民阮氏女士 (D)至東南亞旅遊返國後疑似有登革熱的周先生

( ) 2. 李先生重度失能，意識清楚，使用存留導尿管。近日僱用一位首次到臺灣的外籍看護工，執行居家照顧，社區衛生護理人員家訪時，想了解外籍看護工執行導尿管護理狀況，下列何種評估方式最為適切？(A)請外籍看護工說明導尿管護理流程 (B)觀察外籍看護工實際導尿管護理流程 (C)用護理技術核對表由家屬評核 (D)詢問李先生外籍看護工執行狀況

( ) 3. 喪偶的方女士帶著兒子，與離婚且育有一女的袁先生結婚，他們的家庭是屬於下列哪種家庭類型？(A)雙人核心家庭(dyadic nuclear family) (B)雙核心家庭(binuclear family) (C)混合家庭(blended family) (D)家族網(kin network)

( ) 4. 有關家庭成員擴散期的敘述，下列何者錯誤？(A)孩子各自成家立業的階段 (B)父母須建立自己的興趣和事業的履歷 (C)包含有學齡兒童及青少年的家庭 (D)家庭要開始關心祖父母的衰退

( ) 5. 顧先生原為一家之主，因病辭職在家休養，現由妻子支撐全家開銷並成為家中主要經濟決策者，下列何者最符合其家庭權力類型？(A)傳統權威型 (B)情況權威型 (C)分享權威型 (D)讓步妥協型

( ) 6. 承上題，顧太太因身兼數種角色，自覺難以扮演好各個角色，此現象顯示顧太太出現下列何種角色情況？(A)角色相稱 (B)角色力竭 (C)角色不一致 (D)角色不互補

( ) 7. 依據Friedman家庭內在結構的基本要素，下列何者正確？(1)發展結構 (2)功能結構 (3)溝通過程 (4)價值系統。(A) (1)(2) (B) (1)(4) (C) (2)(3) (D) (3)(4)

( ) 8. 有關卡加立的家庭評估模式(Calgary family assessment model)，其中家庭內在結構的評估項目，下列何者錯誤？(A)家庭界限 (B)家庭組成 (C)家庭次系統 (D)家庭發展階段

( ) 9. 下列何種家庭評估工具，最適合用來評估獨居老人的外在連結和資源？(A)家系圖(genograms) (B)家庭互動定律 (C)家庭圈(family circle) (D)生態圖(eco-map)

( )10. 王家夫婦育有二子，長子已成婚並育有一子，未婚次子也居住在附近。兒子們時常幫媽媽採買、媽媽也常燉湯送到二子家中，是屬於下列何種家庭類型？(A)三代家庭　(B)重組核心家庭　(C)公社家庭　(D)家族網

( )11. 關於家庭訪視期間訂定護理契約的敘述，下列何者正確？(1)訂定契約之目的主要是使家庭正式參與護理過程　(2)達成協議後，社區護理師須有效率地為個案和案家訂定目標和分派任務　(3)護理契約是持續進行可隨案家情況重新談判的工作協議　(4)為能減少家庭健康風險，須與家庭中能負責和適當的成員簽訂契約。(A) (1)(2)(3)　(B) (1)(2)(4)　(C) (1)(3)(4)　(D) (2)(3)(4)

( )12. 有關家庭護理措施的原則，下列敘述何者不適當？(A)運用護理過程提供服務　(B)提升家庭對於社區的參與　(C)為家庭規劃所有照護計畫　(D)運用及開發家庭內外資源

( )13. 有關家庭內在資源中的軟體結構支持(structure support)下列敘述何者正確？(A)為中風家人裝設牆壁扶手和緊急鈴　(B)太太出國工作，先生在國內身兼母職處理家務和照顧子女　(C)社會福利機構提供物質、設備　(D)衛生所提供家庭訪視

( )14. 有關社區護理師能夠順利執行家庭護理措施，下列基本原則何者最重要？(A)建立信賴關係　(B)提升家庭改變動機　(C)了解家庭資源　(D)運用適切的護理措施

( )15. 依據Duvall的家庭發展階段理論，進行家庭評估主要目的為何？(A)了解家庭現階段的保健事項及發展任務　(B)了解家庭現階段的健康機關公共設施的資源　(C)了解家庭現階段的事業發展狀況　(D)了解家庭對疾病發展的評價

選擇題答案：DBCAB　BDDDD　CCBAA

11

CHAPTER

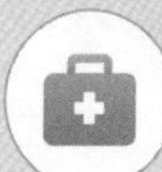

群體健康與照護

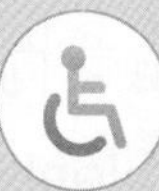

Care of Aggregates at Risk

編著者 蕭伃伶

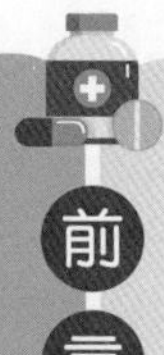

前言

本章主要是介紹群體 (aggregates)，社區是由許多群體所組成的，同時社區內的成員亦是屬於多樣群體的；**群體的定義為：「一群人，這群人分享有一個或更多的個人或環境特質。」**

社區的健康活動即是要提供群體各種臨床、課程、篩檢及健康促進的活動，一般來說，以群體為基礎的社區健康活動服務提供是比較具有成本效益的，21 世紀的護理人員便是要提供以群體為基礎的照護服務 (Doerr et al., 1998)。促進群體的健康即是促進個人、家庭及社區的健康。

社區衛生護理人員對群體所提供的服務，基於兩種特質：(1) 發展軸向；(2) 危險軸向。同時在提供群體照護之前亦需先對群體有所了解，而評估群體可從**生物 (biophysical)**、**心理 (psychological)**、**物理環境 (physical environmental)**、**社會文化 (sociocultural)**、**行為 (behavior) 與健康系統 (health system)** 六方面進行。

11-1 發展軸向的群體照護

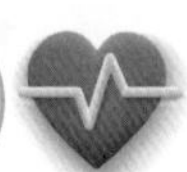

發展軸向的群體基礎照護主要是反映了發展理論，如生命週期發展理論（**嬰兒、幼兒、學齡前、學齡、青少年、青年、成人及老年期**）(Erikson, 1978) 即被廣泛地應用於以個人及群體為基礎之服務的護理上。以發展為軸向的群體照護強調，沒有於適當時候完成發展任務會造成後續發展更為困難，需運用預先之指引、衛生教育及健康促進活動等方式，使護理人員能促進照護對象完成發展任務，以及教育家庭和社區有關任何發展上的需要。本章以嬰幼兒、青少年、婦女、男性及老人為例說明之。

一、嬰幼兒及青少年的健康照護

世界的未來端看對未來主人翁（兒童）的照護狀況，如果要這個群體興盛，就必須要有適當的環境，並將重點放在孩童的健康需要，以能增加未來成人重視與實現健康生活型態的機會。我國在新生兒至青少年期間的健康促進計畫見圖11-1。

嬰幼兒及青少年的健康過去都是在婦幼衛生中提及，**婦幼衛生中之「幼」指的便是新生兒、嬰（幼）兒、學齡（前）兒童及青少年階段**。此階段的健康照護目標由**世界衛生組織 (WHO) 明確指出為：「使每個孩子都能在健康環境**

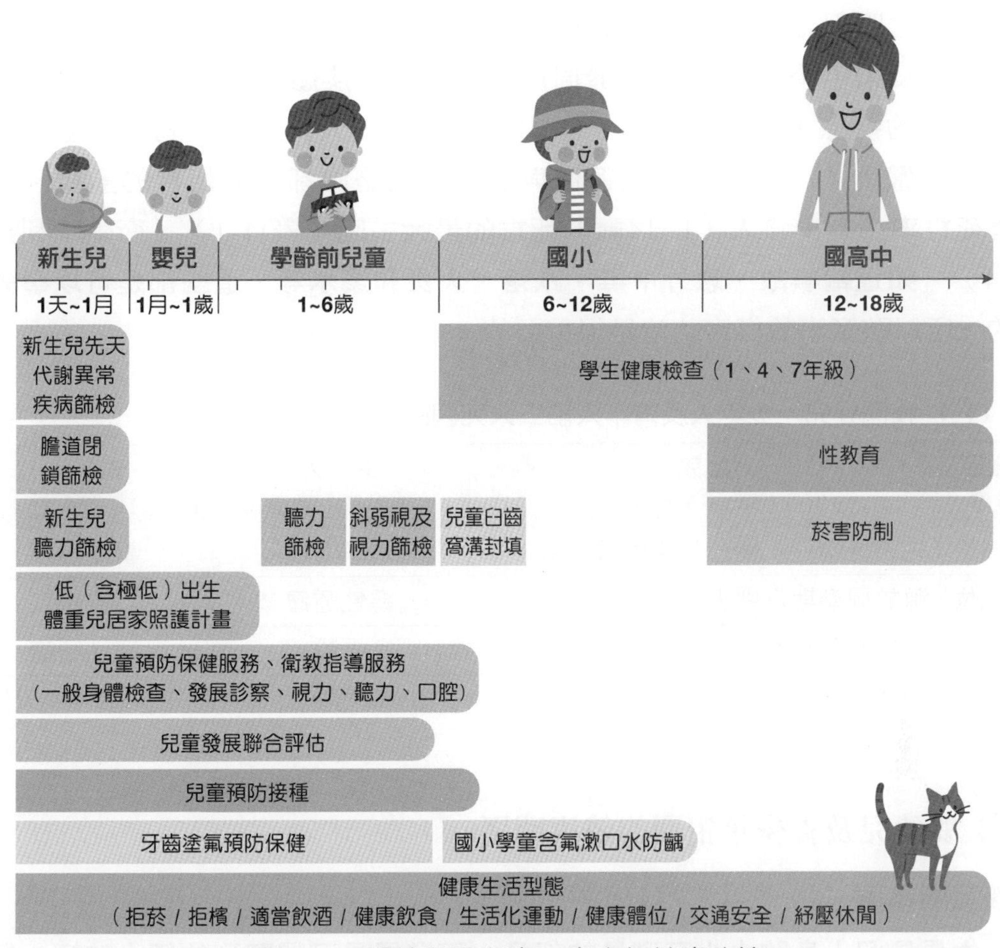

圖 11-1 嬰幼兒及兒童、青少年健康政策

中成長，給予愛與安全，能獲得足夠營養，並接受適當健康管理，得到有效的醫療照護和健全的生活指導。」

(一) 嬰幼兒及青少年的現況

我國0~14歲者約占總人口的12.2%。自然增加率由1995年的9.9‰降至2022年的–2.93‰（國家發展委員會，2024），顯示出我國人口成長持續縮減中，每個家庭所生子女數明顯減少，2021年我國總生育率為0.98，即指平均每一婦女一生生育0.98個小寶寶（內政部，2024）。

衡量一個國家或地區的衛生指標通常都是看新生兒死亡率和嬰兒死亡率，**國際間公認用以評估兒童健康的單一指標為 5 歲以下兒童死亡率**。我國 1 歲以下嬰兒和 1~14 歲孩童死亡率的降幅明顯，這代表我國醫療保健工作的優良成效。

就死亡原因分析，我國嬰兒的前三大主要死亡原因依序為：(1)先天性畸形、變形及染色體異常；(2)**源於周產期的呼吸性疾患**；(3)與妊娠長短及胎兒生長有關的疾患（衛生福利部，2024）。由於先天性畸形的問題與源於周產期之病態嚴重，因此，**孕產期保健與遺傳診斷諮詢都受到相當的重視。事故傷害死亡率多為少年人（1~14歲）死亡的最大主因**（表11-1）（衛生福利部，2024），**如運輸事故、意外中毒、跌落、火災和溺水等，這些都是可以事先防範的**，所以孩童事故傷害防治是很重要的。

表 11-1 我國嬰兒、少年人及青年人前三大死因的比較

死因排序	嬰兒（未滿 1 歲）	少年人（1~14 歲）	青年人（15~24 歲）
第一位	先天性畸形、變形及染色體異常	事故傷害	事故傷害
第二位	源於周產期之呼吸性疾患	惡性腫瘤	自殺
第三位	與妊娠長短及胎兒生長有關的疾患	自殺	惡性腫瘤

參考資料：衛生福利部 (2024)．*死因統計－歷年統計*。https://dep.mohw.gov.tw/DOS/lp-5069-113-xCat-y112.html

（二）嬰幼兒及青少年相關的健康問題

➲ 孩童的發展

生長是個人身體大小可測量的部分，而發展是可觀察到的個人改變，對於兒科群體的生長與發展持續過程是看身體、認知及情緒的變化，應定期在關鍵年齡檢測這些過程，護理評估應包含生長與健康狀況、發展程度及親子關係的品質等。美國兒科學會(American Academy of Pediatrics, AAP)建議在孩童2、4、6、9、12、15、18個月和2、3、4~6、7~9、10~13、14~21歲均應於發展上評估之，我國衛福部國健署發布的2024年兒童健康手冊中有整理規劃兒童預防保健補助時程（共補助7次）及服務項目的內容，如表11-2所示。

目前在各縣市地方有設置兒童發展聯合評估中心提供疑似發展遲緩兒童可近性及整合性之兒童發展聯合評估，若發現有疑似個案應盡早掌握療育契機。

表 11-2 我國現行兒童預防保健補助時程及服務項目

<table>
<tr><th>補助時程</th><th>建議年齡</th><th>服務項目</th></tr>
<tr><td rowspan="2">出生 6 天內</td><td rowspan="2">新生兒 出生 6 天內</td><td>1. 身體診察：身長、體重、頭圍、營養狀態、一般外觀、頭、眼睛、耳、鼻、口腔、頸部、心臟、腹部、外生殖器及肛門、四肢（含髖關節篩檢）、皮膚及神經學檢查等</td></tr>
<tr><td>2. 篩檢服務：新生兒先天性代謝異常疾病篩檢（出生滿 48 小時）、新生兒聽力篩檢</td></tr>
<tr><td rowspan="3">出生至 2 個月</td><td rowspan="3">第一次 1 個月</td><td>1. 身體診察：身長、體重、頭圍、營養狀態、一般檢查、瞳孔、對聲音之反應、唇顎裂、心雜音、疝氣、隱睪、外生殖器、髖關節篩檢</td></tr>
<tr><td>2. 問診項目：餵食方法</td></tr>
<tr><td>3. 發展診察：驚嚇反應、注視物體</td></tr>
<tr><td rowspan="3">2~4 個月</td><td rowspan="3">第二次 2~3 個月</td><td>1. 身體診察：身長、體重、頭圍、營養狀態、一般檢查、瞳孔及固視能力、肝脾腫大、髖關節篩檢、心雜音</td></tr>
<tr><td>2. 問診項目：餵食方法</td></tr>
<tr><td>3. 發展診察：抬頭、手掌張開、對人微笑</td></tr>
<tr><td rowspan="4">4~10 個月</td><td rowspan="4">第三次 4~9 個月</td><td>1. 身體診察：身長、體重、頭圍、營養狀態、一般檢查、眼位、瞳孔及固視能力、髖關節篩檢、疝氣、隱睪、外生殖器、對聲音之反應、心雜音、口腔檢查</td></tr>
<tr><td>2. 問診項目：餵食方法、副食品添加</td></tr>
<tr><td>3. 發展診察：翻身、伸手拿東西、對聲音敏銳、用手拿開蓋在臉上的手帕（4~8 個月）、會爬、扶站、表達「再見」、發ㄅㄚ、ㄇㄚ音（8~9 個月）</td></tr>
<tr><td>4. 牙齒塗氟 *：每半年 1 次</td></tr>
<tr><td rowspan="4">10 個月至
1 歲半</td><td rowspan="4">第四次 10 個月至
1 歲半</td><td>1. 身體診察：身長、體重、頭圍、營養狀態、一般檢查、眼位、瞳孔、疝氣、隱睪、外生殖器、對聲音反應、心雜音、口腔檢查</td></tr>
<tr><td>2. 問診項目：固體食物</td></tr>
<tr><td>3. 發展診察：站穩、扶走、手指拿物、聽懂簡單句子</td></tr>
<tr><td>4. 牙齒塗氟 *：每半年 1 次</td></tr>
</table>

表 11-2 我國現行兒童預防保健補助時程及服務項目（續）

補助時程	建議年齡	服務項目
1 歲半至 2 歲	第五次 1 歲半至 2 歲	1. 身體診察：身長、體重、頭圍、營養狀態、一般檢查、眼位（須做斜弱視檢查之遮蓋測試）、角膜、瞳孔、對聲音反應、口腔檢查
		2. 問診項目：固體食物
		3. 發展診察：會走、手拿杯、模仿動作、說單字、了解口語指示、肢體表達、分享有趣東西、物品取代玩具
		4. 牙齒塗氟 *：每半年 1 次
2~3 歲	第六次 2~3 歲	1. 身體診察：身長、體重、營養狀態、一般檢查、眼睛檢查、心雜音、口腔檢查
		2. 發展診察：會跑、脫鞋、拿筆亂畫、說出身體部位名稱。
		3. 牙齒塗氟 *：每半年 1 次
3 歲至未滿 7 歲	第七次 3 歲至未滿 7 歲	1. 身體診察：身長、體重、營養狀態、一般檢查、眼睛檢查（得做亂點立體圖）、心雜音、外生殖器、口腔檢查
		2. 發展診察：會跳、會蹲、畫圓圈、翻書、說自己名字、了解口語指示、肢體表達、說話清楚、辨認形狀或顏色
		3. 牙齒塗氟 *：每半年 1 次
		4. 確認預防接種是否完整
		5. 日常活動是否需要限制，有心臟病、氣喘者，體育課須限制劇烈運動，此可供入學後之參考

* 牙齒塗氟由牙醫師執行。
資料來源：衛生福利部國民健康署 (2021)．*兒童預防保健服務補助時程及服務項目*。https://health99.hpa.gov.tw

1. 新生兒：**新生兒階段**為出生至 1 個月大，此時為**生理穩定及生長最快速的轉變階段**，護理人員由生命徵象與體重記錄等身體檢查評估新生兒的穩定性；**父母在此時正學習著如何滿足新生兒的需要，護理人員必須評估他們對於新生兒需要的反應能力**，此階段最受到關切的議題不外乎餵食、清潔、排泄、睡眠型態等，照護目標為支持家庭增加其照護技能；同時護理人員應了解新生兒的危險因素及需要轉介的危險徵象。

(1) 新生兒先天性代謝異常疾病篩檢：新生兒先天性代謝異常疾病篩檢簡稱為「新生兒篩檢」，共有 21 項。每個新生兒在**出生後滿 48 小時便可採取少許的腳跟血液進行相關檢驗**。篩檢結果約於採檢後 2 週可得知。

(2) 新生兒聽力篩檢：聽力損失是常見的先天性缺陷，發生率約為 1~2 ，若能及早發現並於 6 個月大以前開始療育，則寶寶的語言、認知及溝通技巧的發展可更佳完整。自 2012 年起，本國籍未滿 3 個月之新生兒，均可獲得新生兒聽力篩檢補助。新生兒聽力篩檢可提早發現先天「感覺神經性聽損」及先天「傳導性聽損」。新生兒在出生後 24~60 小時即可於醫療院所做聽力初篩；若初篩未通過，應在出院前（36~60 小時）進行複篩或是滿月前做複篩，並依據個別情況，建議是否配戴助聽器、人工電子耳等輔具，以及進行聽語療育。

(3) 新生兒膽道閉鎖篩檢：膽道閉鎖新生兒常被誤以為是母乳性黃疸。若新生兒的皮膚出現黃疸，眼白變黃，需衛教家長要仔細觀察比對大便的顏色（兒童健康手冊中如大便卡圖示）若第 3~4 週黃疸仍延遲不退，則可能患有膽道閉鎖。膽道閉鎖宜在出生 45 天內完成診斷，原則上在 60 天以內手術治療，以便得較好的預後（衛生福利部國民健康署，2018）。

(4) 低（含極低）出生體重兒居家照護計畫：我國早產兒（＜ 37 週）占出生數比例逐漸上升之趨勢。為陪伴支持早產兒家庭渡過艱難育兒階段，及早發現發展遲緩問題，掌握黃金治療期，以降低居家照顧期間之失能及死亡等，衛生福利部國民健康署推動「低（含極低）出生體重兒居家照護計畫」，建立低（含極低）出生體重兒追蹤關懷照護模式，提供居家照護、訪視及專線諮詢等衛教服務（衛生福利部國民健康署，2024）。

2. 嬰兒：從 1 個月大至 1 歲為嬰兒，此時持續快速生長，護理人員應確認與處置嬰兒健康或社會經濟方面的危險問題。護理措施包括**生長發育的監測**外，還要特別注意**進食、睡眠、排泄、發展、安全與嬰兒猝死症候群 (SIDS)**。以及自小開始就不可忽略的**口腔衛生**等。

(1) 嬰兒的**後半階段主要是粗動作的發展完成**，不論是翻滾、坐、站、走都有安全上的顧慮，**應給予雙親此時期的生長發展預期指標參考**，以讓其了解孩子預期之發展程度。

嬰幼兒發展評估

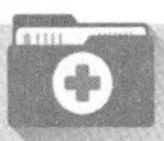
小補帖

新生兒先天性代謝異常疾病篩檢

新生兒先天性代謝異常疾病篩檢簡稱為「新生兒篩檢」，列舉如下表，共有 21 項。**自 2019 年 10 月 1 日起**，基於新生兒最佳利益考量，每個新生兒在**出生後滿 48 小時**便可**採取少許的腳跟血液**進行相關檢驗。篩檢結果約於採檢後 2 週可得知。

項目	病因	項目	病因
1. 先天性甲狀腺功能低下 (CHT)	缺乏甲狀腺荷爾蒙	12. 瓜胺酸血症第 I 型 (CIT I)	精胺琥珀酸合成之基因突變
2. 苯酮尿症 (PKU)	苯丙胺酸酶化成酪胺酸代謝途徑障礙	13. 瓜胺酸血症第 II 型 (CIT II)	檸檬素蛋白功能缺乏
3. 高胱胺酸尿症 (HCU)	缺乏胱硫醚合成酶	14. 三烴基三甲基戊二酸尿症 (HMG)	白胺酸代謝異常
4. 半乳糖血症 (GAL)	無法正常代謝乳糖	15. 全羧化酶合成酶缺乏 (HMG)	利用生物素作為輔酶的羧化酶功能不足
5. G-6-PD 缺乏症（即蠶豆症，為臺灣最常見的先天性代謝疾病）	缺乏葡萄糖 -6 磷酸去氫酶	16. 丙酸血症 (PA)	缺乏丙醯輔酶 A 羧化酶
6. 先天性腎上腺增生症 (CAH)	缺乏腎上腺 21- 羥化酶	17. 原發性肉鹼缺乏症 (PCD)	缺乏細胞膜上的肉鹼運輸裝置 (OCTN2)
7. 楓漿尿症 (MSUD)	缺乏支鏈甲型酮酸去氫酶，使支鏈胺基酸代謝異常	18. 肉鹼棕櫚基移轉酶缺乏症第 I 型 (CPT I)	肉鹼無法與脂肪酸結合而影響長鏈脂肪酸代謝
8. 中鏈脂肪酸去氫酶缺乏症 (MCAD)	缺乏中鏈脂肪酸去氫酶	19. 肉鹼棕櫚基移轉酶缺乏症第 II 型 (CPT II)	肉鹼棕櫚醯基轉移酶活性不足
9. 戊二酸血症第一型 (GA I)	缺乏戊二基輔酶 A 去氫酶	20. 極長鏈醯輔酶 A 去氫酶缺乏症 (VLCAD)	缺乏極長鏈醯輔酶 A 脫氫酶
10. 異戊酸血症 (IVA)	缺乏異戊醯輔酶 A 去氫酶	21. 早發型戊二酸血症第 II 型 (GA II)	粒線體基質內的 ETF 酶或粒線體內膜上的 ETFDH 酶功能異常
11. 甲基丙二酸血症 (MMA)	甲基丙二酸輔酶 A 變位酶功能異常或鈷胺素代謝異常		

(2) 營養問題

A. 指導哺育母乳者：注意母乳的質與量及按時哺餵和排空乳房等；以嬰兒體重增加情形、母親漲奶情形和每次哺乳時間與間隔來判斷母乳量是否足夠。

B. 約 **6 個月**時可開始添加副食品。除了衛生要求，需以**天然食材為主**，原則如下：

a. 持續哺乳。

b. 漸進添加：一般建議先是水果泥及青菜泥，最後是肉類。

c. 每天提供多樣化的食物，如母乳、米麥粉、水果、蔬菜及動物性食物。1 歲前建議不要飲用果汁。

d. 約 8 個月大左右咀嚼與吞嚥功能較為熟練，可嘗試用手抓東西吃，例如撕碎的吐司、小塊雞肉。

e. **1 歲前勿給予牛奶、蛋白、花生、帶殼的海鮮類、酸性的水果**（如草莓、柑橘、番茄）等較易引起過敏的食物；不可食用蜂蜜，以免引起肉毒桿菌中毒。

f. 注意反應：**一次**從少量開始**添加一種食物**，注意是否有不良反應如氣喘、皮膚紅疹、腹瀉等，**如有腹瀉情形，應先暫停副食品的補充**。

g. 不論是吃母乳或配方奶，**前 6 個月都不要給予氟**。6 個月到 3 歲的嬰幼兒只有在供水極度缺乏氟 (<0.3 ppm) 的情況下才需添加。

h. 奶瓶性齲齒：常見於 **18 個月至 3 歲的幼兒**，因睡前用奶瓶喝奶且無作口腔清潔所致。最常發生在**上門牙**，因牛奶或果汁較易附著於上。

3. 幼兒及學齡前兒童：幼兒期為生命的第二與第三年，學齡前是指 3~5 歲，從**食慾和進食型態的改變**反映出緩慢與穩定成長是此階段的特點，因身體能力與獨立性增加而強迫**雙親使用戒律**（規定）；此外，此期**急性疾病亦增加**。

(1) 戒律（規定）的使用：孩童會測試限制、尋求規則性，並嘗試了解這個世界，抗拒與攻擊行為會困擾雙親與照顧者，但也常導致孩子的挫折，因此規定變成了教導自我控制的重要方法。

(2) 急性疾病的照護：幼兒及學齡前兒童經常會圍著其他的孩子，即增加了暴露於病毒與細菌的機會，因此更可能得到急性疾病，包括上呼吸道感染、中耳炎及腸病毒，過敏源亦會影響健康，此階段的孩子常有過敏性鼻炎的情形，社區衛生護理人員應監測其生長發育，並提供行為與急性疾病的照護指引。

(3) **牙齒保健**：幼兒奶瓶性齲齒盛行率達 40~50%，**學齡前兒童乳齒齲齒盛行率更高達 90% 以上**，故牙齒保健需從小養成，建議如下：

A. **出生後就應開始口腔清潔的工作**，牙齒未長出前，可用棉花棒沾消毒水予以清潔；**餵食完牛奶後給予開水**，有漱口的效果；並**避免睡前抱著奶瓶喝奶**。

B. **由長出第 1 顆牙以後可開始刷牙；餐後刷牙習慣之養成由 1 歲以後即可進行**。

C. **第一次牙齒／口腔檢查則是在長出第一顆牙齒後 6 個月內**進行。

小補帖

美國兒科學會 2017 年最新指引：建議不應給未滿周歲嬰兒飲用果汁

完整建議內容整理如下：

1. 果汁建議攝取量將依照年齡而有不同的限制：(1) 1~3 歲幼童：建議每天限制攝取約 114 mL；(2) 4~6 歲兒童：建議每天限制攝取約 114~170 mL；(3) 7~18 歲孩童及青少年：建議每天限制攝取約 227 mL 或是 1 杯果汁中含有 2~2½ 份量的水果。
2. 不應使用奶瓶或是簡易的幼兒啜飲杯來盛裝果汁，以避免讓幼兒認為允許他們可以整天飲用果汁。若讓孩童的牙齒過長時間浸泡於含糖的飲料中將會導致牙齒的損壞，所以同樣也不能在幼兒上床睡覺的時間讓其飲用果汁。
3. 應教導孩童水果中擁有的營養價值比果汁來得高以鼓勵他們多吃水果而非飲用果汁，來避免他們因為只喝果汁導致缺乏膳食纖維的攝取，且可能因此造成他們增加過多的體重。
4. 母乳或是嬰兒配方對嬰兒來說才是最適合及足夠營養的，至於低脂或無脂牛奶及水分的攝取則是較適合已經較為年長的孩童。
5. 強烈不建議全年齡層的孩童飲用未經高溫消毒過的果汁產品。
6. 不應給有在接受醫師指示進行藥物治療的孩童飲用葡萄柚汁，因為葡萄柚汁會干擾藥物治療的效果，除此之外，果汁同樣也不適合給在接受脫水及腹瀉治療的孩童飲用。

參考資料：American Academy of Pediatrics (2017). *American Academy of Pediatrics Recommends No Fruit Juice For Children Under 1 Year*. Retrieved from https://www.aap.org

D. 零食供應上，以集中方式較能達預防齲齒的功效。

E. **未滿 6 歲的兒童每半年可接受一次免費牙齒塗氟保健服務。**

(4) 視力保健：兒童的近視盛行率也不斷提升，也因兒童接觸智慧型手機、平板電腦等 3C 產品的機會不斷增加，一旦產生近視的問題，就無法回復，且年紀越小得到近視，度數增加會越快，未來容易成為高度近視（度數＞ 500 度）。政府針對滿 4~5 歲的兒童進行視力篩檢，積極推動學齡前兒童近視及斜弱視篩檢計畫，並訂定「兒童視力篩檢及矯治指引」、「兒童近視防治資源寶典」。

視力保健 eye 眼 6 原則包括：每天戶外活動 120 分鐘以上；2 歲以下避免看螢幕，2 歲以上每日不要超過 1 小時；用眼 30 分鐘，休息 10 分鐘；早睡早起充分休息；均衡飲食，天天五蔬果；每年定期 1~2 次檢查視力。

(5) 倡議親子共讀，增進親子互動感情：親子共讀係以嬰幼兒健康發展為主要目標，有助於提升兒童腦部發育、語言發展及增進理解能力，促進兒童健康發展。

(6) 推動幼兒園健康促進計畫：以「幼兒園的健康政策」、「幼兒健康技巧與行為」、「家長溝通和社區資源」3 大架構，結合 4 大健康議題（視力保健、事故傷害防制、飲食營養、健康體能），介入健康促進方案皆融入平日課程活動。

4. 學齡兒童：學齡期始於進入學校，持續到青春期的開始，約為10年的時間，此期身體的生長慢且穩定，焦點從家庭轉移至學校同儕。社區衛生護理人員應主動參與孩子的評估與教育過程，協助塑造孩子能為健康生活型態之選擇承擔責任，在此階段急性疾病減少，**學校適應、同儕關係及學習問題**為主要的議題，應評估其生長與一般發展、牙齒健康、睡眠與飲食型態、免疫狀況、聽力、視力等。

運動體格為一項尋求健康照護最常見的理由，應與雙親討論有關運動安全指引；另一項重要議題為看電視，因看電視的時間是不具活動性的，節目內容也不一定適合兒童觀看，故雙親必須限制其看電視的時間、慎選節目、與孩子一起看並加以討論內容。

5. 青少年：正值青春期，青春期的生物變化包括**生長的衝刺**與**第二性徵的發展**，生長激素與性荷爾蒙兩者使之平均在24~36個月期間生長迅速，最初包括有身高與體重的增長，時間則因人而異，大多數女孩的性徵首見於乳房的發育，男孩則是睪丸增大。

   在這段成熟與獨立的進展期也有**情緒與認知的變化**，這些可能比身體的變化還早開始，還可能持續進展到生長結束，雖然多數的青少年會調適衝突，但這改變的過程可能給家庭帶來不小的壓力 (Neinstein, 1996)。

   在青少年期身體的疾病很少，導致**死亡的主要原因為傷害與暴力行為**；一項研究報告指出早期與中期青少年的性活動、多重性伴侶、懷孕及性傳染病增加 (Centers for Disease Control and Prevention, 1996)，**菸**、**酒**、**藥**使用者愈來愈年輕。根據統計，代謝症候群有隨年齡上升而增加的趨勢，且 15 歲以上國人對於代謝症候群的認知尚待加強；為預防代謝症候群，宜從小養成建立健康生活型態（如健康飲食、規律運動、避免肥胖等）。因此在這個階段進行健康問題的篩檢與教育是必要的，護理照護目標應包括**身體、情緒及行為問題的早期偵測**，護理人員需**促進青少年對於健康生活型態之選擇**。

➲ 肥 胖

1. 概述：肥胖在年輕群體中占有相當的比例，體重過重(overweight)是以**身體質量指數(body mass index, BMI)**來定義的。兒童肥胖與父母肥胖有關，若雙親都肥胖，孩子有80%的機會亦為肥胖者；兒童或青少年肥胖會使高血壓、呼吸問題、高脂血症、骨骼關節問題、胰島素分泌不正常與月經異常問題等增加，年輕者體重過重的心理社會方面之害處還包括被欺負、嘲笑、受歧視、低自尊、負向的身體心像等，憂鬱、隔離感增加、活動減少等會使情況更加重，長期的危險還包括心血管疾病、糖尿病及癌症等，因此兒童肥胖為成人疾病的先兆，絕不可輕忽。

   高脂飲食與不活動為肥胖的主因。現今飲食型態越趨於精製，電視與電腦造就了久坐的生活型態，使身體活動、運動的時間被剝奪了，更增加肥胖的可能性。

2. 處置策略：必須以改變整個家庭的生活型態為目標，修正家庭的飲食、運動方式及日常活動計畫。對於兒童及青少年體重處置的目標為使體重正常化，包括減慢體重的增加速率使能成長至該有的體重，改善飲食習慣、增加身體活動、**提升自尊**及改善親子關係都是應有的做法。

(1) 國民健康署推動健康體重管理計畫，鼓勵民眾實踐「聰明吃、快樂動、天天量體重」的健康生活型態。

(2) 製作「減糖」、「減鹽增健康」及「各類健康操」健康傳播影片於電視、YouTube 等平臺播送。

(3) 參考 WHO 身體活動與靜態行為指引，鼓勵每周進行 150 分鐘中度身體活動，建立動態生活習慣。

(4) 設定 2025 年實現全球自願性目標「遏止肥胖上升趨勢」。

(5) 以「肥胖防治實證指引」為基礎，研擬肥胖防治服務流程（圖 11-2）。

社區衛生護理人員可運用以下護理措施，達到在社區中促進孩童群體營養狀態與身體活動型態：

(1) 在學校中提供體能教育，與社區、學校系統一起致力於增加學童參加體能教育的數目，並確保哪些時間是真正用於從事體能活動，鼓勵了解與參加運動性活動，在健康教育的課程中加入有關身體活動的資訊。

(2) 提供安全的活動場地，與社區團體和學校一起致力於增加設備、改善遊樂場地、提供課後時間學校與社區場地的可近性。

(3) 提供危險群體篩檢，確保健康提供者以生長參數做篩檢，在社區提供健康博覽會，在日間照護與學校場所提供篩檢活動。

(4) 教育社區有關營養之知識，確保學校在部分課程提供營養教育，徵招餐廳與食品雜貨店參與協助人們選擇健康食品之計畫，主導健康食品博覽會。

(5) 發起與辦理結合飲食與生活型態教育的體重處置計畫。

(6) 以文化或風俗為基礎，確認社區內具危險的群體，開始專為這些標的群體做教育計畫。

➲ 事故傷害

1. 概述：我國 1~14 歲少年人死因以事故傷害為第一位，包括**運輸事故、燒燙事故、溺水、跌落或中毒**等，其中運輸事故不只是汽車車禍，還有徒步時的傷害；**幼兒意外事故發生的地點以家中最多，各種事故傷害都是可以事先預防的**。為執行預防措施，護理人員必須了解導致這些群體於危險之發展因素。

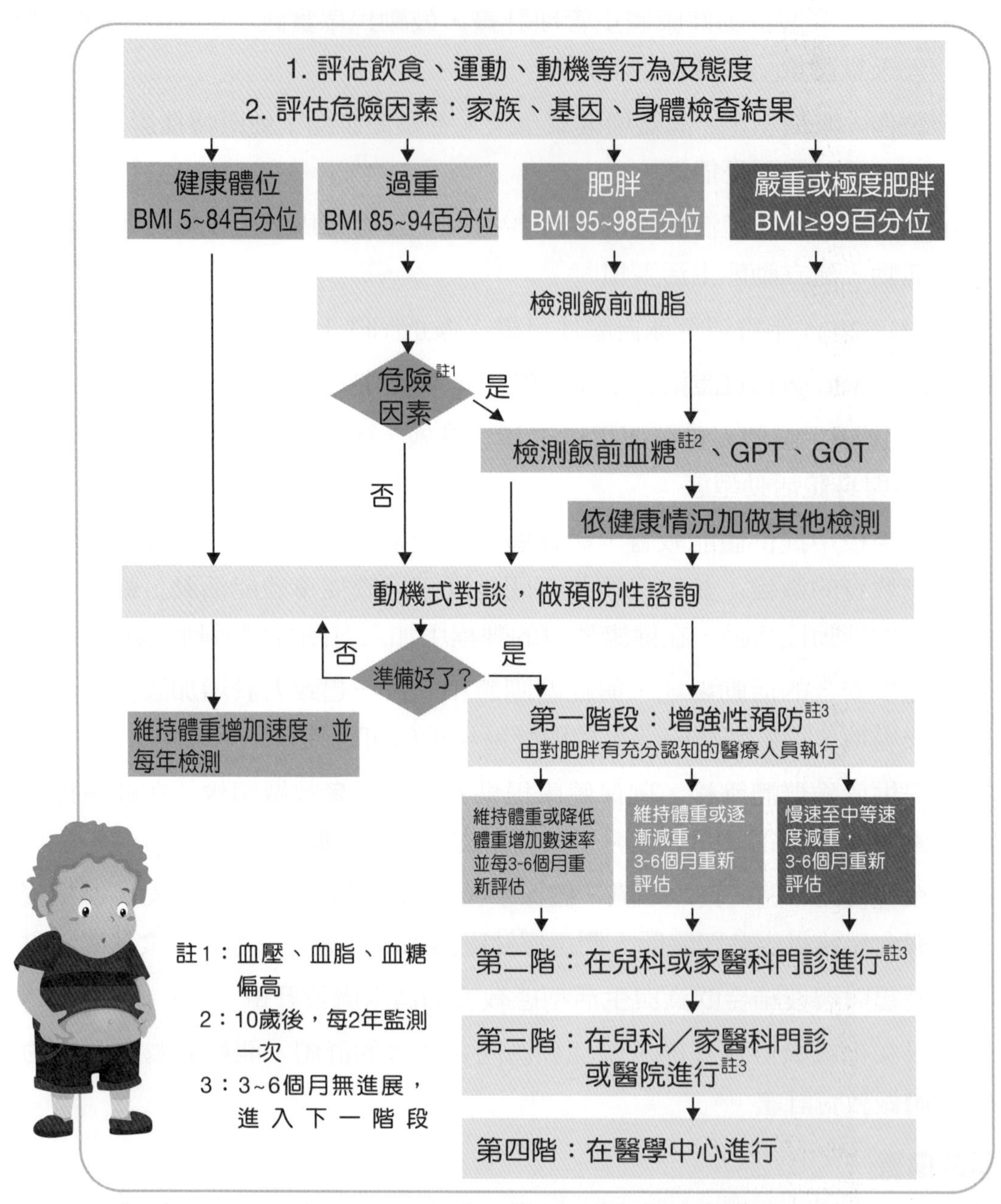
1. 評估飲食、運動、動機等行為及態度
2. 評估危險因素：家族、基因、身體檢查結果
健康體位 BMI 5~84百分位
過重 BMI 85~94百分位
肥胖 BMI 95~98百分位
嚴重或極度肥胖 BMI≥99百分位
檢測飯前血脂
危險因素註1
是
否
檢測飯前血糖註2、GPT、GOT
依健康情況加做其他檢測
動機式對談，做預防性諮詢
否
準備好了？
是
維持體重增加速度，並每年檢測
第一階段：增強性預防註3
由對肥胖有充分認知的醫療人員執行
維持體重或降低體重增加數速率並每3-6個月重新評估
維持體重或逐漸減重，3-6個月重新評估
慢速至中等速度減重，3-6個月重新評估
第二階：在兒科或家醫科門診進行註3
第三階：在兒科／家醫科門診或醫院進行註3
第四階：在醫學中心進行
註1：血壓、血脂、血糖偏高
2：10歲後，每2年監測一次
3：3~6個月無進展，進入下一階段

圖 11-2 兒童肥胖防治篩檢與處理流程

參考資料：衛生福利部國民健康署 (2021)。*醫療院所兒童肥胖防治篩檢與處理流程*。https://www.hpa.gov.tw/Pages/Detail.aspx?nodeid=542&pid=9888

西方社會在討論此年輕群體的事故傷害防治中，特別會談論到降低槍械暴力的問題，我們的社會風氣一直在西化中，社會新聞中也有不少持槍械鬥消息出現，因此亦不可忽略這項問題；槍械暴力可能形成永久性的身

體損傷，且受害者或目擊者之情緒反應將會是長久持續著的，在治療與復健上的經濟負擔亦所費不貲。一般來說，與槍械暴力有關的特徵包括有攻擊性行為、貧窮、學校問題、物質濫用病史者和接受暴力行為文化者，處置上應提早開始並注意這些因素。

2. 處置策略：年輕群體事故傷害防治之重要措施，包括：

(1) 提升遊樂與娛樂場地的安全：學校、托兒所及社區都應為孩子的遊戲發展安全的場地，尤其常造成傷害的跌落事件，跌落所產生的頭部損傷又是最多的；場地的安全應包括結構、材料、表面及設備的維護等，亦需考量特定年齡孩子的技能發展與體能，護理人員應協助社區建置遊戲場地的標準。

兒童遊戲場設施安全管理規範

(2) 車禍：依道路交通管理處罰條例規定，年齡 4 歲且體重 18 公斤以下之兒童應依規定乘車時安置於安全椅。**6 歲以下或需特別看護兒童不得單獨留置車內**。

(3) 溺斃：不單獨讓幼兒留在澡盆。

(4) **燒燙傷：幼兒洗澡時先加冷水再倒熱水，以防燙傷，試過水溫後再讓幼兒入浴**。

(5) 跌落：留意床欄之堅固與高度等安全性。

(6) 窒息：危險物品不可置於兒童伸手可拿之處；避免餵食果核或具韌性的食物。

護理人員應分擔兒科群體傷害預防之責任，評估孩童、家庭與環境的特性以確認危險因子；護理措施包括預先指導、環境修正、安全教育等，教育應以死亡原因與危險因子為根本，採取適合年齡的處置。職場、學校及日間照護機構之健康照護提供者，應把握機會教導孩童、青少年及其家庭預防事故傷害，將安全併入健康教育課程中，且在每一次的健康訪視中都應強調事故傷害之預防。

➲ 吸菸

1. **概述**：吸菸與心血管疾病、癌症和肺疾病有關，父母常常不了解或不相信吸菸對孩子的影響，孩子暴露於二手菸的結果，造成耳朵及上呼吸道感染增加。吸菸的孩子越來越多，十幾歲就吸菸，之後是很難停止的 (Brown, 2002)。

自 2009 年修正公布菸害防制法後，雖然吸菸率有下降的趨勢，但電子煙及加熱式菸品的興起，已成為我國未來菸害防制重大議題。2021 年青少年吸菸行為調查發現，國中、高中職學生電子煙使用率分別為 3.9% 與 8.8%，推估有超過 7.9 萬青少年正使用電子煙，顯見這些設計新潮、酷炫，又與科技、電子結合的產品，正吸引年輕族群使用；但多數電子煙含有尼古丁易致成癮，更有爆炸、致癌等風險（衛生福利部國民健康署，2024）。

菸業的廣告使用媒體、廣告板、贊助運動活動等宣傳一直在增加，甚至菸的廣告還可能出現在青少年雜誌，還會推出吸引孩子的標語等，已經是全球先進國家共有的問題。

2. **處置策略**：文獻指出，青少年會吸菸最主要是模仿身邊的成年人，包括父母長輩及老師（衛生福利部國民健康署，2011）。為防止兒童及青少年接觸任何菸品，政府持續推動兒童及青少年菸害防制相關策略及措施，例如提高菸價（最具成本效益的策略之一，尤其對於青少年）；結合傳播媒體進行反菸宣導；禁止菸品廣告、促銷與贊助；限制菸品接近青少年，將合法吸菸年齡從 18 歲調高至 20 歲；建立無菸公共場所及工作場所；運用社區資源，推廣無菸家庭；推動以學校為基礎的課程，禁止教職員工生攜帶及使用電子煙及加熱式菸品（衛生福利部國民健康署，2023）。

衛生福利部於 2012 年 3 月 1 日推出「二代戒菸服務計畫」，門診、住院、急診及社區藥局皆可提供戒菸服務，費用由菸品健康福利捐的收入支應。透過醫療院所的戒菸衛教師或社區藥局藥師，提供專業的衛教、諮詢與支持，孕婦、青少年及不適合用藥者，可因而得到強而有力的協助。接受戒菸服務後，3 個月及 6 個月後還有專人追蹤及輔導，全程關懷增強戒菸動機及意志力。菸害防制的措施需著重於父母、孩童或青少年以及公共政策；父母應提供教育計畫處理孩子吸菸的負面反應、停止吸菸措施及創造一無菸環境的方法，並合併行為修正方式之使用。

自 2009 年菸害防制法新規定實施以來，在各項策略的推動下，國中學生吸菸率至 2018 年下降 6 成多，高中職學生吸菸率則下降 4 成，已逐步邁向世界衛生組織 NCD 2025 年減少 30% 吸菸率之目標。

政府擬修菸害防制法，將電子煙納入管制規範，並直接針對孩童與青少年的拒菸計畫，強調短期性後果會比強調長期性後果更為成功。從發展上看，孩童與青少年無法想像吸菸的未來後果，所以應強調對健康的立即危害，並教導拒絕同儕壓力的社會技能亦是絕對不可少的。

護理人員應為吸菸的策略主導者，禁菸廣告、強迫約束賣菸給未成年者、增加拒菸教育經費以及限制公共場所吸菸均可降低吸菸的發生，甚至應鼓勵保險業者償付戒菸治療。以社區為基礎的菸害防制處置包括：

(1) 在小學、中學及以上學校致力於預防課程的提供、無菸環境的提供，包括所有學校場所、校車、各種學校事件。

(2) 與健康照護提供者一起致力於確保他們正確探詢與忠告降低二手菸的暴露、倡導戒菸與提供戒菸的協助策略。

(3) 與社區商家一起配合未成年者不能買菸的法令。

此外，貧窮、無適當住所、沒有健康保險、單親、受虐或物質濫用者等，皆需列入危險軸向照護的議題之中。

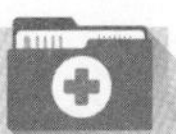
小補帖

戒菸衛教師

為推動二代戒菸服務工作，政府針對醫事人員進行培訓，以嫻熟戒菸的相關知識與技能，幫助吸菸者戒菸。而護理人員於戒菸衛教師中的角色功能，包含個案發現者、健康代言者、照護者、教育者、個案管理者、諮詢者、支持者及研究者，整合社區資源，共建無菸環境。

相關資訊可參訪台灣菸害防制暨戒菸衛教學會：

(三) 嬰幼兒及青少年群體的護理

社區衛生護理人員有優勢機會促進嬰幼兒及青少年群體的健康，在包括社區健康中心、學校衛生單位、居家健康計畫之各式不同的情境中，透過兒童健診中心、預防接種計畫、政府委託計畫或地方特定補助計畫等方式提供照護，均能拓展護理的角色；然而，護理過程與所有因子的知識基礎，仍是為此群體提供照護的基本架構，護理在社區中經由社區服務的發展與協調，以及透過公共政策的形成，促進嬰幼兒及青少年群體的健康，群體的健康評估（表 11-3）仍是首要步驟，再依據群體的需要發展健康照護服務（圖 11-3）。

▶ 表 11-3 孩童群體健康評估參考指標

生物方面
- 孩子的年齡為何？生長發展情形是否符合其年齡？有什麼生長發展上的阻礙？此孩子的性別符合父母的期望嗎？
- 孩子有任何現存的身體健康問題嗎？有任何生理功能的問題嗎（如：便秘、痰）？孩子有常生病的情形嗎？有遺傳疾病嗎？
- 孩子有接受適合其年齡的篩檢嗎？有按時預防接種嗎？

心理方面
- 孩子有呈現出心理健康問題嗎？
- 家庭成員對孩子的態度如何？父母對孩子的期望實際嗎？訓練是否適合孩子的年齡及能力？有兒童虐待的情形嗎？
- 孩子有什麼反映型態？孩子的反映型態會在家庭中造成衝突嗎？
- 親子關係及親子互動品質如何？雙親調適技巧合適嗎？是單親家庭嗎？父母有精神疾病嗎？
- 孩子的自我概念如何？

物理環境方面
- 家中或照顧孩子的環境中有安全的顧慮嗎？家能實際耐受孩子的各種活動嗎？父母使用適合年齡的安全措施嗎？
- 近鄰存在對孩子有任何健康或安全上的危險嗎？

社會文化方面
- 孩子能有效與他人互動嗎？人際關係如何？
- 孩子在家中扮演哪些角色？符合其年齡嗎？與兄弟姊妹的互動如何？
- 家庭文化、宗教對孩子健康有什麼影響？
- 家庭社會環境有可能影響健康的因子嗎（如：失業）？家庭經濟狀況如何？家庭收入足夠符合孩子的需要嗎？雙親都在外工作嗎？
- 孩子照護的安排安全嗎？是否符合其年齡和發展程度？
- 孩子的學校生活、學業成績如何？孩子有接受父母在教育上的支持嗎？

行為方面
- 孩子一般飲食、休息及活動型態是如何？符合其年齡嗎？
- 家庭中有物質濫用的情形嗎？孩子暴露於吸菸情境嗎？孩子會喝酒、吸菸或用藥嗎？
- 孩子參與什麼娛樂消遣活動？這些活動有任何健康或安全的危險嗎？
- 孩子有接受合於年齡的性教育嗎？孩子有性活動嗎？如果有，孩子從事安全性活動嗎？曾遭受性侵害嗎？

健康系統方面
- 孩子有規則的健康照護來源嗎？家庭經濟能負擔健康照護服務情形如何？
- 父母有足夠的基本疾病照護知識嗎？

健康促進	特殊保護	早期診斷 適當治療	限制殘障	復健
·加強衛生教育 ·提供遺傳諮詢與優生保健服務 ·維持良好營養 ·培養健全的身心及人格發展 ·從事正當運動與娛樂 ·提供正確性教育 ·定期健康檢查	·按時預防接種 ·培養良好衛生習慣 ·改善環境衛生 ·預防意外傷害 ·避免接觸致癌物 ·避免接觸過敏原 ·提供特殊營養	·主動發現個案 ·實施篩檢：新生兒先天性代謝異常疾病篩檢、尿液篩檢等 ·特殊體檢	·提供適當的治療，以遏止疾病的惡化，並避免進一步的併發症和續發疾病 ·提供完善醫療設備，以限制殘障和預防死亡	·提供生理、心理和職能復健 ·提供適宜的復健設備 ·提供特殊教育及訓練
第一級預防	第二級預防	第三級預防	第四級預防	第五級預防
初段預防		次段預防	末段預防	

圖 11-3 運用三段五級預防學說於提供嬰幼兒及青少年群體照護

社區為導向的護理人員對於嬰幼兒及青少年群體健康有兩個主要的角色：

1. 護理人員對孩童及其家庭提供直接的服務，如護理評估、管理式照護、教育及建議。
2. 護理人員參與社區評估和各種計畫的建置，以確保此群體有健康的環境。

社區衛生護理人員有機會教導孩童及其照顧者健康的生活型態，並在開放的情境中提供以家庭為中心的照護。

(四) 嬰幼兒及青少年群體護理計畫

嬰幼兒及青少年群體護理計畫包括三個主軸：

1. 急性或潛在性健康問題之處置。
2. 照護指導與指引：使家庭了解、熟知生長與發展以及社會、情緒與認知的變化，護理人員提供促進健康生活型態和預防健康問題與意外災害之訊息。
3. 個案管理或照護之統合：如護理人員協調轉介至社區機構、其他健康照護服務或提供者、或援助計畫。

照護的評值為護理過程的重要部分，包括護理人員識別與記錄措施之正向結果，如知識增加或行為改變目標之達成。於現在的健康照護環境中，與健康照護支付者要求與辨明健康照護服務的成本是必需的。

二、婦女健康照護

婦女健康過去是歸在「婦幼衛生」之中，「婦」所指為15~49歲之育齡婦女，著重於婦女的孕期、產期、家庭計畫與更年期保健；傳統上在討論婦女健康多集中於生殖和母親角色，現今議題則包括了許多對婦女健康的社會、心理、文化、政治、經濟及生物等影響因素，還有健康促進、疾病預防、健康維護與復健。

婦女自古至今大多在為別人提供照護，在老年群體中更為顯見。估計有72%的無給職家庭照護者為婦女，且身分為中年的女兒或媳婦(Robinson, 1997)。通常這些婦女發覺自己照顧年長父母的同時亦需照護年幼家人，婦女照護者的多重角色與職責通常亦伴隨著經濟上的壓力，包括社經地位、照顧提供者的資源及其他壓力源等都會是影響此負擔的因素(Hoffman & Mitchell, 1998)。

（一）婦女的現況

我國女性約占所有人口數的一半，由於科技進步，醫藥發達，使我國女性平均餘命(life expectancy)延長至80歲以上（表11-4）。2023年國人平均餘命**女性約83.74歲，男性約76.94歲**（內政部，2024）。2023年我國女性十大死因為：**惡性腫瘤**→心臟疾病→肺炎→糖尿病→腦血管疾病→高血壓性疾病→嚴重特殊傳染性肺炎(COVID-19)→腎炎、腎徵候群及腎病變→事故傷害→血管性及未明示之失智症。癌症死因前五名為：氣管、支氣管和肺癌→女性乳癌→結腸、直腸和肛門癌→肝和肝內膽管癌→胰臟癌。標準化死亡率為每十萬人口85人（衛生福利部，2024）。

2000年時，臺灣青少女的生育率為14‰，高於臨近亞洲國家許多，居亞洲之冠，當時**臺灣青少女生育率比別的國家高，所代表的意義是，我國青少女的避孕觀念不足**，所以會有意外懷孕的情況發生（林，2004）。**懷孕青少女之健康危險因子包括：有較高早產的危險性、較晚開始接受產檢、可能伴有吸菸及喝酒等行為**，這些均易形成高危險妊娠、**新生兒死產、早產及體重不足**和先天性缺陷之遺憾。2021年未成年少女生育率香港為全球最低，僅1.58‰，南韓(2.21‰)、澳門(2.68‰)、日本(2.9‰)，最高為尼日(170.46‰)；而我國2023年青少女的生育率為3‰（行政院性別平等會，2022），顯見我國於優生照護方面的成效，雖與過去相比已明顯下降，但仍**居亞洲之冠**。

表 11-4 主要國家歷年平均餘命 單位：歲

年別	中華民國		日本		南韓		新加坡		中國大陸		美國		德國		英國	
	男	女	男	女	男	女	男	女	男	女	男	女	男	女	男	女
2010	76.1	82.6	78.9	85.7	75.6	82.3	79.5	84.9	72.5	76.8	75.8	80.8	76.4	82.6	77.8	82.1
2011	76.0	82.7	79.0	85.7	75.8	82.5	79.5	85.0	72.7	76.9	75.9	80.9	77.8	82.4	78.0	82.3
2012	76.2	83.0	80.6	87.4	76.1	82.7	81.5	86.2	72.8	77.1	76.1	81.1	77.9	82.6	78.1	82.4
2013	76.9	83.4	80.9	87.7	76.4	82.9	81.7	86.6	73.0	77.3	76.2	81.2	78.0	82.7	78.2	82.5
2014	76.7	83.2	81.1	88.0	76.7	83.1	81.9	87.1	73.1	77.4	77.1	81.9	78.2	82.9	78.3	82.7
2015	76.9	83.3	81.4	88.3	77.0	83.3	82.1	87.5	73.4	77.7	77.3	82.0	78.3	83.0	78.4	82.8
2016	76.8	83.4	81.7	88.5	79.3	85.8	82.3	87.8	73.5	77.9	77.5	82.1	78.4	83.1	78.5	83.0
2017	77.3	83.7	81.9	88.8	79.3	85.8	82.6	88.1	73.6	78.0	77.7	82.2	78.5	83.3	78.6	83.1
2018	77.5	84.0	82.2	89.0	79.4	85.8	82.8	88.3	73.7	78.1	77.8	82.3	78.6	83.4	78.7	83.2
2019	77.7	84.2	81.4	87.5	80.3	86.3	81.4	85.7	74.8	79.2	76.3	81.4	78.6	83.4	79.4	83.1

註：USA“The World Factbook”估計數，我國 2018 年資料係採預估數。
資料來源：內政部統計處（2022，1 月 5 日）．*2019 年全世界主要國家平均壽命排名*。https://reurl.cc/ZrMWNW

(二) 婦女健康的相關議題

健康貫穿婦女的生命週期，亦緊密與社區相關聯，如所吃的、所做的工作、所暴露的毒性物質、所用的、還有所遭遇的傷害等許多因素都與社會環境和物理環境有關，存在社區中的暴力、可利用的健康服務、工作機會、薪資待遇及交通等也會影響婦女健康。以下即對**婦女群體健康的相關議題，包括生育健康、更年期、骨質疏鬆、心血管疾病、糖尿病、心理衛生、癌症及體重控制**等進行討論。

➲ 優生保健

為實施優生保健，提高人口素質，保護母子健康及增進家庭幸福，優生保健法於 1984 年 7 月公布，其基本精神為胎兒有健全生存權、婦女生育自由權。2022 年《優生保健法》草案預告修正更名為《生育保健法》，目前仍在審議修法階段。

國民健康署為此編製「新人健康手冊」，提供新婚夫妻健康指引；提升婚（孕）前健檢率，推動準媽媽健康管理計畫；提升產前檢查及新生兒篩檢品質，強化出生及先天缺陷兒通報系統，加強罕見疾病防治及宣導，並協助獲取妥善治療，透過真心的關懷，使國民擁有健康的下一代。

優生保健主要工作項目有**婚孕前健康檢查及特殊優生檢查**、**產前遺傳診斷**、新生兒先天代謝異常疾病篩檢、先天性缺陷兒篩檢、**遺傳諮詢**、人工流產及家庭計畫的諮詢及管理（目前宣導重點為**適齡結婚**、**優質生育**），詳見圖11-4說明。

新生兒先天代謝異常疾病篩檢、先天性缺陷兒篩檢已於嬰幼兒及青少年的健康照護中說明，此處針對產前遺傳診斷、遺傳諮詢、人工流產及家庭計畫說明如下。

1. **產前遺傳診斷**
   (1) 超音波診斷：安全性高、可顯示胎盤及胎兒內外構造、可判斷胎兒是否畸形。
   (2) 羊膜腔穿刺術：**懷孕16~18週**，在超音波引導下經孕婦腹部、子宮壁、羊膜腔，抽取少量的羊水，進行細胞培養及胎兒染色體檢查。**需進行羊膜穿刺術者包括：年齡在34歲以上者**，曾懷有過染色體異常胎兒者，此次懷孕經超音波或孕婦血清篩檢發現異常者，夫婦之一為染色體異常者，**有3次以上的習慣性流產者**，**夫婦是嚴重之單一基因疾病之病人或帶因者**，曾經有過無腦兒、脊柱裂等開放性神經管缺損患兒者。
   (3) 胎兒絨毛膜組織檢查：**懷孕 9~11 週實施**，可分析染色體。
   (4) 子宮內胎兒血液取樣檢查術：可檢查血友病、**海洋性貧血**。
   (5) 甲種胎兒蛋白：經由血液檢查得知，若**濃度過低懷疑為唐氏症**，**濃度過高疑有神經管缺損**。
   (6) 另外尚包括胎兒造影術、放射線檢查、胎兒內視鏡術等。
2. **遺傳諮詢**：遺傳諮詢對象包括：
   (1) 有下列疾病史之個人或家庭成員：先天性缺陷、智能不足、**染色體異常**、**遺傳疾病**（如血友病）、新陳代謝異常、第二性徵發育遲緩或無月經、感覺缺陷（如聾啞）、進行性神經性疾病、神經肌肉疾病、**精神疾病**、多因子疾病等。
   (2) 血親通婚、須產前遺傳診斷者、**不明原因重複性流產者**。
3. 人工流產
   (1) 應於**妊娠 24 週內**施行，但屬於醫療行為者，不在此限。

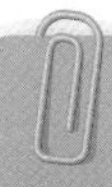

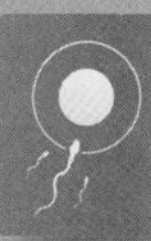

婚孕前健康檢查及特殊優生檢查

婚孕前健康檢查對象為即將結婚及已經結婚而尚未懷孕之男女，針對遺傳性、傳染性、精神性的疾病進行初步篩檢和追蹤治療，對有可能生育遺傳疾病兒或畸形兒者，提供避孕方式與遺傳諮詢。

特殊優生檢查是對有遺傳疾病的家族、先天性殘障或發育異常者之特殊群體，由醫療機構提供優生健康檢查和遺傳諮詢的服務，以早期採行優生保健措施。

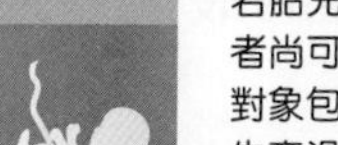

產前遺傳診斷

若胎兒有先天性缺陷，應及早診斷出來，透過諮詢讓孕婦能有適當的決定與處理，若是程度嚴重者尚可及時中止妊娠。

對象包括34歲以上孕婦、孕婦經診斷或證明本人或配偶罹患遺傳性疾病者、有習慣性流產者、曾生育過先天異常兒者、家族有遺傳性疾病者、其血清篩檢疑似染色體異常之危險機率大於1/270者以及本胎經超音波篩檢胎兒有異常可能者。

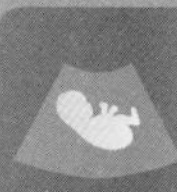

新生兒先天代謝異常疾病篩檢

新生兒先天代謝異常疾病是新陳代謝顯著異常，進而造成身體機能的障礙，若能出生時及早發現，可用配方食物、避免接觸特別物品或藥物而得到治療。

在出生後滿48小時，或哺乳滿24小時，或未滿48小時即出院之健康情形良好的新生兒，接受21種疾病的篩檢。

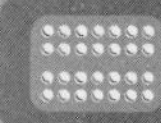

先天性缺陷兒篩檢

許多有缺陷的新生兒是可經由治療得到不錯的結果，藉由新生兒科醫師對新生兒進行篩檢，瞭解先天缺陷的成因，及早幫助這些患兒，同時可防止其父母或家族以後再生出缺陷兒。

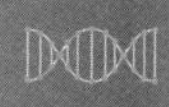

遺傳諮詢

專業遺傳諮詢為推動優生保健工作的重要利器。遺傳疾病的病程發展、再發機率及後續的療育追蹤輔導等，都需藉助醫學、遺傳學、心理學、社會工作、優生保健法等，才能協助病家去面對問題。

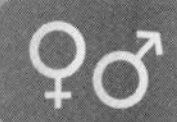

人工流產及家庭計畫的諮詢及管理

懷有缺陷胎兒的婦女，或因懷孕生產將影響個人身體、心理健康或家庭生活者，應該藉著安全的人工流產、避孕及結紮手術來解決問題。

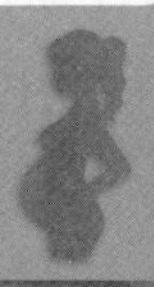

圖 11-4 優生保健工作項目（周雨樺等，2022）

(2) 方法

A. 月經週期 14 天至 7 週內者，可用月經規則術。

B. 懷孕 7~12 週內，可用真空吸引術或子宮內膜刮除術 (D & C)。

C. 懷孕 12~24 週，可用引產方式取出胎兒。

4. 家庭計畫

(1) 阻隔法：化學製劑、男性保險套、女用保險套、子宮帽、避孕海綿。

(2) 性交中斷法：不受時間、空間限制，不需任何器械、物品。但男性要有自制力，且較無法達到性滿足。

(3) 子宮內避孕器(IUD)：裝置時間在月經後2~3天內（月經的最後一天）、產後42天或流產出血停止後可立刻裝置。

(4) 口服避孕藥：常見的為動情素與黃體素混合製劑，可抑制卵巢排卵，通常為 28 粒型製劑，**最後 7 粒為鐵劑**。**應在月經來潮第 5 天開始使用**，第一次服用至少服用 5 天以上才有藥效。若停服藥物，卵巢及月經即可恢復功能，但使用口服避孕藥計畫懷孕時，**應停藥 3 個月後再懷孕**，以預防生出先天性缺陷兒。正確服用，避孕效果高達 99~100%。**若某天忘記服用，需於第 2 天的 12 小時內服用 2 粒**。

(5) 月經週期法：排卵日通常為下次月經來潮前 11~18 天。連續觀察 12 個月的月經週期，分別用最短一次月經週期天數減去 18，以定出危險期開始的第一天日期；用最長一次月經週期的天數減去 11，以定出危險期終結的最後一天。

(6) 基礎體溫法 (BBT)：排卵期受動情素 (estrogen) 影響，體溫略低約 36.5°C (97.7°F)，排卵日再降低 1°F。排卵後受黃體素影響，較排卵前高 1°F。

(7) 結紮法。

➲ 生育健康

1. 概述：臺灣地區孕產婦死因主要為產科栓塞、產後出血以及伴有明顯蛋白尿的妊娠高血壓（衛生福利部，2020），我國孕產婦死亡率於 2018 年 (11.6 ‱₀) 後出現逐年攀升趨勢，2022 年維持或低於近 3 年平均值 12.7（每十萬活產數）（衛生福利部國民健康署，2023），顯示應更努力於孕產期照護。

2. 處置策略：婦女多因生殖或月經的問題而使用健康照護服務，而護理人員是最常接觸到的健康專業人員，可藉此增進婦女對生育健康服務的利用。

(1) 避孕指導：護理人員與育齡婦女討論避孕方法、進行避孕諮詢時，需對現今避孕方法的選擇有正確的知識及非批判性的態度，以期使之接受正確指導而有適當的避孕選擇。選擇避孕方法的考量因素包括婦女的健康、性生活的頻率、性伴侶數及未來的生育計畫，然而並沒有方法能百分之百保證避孕或隔絕疾病，除非無性交或禁慾(USDHHS, OWH, 2000)。此外，不願懷孕的問題存在於青少女與成年婦女，護理人員必須予以告誡，而不能假設任何婦女是清楚避孕且能正確並持久使用避孕方法。常見的避孕方法如前家庭計畫所述。

(2) 孕期營養

A. 各孕期適宜體重增加：第一期 1~2 公斤、第二期 5 公斤（每週增加 0.4 公斤）、第三期 5 公斤（每週增加 0.4 公斤）。

B. 均衡飲食，攝取足夠的各類食物，例如鈣磷不平衡易導致腿部肌肉抽筋，要多休息、補充鈣質、**注意保暖**、**抬高**或按摩足部及穿平底鞋。護理人員要增加婦女對葉酸攝取的了解，讓婦女清楚孕期暴露於酒精的害處為胎兒缺陷、胎兒智能不足與發展遲緩等。

C. 清淡飲食，少量多餐，避免水分滯留。

D. 護理人員還需致力排除孕期的傷害因素，有研究指出受虐的孕婦更會增加物質濫用與心理社會壓力 (Curry, 1998)，除指出孕期除了濫用的物質，**如**酒精、藥物、**吸入二手菸會經由胎盤將有害物質傳給胎兒，**更需處置暴力行為的發生。

(3) 新住民婦女：近年來新住民人數有日漸增多的趨勢，2022年外籍與大陸配偶總人數達12,650人，外籍配偶占3.43%，大陸與港澳地區占1.63%，2022年生母非本國籍其所生子女數占總出生數4.65%。異國婚姻的家庭除了語言、教育程度、文化與年紀的差距等問題需要調適之外，對於該群體之產前、產後、優生保健、生育調節及其子女之健康照護等保健事項，亟需將該群體納入保健管理範圍，如下：

A. 為降低新住民因語言溝通困難造成就醫障礙，辦理「輔導新住民翻譯人才培訓及運用計畫」，以協助衛生局（所）工作人員進行生育保健指導通譯工作。

B. 政府提供配偶為中華民國國民之新住民懷孕婦女，與國人享有相同產檢補助服務。

C. 提供新住民懷孕婦女未納健保產前檢查補助之醫療補助費用。

D. 辦理「新住民孕婦生育指導」，提供新住民懷孕婦女生育指導及衛教諮詢，**如提供雙語的媽媽健康手冊、鼓勵學習中文、鼓勵參加新住民媽媽教室**。

情況題

1. 黎氏苹為越南籍配偶，於一個月前抵達臺灣，懷孕已兩個月，尚未做產前檢查。當社區衛生護理師進行第一次家庭訪視時，黎氏苹詢問相關問題，下列何者是社區衛生護理師首要提供的資源，以提高定期產前檢查意願？ (A)介紹哺乳支持團體 (B)安排優生保健門診 (C)協助報名參加生活成長營 (D)協助安排產檢及提供外籍配偶照顧輔導基金醫療補助申請。
2. 承上題，黎氏苹向社區衛生護理師表示，她打算遵照越南傳統，在坐月子期間使用燻木炭習俗，以利產後恢復。社區衛生護理師立刻表示反對。在這個案例中，社區衛生護理師宜加強下列哪種能力？ (A)學習越南話的能力 (B)產後照護的知識能力 (C)文化敏感度的能力 (D)優生保健的知識能力。
3. 承上題，黎氏苹僅能以簡單的日常用語溝通。不識字的婆婆每次都陪同作產檢，然而接連兩次產檢的尿液檢查都出現有尿蛋白現象，婆婆很緊張。此時，社區衛生護理師最好能轉介何種資源給她們，以協助飲食控制？ (A)請黎氏苹立刻參加醫院的媽媽教室 (B)請通譯員協助，對黎氏苹進行飲食衛教 (C)請黎氏苹詳讀「媽媽健康手冊」中的飲食衛教 (D)請志工到黎氏苹家，教她國、台語。
4. 社區衛生護理師想要提升女性新住民及其子女使用健康照護服務之品質，下列何種策略較無相關？ (A)舉辦各國傳統服裝表演 (B)培訓通譯員 (C)製作多語化外語衛生保健教材 (D)開辦女性新住民生活成長營。

答案 1. D 2.C 3.B 4.A

(4) 人工生殖：由於不孕症夫妻的比例逐漸的增加，為了讓生育有障礙之夫婦能夠滿足生育的新希望，基於維護生命之倫理及尊嚴，以治療不孕為目的的人工生殖技術不斷創新。「人工生殖法」於 2007 年制定公布。

與婦女生育健康有關的還有接受產前照護 (prenatal care)，許多證明顯示產前照護能促進生產的結果，而許多婦女產前照護的障礙包括偏遠地區交通問題、麻煩的程序及保險的問題 (Roberts et al., 1998)、門診病人很多及孩子沒人看等因素。護理人員不只是鼓勵個案接受產前照護，尚需致力於建置所有懷孕婦女可近、可負擔、可利用的服務。

因應新時代孕產婦之健康照護需要，國民健康署持續編印新版之孕婦衛教手冊，其中涵蓋孕婦產前檢查之給付時程及服務項目、準媽媽檢查篇、準媽媽生活篇、迎接誕生篇暨資源篇。

在少子化的時代，每個寶寶對家庭或社會，都是珍貴而重要的，醫療團隊不僅需付出更多心力照護，在醫療結果上也承受莫大的責任和壓力，因此，在提升品質的同時，也應考慮給予相對合理的給付，以減少育齡家庭的負擔，並引導醫療體系有良性與永續的發展。

小補帖

因應少子化之相關政策

為緩減我國少子女化現象，提供年輕家長最大之育兒支持措施，自 2018 年核定「我國少子女化對策計畫」，對於 6 歲以下幼兒教育及照顧，以「增加平價名額」、「降低就學費用」、「發放育兒津貼」為策略，並於 2021 年「0~6 歲國家一起養」政策，「平價教保續擴大」、「育兒津貼達加倍」、「托育補助再增加」及「就學費用再降低」等策略，2023 年起取消育兒津貼排富及 5 歲須就學始予補助之限制，適時調整策略擴大協助，讓育兒家庭獲得較為全面的照顧，並以就學幼兒中有 7 成幼兒能選擇平價教保服務機會為目標（教育部，2023）。

3. 產前檢查：我國**全民健保目前提供孕婦 14 次免費產前檢查**，檢查時間及內容如下：
   (1) **妊娠第 8 週及第 12 週，給付兩次**。
   (2) **妊娠 16~28 週每月檢查一次，給付四次**。
   (3) **妊娠 29 週以後，給付八次**。
   (4) 其他：
      A. 超音波檢查：第 1 次：妊娠第 8~16 週、第 2 次：妊娠 20 週前後、第 3 次：妊娠第 32 週後。
      B. 妊娠第 12 週：B 型肝炎 (HBsAg、HBeAg)、德國麻疹 (Rubella)。
      C. 妊娠第 24~28 週：貧血檢驗、妊娠糖尿病篩檢。
      D. 妊娠第 32 週前後：梅毒檢查 (VDRL)。
      E. **妊娠第 35 週至未達第 38 週前：產前乙型鏈球菌篩檢**。
      F. 母乳衛教指導費：每次產檢給付 20 元，共可補助 14 次。
      G. 孕婦產前健康照護衛教指導：每次給付 100 元，共可補助 2 次，第 1 次於經醫師診斷、確認懷孕後至妊娠未滿 17 週，第 2 次於妊娠第 29 週以上。

4. 產後保健

(1) 一般產婦產後的照顧重點包括生理變化，如子宮復舊、惡露量及性質觀察、會陰部傷口評估、哺餵母乳衛教，注意運動、早期下床活動、均衡飲食及足夠的液體攝取。

(2) 政府推動辦理「周產期高風險孕產婦（兒）追蹤關懷計畫」，針對高風險懷孕婦女提供孕期至產後6週或6個月之衛教、關懷追蹤及轉介服務。

(3) 「爸爸孕產育兒衛教手冊」協助準爸爸掌握產後照護、照顧新生兒、親職準備（陪產檢及陪產假、育兒津貼及托育補助、性別平等）。

5. 母乳哺育：1991 年左右衛生福利部即著手擬定母乳哺育推廣計畫，為國內的第一期「母乳哺育推廣計畫」的由來。國內目前母乳哺育推廣工作目標以自然、溫馨的方式推動母乳哺育，期能提升產後一個月母乳哺餵率。

世界衛生組織 2002 年的嬰幼兒餵食全球策略—呼籲各國政府確保所有健康及相關部門保護、鼓勵及支持純母乳哺育 6 個月，其後添加適當的副食品，持續母乳哺育至兒童 2 歲或 2 歲以上；同時協助婦女從家庭、社區及工作場所中得到支持，以達到母乳哺育目標。國民健康署積極推動各項母乳哺育推廣政策，2010 年「公共場所母乳哺育條例」公布施行，以維護婦女於公共場所哺育母乳之權利，並提供有意願哺育母乳之婦女無障礙哺乳環境；依據勞動基準法第 52 條規定「**子女未滿一歲須女工親自哺乳者，於規定之休息時間外，雇主應每日另給哺乳時間二次，每次以 30 分鐘為度**。哺乳時間，視為工作時間。」；並委託臺灣婦產科醫學會辦理「母嬰親善醫療院所認證」，至 2024 年有 138 家院所通過母嬰親善醫療院所認證評鑑，期望以全面建置親善之母乳哺育環境，提升母乳哺育率（衛生福利部國民健康署，2024）。

情況題

黃小姐需在坐完月子後到家裡經營的工廠幫忙，所以她覺得餵配方奶比較方便。社區衛生護理師於家訪時給予的建議，何者不合適？ (A)坐月子期間，是建立成功泌乳的最佳時機 (B)上班時定時將乳汁擠於集奶袋中，置於冰箱中保存，可持續母乳哺餵 (C)上班時請家人餵牛奶，下班後再餵母乳 (D)在家人的支持與鼓勵下，可參加哺乳支持團體。

答案 C

➲ 更年期

1. 概述：更年期為婦女正常的卵巢功能逐漸衰退至不具功能的過渡時期，通常發生在 45~55 歲間。身體動情素與黃體素變化的時期，這種改變會使月經停止，這些荷爾蒙的降低所導致的反應可見於陰道與尿道、心血管系統、骨質密度、性慾、睡眠型態、記憶力和情緒 (USDHHS; National Institute on Aging, NIA, 2001)，可能引起許多不適症狀，**如熱潮紅**、**盜汗**、月經不規則、心悸、失眠、**骨質疏鬆等等**。根據統計，國內婦女之更年期前五大症狀分別為記憶力減退、疲勞、失眠、情緒低落及背痛 (Lee & Lee, 2020)。婦女對更年期的態度變異很大，受到文化、年齡、支持、其他婦女所列舉經驗的影響，更年期被認為是從正常老化過程到一疾病狀態或不平衡階段的連續 (continuum)。
2. 處置策略：應注意飲食均衡，低油、低糖、低鹽。多攝取黃豆類、高鈣食品（停經前應1,000 mg／天，停經後1,500 mg／天），並養成運動習慣保持理想體重。每年定期接受乳房檢查、子宮頸抹片、婦科內診、血脂肪追蹤及骨質密度檢查（準確骨質測量部位：胸椎、腰椎及股骨頭）。傳統上是採用**荷爾蒙替代療法**(hormone replacement therapy, HRT)治療更年期所造成的不適，最近美國國家健康學會(National Institute of Health, NIH)則發表停止荷爾蒙替代療法的試驗，因為**會增加健康之更年期婦女發生乳癌的危險**(NIH, 2002)，研究者也發現使用荷爾蒙替代療法的婦女比使用安慰劑者其冠狀動脈心臟病、中風及肺栓塞比率都增加，因此，荷爾蒙替代療法尚在爭議中。

➲ 骨質疏鬆

造成骨質疏鬆的因素很多，高危險群如年齡超過70歲、已達更年期或停經、家庭成員有人罹患骨質疏鬆症、**身材和體格特別矮小**、**鈣質攝取不足**、吸菸、**飲酒過量**、**缺乏運動**、飲食含鹽量過高、**喝大量咖啡**。

髖部或脊椎的雙能量 X 光骨密度檢查 (DEXA) 是目前的診斷依據。由於動情素濃度的下降使骨質流失，現今亦認為這變化為荷爾蒙替代療法的危險性，因此其他防止骨質疏鬆的方法則更備受關注，首要的預防活動為採用**富含鈣質的飲食**（如**深綠色蔬菜**、**乳品和豆製品**）**和維生素 D**，維生素 D 的建議來源為一天曝曬 20 分鐘的陽光；而**適當運動**、走路、跑步、爬樓梯及舉重的**負重運動**都能增進骨質密度。

➲ 心血管疾病

1. 概述：心血管疾病 (cardiovascular disease, CVD) 是婦女排名在前的疾病，導致婦女罹患心血管疾病的生理因素包括吸菸、血液膽固醇濃度高、糖尿病、肥胖、高血壓、高脂低纖飲食及無運動（朱等，2018；Gerhard-Herman, 2002; Oliver-McNeil & Artinian, 2002）。

   荷爾蒙替代療法與心血管疾病之間的關係還有許多爭論，過去認為荷爾蒙替代療法對心血管疾病的發生有正面的影響，然而，最近的臨床試驗中有足夠的心血管疾病發生使研究人員基於危險率高而停下了研究 (Writing Group for the Women's Health Initiative Investigators, 2002)。社會文化因素對婦女和心血管疾病亦有顯著的影響，已知社會經濟階層較低、知識與對健康了解程度低等，都限制了健康維護與預防性照護，亦降低對照護的接受度。

2. 處置策略：護理人員必須了解婦女的心血管疾病及影響心血管疾病發展的各種因素，並透過三段預防的措施來防治婦女心血管疾病，所以護理措施應能反映在各年齡、環境與族群，經由仔細的家庭史評估確認危險，以提醒護理人員置個人於更高程度危險的情況。

小補帖

婦女心血管疾病預防

· 初段預防：聯合各種組織設計與執行降低婦女心血管疾病危險的措施。
· 次段預防：如血液膽固醇與血壓監測之篩檢活動。
· 末段預防：為心血管疾病婦女群體發展一以社區為基礎的運動計畫。

➲ 糖尿病

1. 概述：我國女性十大死因中，糖尿病始終在死因的前 5 位，可見此慢性病的防治在女性群體健康的重要性。

   糖尿病的合併症包括心臟病、中風、高血壓、腎臟疾病、神經病變、截肢、齒科疾病及妊娠糖尿病等，其中妊娠糖尿病 (gestational diabetes mellitus, GDM) 是在懷孕期間發展成的碳水化合物不耐的情形，將會影響孕婦及其未出生胎兒的健康，這些婦女有 25~45% 的危險於之後的妊娠期間反覆出現糖尿，以及之後發展成糖尿病人者，其妊娠期間也極可能發生子癇前症、剖腹生產及感染等併發症。因此婦女妊娠糖尿病史的評估需包括個人健康史與家庭史，方能提供護理人員對於高危險性的確認。

2. 處置策略：護理人員對糖尿病婦女的生活亦有正面的影響，是公共衛生降低糖尿病罹病率及死亡率與提升生活品質的關鍵。初段預防活動包括教育婦女有關糖尿病、營養與肥胖、吸菸及不運動的危險，社區護理措施有加強健康地吃、運動和減重對有糖尿病危險婦女的好處；次段預防為對糖尿病的篩檢，篩檢活動包括指尖血糖試驗或葡萄糖耐量試驗，以及病史和身體評估，護理人員必須非常了解婦女之間健康的差異，而能以更高危險群為標的；末段預防以降低糖尿病病程合併症為目標，包括血糖濃度密集監測、依醫囑修正飲食或藥物，還有致力於長期合併症的預防。

我國已成立「糖尿病共同照護網」，涵蓋八項主要內容：(1) 早期及有效率的診斷；(2) 鑑別病人的可改變危險因子，並加以適當處理；(3) 持續測量體重且對飲食控制做出建議；(4) 按原訂定的目標值控制病人的血糖值；(5) 對併發症早期診斷並做適當處置；(6) 盡速及適切的轉介給專科；(7) 提供資訊並引發糖尿病人其他自我照顧的動機；(8) 提供糖尿病人隨時可求醫的照護單位；2022 年糖尿病健康促進機構達 362 家，578 個糖尿病支持團體，全國鄉鎮市區涵蓋率達 96.7%（衛生福利部，2023）。。

➲ 心理衛生

1. 概述：許多因素導致婦女產生憂鬱症，如遺傳、性別、荷爾蒙、生活壓力、損傷、人際關係。
2. 處置策略：憂鬱症的危險因素包括女性、憂鬱症家族史、無業及慢性病，護理人員要鼓勵健康專業人員在社區中篩檢與治療憂鬱症的婦女，並致力降低壓力和提升婦女的心理健康。

➲ 癌 症

1. 概述：癌症為所有婦女的重大死因，肺癌為首，乳癌和直腸癌亦排名於前，在我國惡性腫瘤是女性的首位死因，2023 年的女性癌症前五名分別為：氣管、支氣管和肺癌，女性乳癌，結腸、直腸癌和肛門癌，肝和肝內膽管癌及胰臟癌（衛生福利部，2024）。癌症的診斷為一生活改變事件，也被認為是生命的轉折點，癌症婦女將面臨許多抉擇而經常不知所措與失控。
2. 處置策略：除族群與婦女癌症的發生和死亡率有關外，肺癌亦與吸菸有關，初段預防應針對年輕女孩並強調吸菸的結果。我國婦女癌症第三死因為結腸直腸癌，常見於 75 歲以上的婦女，5 年相對存活率約為 60%，初段預防和早期檢查為直腸癌婦女存活的關鍵。乳癌是婦女癌症的第二大死因，如乳房攝影、臨床乳房檢查及乳房自我檢查之次段預防的篩檢可以改善其死亡率；子宮頸癌是婦女癌症的第八大死因，如子宮頸抹片之次段篩檢亦可降低其死亡率，另有子宮頸癌疫苗可供 9~45 歲女性施打；護理人員在社區中要能提供措施讓婦女知道她們的危險徵象、症狀和篩檢的機會，相關癌症篩檢補助可參考「第 12 章第 3 節／二／（三）次段預防一篩檢工作、轉介追蹤與個案管理」。

➲ 體重控制

1. 概述：身體質量指數 (BMI) 可用來定義體重過重與肥胖，公式為**體重 (kg)／身高平方 (m^2)**，BMI 30 kg/m^2 以上為肥胖 (USDHHS; National Institute of Diabetes and Digestive & Kidney Diseases, 2022)，而我國是以 **BMI 27 kg/m^2 以上為肥胖標準**，24~27 kg/m^2 為體重過重，**理想體重範圍是 18.5~24 kg/m^2**（衛生福利部國民健康署，2020）。婦女肥胖在健康上會發展成糖尿病、高血壓、心血管疾病和其他問題，護理人員需提供有關體重過重與肥胖對健康危害的教育。

   許多婦女不喜歡現在的外型與體重，有些人可能就此發展成飲食疾病，其中，以厭食症 (anorexia nervosa) 和暴食症 (bulimia nervosa) 最常見。厭食症是害怕體重增加而對身體知覺障礙，最容易被注意到的是體重過度下降，但病人通常不會抱怨體重下降，因為她們認為自己是正常或體重過重。此外，亦有許多人尚掙扎於心理問題，包括憂鬱、困窘症候群及社會病態恐懼症；暴食症是持續關注外型與體重、週期性反覆出現狂食，狂食期間完全失去控制，並服用瀉藥或利尿劑、嚴厲的飲食控制、絕食、激烈運動等極端方法防止體重增加，故大部分暴食症者的體重會在正常範圍內。雖然此症在醫學上並不比厭食症、電解質不平衡和脫水危險，但卻能造成如心律不整的嚴重合併症。

2. 處置策略：護理人員在飲食的疾病評估與治療轉介上具關鍵地位，須經由整體性的身體與心理社會和飲食史評估，以確認婦女飲食的疾病，並提供適當的轉介，且應促進健康飲食習慣和規律身體運動的體重控制策略，就群體層面而言，護理人員不鼓勵讓婦女瘦身的廣告，而是在她們的社區中倡導運動與健康飲食計畫。

(三)婦女群體的護理

婦女群體的護理第一步為群體健康評估(表 11-5),找出問題後,以提供高品質照護為目標(表 11-6)。社區衛生護理人員必須成為婦女及其身、心、社會健康的立法與政策之代言人與支持者,以幕後活動、公眾講演、民間活動等方式進行,並使立法結果影響婦女、她們家人與社區的健康。

表 11-5 婦女群體健康評估參考指標

生物方面
· 她的年齡?初經是何時?更年期是何時?她是否了解這些發展階段及其生理和心理的反應?初經或更年期是否遇到任何困難? · 她有懷孕嗎?有遇到懷孕的問題嗎?有不孕的問題嗎? · 她有任何身體健康問題或身體上的限制嗎?
心理方面
· 她處於什麼壓力程度?其調適策略有效嗎? · 她有精神疾病病史嗎?現在有精神疾病嗎?她憂鬱或想自殺嗎? · 她對性的態度為何?她如何定義她的性生活?對其性與性定向的滿意程度如何?對生育的態度?對更年期的態度? · 她曾受性侵害嗎?
物理環境方面
· 她住在何處?她的環境安全上有危險嗎?是否暴露於環境健康的危險中?
社會文化方面
· 她扮演什麼角色?滿意自己所扮演的角色嗎? · 她有親密關係嗎?她滿意此關係嗎? · 她的社會支持網絡如何?能適當支持其需要嗎? · 有對誰顯露其性定向為同(雙)性戀或要變性?結果為被拒絕或失去有意義的親人或社會支持嗎? · 她的教育程度及收入為何?她與其他人有社會互動的機會嗎? · 她負責照顧孩子或家人嗎?此職責對健康有何影響?能支持其照顧承擔者的角色嗎? · 她有工作嗎?如果有,職業是什麼?她的工作情境有職業衛生的危險嗎?她如何平衡工作及居家職責?孩子照護需要足夠嗎? · 有否濫用物質的危險?若有,出現了什麼濫用的危險因素?有證據顯示現在有濫用嗎?若有,她企圖有什麼行動嗎?現在的情形有什麼行動的障礙呢?她對濫用持什麼態度?

◗ 表 11-5 婦女群體健康評估參考指標（續）

行為方面
· 她平時食物偏愛及消費型態是什麼？平時休閒活動是什麼？ · 她的性定向是什麼？對此定向覺得很舒坦嗎？ · 她從事不安全的性活動嗎？如果從事性活動，有需要避孕服務嗎？ · 她每個月有作乳房自我檢查嗎？ · 她有做適當的安全措施嗎？
健康系統方面
· 平時的健康照護來源為何？如何償付？是否接受常規性的篩檢措施？如她已懷孕，是否獲得產前照護？獲得健康照護有障礙嗎？ · 健康照護提供者對同（雙）性戀或變性個案的反應是什麼？是否曾遭遇到健康照護提供者的敵意或差別待遇？她曾對健康照護提供者顯露其性定向嗎？

◗ 表 11-6 高品質婦女健康服務指標

- 包括各種年齡、族群以及社會經濟地位之婦女健康計畫
- 計畫之前確認標的社區群體的特定健康需要
- 提供整體性的婦女服務，同時包括婦科產科服務、衛生教育計畫、一般醫療服務、婦幼的庇護資源、交通、翻譯、多文化諮商以及轉介
- 習得有關婦女對健康議題的獨特反應
- 提供婦女有關吸菸、差的飲食和缺乏運動對健康有極大威脅的相關訊息
- 致力於降低物質濫用的誘因和電影、電視及音樂中傳達對婦女的侵犯
- 支持針對減除暴力的社區計畫
- 提升健康專業人員在文化上與語言上的能力
- 發展新穎又有效的方式以誘導婦女一生都能從事於身體活動
- 參與合夥與社區聯盟以在非傳統情境中（如：教堂、學校、職場及美容院）發展婦女的健康服務
- 聯合其他社區基礎之組織提供，如：安親 (childcare) 及成人教育計畫等服務
- 整合安親計畫於婦女服務計畫中以發展家庭健康服務
- 尋求控制和降低婦女憂鬱症流行率之方法（如：壓力處置、支持團體及自我肯定訓練等）
- 努力擴展婦女對愛滋病預防諮詢與治療計畫的接受度
- 參與如：女同性戀者、變性與無接受教育婦女等尚未適當監測之人口群體資料收集策略之發展
- 確認所有健康相關計畫是能符合婦女的需要，尤其是單親媽媽、少數民族、女同性戀者和受刑婦女

三、男性健康照護

男性的生命週期較短，這些健康上的性別差異有許多解釋存在，如遺傳、涉險行為、壓力源、不理睬警示徵象等。

（一）男性群體的現況

我國男性約占所有人口數的一半，而男性的平均壽命都比女性短約5~6年（表11-4）。2023年我國男性十大死因為：惡性腫瘤→心臟疾病→肺炎→腦血

管疾病→糖尿病→嚴重特殊傳染性肺炎(COVID-19)→事故傷害→高血壓性疾病→慢性下呼吸道疾病→腎炎、腎病症候群及腎病變（衛生福利部，2024）。

先以首位死因惡性腫瘤來看，兩性死亡人數與標準化死亡率，均呈現男高於女之現象，每一個死因所涵蓋的健康問題都是非常值得重視的，從以上幾乎各死因男性都高於女性的情況，更見男性的健康照護更是值得被關注。

（二）男性群體的護理

男性與女性都一樣有生物與心理需要，而要有休息、運動與食物消費以維持健康，只是在健康上的優先順序通常是不同的，婦女所列的順序可能會是食物－運動－休息，而男性則多會強調運動為先，然後是睡眠，最後才是食物，而且強調食物營養素的品質，女性注重食物的熱量多過於其營養素的品質；一般男性會認為身體維持活動是健康所必須的，並強調運動與戶外活動，總之，男性較會認為身體為行動的媒介，功能運作和能力是最為重要的。

身體維持的概念包括兩個部分：身體內在與外在，內在是指做事的最佳功能、執行和能力；外在為外表、社會空間內的移動和有被聽到與被接觸到的潛能，男性以功能和能力辨別內在身體，他們所看到的是如何過一整天、完成了什麼，以及屬於哪種體格？能做什麼？比較不注意好膚色與健美。男性需變得有健康知識和了解自己的身體，而注重自己與發展計畫以留住健康，因為這些知識而又更想要健康，此外，男性需要設定與健康相關的目標與發展行動計畫，如有護理專業人員的支持，男性便能擔負起改變和維持健康生活型態的責任。

護理方面於男性群體健康評估（表 11-7）之後，找出健康照護需要（表 11-8）與問題，接著計畫、執行與評值男性群體照護，而護理人員運用技能和角色職責的發揮致力於男性群體健康。以下針對社區衛生護理人員在男性群體健康照護之教育者、代言者及個案管理者分別討論之。

社區衛生護理人員衛教個案的目標在於提供學習新行為或改變不健康行為的知識與技能，衛教者的目標即是促進或維持男性的健康狀態，社區衛生護理人員在臨床、非臨床健康部門或案家遇到男性，處處都有衛教的機會。

個案代言者的目標在於確認滿足男性的長期健康照護需要，代言者角色的目標是要提供訊息與支持男性的健康決策，所以護理人員需對健康照護選擇更了解而能支持其決策，例如心肌梗塞後的男病人需對其治療的選擇（如飲食、運動、藥物、治療、壓力減除及手術處置）有所了解，護理人員應該協助他了解所有的選擇，讓他能做出有效又合成本的決定。

成為男性健康的個案管理者不只是協調病人服務，尚包括問題解決和以支持性、有效果和有效率的態度處置男性健康照護服務，亦即在健康照護服務過程中以提供高品質健康照護、提升個案生活品質與控制成本。不論何種角色都是以促進男性群體健康為依歸。

▶ 表 11-7 男性群體健康評估參考指標

生物方面
・ 他的年齡？他完成了當前及先前的發展階段任務嗎？是否性成熟？ ・ 他有任何身體健康的問題嗎？是否有性無能或其他性問題？
心理方面
・ 他的生活壓力程度為何？他如何社會化調適壓力？他調適策略效果如何？ ・ 是否有創傷後壓力症候群？他憂鬱或想自殺嗎？有精神疾病病史嗎？現在有精神疾病嗎？
物理環境方面
・ 他住在何處？是否暴露於安全或環境健康的危害中？
社會文化方面
・ 他如何處理衝突？人際互動品質如何？ ・ 是否為家庭暴力的犧牲者或犯罪者？ ・ 他的社會支持網絡如何？ ・ 他的教育、職業及收入對其健康有什麼影響？
行為方面
・ 他的典型行為型態為何？如何影響其健康？有不良習慣如吸菸、喝酒、賭博嗎？ ・ 休閒活動是什麼？有運動習慣嗎？ ・ 有性活動嗎？性定向是什麼？對此定向覺得舒坦嗎？他從事不安全的性活動嗎？ ・ 他定期作睪丸自我檢查嗎？ ・ 有對誰顯露性定向為同性戀、雙性戀或想變性？此機密對他是特別重要的議題嗎？
健康系統方面
・ 他如何定義健康？對健康及健康照護有什麼態度？他平常的健康照護來源是什麼？他利用健康照護服務的情形？他從事預防性健康照護措施嗎？ ・ 他如何償付健康照護？ ・ 健康照護提供者對同（雙）性戀或變性個案的反應是什麼？這反應如何影響其對健康照護服務的態度與使用？

表 11-8 男性健康照護需要

生物方面	心理社會方面	綜合方面
• **尋求健康知識與行為：**有關身體功能、什麼是正常與不正常、應採取什麼行為及可有適當營養與運動的訊息自我照護指引，包括睪丸和生殖器之自我檢查身體檢查和查知病史，包含性生殖健康和生命期間的疾病	• **表達：**想要與他人一起溝通健康照護關注事項 • **支持：**來自他人有關影響其身心健康的某些性別角色與生活型態的支持 • **整體健康照護與運用能力：**健康照護系統對男性職業相對於健康照護的時間與地方的調整 • **親職指引：**協助父職（如：開始當父親照顧小孩），協助單親父職，尤其不同性別時，強調孩子的性別發展 • **調適：**在快速變遷的社會中覺察混亂與不確定的感覺是正常的，並可能引起健康性的調適改變 • **經濟：**獲得前述所有需要的經濟方式	• **尊重與尊嚴：**專業人員注意其可能引起疾病或影響男性疾病表現的相關因素，包括職業因素、休閒型態和人際關係等 • **整體健康照護與運用能力：** 夫妻問題的治療處置，包括關係問題、不孕、家庭計畫、性生活問題及性傳染疾病等

參考資料：Stanhope, M., & Lancaster, J. (2004). *Community & public health nursing* (6th ed.). Mosby.

四、老人健康照護

我國自1993年即進入**老人國，65歲以上人口已超過7%（WHO所訂老人國標準）**，至2023年，我國戶籍登記人口之65歲以上老人超過429萬人，占總人口的18.35%，老化指數為135.79（內政部，2024），值得注意的是，當中有許多老年人無法自我照顧與獨居。在生育率一直降低的環境中，預期壽命尚在延長，未來老人人口勢必越來越多，老人的需求包括健康醫療照護、心理適應、社會生活、經濟所得等，每一項皆不容忽視（老年相關保健詳見第12章）。老人健康評估參考指標詳見表11-9。

▶ 表 11-9 老人健康評估參考指標

生物方面
‧ 個案所經驗的老化生理反應為何？ ‧ 個案有任何身體健康問題或限制嗎？它們對於個案生活品質有什麼影響？ ‧ 個案的免疫狀況如何？
心理方面
‧ 引起個案壓力的原因？個案如何調適壓力？ ‧ 個案的認知狀態如何？平常的情緒呢？個案有精神疾病的症狀或病史嗎？ ‧ 個案近來喪偶、失去朋友或親戚嗎？
物理環境方面
‧ 個案的環境如何影響其健康？居家環境有危害健康或安全嗎？ ‧ 鄰近地區安全嗎？個案有購物能力嗎？
社會文化方面
‧ 個案的生活安排為何？能滿足需求嗎？ ‧ 個案與他人互動的品質如何？社會支持的情形如何？ ‧ 個案是否有濫用物質的危險或經驗？如果有，是何種形式的濫用？ ‧ 教育、收入及職業因素如何影響個案的健康？ ‧ 個案能使用交通工具嗎？
行為方面
‧ 個案典型消費及健康行為型態為何？ ‧ 個案服用什麼藥物？適當嗎？正確嗎？ ‧ 個案的休閒、娛樂、運動為何？
健康系統方面
‧ 個案平常的健康照護資源為何？當需要時，個案利用健康照護服務的程度是如何？個案有接受常規性的篩檢及健康促進服務嗎？ ‧ 個案如何償付健康照護？個案很容易獲取健康照護服務嗎？

11-2 危險軸向的群體照護

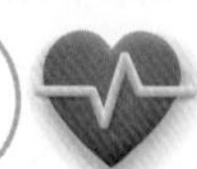

從危險群的觀點，健康照護專業人員要能透過生命週期 (lifespan) 看到罹病率及死亡率的變化，並執行初段預防活動以降低健康危險的發生，同時社區衛生護理人員必須能確認群體中其健康最具危險性的人群，並提供最適宜的護理措施；護生及護理人員皆須思考如何評估群體與提供所需的健康服務。健康危險群如表 11-10 所示。

表 11-10 健康危險群

‧無家可歸的個人及家庭，如遊民	‧殘障者
‧貧窮區的個人及家庭，貧窮群體	‧需長期照護者
‧物質濫用者（含藥物濫用與酒精濫用）	‧具婚姻危機者
‧高危險性傳染病者、愛滋病者	‧同性戀者
‧家庭暴力，殺人及自殺	‧受刑人
‧憂鬱症者	‧發展遲緩的孩童
‧失業者、無業者	‧未成年青少年父母
‧慢性病之成人	‧少數民族、少數弱勢團體等

參考資料：Clemen-Stone, S., McGuire, S. L., & Eigsti, D. G. (2022). *Comprehensive community health nursing-family, aggregate, community practice* (6th ed.). Mosby.

一、遊 民

(一) 遊民 (homeless) 的定義

依臺北市遊民輔導自治條例定義遊民為經常性宿於公共場所或公眾得出入之場所者。Johnson(1995) 定義遊民（或稱無家者）為**缺乏任何型態固定居所的人或家庭**；Barker(1995) 指稱遊民是**貧窮的、居無定所的、缺乏謀生技能或情緒不穩定的**。在一項臺北萬華地區遊民的調查中則將遊民分為三種：(1) 經濟型（心智正常，多為壯年人，多失業與缺乏家庭庇護）；(2) 精神疾患、弱智與殘障型（多為逃家或被家庭遺棄者）；(3) 自我放棄型（多為心智與四肢健全，寧做遊民，不被管亦無需盡納稅義務者）（李等，2002）。

小補帖

弱勢群體 (vulnerable population groups) 是指較其他群體更容易受到風險因子的影響而產生不良後果者，例如遊民是失業者中無法克服經濟受挫的群體。

(二) 遊民群體的護理

對遊民群體的健康評估參考指標如表 11-11 所示，**常見的遊民健康相關問題有慢性病、傳染病、預防接種未完成、無保險、無就醫等**（表 11-12），由於遊民居無定所、流動性高且接受管理的意願不高。李等 (2002) 提出社區衛生護理人員對遊民應發揮的角色功能為：

表 11-11 遊民群體健康評估參考指標

生物方面

- 遊民的年齡、族群、性別為何？
- 遊民的發展情形為何？有什麼盛行的急性和慢性健康問題？懷孕盛行率為何？
- 遊民群體（尤其是小孩）的預防注射情形為何？

心理方面

- 遊民群體的精神疾病程度為何？憂鬱、焦慮及自殺的情形為何？
- 此群體會經驗到的壓力為何？遊民群體如何調適壓力？
- 個人及群體對當遊民的反應如何？會尋求協助嗎？

物理環境方面

- 遊民群體對氣候狀況的反應為何？
- 何處是遊民在社區中的庇護所？庇護的設備足夠性如何？什麼衛生設備對遊民是有用的？
- 環境狀況對遊民呈現出其他健康危險因子（如：當成庇護所的橋下氾濫）？

社會文化方面

- 社區對遊民的態度如何？對個案的態度呢？
- 對遊民個人有用的家庭支持程度是什麼？對遊民群體有用的社區支持程度是什麼？
- 社區中因家庭暴力而成為遊民的情形為何？
- 社區中的教育、經濟及工作因素影響遊民什麼？合於接受經濟協助的遊民比例為何？
- 何種孩子照護資源對有孩子的婦女遊民是有用的？
- 什麼教育計畫對遊民孩子是有用的？
- 什麼交通資源對遊民群體是有用的？
- 社區中低成本住屋利用情形？給遊民當成庇護所的利用情形如何？有為個人特殊需要嗎？
- 遊民群體中有家庭的比例為何？遊民家庭中有多少比例是婦女主事的？
- 遊民個人中犯罪欺騙的情形如何？

行為方面

- 遊民個人在社區中有用的食物來源為何？有哪些營養素不足？對遊民個人及家庭有用的食物營養價值是什麼？
- 遊民群體中藥物及酒精濫用之情形如何？
- 遊民群體中吸菸的盛行率如何？
- 社區中有可用的設施讓遊民個人在白天可以休息嗎？遊民個人休息缺什麼健康的東西嗎？
- 遊民群體中合法用藥的情形？遊民個人有接受藥物支出的資源嗎？
- 遊民群體中賣淫及不安全性活動的情形？

健康系統方面

- 社區中什麼是對遊民有用的健康照護服務？遊民群體需要這些服務與其他服務整合的情形是如何的？對遊民個人有什麼可利用的精神健康服務？藥物及酒精治療服務？遊民群體可利用的預防性健康服務是什麼？
- 遊民通常在何處可獲得健康照護？健康照護提供者對遊民持什麼態度？
- 遊民的健康照護資金如何？

1. 針對**智能不足及身心障礙的遊民**，應結合地方機構，包括：派出所、鄰里長等，**安排遊民接受治療與安置**。
2. 主動針對遊民聚集之地，提供健康諮詢、篩檢等服務，以期早日發現高危險群個案，提供完善的醫療照顧。
3. 獎勵民間團體及慈善機關，運用機構現有的資源，在食衣住行育樂方面提供實際服務，幫助遊民，**提供民生必需品**，以彌補政府資源之不足。
4. **會同環保機關人員**，在遊民經常聚集之地**定期清潔及消毒**，以免傳染病蔓延。

表 11-12 遊民常見健康問題

心理社會方面		
‧憂鬱症候群	‧心理／精神疾病	‧酒精／物質濫用
感染方面		
‧愛滋病	‧結核病	‧其他傳染性疾病
其他方面		
‧外傷	‧慢性阻塞性肺疾病 (COPD)	‧肌肉骨骼問題
‧腳部問題	‧營養不良	‧早發性分娩
‧低出生體重	‧照護的接受性低	‧急診部門利用率高*

註：急診部門利用率高*：如路倒病人被送往醫院急診的狀況。

參考資料：

Culhane, D. P., Averyt, J. M., & Hadley, T. R. (1997). The rate of public shelter admission among Medicaid-reimbursed users of behavioral health services. *Psychiatr Serv, 48*(3), 390.

Darmon, N., Coupel, J., Deheeger, M., & Briend, A. (2001). Dietary inadequacies observed in homeless men visiting an emergency night shelter in Paris. *Public Health Nutrition, 4*(2), 155-161.

Hwang, S. W. (2001). Homelessness and health. *CMAJ, 164*(2), 229-233.

Kamieniecki, G. W. (2001). Prevalence of psychological distress and psychiatric disorders among homeless youth in Australia. *Aust N Z J Psychiatry, 35*(3), 352-358.

Stein, J. A., Lu, M. C., & Gelberg, L. (2000). Severity of homelessness and adverse birth outcomes. *Health Psychol, 19*(6), 524-534.

(三) 遊民輔導措施

遊民收容輔導採「緊急服務、過渡服務及穩定服務」三階段式服務，以尊重當事人基本人權，並考量地域差異性下，輔導協助遊民生活重建。依社會救助法第 17 條規定，地方政府應依照其轄內遊民人數、遊民安置輔導及需求，相關措施如下。

1. 收容安置服務：目前直轄市及縣（市）政府多設有專人承辦遊民收容輔導業務，除協尋家屬、親友外，對於無家可歸、遊蕩街頭或不願接受機構安置之遊民，亦機動提供臨時性安置場所（如遊民收容所），作為其臨時、短期避寒棲身之所。

2. 生活維護措施：由政府及相關機構廣結民間團體力量辦理街頭外展服務，提供遊民基本生活維護，如供應熱食、沐浴、禦寒、理髮、乾淨衣物、睡袋、衛生保健等服務。
3. 促進自立措施：對於具工作能力與意願之遊民，與勞工主管機關協調提供職業訓練，或評估遊民之特性協調相關單位提供就業機會。
4. 低溫關懷服務：依據「低溫及年節時期加強關懷弱勢民眾專案計畫」，當中央氣象局發布10度以下低溫特報時，即由地方政府及民間團體主動啟動低溫關懷服務，提供遊民熱食、禦寒衣物及臨時收容處所資訊等（衛生福利部，2020）。

（四）遊民的個案管理策略應用

1. **決定可用之服務與資源。**
2. **了解錯失之資源並發展資源缺乏之創造性解決方法。**
3. **整合並使用臨床技能。**
4. **與家庭建立長期治療性關係。**
5. **加強家庭中個人之調適技能、生存技能和資源性。**
6. **促進服務對家庭的益處。**
7. **指引家庭使用適當的社區資源。**
8. **從多元服務系統與專業人員溝通和協調。**
9. **促進創造性解決方法的發展。**
10. **參與政策分析和政策行動。**
11. **必要時操縱與修正環境。**

二、低收入戶與中低收入戶

（一）低收入戶與中低收入戶的定義

所謂低收入戶與中低收入戶定義如下：

1. 低收入戶：家庭總收入平均分配全家人口，每人每月在當地區公告的最低生活費以下；或家庭財產未超過低收入戶適用的當地區公告金額。

2. 中低收入戶：家庭總收入平均分配全家人口，每人每月在當地區公告的最低生活費 1.5 倍以下；或家庭財產未超過中低收入戶適用的當地區公告一定金額。

（二）低收入戶的社會救助相關服務

我國對於低收入戶的補救助辦法之主要法規依據為**社會救助法，分為生活扶助、醫療補助、工作福利及自立脫貧、急難救助及兒童及少年未來教育與發展帳戶**六部分。各地方政府提供低收入戶補助包含家庭生活扶助、就學生活扶助及兒童生活扶助三大項。各地方政府**得視實際需要及財力**辦理各項服務措施，包括孕（產）婦營養品提供（含未婚媽媽新生兒營養補助）、生育補助、優先入住社會住宅、住宅租金補助、簡易修繕住宅費用、自購或自建住宅貸款利息補貼、學生營養午餐費用補助、傷病住院看護費用補助等服務，以確保低收入戶及中低收入戶食衣住行等基本需求的滿足。

低收入戶得向戶籍所在地主管機關提出申請前項特殊項目救助或服務，其申請條件及程序由直轄市、縣（市）主管機關定之（全國法規資料庫，2015）。

小補帖

1957 福利諮詢專線

為協助生活上遭遇困難之家庭或個人，衛福部設置 1957 福利諮詢專線提供民眾免付費、全年無休之諮詢與通報轉介服務。

（三）低收入的個案管理策略應用

低收入戶的健康危險因子基本上仍是與生活型態相關之行為，包括吸菸、用藥、運動及飲食等。護理人員對於遊民和低收入戶的健康服務具有重要的角色，包括健康計畫者、代言者、個案發現者、教師、臨床護理者等。護理人員本身必須強化身心社會三方面的評估技能、現今可利用資源的了解以及有能力傳達每個人的關心、尊嚴與價值，並與遊民和低收入戶一起致力於促進、維持及恢復健康，護理人員也必須準備好尋求與環境互動之個人、家庭與社區的整體理想形象，當與遊民或低收入戶之個人、家庭、群體一起工作時，應考慮以下策略 (Bolla, 2004)：

1. 創造信任的環境：發展與遊民或低收入戶有治療性的關係對治療是必要的，許多個案與家庭不接觸健康照護和社會系統，他們不信任亦沒見到任何一絲改變的希望。靠著追蹤與執行他們所說、他們將做的，護理人員便能與個案建立信任的關係。如果問題沒有答案，較適當的回答會是「我不知道答案是什麼，但是我會試著找出來，可以讓我知道如何聯絡您，我下星期一告訴您。」以協助建立信任關係的基礎。
2. 表示尊重、同情和關心：遊民和低收入戶個案常被他們感覺不被注意的生活周遭事物所擊倒，小心地傾聽和同感，讓他們相信他們是值得照護的，即使遊民和低收入戶對護理互動反應很好，覺得受到尊重，事實上是常受到健康與社會服務工作者不尊重對待；運用反應式的敘述對傳達接受與了解他們的狀況具有幫助。
3. 不預作假設：整體性的評估對確認基本的需要是具決定性的，就如同一位有 3 個學齡孩子的年輕母親錯過臨床約診並不代表她不在乎其孩子的健康，她可能是因為交通問題、可能有一個孩子或是她自己生病了，故應了解其缺席的原因並協助解決問題，而非預作假設。
4. 協調服務和供應者的網絡：與遊民和低收入戶群體一起致力於其多元又複雜的需要是非常有挑戰性的，雖然有許多服務存在，但往往人們不了解它們存在的用處。發展協調網絡，加入經由服務區域的評估管理，以確定各行政區對於遊民和低收入戶個案有的服務，包括哪兒是食物銀行？何處能獲得衣物？當地教會或學校有什麼可利用的計畫？如何人們才能接受這些服務？需要什麼資格？護理人員能否確定這些服務和協助使家庭與適當資源作連結？此外，在護理人員的服務範圍中，完整的遊民或低收入戶有效服務評估能確認其中的重要缺陷，一旦確認了這些缺陷，個案管理者的護理服務，便能夠與其他健康照護提供者和社區人士代言，捍衛遊民或低收入戶個案的必要服務。
5. **提高健康照護服務的接受性**：遊民和低收入戶在健康照護服務的接受上有很多障礙，護理人員應能**提高地區性健康照護服務的可接受度、可近性和便利性**，近鄰的診所、醫療巡迴車及居家訪視都能夠帶給無法接受照護者健康照護，若能在一中心位置協調服務經常可以改善個案的抱怨，因為降低了往返就醫的壓力，許多遊民庇護所和傳統性住宅所在地都有診所，這樣的多元服務中心可以提供健康照護、社會服務、日間照護、藥物和酒精恢復計畫及整體性個案管理，這樣的多元服務模式通常是跨學科的，包括護理人員、社工人員、心理師、兒童心理師及行政人員都可以提供在庇護所及低收入戶住宅區的個案支持之網絡。

6. 注重預防：護理人員能運用每一個機會提供預防性照護和衛生教育，重要的健康促進（初段預防）主題包括兒童和成人之預防接種、充分營養、足部照護、性安全、避孕法和慢性疾病預防的教育。而結核病、糖尿病、高血壓和貧血等健康問題的篩檢都是次段預防的重要型式；還需要了解該目標區域有什麼可用的其他篩檢和健康促進服務，如營養計畫、工作訓練計畫、教育計畫、住屋計畫和法律服務等，這些服務應包括於整體照護計畫中。

7. 了解何時應走在個案旁以及何時應鼓勵個案獨立向前：這部分對於護理人員通常是較困難執行的，護理措施的範圍從廣泛照護活動到很小的支持，有時護理活動包括提供激勵和支持或提供訊息，而其他時候，護理人員可能實際得為病童一再聯絡小兒科醫師約診；在提供何處及如何接受服務的訊息時，護理人員應評估個人或家庭的能力表現、解決問題能力及調適能力，例如地區醫院提供無保險婦女免費的乳房攝影，而婦女可能因害怕檢測出乳癌而不去使用。護理人員能夠發掘這些重要服務、告知服務、教導有關預防性照護的重要、評估與調適害怕和焦慮，然而護理人員目前面臨的挑戰變成是要排定婦女的就診還是只要單純提供轉介單，雖然並無定論究竟應選擇什麼，但是目標都是要能在維護婦女決定自我的主權下進行必要的篩檢措施。

8. 發展自我支持的網絡：照顧遊民和低收入戶是相當具挑戰性及費時的，因此，護理人員需先發現能恢復及鼓勵自己的方式，應關心自己的需要並為心靈創造時間與空間。

小補帖

低收入戶與遊民的預防層級

- 初段預防：在局部區域提供衛生教育以預防針頭重複使用之疾病。
- 次段預防：篩檢病人以早期發現藥物使用與針頭重複使用之可能性；篩檢可能導因於使用注射藥物的疾病，如愛滋病、肝炎和其他血液疾病等。
- 末段預防：為更換針頭執行更多系統性的計畫；開始治療任何發現的疾病。

結 語

針對弱勢群體最明顯的兩項議題往往是健康不平等與死亡人數過高，護理人員在扮演需求評估者、協調者、代言者、服務提供者、組織動員者等角色之際，最重要的還是必須認知弱勢群體健康的重要性，還要有文化的素養和能力，最後弱勢群體的照護技能中最不能缺的就是社區增能(empowerment)。

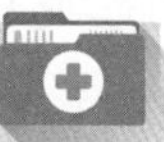

小補帖

社會安全網

建構社會安全網的目的在於結合政府各部門的力量，以築起綿密的安全防護網，藉此扶持社會中的每一個體，使其於生活或所處環境出現危機時，仍能保有生存所需的基本能力，進而抵抗並面對各種問題。其策略包含：(1) 布建社會福利服務中心，整合社會救助與福利服務：如脆弱家庭資訊管理平台；(2) 整合保護性服務與高風險家庭服務：如強化跨網絡資訊介接，加速案件處理時效；(3) 整合加害人合併精神疾病與自殺防治服務：如開發家暴相對人、未成年及智能障礙性侵害行為人、社區精神病友多元服務方案；(4) 整合跨部會服務體系。

學｜習｜評｜量

REVIEW ACTIVITIES

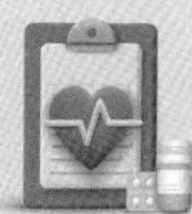

( ) 1. 對於新住民女性之協助與輔導措施，下列敘述何者錯誤？(A)為社區衛生護理師收案對象 (B)懷孕者之產前檢查予以補助 (C)為避免誤會，社區衛生護理師應採取被動態度，等新住民女性到衛生所尋求協助 (D)接受衛生醫療、社會服務時，提供通譯服務

( ) 2. 為提升新移民婦女之照護品質，社區衛生護理人員最需要加強何種照護能力？(A)伙伴關係的能力(partnership) (B)成為健康代言人(advocator) (C)多國語言能力(linguistic competence) (D)文化照護能力(culture competence)

( ) 3. 為促進新住民及其子女之健康而辦理的相關政策，下列何者錯誤？(A)成立新住民支持團體 (B)加強辦理新住民子女之兒童發展篩檢工作 (C)新住民子女有發展遲緩者，提供早期療育服務 (D)成立國際小學，提供雙語教育

( ) 4. 有關兒童期肥胖的處置，下列何者錯誤？(A)多攝取高纖飲食 (B)鼓勵節食 (C)減少攝取高脂食物 (D)指導適當活動

( ) 5. 社區衛生護理師家訪印尼籍新移民王太太，發現她左臉及手腳有多處新舊不同之瘀青，主訴自己從樓梯處跌落，下列處置何者最適切？(A)建議就醫檢驗是否有血小板凝血功能問題 (B)加強居家安全，樓梯加扶手及照明 (C)趕快陪同去急診驗傷備案 (D)與個案會談評估可能原因

( ) 6. 我國勞動基準法為保障在職婦女能持續哺餵母乳，除規定之休息時間外，雇主應每日另給哺乳之次數與時間為何？(A) 1次，每次20~30分鐘 (B) 2次，每次30分鐘 (C) 3次，每次20分鐘 (D) 3次，每次30分鐘

( ) 7. 有關骨質疏鬆症的敘述，下列何者錯誤？(A)女性罹患率較男性高 (B)髖部或脊椎的雙能量X光骨密度檢查(DEXA)是目前的診斷依據 (C)游泳可以改善骨質疏鬆 (D)骨密度T值小於-2.5

( ) 8. 有關更年期婦女骨質疏鬆危險因子的敘述，下列何者較不適當？(A)過度防曬 (B)動情激素濃度低 (C)體位過重 (D)缺乏運動

( ) 9. 關於口服避孕藥的敘述，下列何者正確？(A)通常為1個月份30粒裝 (B)在月經來潮第5天開始服用 (C)計劃懷孕時，應停藥1個月後再懷孕 (D)其原理是促進子宮內膜增生

( )10. 國際間公認用以評估兒童健康的單一指標為何？(A) 5歲以下兒童死亡率 (B) 7歲以下兒童死亡率 (C) 12歲以下兒童死亡率 (D) 18歲以下兒童死亡率

(　)11. 有關「產前健康管理」的工作重點，下列何者不適當？(A)產前遺傳診斷指導與服務　(B)孕期營養指導　(C)異常個案的發現與追蹤　(D)產後減重計畫

(　)12. 對懷孕32週孕婦的孕期衛生指導，下列何者適當？(1)優生保健　(2)每個月產檢　(3)預防流產　(4)乳房護理　(5)新生兒用物準備　(6)腿部保暖及抬高。(A) (1)(2)(3)　(B) (1)(3)(5)　(C) (2)(4)(5)　(D) (4)(5)(6)

(　)13. 社區護理師首次訪視剛來臺4個月的新住民，發現個案懷孕3個月，下列何者為優先措施？(A)介紹外籍同鄉會姐妹　(B)通譯員翻譯其需求　(C)介紹識字班就讀　(D)協助申請產檢補助

(　)14. 回教信仰的新住民產婦拒吃婆婆煮的麻油豬肝，引起婆婆不悅，下列護理措施何者最適當？(A)鼓勵新住民應積極融入在地文化　(B)積極學習印尼語幫忙婆媳溝通　(C)請外籍通譯員作孕期營養衛教　(D)協助家人尊重宗教文化差異

(　)15. 社區護理師提供更年期婦女骨質疏鬆防治措施，下列何者最不適當？(A)建立正確的預防骨質疏鬆知識　(B)鼓勵使用傳統荷爾蒙替代療法　(C)鼓勵充分日曬及負重運動　(D)鼓勵多攝取深綠色蔬菜

選擇題答案：CDDBD　BCCBA　DDDDB

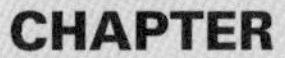

12

CHAPTER

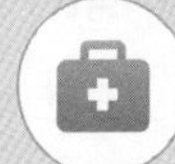

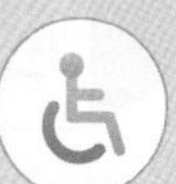

中老年保健與慢性病防治

Health Promotion and Chronic Disease Management among Middle-Aged and Older Adults

編著者 吳美月 修訂者 蕭伃伶

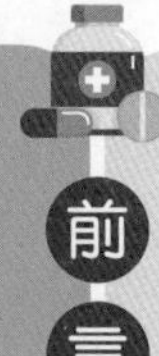

前言

隨著時代的演變與科技發展的日新月異，人類所身處的環境中，有一些是屬於正向的成長，如平均壽命的延長、生活品質的提升；有一些是屬於負向的成長，如自然環境的被破壞、化學物質製品取代了天然的物質，這些正向、負向的長成影響著人們的生活和健康；而疾病的轉型（從急性轉為慢性）使得慢性病長時間影響著國人健康，這些都是值得社區衛生護理人員重視的，也是目前衛生保健的重點之一。

12-1 中老年保健的概念

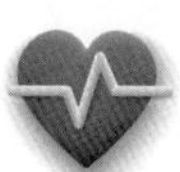

一、中老年保健的定義

依內政部人口統計值，**我國老年人口於1993年已占總人口的7.1% (＞7%)**，正式步入WHO定義的「老化社會」。依老人福利法第2條指出**老人為年滿65歲以上之人**；而依衛生福利部公布的死因資料區分則45~64歲為中年人，65歲以上為老年人。

根據衛生福利部國民健康署於2021年公布的「2017年國民健康訪問調查結果」顯示，有八成五(84.7%)以上的老年人自述曾經醫師診斷至少一項慢性疾病，而「慢性病」係為長期性、漸進式、不可逆的減低正常生理功能，需要持續醫療、復健及照護的患病狀況。因此，中老年保健議題包含慢性病之控制、失能危險因子之預防、老人照護相關之獨特體系和退休後的健康照護等。

二、慢性病的特性

融合美國慢性病委員會提出的慢性病特性，及多年來慢性病防治工作的實務狀況，歸納其具有以下一種或一種以上的特性：

1. **潛伏期長，初期無明顯症狀。**
2. **患病時間是長期的，需終生控制，無法根治。**
3. **不可恢復的病理狀況，並容易引發合併症。**
4. **常會遺留殘障、機能不全。**
5. 視慢性病個案之病況而需要不同的**復健**訓練。
6. 需要**長期**的醫藥指導、觀察及照護。

三、慢性病的危險因子

1. **遺傳或家庭因素**：這是相當重要的一環，大部分病人有相同病史的家屬，以糖尿病為例，其家屬的發病率是一般人的 5 倍以上；若父母皆罹患糖尿病，則子女的罹病率為五、六成。
2. **年齡**：一般來說，年齡與慢性病的罹患率成正比。
3. **肥胖**：過度肥胖者的糖尿病罹患率是一般人的 30 倍。
4. **飲食**：刺激性食物，以及飲食中的食鹽、糖、膽固醇等皆與慢性病相關。
5. **運動**：適度而持續的運動是預防慢性病的必要措施。
6. **疾病**：根據調查顯示，我國 20 歲以上民眾代謝症候群盛行率隨年齡上升呈增加趨勢。有些慢性病是由其他病因所引發的，如腦中風的主要危險因子是高脂血症、糖尿病、心臟病；糖尿病與高血壓常互為因果，因此慢性病預防的重要工作之一便是這些病因的治療與控制。
7. **環境**：一般來說，都市化的生活環境及方式比鄉村生活易使人罹患高血壓、糖尿病。

小補帖

代謝症候群的診斷標準

以下 5 項危險因子中，若包含 3 項或以上者可判定之。

1. **腹部肥胖：腰圍－男性≧ 90 cm、女性≧ 80 cm。**
2. **高血壓：收縮壓** (SBP) ≧ **130 mmHg ／舒張壓 (DBP) ≧ 85 mmHg**。
3. **高血糖**：**空腹血糖值** (FG) ≧ **100 mg/dL**，或是服用醫師處方治療糖尿病藥物。
4. **高密度脂蛋白膽固醇** (HDL-C)：**男性＜ 40 mg/dL、女性＜ 50 mg/dL**。
5. 空腹三酸甘油酯 (TG) ≧ 150 mg/dL，或是服用醫師處方降三酸甘油酯藥物。

參考資料：衛生福利部國民健康署 (2021a)．*代謝症候群*。http://www.hpa.gov.tw

情況題

1. 王太太，54歲，身高150公分，體重72公斤，曾罹患妊娠糖尿病，此次家訪血壓為132/90 mmHg。王太太多以外面小吃攤的什錦麵或燴飯度日，只有假日全家在才會開伙。有關王太太具備的代謝症候群高危險因子，下列何者錯誤？ (A)經常外食 (B)身高150公分，體重72公斤 (C)曾罹患妊娠糖尿病 (D)血壓偏高。
2. 承上題，社區衛生護理師應針對王太太日常生活，給予哪些衛生教育？ (1)增加蛋白質攝取量 (2)定期量測血壓 (3)選擇少鹽少油飲食 (4)控制體重 (5)增加運動。 (A) (1)(2)(3)(4) (B) (1)(2)(4)(5) (C) (1)(3)(4)(5) (D) (2)(3)(4)(5)。

答案 1.A 2.D

四、慢性病防治與中老年保健的重要性

(一) 中老年人口成長快速

由於**醫藥、公共衛生的進步及國民營養的改善，國人平均壽命不斷延長**，由1951年的男性53.38歲，女性56.33歲，至2023年國人平均餘命**女性約83.74歲，男性約76.94歲**（內政部，2024），平均壽命已比過去增長約25年左右。此外，中老年人人口的絕對和相對數量日益增加，40歲以上人口比例由1947年的20%、1997年的33.5%，增至2023年的58%，而人數增至1,348萬人左右（內政部，2024），且我國於1993年即進入WHO所認定的「老化社會(aging society)」行列（即老年人口於總人口之比例在7%以上），2018年達14.56%，已成為「高齡社會」；預計2025年成為「超高齡社會」。

(二) 慢性病盛行率與死亡率偏高

依照 2017~2020 年「國民營養健康狀況變遷調查」結果顯示，我國中老年人慢性病以高血壓、糖尿病及高血脂最為盛行（表 12-1）。

表 12-1 2017~2020 年之國民營養健康狀況變遷調查－中老年慢性病盛行率 (%)

類別	45~64 歲		65~74 歲		75 歲以上	
	男	女	男	女	男	女
高血壓	38.1	27.7	60.6	58.5	70.0	63.5
糖尿病	15.6	9.9	23.9	23.1	27.8	31.4
高血脂	24.2	22.6	28.4	39.1	23.6	33.4

而高血壓、高血糖、高血脂、腎臟和代謝症候群盛行率亦隨年齡而增加；高血壓、高血糖及高血脂個案發生心血管疾病、腎臟病、甚至死亡的風險也均較一般人為高，女性尚有骨質疏鬆等問題。

2023 年臺灣地區 45~64 歲中年主要前三大死因依序為：惡性腫瘤、心臟疾病、腦血管疾病，此三項皆為慢性疾病；而同年 65 歲以上者的五大死因分別為惡性腫瘤、心臟疾病、肺炎、腦血管疾病、糖尿病（衛生福利部，2024），皆由**慢性疾病占據了主要死因**。

上述**國人的死亡原因明顯呈慢性病化趨勢**，而該慢性病死亡率變遷趨勢是我國近 20 年來就已存在，時時刻刻威脅國人生命且必須面對的嚴重問題；因此我國醫療保健早由急性醫療需求轉型為慢性醫療需求。

(三) 慢性病造成社會及經濟的重大負擔

我國積極規劃並推動慢性病防治政策多年，目前慢性病篩檢與個案管理系統、山地與離島的醫療資源、慢性病醫療照護等均需加強，而在老年時期慢性病本身及慢性病的併發症均可能逐漸增加，包括糖尿病、心臟病、中風、視網膜病變、腎臟衰竭、免疫力低下、周邊神經病變等，疾病療程冗長，除了這些疾病或併發症所耗用的醫療與社會資源，這些慢性病是無法根治又需長期適應的，易使個案產生無助感，導致降低其遵從醫囑、按時服藥或改變生活方式的意願。如果個案因健康照護資源或照護品質不足，及藥物使用不當或醫囑順從性低，造成疾病控制不佳，將非常容易引發合併症、重複住院、殘障機率提高等，造成永久傷害，甚至失能及死亡，進而降低國民生產力，並造成病人本身、家庭、社會、國家龐大的經濟與醫療負擔。

五、中老年保健的目標

中老年保健方面，政府中老年健康政策為**早期發現慢性病、早期介入及治療、推動成人預防保健服務及整合性篩檢服務**等。另外，為推動健康老化，結合健康城市、安全社區、社區健康營造、社區照顧關懷據點等，依社區老人特質與需求，共同推動老人健康促進，議題包括健康飲食、運動、跌倒、老人用藥安全、慢性病預防、健康篩檢與血壓量測等，並推動高齡友善健康照護及高齡友善城市，全面營造高齡友善的健康環境與服務。

我國「2025 衛生福利部政策白皮書」明列出老年健康政策目標為建構有利於長者促進健康、安全、參與及終身學習之友善環境，達成健康老化、活躍老化，提升長者健康尊嚴，降低失能率及依賴，以延長國人平均健康餘命。

小補帖

70 歲的退休老師，在照顧失智症母親的期間，發現自己也罹患了輕度失智，她是如何對抗失智症？

請掃描 QR Code 觀賞影片：

情況題

王老先生是位失智患者，有短期記憶障礙、猜忌及誤食物品等問題，由媳婦照顧日常生活，生病前兩人關係不佳，社區護理師訪視時，案媳憤怒表示公公故意與她作對，跟其他親友告狀媳婦沒有給予食物吃，社區護理師採取的護理措施，下列何者錯誤？(A)向案媳解說疾病特性　(B)建議案媳將危險及不可食的物品收納好　(C)轉介案媳參加照顧者支持團體　(D)勸導王老先生體諒媳婦辛苦。

答案 D

12-2 我國中老年保健政策

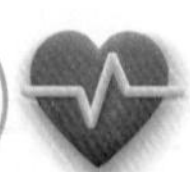

一、中老年保健相關衛生行政組織

2001 年 6 月 20 日公告行政院衛生署國民健康局組織條例，將原衛生署保健處、婦幼衛生研究所、家庭計畫研究所、公共衛生研究所等四個單位整併為「國民健康局」；而 2013 年 7 月 23 日因應中央政府組織調整，「國民健康局」正式改制為「國民健康署」，該署受衛生福利部之指揮和監督，其下設有企劃組、癌症防治組、慢性疾病防治組、婦幼健康組、社區健康組、監測研究及健康教育和菸害防制組等七組。其中「慢性疾病防治組」分設三科。

二、中老年保健工作的沿革

自1986年至1999年期間衛生福利部推行各種「醫療保健計畫」，目的皆是以建立中老年病防治工作體制為主要方向，並加強推行全國性防治工作。1991年提出公元2000年國民健康目標為「健康成年人」與「健康的老人」，期間「中老年慢性病防治計畫」，明列社區慢性病篩檢服務（包括血壓、血糖、血膽固醇篩檢）及異常個案納管，以達良好控制為未來三年重點方針。2009年之後的中老年保健重點工作則為**成人預防保健服務、整合性篩檢服務、血壓測量服務，以及老人健康促進**為主要方向。近期於中老年保健上的工作，除了加強慢性疾病的預防保健，對於失智症的照護、延緩失能也積極推廣，例如：

1. 2018~2022 年施行國家心血管疾病防治第一期計畫，以心血管疾病、糖尿病及慢性呼吸道疾病之過早死亡機率下降 25% 為目標。2023 年持續施行國家心血管疾病防治第二期計畫，建構心血管疾病防治網絡。
2. 2022 年推動預防及延緩失能照護計畫，協助失智者及其家庭，提供失智症個案服務、連結轉介服務、失智照護人才培訓。
3. 2023 年布建銀髮健身據點與辦理健康促進課程，並推動高齡友善健康照護及高齡友善城市，全面營造高齡友善的健康環境與服務。強化慢性疾病之預防與管理，提供成人預防保健服務，並連結「全民健康保險代謝症候群防治計畫」，延緩慢性疾病的發生，另建立長者身體功能評估服務模式，早期發現功能衰退問題並及早介入，預防及延緩失能發生。
4. 推動中醫藥臨床及基礎整合研究平臺，投入代謝、神經退化及慢性肺病、老年症候群等疾病之機理及實證研究。

小補帖

針對血脂異常個案的處理原則：**應優先選擇 3~6 個月飲食治療；衛教個案維持理想體重和適當調整生活型態（如戒菸、壓力調適）；增加個案對血脂異常的認識等。**

三、我國中老年保健政策的概況與未來展望

國民健康署年報呈現中老年人健康政策成果主要以活躍老化、預防衰弱與失智友善、高齡友善環境及關懷城市三大方向為主，如下所述（衛生福利部國民健康署，2023）：

(一)活躍老化

1. 長者利用成人預防保健服務:政府提供65歲以上長者每年1次成人預防保健,服務內容包括身體檢查、血液、尿液檢查及健康諮詢。整合保健資源辦理社區整合式篩檢服務,提升服務可近性。
2. 老人健康促進
   (1) 結合地方資源,促進老人健康:透過地方資源,依社區老人特質與需求,辦理老人健康促進活動,維護老人獨立、自主的健康生活,降低老人依賴程度,並積極參與社會。
   (2) 運用科技傳送健康識能到偏鄉社區:提供偏鄉及部落長者遠距健康促進教學或諮詢服務,並依據社區長者不同需求,提供(包含銀髮運動、飲食營養、用藥安全、壓力調適等主題)線上健康促進及衛教課程。
   (3) 強化老人戒菸諮詢專線服務。

(二)預防衰弱與失智友善

人口結構快速高齡化及罹患慢性病,可能導致長者身體功能出現失能、失智等健康問題,將對國家長照體系帶來沉重負擔。依據內政部統計,依據2017年老人狀況調查報告發現,55歲以上民眾之衰弱情形(以SOF(Study of Osteoporotic Fractures)評估)隨年齡增加而逐年上升。

1. 深化運動保健培訓:研究顯示適當運動可降低長者衰弱、失智風險,世界衛生組織建議65歲以上銀髮族每週應累計至少150分鐘中等費力運動及每週進行3次促進平衡及防跌之運動。政府積極發展具實證基礎及可逆轉衰弱之運動介入模式,辦理「預防及延緩失能照護服務方案新師資培訓計畫」,整合跨部會「預防及延緩失能指導員培訓」資源及場域所需指導員需求,建置「預防及延緩失能指導員培訓管理系統」及完成長者健康整合式評估(ICOPE)線上培訓。
2. 社區為單位,積極建構健康管理:以衰弱、亞健康及健康長者為服務對象,辦理長者健康促進課程,內容包括運動介入模式、健康老化及認知功能訓練,對維持及提供長者人際互動、情緒功能及改善跌倒次數有幫助。
3. 宣導老年生活要健康:為因應高齡化社會,促進長者健康老化,向前延伸預防功能,辦理「預防及延緩失能多元身體活動模組影片與素材製作」,宣導長者維持動態生活。

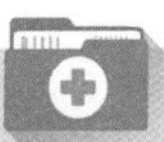

小補帖

臨床健康照護者應定期篩檢老人是否有衰弱症，使用可信度高的評估工具，建議以骨質疏鬆性骨折指數 (Study of Osteoporotic Fractures，SOF) 作為衰弱評估量表（表 12-2）（湯曉君，2024）。

表 12-2 衰弱評估 (SOF)

指標	衰弱評估詢問內容	評分／轉介	
體重減輕	1. 非刻意減重狀況下，過去一年體重減少 3 公斤或 5% 以上？ （先問個案體重和一年相較差不多還是減少？如果減少再問大約減少幾公斤？）	□是（1 分） □否（0 分）	任 1 項「是」者為衰弱前期，若第 2 及第 3 部分評估為否，則轉介預防長者衰弱前期健康促進服務計畫 任 1 項「是」者，若第 2 或第 3 部分評估為「是」或任 2 項以上「是」者為衰弱期，請轉介至地方政府之長期照顧管理中心，進一步評估與安排至特約單位接受衛生福利部長期照顧十年計畫 2.0 之「預防及延緩失能照護服務」
下肢功能	2. 無法在不用手支撐的情況下，從椅子上站起來五次	□是（1 分） □否（0 分）	
精力降低	3. 過去一週內，是否覺得提不起勁來做事？（一個禮拜三天以上有這個感覺）	□是（1 分） □否（0 分）	

註：衰弱評估（SOF 法）第 2 題之注意事項：
1. 設施：約 40 公分高之直靠背椅子，並建議將椅子靠牆擺放。
2. 施測者指引：先詢問受試者對於進行此題是否有困難，若有困難者則該題由施測者直接選「是」，另，讓受測者靠著椅背坐下，並請受測者站起，施測期間站起算一次，並請數出聲音來。當受試者於第 5 次起立時結束測試。
3. 受測者指引：盡所能連續、不間斷的五次起立並站直、坐下，期間請保持兩手抱胸之姿式。
4. 施測過程應隨時注意受試者之狀況。
5. 建議 5 次起坐時間 15 秒內完成，如超過 15 秒未完成者，則該題為異常，請勾選「是」。

資料來源：Ensrud, K. E., Ewing, S. K., Cawthon, P. M., Fink, H. A., Taylor, B. C., Cauley, J. A., Dam, T. Marshall, L. M., Orwoll, E. S., Cummings, S. R., & Osteoporotic Fractures in Men Research Group (2009). A comparison of frailty indexes for the prediction of falls, disability, fractures, and mortality in older men. *Journal of the American Geriatrics Society, 57*(3), 492-498. doi: 10.1111/j.1532-5415.2009.02137.x.
長期照顧十年計畫 2.0（106~115 年）

4. 推動預防失智症工作
   (1) 政府推動失智友善社區計畫，失智友善社區四大元素包含友善參與、友善組織、友善居民、友善環境，期望連結成社區資源與支持網絡，主動關懷並協助失智者及其家庭。
   (2) 建置「失智友善資源整合平台」，收集並刊登本署及各縣市開發之豐富的失智症及失智友善社區衛教素材。

(3) 響應國際失智症月，辦理倡議失智友善宣導活動，讓民眾親自體驗失智者的感受及日常生活所面臨問題，共同營造關懷包容的失智友善環境。

5. 增進長者社會參與的機會：辦理「長者活躍老化競賽活動」，讓長者活動身體肢體，預防及延緩失能。
6. 推動「銀髮健身俱樂部補助計畫」為延緩長者失能與失智發生。
7. 醫院推動預防延緩失能之長者照護模式計畫：補助醫院發展延緩長者衰弱、失能之篩檢與預防策略並建立模式，協助長者在接受急性醫療的過程中維持其既有能力，減少失能狀況，並建立與社區資源轉銜網絡，使長者能得到持續性的整合評估與照護服務。
8. 推動長者功能評估，及早發現功能問題：依據世界衛生組織長者整合性照護(Integrated care for older people, ICOPE)策略，推廣長者「認知、行動、營養、聽力、視力、憂鬱（情緒）」六項身心能力之評估工作，早期發現功能衰退，及早運用及介入相關資源，以達預防及延緩失能之目的。

（三）高齡友善環境及關懷城市

自2010年起推動高齡友善城市，2019年度起以高齡友善城市為基礎，推動高齡友善社區、失智友善社區與關懷社區計畫；透過軟、硬體設施之改善，連結社區、商家、慈善、宗教團體等民間組織，建構夥伴關係，發揮社區力量，讓社區高齡者、失智、安寧及慢性病患不再只是被照顧者，而是能獨立、自主經營生活，參與社區活動，對社會持續貢獻，病得少、老得慢、活得好，更能活得有品質到人生最後。

（四）我國中老年保健政策的未來展望

慢性病防治暨保健整體工作是有賴於中央衛生福利部研擬的全國健康政策與防治計畫以及各縣市地方的落實執行，其過程需透過各層級的醫療衛生行政單位做垂直及水平的協調整合，方能圓滿達成目標。

鑑於國人心臟血管疾病與糖尿病的死亡率相當高，而其防治工作仍面臨相當多的困難。目前及未來衛生福利部慢性病防治政策重點仍在於持續進行糖尿病、高血壓、高血脂症、腦血管疾病及心臟疾病的防治工作，期望各縣市能積極推廣整合式慢性病共同照護模式，例如：「糖尿病共同照護網」、「心血管疾病防治網」、「心臟照護網絡」或「冠心病共同照護網絡」等。

由於慢性病需要的是一群專業人員共同的照護，因此，地方應結合「醫療」、「預防保健」與「衛生行政」等力量，建構一個友善、協調且有效率的區域整合式醫療照護體系，組織一個跨層級（初級、次級及三級醫療）、跨專科〔家庭醫學科或一般科與其他各（次）專科〕、跨專業〔醫師、營養師、護理師、社區（公共）衛生人員、藥師、社工人員等〕的「醫療團隊」，**以基層醫療為基礎**，動員、協調並**整合區域內相關的醫療保健資源**，**建立完整的轉介網絡**，在共同認同的作業規範與品質基準上，透過一套有效的個案資料傳遞機制，進行團隊成員間的溝通，共同提供以「個案」為中心，**兼顧醫療、保健與生活品質的服務**，讓區域內慢性病個案能就近得到**質優、便利、人性化及持續性的全方位照護**，進而完整與有系統的控制地方慢性病危險因子，降低疾病再發率及死亡率。

12-3 護理師的角色與職責

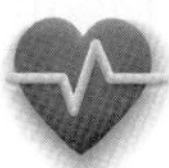

一、護理師在中老年保健的角色

中老年慢性病的醫療照護模式著重在照護，且為**長期、綜合性的照護**，不僅需要急性醫療的支援，更需要持續的照護與服務，包括醫事人員與照顧人員的支持與共同照護，以護理及照護服務為主，醫療為輔；照護的地點由醫院擴及個案的家裡、社區，甚至是長期照護相關機構。

為因應人口老化及整合性醫療照護體系(integrated delivery system, IDS; health care delivery system)的來臨，21世紀健康照護的目標重點在於「創新」、「整合」與「品質」，健康照護專業更應強調的是健康促進、疾病預防與高危險群管理，因此衛生所應建立社區健康管理機制，在此機制下，護理人員在中老年保健工作上則更應扮演健康（個案）管理者（師）的重要角色，為醫療保健的守門人、民眾健康行為的導引人，也是醫療保健服務的協調人。

二、護理師在中老年保健的職責

（一）計畫與評價

中老年保健業務是社區衛生護理業務其中之一項，除配合業務（衛生）計畫如期完成工作，更應透過社區健康評估，了解自己社區的健康問題，如有涉及中老年議題，即應列為優先的社區健康照護計畫，並不斷評價改進，方可發揮最大功能，落實工作，確保社區中老年人的健康。

（二）初段預防－健康指導與衛生宣導

社區衛生護理人員應充分發揮「民眾健康行為導引人」的角色，藉由門診、團體活動、座談會、各類巡迴、社區篩檢、家庭訪視等各種護理活動的機會，評估民眾的健康狀況與生活模式，並運用教育策略，給予民眾健康指導或衛生宣導，幫助民眾了解健康生活型態對健康的重要性及健康行為改變的意義，並促其採取實際的行動，有效地改變民眾不當行為，避免或減少危險因素，方能達到中老年保健和慢性病防治的效果。中老年保健之健康指導與衛生宣導的主軸為**「健康的生活型態」**，應包括以下內容。

➲ 健康習慣

1. 正確飲食攝取：培養健康飲食習慣，三餐規律，不吃零食；營養均衡，**每日五蔬果**，多食用新鮮自然的食物，少吃醃漬品，如臘味、罐頭等加工食品，避免**高脂肪**、高膽固醇、高鹽分、高糖分及咖啡、濃茶等刺激性食物，**多攝取高纖維**及高鈣食物；每天亦應飲用足夠水分。
2. 促進健康體能：較佳的心肺耐力和適量身體脂肪，可降低冠狀動脈心臟病、高血壓、糖尿病和其他慢性退化性疾病的危險因子，故需進行有效的**規律暨全身運動**，即以有氧運動為主，每週至少三次、每次 20~30 分鐘，並達適當運動強度，以維持最佳體適能；而肌力的重量訓練對身體的刺激，可減少身體脂肪組織含量。運動需和緩漸進，包括運動前暖身期、有氧運動期及運動後緩和期，**一般建議將目標心跳數訂為運動時最大心跳數（220 －年齡）的 60~80%**，稍流汗並自覺有點喘又不會太喘，適當運動後一小時應不會感覺疲累，若無法恢復，即是運動過度。可增進心肺耐力的運動有跑步、快走、游泳、單車、舞蹈、跳繩、球類運動、傳統健身運動等（衛生福利部國民健康署，2021d）。
3. 維持理想體重：標準體重 ±10% 範圍內皆屬理想，標準體重計算法：

   (1) 算法一：男性：62 kg ＋（身高－ 170）×0.6 kg

   　　　　　　女性：52 kg ＋（身高－ 158）×0.5 kg

(2) 算法二：男性：（身高－ 80）×0.7 kg

女性：（身高－ 70）×0.6 kg

維持理想身體質量指數於 18.5~24 理想體位。

4. 充足睡眠，安排休閒活動、適當休息、避免勞累。
5. 適度陽光照射：臉部及手部等，每日照射陽光 10~15 分鐘，促使體內產生維生素 D，以增強骨質作用，平衡膽固醇。
6. 避免不良嗜好：不吸菸，不喝酒或少量飲酒，不嚼檳榔，不濫用藥物。

➲ 安全行為－防止意外傷害

1. 開車繫安全帶、騎車戴安全帽或其他防備裝置，常檢查各類狀況。
2. 家中備妥急救設備，並熟悉家庭意外緊急處理相關技能。
3. 知道緊急救護的電話和醫院。
4. 了解公共場所的逃生路徑。

➲ 預防性健康照護行為

1. 定期健康檢查：中央健康保險署規定 40 歲以上未滿 65 歲的全民健康保險對象，每 3 年一次；65 歲以上者，每年一次，全年任何時間均可至成人預防保健服務的特約醫療院所免費接受健康檢查。
2. 預防注射：成人預防接種建議時程見表 12-3。
3. 定期接受各類篩檢：如口腔檢查、子宮頸癌抹片檢查、胸部 X 光巡迴檢查、乳房自我檢查、乳房攝影檢查，及血壓測量、血糖、血膽固醇檢驗等。
4. 壓力調適。
5. 自我實現與建立社會人際支持網絡。

➲ 避免環境中的危害

減少空氣和水的汙染，注意食物的安全和衛生，職業場所各項安全預防措施，如工作時使用防護設備等；避免烈日曝曬，避免犯罪等。

表 12-3　成人預防接種建議時程

<table>
<tr><th>年齡（歲）
疫苗種類</th><th>19~26</th><th>27~49</th><th>50~59</th><th>60-64</th><th>65-74</th><th>75-79</th><th>≧ 80</th></tr>
<tr><td>破傷風、白喉、百日咳相關疫苗 (Td/Tdap)</td><td colspan="7">每 10 年接種一劑 Td，其中一劑以 Tdap 取代 Td</td></tr>
<tr><td>麻疹、腮腺炎、德國麻疹混合疫苗</td><td colspan="7">2 劑</td></tr>
<tr><td>季節性流感疫苗</td><td colspan="2">每年接種 1 劑</td><td colspan="5">每年接種 1 劑</td></tr>
<tr><td>B 型肝炎疫苗</td><td colspan="7">3 劑</td></tr>
<tr><td>A 型肝炎疫苗</td><td colspan="7">2 劑</td></tr>
<tr><td>肺炎鏈球苗結合型疫苗</td><td colspan="4">1 劑</td><td colspan="3">1 劑</td></tr>
<tr><td>肺炎鏈球菌 23 價多醣體疫苗</td><td colspan="4">1 或 2 劑</td><td colspan="3">1 劑</td></tr>
<tr><td>日本腦炎疫苗</td><td colspan="7">1 或 3 劑</td></tr>
<tr><td>人類乳突病毒疫苗</td><td>3 劑</td><td>3 劑
（27-45 歲）</td><td colspan="5"></td></tr>
<tr><td>活性減毒帶狀疱疹疫苗</td><td colspan="2"></td><td colspan="5">1 劑</td></tr>
<tr><td>非活性基因重組帶狀疱疹疫苗</td><td colspan="2">2 劑</td><td colspan="5">2 劑</td></tr>
<tr><td>流行性腦脊髓膜炎疫苗</td><td colspan="7">高危險群及赴流行地區者</td></tr>
</table>

資料來源：資料來源：衛生福利部疾病管制署 (2024)・*成人預防接種建議時程表*・https://www.cdc.gov.tw/Category/Page/MoZgDU5xEilvKbL54nUTEg

小補帖

癌症的警訊

1. **大小便習慣改變。**
2. **潰瘍經久不癒。**
3. **不正常出血及分泌：包括耳、鼻、陰道等黏膜或上皮組織。**
4. **皮膚變厚或硬塊。**
5. **持續腸胃功能不良。**
6. **疣或痣明顯改變，包括顏色與大小的變化。**
7. **長期咳嗽聲音沙啞。**

（三）次段預防－篩檢工作、轉介追蹤與個案管理

基於慢性病有潛伏期長，初期無明顯症狀之特性，發現的時間越早越能有效控制，使疾病所造成的傷害越能減到最小，故早期偵測疾病是很重要的。**衛福部國健署現推廣整合性篩檢**，是現階段推動的重要社區中老年防治計畫，強調資源、篩檢項目及服務之整合，**早期介入及治療**，**以期降低嚴重合併症及死亡率**，及時提供必要轉介照護，包含**子宮頸癌**、**大腸癌**、**乳癌**和**口腔癌篩檢**，而**糖尿病**、**高血壓**與**高血脂**則是**慢性病防治重點**。目前經常進行的篩檢工作及主要對象如下：

1. **血壓、血糖、血膽固醇三合一篩檢**：40歲以上民眾或具有慢性病危險因子者。
2. **子宮頸抹片檢查**：全民健保提供 **30 歲以上婦女免費每年一次子宮頸抹片檢查**（2025 年下修至 25 歲以上女性）。30 歲以上婦女，其中 3 年內未做過檢查者更列為高危險群。
3. **乳房自我檢查**：一般婦女於生理期後 7~10 天做一次自我檢查；停經婦女每月固定 1 天檢查。每年到乳房門診讓醫師做觸診或乳房超音波檢查一次。
4. **乳房攝影**：乳房攝影對於臨床無法觸摸與無症狀的乳癌，有頗佳的診斷率。全民健保提供45歲以上至未滿70歲之婦女每2年一次乳房攝影（2025年擴大為40歲至74歲女性）；40歲以上至未滿45歲且其母親、女兒、姊妹、祖母或外祖母曾患有乳癌之婦女，每2年一次。
5. **糞便潛血檢查**：50 歲以上至未滿 75 歲，每 2 年一次（2025 年擴大 45~74 歲及 40~44 歲具家族史者）。
6. **口腔黏膜檢查**：18 歲以上至未滿 30 歲有嚼檳榔（含已戒）原住民以及 30 歲以上有嚼檳榔（含已戒）或吸菸者，每 2 年 1 次口腔黏膜檢查。
7. 具肺癌家族史 50~74 歲男性或 45~74 歲女性，且父母、子女或兄弟姊妹經診斷為肺癌之民眾，或是年齡介於 50~74 歲吸菸史達 20 包／年以上之重度吸菸者（原為 30 包／年，2025 年改為 20 包／年），有意願戒菸或戒菸 15 年內之重度吸菸民眾，可至醫院接受 2 年 1 次免費的低劑量肺部電腦斷層篩檢 (LDCT)。
8. 幽門桿菌糞便抗原檢測試辦計畫，2024 年針對部分縣市年齡 45~74 歲者，試辦幽門桿菌糞便抗原檢測。

篩檢結果為異常個案應及時轉介適當醫療院所接受進一步的檢查、診斷與治療；轉介後的追蹤及管理也很重要，可了解個案就醫與否及其就醫情形。

早期發現、早期治療的過程中，社區衛生護理人員應充分發揮「醫療保健守門人」及「醫療保健服務協調人」角色，藉著門診或結合社區醫療院所或配合其他活動機會，如 X 光巡迴檢查、團體衛教、社區健康營造、家庭訪視等相關活動，宣導中老年保健暨慢性病防治的觀念，同時進行篩檢工作，使民眾增加認知，並能早期發現疑似病人。中老年病人一經確診，應由社區衛生護理人員定期管理，主在協助控制疾病，提供適當療護，以預防疾病惡化及發生合併症。社區衛生護理人員於次段預防之職責如下：

➲ 篩檢工作－提高民眾篩檢的接受率

1. 社區到點篩檢活動：普及篩檢服務，以增加服務涵蓋率。
2. 居家篩檢：利用家庭訪視時進行居家篩檢工作。
3. 醫療院所篩檢：協調社區各醫療院所，對就診或住院病人進行篩檢服務。

➲ 轉介與追蹤－協助案家建立其社會支持網絡

1. 轉介工作：個案轉介來源包括醫院診所轉介、家戶建卡轉入、地段篩檢發現、相關單位轉介或民眾主動要求協助等。社區衛生護理人員應協助個案有效利用資源，以滿足其需要。
2. 轉介後追蹤工作：使個案成功轉介，獲得妥善醫療照護。
   (1) 轉介後，應掌握時效，理想上轉介機構需於一週內完整回應，即就診醫師於轉介／回覆單上填妥診斷、醫囑及建議事項後，交由該院所承辦人盡速寄回衛生所，以確定個案已至轉介機構就醫。
   (2) 參考轉介回覆內容，追蹤個案了解其至轉介機構就醫的反應及滿意度，並與個案及家屬共同討論後續複查、服藥、治療方針及照護重點等。
   (3) 對於一直未就醫者，宜於轉介後 1~2 週內追蹤，了解未就醫原因，並協助克服阻礙因素。轉介之阻礙因素包括：
      A. 資源方面：專業人員的態度、資源的可近性、資源服務所需花費等。
      B. 個案方面：動機、先前使用資源的經驗、對可用資源缺乏認知、對轉介的需要缺乏了解、個案自我形象、文化、經濟、交通等。

(4) 對於未按轉介而自行選擇就醫的個案，若能滿足其治療需要，則不需再轉介；但仍應了解個案未依轉介約定就診的原因，協助其克服。

(5) 為促使轉介成功，需於個案與轉介機構間做有效溝通，必要時與個案溝通其需要，評估結果、診斷、未來計畫及行動等。

情況題

社區衛生護理師篩檢發現社區中糖尿病控制不佳失明的獨居老太太，安排門診並協助入住社區安養機構。上述護理措施，運用「慢性病防治」中的哪些策略？ (1)發現個案 (2)復健 (3)追蹤檢查治療 (4)監護性照護： (A) (1)(2)(3) (B) (1)(2)(4) (C) (1)(3)(4) (D) (2)(3)(4)。

答案〉C

➲ 個案管理－協助個案有效控制疾病，以預防疾病惡化

能以個案立場，針對其生理、心理、家庭、社會、環境，以及其對疾病的認知與醫療資源利用等各面向，進行全面評估，以確定個案達到藥物治療、飲食控制、運動或復健、日常生活安排等目標時，所面臨的問題或影響，並**以問題解決法提供解決策略，鼓勵家屬積極參與，協調轉介資源的利用，使個案病情能獲完善控制**，預防併發症發生，提升日常生活自理能力，以維持身心及社會健康。慢性疾病管理案別、收案標準及消案原因如表 12-4 所列。

表 12-4 慢性疾病管理案別、收案標準及消案原因（以臺北市為例）

管理案別	收案標準	消案原因
高血壓 糖尿病 腦血管疾病 心臟病 高血脂 其他慢性疾病	· 未能繼續治療者 · 無病識感者 · 疾病認知不足者 · 病情控制不良者	· 可自行管理 · 遷出 · 死亡 · 機構照護中
癌症	經醫師確定診斷，經轉介未能繼續治療者	

關於**個案管理的優先次序**，基本上主要優先管理個案為經醫師確定診斷並願意接受訪視照護之高血壓、糖尿病、高血脂、乳癌、子宮頸癌個案；經管理後，最近3次訪視時血壓或血糖或血膽固醇皆在正常範圍內或癌症完成治療者，即予消案。以臺北市為例，收案第一優先為初次發病、出院後急需協助、糖尿病個案、惡性高血壓個案（舒張壓120 mmHg以上）、高血壓併嚴重合併症者（如心臟病、腎臟病等）；第二優先為上述外之高血壓等其他慢性病個案。管理次數及間隔是依個案情形及需要提供服務，原則上前兩個月至少管理2次，前半年至少管理4次；第一優先個案及當個案有特殊狀況發生，均應縮短管理間隔並增加訪視次數。

1. 個案管理目標：
   (1) 協助個案能充分與醫療人員配合，找出最適合個人狀況的治療照護計畫。
   (2) 遵從醫囑，按時複查，正確服藥，使病情有良好的控制。
   (3) 協助個案預防或早期發現合併症的發生，以預防再惡化。
   (4) 協助個案能勇敢、積極面對「病人」的疾病角色，使慢性疾病之生活能有良好的調適。
   (5) 協助個案能實施居家保健行為，如飲食控制、運動復健、日常生活安排等。
   (6) 協助家屬積極參與照護個案。
2. 個案管理方法：
   (1) 家庭訪視提供居家照護：當個案情況不理想或家屬無法妥善照顧時運用。
   (2) 定期就診提供門診諮詢及指導。
   (3) 辦理相關講座或座談會，提供新知，分享經驗。
   (4) 組織慢性疾病病友會或互助、支持團體或病人俱樂部或協會，讓個案彼此分享與支持。
   (5) 辦理保健班，如戒菸班、減肥班、體適能訓練班等，促成健康行為。
   (6) 轉介並運用社區其他資源，提供個案所需服務。

中老年個案管理中重要疾病之檢查項目標準詳見表 12-5、表 12-6，慢性病個案日常生活安排的注意事項如表 12-7 所列。

表 12-5 成年人糖尿病的檢查項目及控制目標值

檢查項目			控制標準	
			目標值	單位
血糖		飯前（空腹）血糖	80~130	mg/dL
		飯後 2 小時血糖	80~160	mg/dL
		糖化血色素 (HbA_{1c})	<7.0（需個別化考量）	%
血壓		一般建議	<140/90	mmHg
		腎病變者	<130/80	mmHg
		65 歲以上長者	<140/90	mmHg
血脂肪	首要目標	低密度脂蛋白膽固醇 (LDL-C)	<100	mg/dL
			<70（如有心血管疾病）	
	次要目標	總膽固醇 (TCH)	<160	mg/dL
		非高密度脂蛋白膽固醇 (non-HDL-C)	<130	mg/dL
			<100（如有心血管疾病）	
		高密度脂蛋白膽固醇 (HDL-C)	>40（男）	mg/dL
			>50（女）	
		三酸甘油酯 (triglyceride)	<150	mg/dL
生活型態改變		戒菸	強烈建議	－
		運動	中等強度有氧運動，建議每週 >150 分鐘；較中等強度稍強的體能活動，建議每週至少 3 日，每次至少 20 分鐘	－
		身體質量指數 (BMI)	18.5~24	kg/m^2
		腰圍	<90（男）	cm
			<80（女）	

資料來源：社團法人中華民國糖尿病學會 (2022)．*2022 第 2 型糖尿病臨床照護指引*．社團法人中華民國糖尿病學會。

表 12-6 心血管疾病定期檢查項目及控制標準

檢查項目	檢查時間	控制標準	
		良 好	單 位
血 壓	每 1 個月一次	<120/80	mmHg
脈 搏	每 1 個月一次	60~100	次／分
總膽固醇	每年一次，異常者增加次數	<200	mg/dL
低密度脂蛋白 (LDL)	每年一次，異常者增加次數	<130	mg/dL
高密度脂蛋白 (HDL)	每年一次，異常者增加次數	>40	mg/dL

表 12-6　心血管疾病定期檢查項目及控制標準（續）

檢查項目	檢查時間	控制標準	
		良 好	單 位
三酸甘油酯	每年一次，異常者增加次數	<150（**>200 即為高脂血症**）	mg/dL
尿 酸	每年一次，異常者增加次數	2~6	mg/dL
血 糖	每年一次，異常者增加次數	空腹時 <126	mg/dL
身體質量指數 (BMI)	每 1~3 個月一次	18.5~24	kg/m^2
心電圖、心臟超音波或運動心電圖	每年一次	沒異常	
尿蛋白	每年一次	（－）	
肌酸酐	每年一次	≦ 2.0	mg/dL
眼底病變	每年一次	沒病變	

表 12-7　慢性病個案日常生活安排的注意事項

糖尿病個案

1. 定期自我監測血糖
2. 注意高、低血糖的預防及處理
3. 足部護理：根據統計 25% 的糖尿病個案有足部問題，其中 5~50% 需要截肢手術，截肢後有 30~35% 個案在 3~5 年內，另一隻腳也得做截肢手術，故足部護理是糖尿病個案非常重要的課題。社區衛生護理人員應特別強調其重要性，介紹保護足部的方法，並追蹤個案是否確實執行。足部護理方法如下：
   - 每天仔細檢查及清潔足部，足趾間不可塗抹乳液，保持足趾間乾爽。如足部發汗，可在清洗拭乾後擦爽身粉
   - 選擇柔軟、大小適中的鞋襪。外出穿著包鞋、襪子，避免穿高跟鞋
   - 趾甲勿剪太短，勿自行用刀片剪硬繭或雞眼
   - 有傷口時應保持傷口乾淨，並趕緊就醫，勿自行處理
   - 足部感覺變差者，避免接觸電熱器、熱水袋、電毯或泡三溫暖，以免燙傷而不自知
   - 吸菸者需戒菸
4. 運動原則：時間最好在早上，**飯後 60~90 分鐘運動**可避免血糖過低，散步和快走是最理想的運動

表 12-7 慢性病個案日常生活安排的注意事項（續）

高血壓、腦中風及心臟疾病個案
1. 避免體表溫差之變化過大：沐浴時或洗三溫暖、泡溫泉時，需注意水溫冷熱適中及保暖，理想的水溫約 40~41℃；水溫過冷，會使周邊血管收縮而增高血壓；過熱會使全身血管鬆弛，心跳增快，心肌缺氧現象惡化 2. 注意氣溫變化：溫度突然驟降（寒冷）會使血壓驟升，而有生命危險；寒冷可說是此類個案最大敵人，冬天宜早睡晚起，以避風寒；夜間如廁時，加披保暖外衣；氣溫過低時避免外出；寒流來襲時注意衣物與被褥要夠暖 3. 適當控制情緒與避免刺激性活動：避免過度興奮、生氣及刺激性活動，如開快車、賭博等 4. 防止便秘：用力排便易使血壓突然升高，造成腦出血，故應保持排便通暢，避免過度用力；需充分攝取蔬菜、水果、水分及含粗纖維高的食物，多作腹部運動，如深呼吸、抬腿、仰臥起坐等，每天保持輕鬆的心情，並於固定時間排便
腦中風個案
1. 隨時注意正確姿勢的維持及安全：不論臥姿、坐姿、站姿及步行時皆要注意，務必維持正確姿勢與重心平衡，以預防關節疼痛、水腫、攣縮，並激發患側功能 2. 預防意外事故發生，注意安全的居家環境，措施包括： · 穿合適的鞋子 · 走道暢通 · 地板隨時保持清潔、乾燥、平坦 · 室內照明隨時保持充足 · 室內設備簡單且不要任意移動，使個案有熟悉的環境 · 東西放置適當位置，避免個案攀高爬低 · 樓梯、浴室、盥洗設備要裝上扶手，浴缸內、浴室內及門外地板鋪設防滑設備 · 行動不便的個案鼓勵使用助行器 · 食物宜切成小碎片，再細嚼慢嚥，特別是戴有假牙者 · 在咀嚼和吞嚥時勿談話、說笑，以防呼吸道梗塞 · 勿從事超過體能的活動

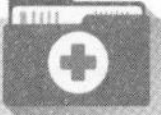

小補帖

糖尿病高危險群：**家族遺傳史、年齡超過45歲、體重過重(BMI≧24 kg/m²)**、平常缺乏運動、**曾有空腹血糖異常或葡萄糖耐量異常、高血壓**、曾有心血管疾病史、**曾罹患妊娠糖尿病或嬰兒體重超過4公斤**和多囊性卵巢症候群等。

(四) 末段預防－評估、通報、轉介長期照護或個案管理

社區衛生護理人員在社區中一旦發現個案身體部分功能障礙，影響其日常生活自理能力，經日常生活活動功能評估後，確定日常生活不能完全獨立，需他人協助時，即填寫長期照護轉介（通報、回覆）單。該轉介單內容含個案基本資料、主要問題及需求（含認知、溝通能力、意識、情緒狀態）、疾病狀態、巴氏量表(Barthel Index)、服務需求及接受狀態、轉介單位、轉介者、日期、聯絡電話及傳真等資料，轉介至該縣市或該區域長期照護管理中心，該中心會安排個案管理師（即照顧管理專員）訪視，進行長期照護個案需求服務評估，並聯繫、轉介、提供適切服務，同時將評估及處置結果傳真回覆給衛生所地段護理人員。

個案若已為其他機構管理、已提供居家護理或日間照護服務、長期照護機構收置等，社區衛生護理人員則不再重複收案管理，但往後可定期與該中心個案管理師或家屬聯絡，以了解並確定個案仍在繼續接受服務中，否則應評估是否需重開案。若個案接受的是居家照顧服務、居家物理治療、居家職能治療、居家呼吸治療、居家營養評估及指導或志工服務等，社區衛生護理人員則繼續個案管理，並與中心或治療師或照顧服務員保持密切聯繫，充分掌握個案狀況；同時要協助家庭調適，使個案主要支持系統－家庭，得以繼續維持。

結 語

中老年保健工作是千頭萬緒、必須受到重視的，高血壓、糖尿病、腦血管疾病、心臟病、癌症等是社區衛生護理人員的工作要項之一，身為社區衛生護理人員者應該了解中老年保健的概念，並運用於護理實務中，協助民眾面對疾病、保護自己的健康。

學｜習｜評｜量

REVIEW ACTIVITIES

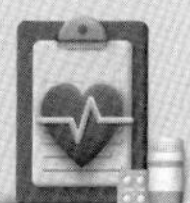

( ) 1. 有關高纖維飲食的益處，下列何者錯誤？(A)促進膽固醇排泄 (B)降低蛋白質吸收 (C)延長糖分吸收時間 (D)促進腸胃道蠕動

( ) 2. 有關「代謝症候群」判定標準，下列何者錯誤？(A)三酸甘油酯≧150 mg/dL (B)收縮血壓≧130 mmHg／舒張血壓≧85 mmHg (C)高密度脂蛋白膽固醇：男性＞40 mg/dL、女性＞50 mg/dL (D)空腹血糖值≧100 mg/dL

( ) 3. 高齡社會(aged society)是指65歲以上人口比率為何？(A) 7% (B) 14% (C) 20% (D) 25%

( ) 4. 周先生近日痛風頻繁發作，社區護理師進行家訪衛教，下列何者錯誤？(A)多攝取豆苗、蘑菇等新鮮蔬菜 (B)避免飲用啤酒 (C)每日飲水2,000 mL以上 (D)定期檢查腎功能

( ) 5. 有關慢性病的特性，下列何者錯誤？(A)初期通常沒有明顯症狀 (B)穩定控制代表治癒 (C)早期發現可避免疾病惡化 (D)可能會造成失能

( ) 6. 下列何項血液檢查可以反映出糖尿病病人長期血糖控制是否良好？(A)酮體 (B)血糖 (C)糖化血色素 (D)紅血球生成素

( ) 7. 社區護理師接獲通報，社區中有位獨居老人疑似有中風徵兆，安排送醫救治並協助轉入社區安養機構。上述護理措施運用哪些策略？(1)發現個案 (2)復健 (3)追蹤檢查治療 (4)居家照護服務。(A) (1)(2) (B) (2)(3) (C) (3)(4) (D) (1)(3)

( ) 8. 李先生是高血壓個案，喜愛從事的休閒活動包括：(1)洗三溫暖 (2)打太極拳 (3)舉重訓練 (4)游泳，社區護理師應建議他避免哪些活動？(A) (1)(2) (B) (1)(3) (C) (2)(4) (D) (3)(4)

( ) 9. 有關代謝症候群的防治策略，下列何者為初段預防？(A)控制體重 (B)疾病篩檢 (C)個案管理追蹤 (D)轉介就醫

( ) 10. 國人十大死因中多項死因與肥胖有關，為減低肥胖，有關衛生福利部推動之健康飲食建議，下列敘述何者錯誤？(A)減少攝取游離糖(free sugars) (B)以白肉代替紅肉 (C)多攝取膳食纖維 (D)多攝取不完全氫化油(hydrogenated oils)

( ) 11. 有關原住民族在人口學的措施，下列健康政策的敘述何者最不適當？(A)年齡未滿20歲及年滿55歲以上者，部分補助其自付保險費 (B)居住偏遠地區原住民，另可申請就醫交通費補助 (C) 55歲以上免費每年1次成人預防保健服務 (D) 30歲以上婦女免費每年1次子宮頸抹片檢查

( )12. 糖尿病病人經常出現血管與神經病變，需定期進行併發症篩檢，下列何者不屬於糖尿病併發症篩檢項目？(A)視網膜檢查　(B)尿蛋白檢查　(C)胎兒甲型蛋白(α-fetoprotein, AFP)檢查　(D)足踝神經檢查

( )13. 王老先生向社區護理師主訴他最近常提不起精神、感覺無力、不想出門、體重也減輕，下列護理師的處置何者最不適當？(A)轉介至老年醫學科或家醫科就診　(B)轉介參加社區延緩失能失智活動　(C)教導預防跌倒策略　(D)建議多休息，以利恢復體能

( )14. 社區健康女性長者最需要的照護應為？(A)共餐服務　(B)生活照護指導　(C)門診醫療照護　(D)社區的居家護理

( )15. 有關聯合國對於人口老化的敘述，下列何者最不適當？(A)高齡化社會(aging society)指65歲以上老年人口占總人口7%以上　(B)高齡社會(aged society)指65歲以上老年人口占總人口14%以上　(C)超高齡社會(super-aged society)指65歲以上老年人口占總人口25%以上　(D)我國於2018年進入高齡社會(aged society)

選擇題答案：BCBAB　CDBAD　ACDBC

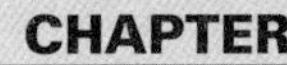

13

CHAPTER

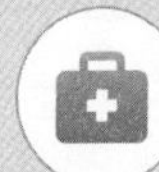

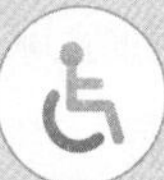

傳染病防治

Prevention and Control of Infectious Diseases

13-1 傳染病的相關概念

一、名詞解釋
二、傳染途徑
三、傳染致病模式

13-2 傳染病防治的相關概念

一、傳染病分類及通報
二、傳染病防治原則
三、預防注射
四、急性傳染病處理措施
五、傳染病防治醫療網推動計畫
六、新興傳染病暨流感大流行應變整備及邊境檢疫計畫

13-3 我國傳染病防治概況

一、結核病
二、病毒性肝炎
三、腸病毒
四、人類免疫缺乏病毒感染
五、流感併發重症
六、新型 A 型流感
七、新冠併發重症 (COVID-19)
八、性傳染病
九、登革熱
十、日本腦炎
十一、桿菌性痢疾
十二、小兒麻痺
十三、德國麻疹
十四、漢他病毒
十五、中東呼吸症候群冠狀病毒感染症
十六、茲卡病毒感染症
十七、M 痘

13-4 本世紀迄待解決的傳染病議題

編著者 何瓊芳

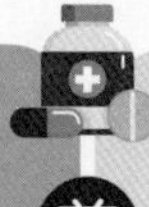
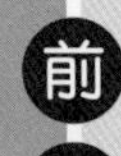

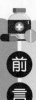

前言

傳染病 (communicable diseases; infectious diseases) 是指**病原體** (infectious agent) 從**病人或其他傳染窩**經由**媒介物**、**病媒**等直接、間接的**接觸**，而傳播給易感宿主的疾病，可能導致社區大流行，對個人的健康造成威脅，也導致社會恐慌及國家造成嚴重的損害。社區衛生護理師透過社區衛生教育提高民眾對傳染病預防和控制的識能，推動及協助疫苗施打等，都可以減少傳染疾病的傳播。

近年來，雖然因環境衛生改善、醫藥科技進步及公共衛生的發展，使得傳染病對健康的危害逐漸降低，但臺灣因地狹人稠且交通運輸便利快捷，再加上環境、氣候變遷，使得傳染病容易迅速擴散，許多舊有的傳染病（如結核病）捲土重來，此外因受到全球化與國際化影響，也讓新興傳染病快速傳播，如新冠併發重症 (COVID-19) 的爆發，對人類健康亦造成重大威脅，因此，傳染病防治一直是世界各國衛生部門的工作重點，政府應採取積極主動地介入措施，以保障大眾健康。

13-1 傳染病的相關概念

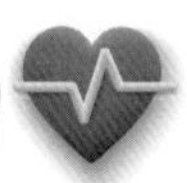

一、名詞解釋

1. 病原 (agent)：為引起感染或傳染疾病之微生物，如細菌 (bacteria)、病毒 (viruses)、黴菌 (fungi)、寄生蟲 (parasites) 及傳染性蛋白子 (prions) 等。
2. 宿主 (host)：在自然情況下，提供病原寄生及生長場所的人或動物，幼兒、長者及長期病患者的抵抗力較弱，易成為傳染病的宿主。分為中間及終期宿主。
   (1) 中間宿主(secondary host)：病原體在宿主體內只能進行無性生殖的寄生場所，也是寄生物的幼蟲用以寄生的物種，如人體是瘧原蟲的中間宿主，在肝臟及紅血球進行無性生殖。
   (2) 終期宿主（primary host 或 definitive host）：病原體在宿主體內發育成熟採有性生殖的寄生場所，也是寄生物的成蟲賴以寄生的物種，如瘧蚊為瘧原蟲的終期宿主。
3. 病媒 (vector)：將病原體傳播給宿主的媒介物，可以是生物或非生物，包括機械性病媒及生物性病媒。

(1) 機械性病媒 (Mechanical transmission)：蟲媒本身不感染，只攜帶病原給宿主，為致病菌的被動傳播，如傳播霍亂的蒼蠅。

(2) 生物性病媒：指病原體在感染動物體內繁殖後，藉由病媒叮咬傳播給宿主，如傳播日本腦炎的三斑家蚊、恙蟲病的恙蟲。

4. 感染 (infection)：病原體侵入人體或動物體內，但不一定會導致宿主產生疾病。

5. 汙染 (contamination)：病原體附著於人體或動物體表面，無法進行發育繁殖者。

6. 帶原者 (carrier)：受到感染，帶有病原且有能力將病原傳給他人，本身卻無疾病症狀出現者，如 B 型肝炎帶原者。

7. 隔離(isolation)：禁止病人、帶菌者、疑似病例者於可傳染期間內與外界接觸，並限制其行動於特定場所內，以防止傳染病蔓延之措施，需隔離直至檢體沒有驗出病原體、確定不具傳染性為止，如居家隔離。

8. 檢疫 (quarantine)：採取各種措施，以限制入境之傳染病原散布或接觸境內其他未感染之人或物，也就是將病原局限於一指定處所內，以**遏阻疾病在國內流行（國內檢疫）或國外傳染病傳入（國際檢疫），對象包括接觸過傳染病原的人、動物或物品**。依據傳染病的傳染性將檢疫分為四類：

 (1) 完全檢疫 (complete quarantine)：限制曾與病原接觸者的行動自由，**期間以最長潛伏期為標準**。

 (2) **變通檢疫(modified quarantine)：為因應不同的疫情階段和資源、減少疾病傳播性，選擇性的限制健康者自由，如台灣在面對COVID-19疫情時，採取了多種變通檢疫方案以因需求。**

 (3) 個人監視 (personal surveillance)：對接觸者密切監視但不限制其活動自由，以迅速確定是否感染，如對接觸者追蹤、提供健康監測、要求自主健康管理等策略。

 (4) 分離 (segregation)：將部分人群或家畜、家禽分開隔離，以便控制疾病傳播。

二、傳染途徑

傳染病是從某一個體經過各種途徑傳染給另一個體的感染症，通常疾病可藉由直接接觸已感染之個體、感染者之體液及排泄物所傳染，也可間接透過媒介物傳播，**主要的五種疾病傳染方式為接觸、飛沫、空氣、媒介物和病媒傳播**等（表 13-1）。

表 13-1 常見傳染途徑

傳染途徑		定義	相關疾病
接觸傳播 (contact transmission)	**直接接觸傳播** (direct contact)	病原體直接傳染給易感宿主	1. 直接的體表與體表接觸：如結膜炎、**疥瘡**、猴痘 2. 性行為傳染：如梅毒、淋病及後天免疫缺乏症候群 (AIDS) 3. 血液傳染：透過血液、傷口的感染方式 4. **垂直傳染**：胎兒由母體得到的疾病，如 **AIDS 和 B 型肝炎、梅毒**
	間接接觸傳播 (indirect contact)	易感宿主因接觸被汙染的環境、敷料或器械等而被傳染	如汙染的針筒會傳染 B 型肝炎及 AIDS
飛沫傳播 (droplet transmission)		經由病人咳嗽、打噴嚏、或講話中所產生帶有致病原的飛沫**（直徑大於 5 μm）**，飛揚的距離**未超過 1 公尺**而傳染	如流行性感冒、肺炎、**麻疹**和百日咳等
空氣傳播 (airborne transmission)		直徑小於 5μm，帶有致病菌的「飛沫核 (droplet nuclei)」、「氣溶膠 (aerosol)」飛揚或漂浮於空氣中，再被易感宿主吸入而發生感染	COVID-19、白喉、流行性腦脊髓膜炎、水痘、德國麻疹、開放性肺結核等
媒介物傳播 (common vehicle transmission)		經由攝入受汙染的物質而被傳染，如水、食物、藥物、體液、血液等	霍亂、阿米巴痢疾、腸病毒群、腸道出血大腸桿菌、沙門氏菌感染、**桿菌性痢疾**、肝炎、傷寒、小兒麻痺等
病媒傳播 (vector-borne transmission)		經由病媒攜帶病原菌而傳播	**瘧疾**、登革熱、**日本腦炎**、鼠疫、黃熱病、斑疹傷寒、恙蟲病、茲卡病毒感染症、**萊姆病**等

三、傳染致病模式

（一）三角模式 (Epidemiological Triangle)

三角模式的三大基本要素為宿主(host)、病原(agent)及環境(environment)。宿主是決定傳染的關鍵，宿主的年齡、免疫功能、對壓力反應、營養狀況、皮膚黏膜完整性，甚至是否有管路留置、社經狀態、生活方式（如吸菸、酗酒）及各種**環境因素**（如衛生習慣不佳、汙染儀器、病媒）等，都會引發宿主易感染之危機。**病原**可以是細菌、病毒、黴菌及其他致病微生物，但即使有致病原存在也未必會致病，因為許多細菌原本即為體內的正常菌落(Freda, 2000; Friedman & Rhinehart, 2000)。只有當病原、環境及宿主三大要素發生變化，改變原有平衡狀態，才容易產生疾病，而阻斷其中一者就可以阻斷傳染病的傳播。因此，照顧B型肝炎個案不一定會被傳染，即使被針扎到，若個體已接種B型肝炎疫苗並已具免疫力時，也不一定會發生感染，因為疾病產生是由多重因素交織而成。

（二）感染鏈 (Chain of Infection)

微生物侵入人體必然需要感染入口，感染鏈強調傳染病發生必須透過**傳染出入口**，最普遍存在的出入口為**呼吸道**及**消化道**，如B型肝炎帶原者並不會輕易傳染給他人，須藉由血液、體液或性交等傳染途徑傳播病毒，而被感染者也須有傳染入口才會被傳染，故若僅接觸到個案完整皮膚，並不會被傳染疾病。

因短期內不易完全消除病原，或是改善宿主的抵抗力，故阻斷感染鏈是最直接、有效、簡單且經濟的方法，可運用隔離技術，如洗手、消毒滅菌、防護裝置（如口罩、隔離衣、眼罩或面罩）以及汙染物品的處理等，阻斷傳染鏈進行。

傳染鏈包括六大要素，若六大要素共同存在就容易造成傳染病傳播（圖 13-1）。

1. **致病原** (causative agents)：包括細菌、病毒、黴菌、立克次體及寄生蟲等致病原，常見傳染媒介及病原詳見表 13-2。
2. **傳染窩**(reservoir)：病原居住的場所，即感染源，可以是人、動物、節肢動物、土壤或其他有機物質。

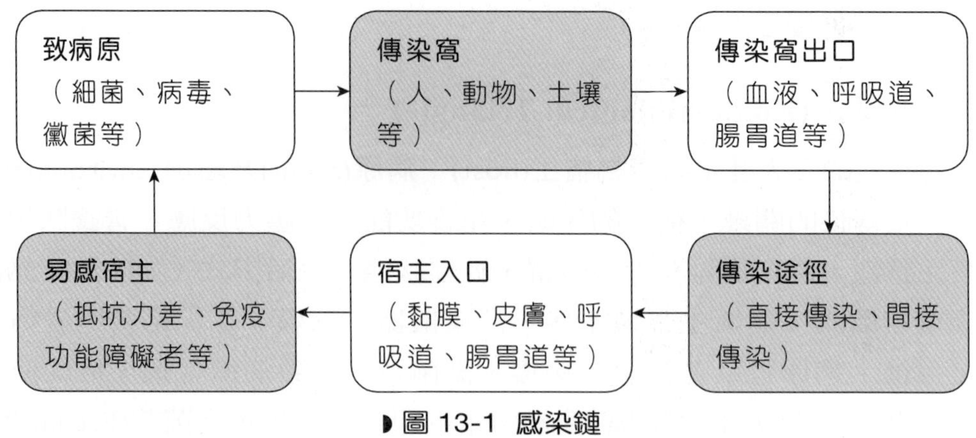

圖 13-1 感染鏈

表 13-2 人類常見傳染媒介及病原

傳染窩	傳染媒介	病原
血液	血液、針頭、其他汙染設備	· B、C 型肝炎病毒 (Hepatitis B、C virus) · 人類免疫缺乏病毒 (HIV) · 金黃色葡萄球菌 (*Staphylococcus aureues*) · 表皮葡萄球菌 (*S. epidermidis*)
組織	傷口引流液	· 金黃色葡萄球菌 (*S. aureus*) · 大腸桿菌 (*E. coli*) · 變形桿菌屬 (*Proteus species*)
呼吸道	打噴嚏或咳嗽的病毒微粒	· 流感病毒 (Influenza viruses) · 克雷白氏菌屬 (*Klebsiella species*) · 沙門氏菌屬 (*Salmonella species*)
腸胃道	嘔吐物、糞便、膽汁、唾液	· A 型肝炎病毒 (Hepatitis A virus) · 志賀氏菌屬 (*Shigellae species*) · 沙門氏菌屬 (*Salmonella species*)
泌尿道	尿液	· 大腸桿菌 (*E. coli*) · 綠膿桿菌 (*Pseudomonas aeruginosa*)
生殖道	尿液、精液	· 淋病雙球菌 (*Neisseria gonorrhoeae*) · 梅毒螺旋體 (*Treponema pallidum*) · 第二型單純疱疹病毒 (Herpes simplex virus type II) · B 型肝炎病毒 (Hepatitis B virus)

3. **傳染窩出口** (portal of exit)：血液、呼吸道、腸胃道、泌尿道等（表 13-3），如流行性感冒的傳染窩出口為口及鼻腔（上呼吸道），藉由咳嗽或打噴嚏將病原體釋出。
4. **傳染途徑** (routes of infection)：病原體進入宿主的過程；常見疾病傳染方式為接觸、飛沫、空氣、媒介物和病媒傳播等，詳見表 13-1。
5. **宿主入口** (portal of entry)：是病原進入宿主之途徑，可藉由黏膜、皮膚、呼吸、腸胃及生殖道等各種入口侵入，通常病原進入宿主的入口和離開傳染窩出口的途徑是一樣的。
6. **易感宿主** (susceptible host)：當宿主免疫功能良好時不一定會造成感染，但宿主抵抗力差時就容易造成感染發生。

表 13-3 傳染窩出口

出口	原因
血液	· 開放性傷口、針扎、皮膚或黏膜損傷處
呼吸道	· 口鼻：打噴嚏、咳嗽、呼吸、說話 · 氣切造口
腸胃道	· 口腔：唾液、嘔吐物 · 直肛：糞便、腹瀉 · 鼻胃管及其他引流管開口
泌尿道	· 尿道口或尿造口

13-2 傳染病防治的相關概念

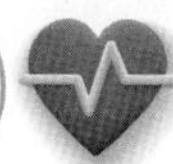

一、傳染病分類及通報

1. 國際檢疫法定傳染病：《國際衛生條例》(International Health Regulations, IHR) 係為了控制傳染病於全球蔓延的國際條約，目前由世界衛生組織 (WHO) 管理，規範會員國必須在嚴重傳染病爆發時向 WHO 進行通報。過往通報僅適用**霍亂、黃熱病和鼠疫**，但 2007 年 6 月 15 日新修訂生效，擴大通報範圍，包含任何新發現的傳染病及輻射、化學引發的事件，如 2019~2022 年的 COVID-19 大流行。

2. 國內法定傳染病：臺灣依據傳染病防治法的傳染病分類，按照致死率、發生率及傳播速度等危害風險程度高低，分成五大類傳染病和其他，通報時機各有差異，詳見表 13-4。

表 13-4 傳染病分類

分類	疾病	通報	處理
第一類傳染病	天花、鼠疫、嚴重急性呼吸道症候群 (SARS)、狂犬病	**24 小時內**完成通報	應於指定隔離治療機構施行隔離治療
第二類傳染病	M 痘、**登革熱**、屈公病、瘧疾、茲卡病毒感染症、西尼羅熱、流行性斑疹傷寒、腸道出血性大腸桿菌感染症、傷寒、副傷寒、**桿菌性痢疾**、阿米巴性痢疾、霍亂、急性病毒性 A 型肝炎、小兒麻痺症／急性無力肢體麻痺、炭疽病、**多重抗藥性結核病**、麻疹、德國麻疹、白喉、流行性腦脊髓膜炎、漢他病毒症候群	**24 小時內**完成通報	得於指定隔離治療機構施行隔離治療
第三類傳染病	人類免疫缺乏病毒（愛滋病毒）感染	**24 小時內**通報	得於指定隔離治療機構施行隔離治療
	急性病毒性 B 型肝炎、日本腦炎、急性病毒性 C 型肝炎、腸病毒感染併發重症、急性病毒性 D 型肝炎、結核病、先天性德國麻疹症候群、急性病毒性 E 型肝炎、流行性腮腺炎、百日咳、侵襲性 b 型嗜血桿菌感染症、退伍軍人病、梅毒、先天性梅毒、淋病、破傷風、新生兒破傷風、漢生病、急性病毒性肝炎未定型	**一週內**完成通報	得於指定隔離治療機構施行隔離治療
第四類傳染病：經中央主管機關認有監視疫情發生或施行防治必要之已知傳染病或症候群	發熱伴血小板減少綜合症、肉毒桿菌中毒、類鼻疽、鉤端螺旋體病、疱疹 B 病毒感染症	**24 小時內**通報	依中央主管機關公告之防治措施處置
	李斯特菌症	**72 小時內**通報	
	侵襲性肺炎鏈球菌感染症、Q 熱、地方性斑疹傷寒、萊姆病、兔熱病、恙蟲病、水痘併發症、弓形蟲感染症、流感併發重症、布氏桿菌病、新冠併發重症	一週內通報	
	庫賈氏病	**一個月內通報**	

表 13-4 傳染病分類（續）

分類	疾病	通報	處理
第五類傳染病：經中央主管機關認定其傳染流行可能對國民健康造成影響之新興傳染病或症候群	**新型 A 型流感**、中東呼吸症候群冠狀病毒感染症、裂谷熱、馬堡病毒出血熱、黃熱病、伊波拉病毒感染、拉薩熱	**24 小時內通報**	指定隔離治療機構施行隔離治療
其他	其他傳染病、兒童急性嚴重不明原因肝炎、社區型 MRSA、棘狀阿米巴、福氏內格里阿米巴腦膜腦炎、沙門氏菌感染症、廣東住血線蟲感染症、肺吸蟲感染症、細菌性腸胃炎、病毒性腸胃炎、旋毛蟲感染症、肺囊蟲肺炎、人芽囊原蟲感染、隱球菌症、鸚鵡熱、疥瘡感染症、頭蝨感染症、亨德拉病毒感染症、貓抓病、VISA/VRSA 抗藥性檢測、立百病毒感染症、CRE 抗藥性檢測、常見腸道寄生蟲病、淋巴絲蟲病、第二型豬鏈球菌感染症、中華肝吸蟲感染症、肺炎黴漿菌感染症	診斷後為疑似者應盡快通報	依中央主管機關公告之防治措施處置

參考資料：衛生福利部疾病管制署 (2024)・*傳染病介紹*。https://www.cdc.gov.tw/Disease/Index

二、傳染病防治原則

傳染病防治主要透過傳染窩管制、切斷傳染途徑及增加宿主抵抗力來破壞傳染病的流行。

1. **傳染窩管制**：如果傳染窩是人，可以應用隔離、檢疫、治療等方法來防止傳染病原的擴散，減低或消除傳染窩的傳染性；若傳染窩是動物，可藉由撲殺以降低傳染力或治療，使其不具傳染性，如口蹄疫時撲殺豬隻。若是無生命體，可透過如汙物處理、焚燒、高壓蒸氣滅菌等方式處理。
2. **切斷傳染途徑**：切斷傳染途徑可減少疾病傳播，改善環境衛生是切斷傳染途徑最有效方式，須提供安全衛生給水、病媒管制及注意飲食衛生等。

3. **增加宿主抵抗力**：增加宿主的抵抗力不外乎**營養補充**、**疫苗預防接種**、**保持規律運動**。**疫苗接種即人工免疫**，依據免疫系統被激發程度可分為人工主動免疫與被動免疫。
   (1) **人工主動免疫** (active immunity)：**將抗原接種至人體內，刺激人體免疫系統對抗抗原產生特定抗體及記憶細胞**，如類毒素、活性減毒疫苗（活的病原體）、不活化疫苗（死的病原體）、病原體抽取物（又稱次單位疫苗）及基因工程疫苗等。
   (2) **被動免疫** (passive immunity)：**直接給予抗體**以得到暫時的保護作用，常見製品有免疫血清（抗毒素、抗菌和抗病毒血清）、免疫球蛋白、胎盤血丙種蛋白及特異免疫球蛋白。

三、預防注射

疫苗接種是最具效益的傳染病介入措施，是使用抗原或抗體給予人體，以防止疾病的發生或使病情減輕，是預防傳染病最直接、最有效和最經濟的方法。主動性預防接種是將微生物或其部分成分或產物（毒素）加以滅毒或減毒處理後，接種於人體或動物體內，使之產生抗體以獲得較長久的免疫力，如白喉類毒素、沙賓疫苗等；被動性預防接種如直接給予免疫球蛋白，或嬰兒由母體獲得的暫時性免疫力等。

1. 疫苗特性：根據疫苗是否仍然保留原來病原的活性，分為不活化疫苗與活性減毒疫苗兩大類；不活化疫苗不會造成感染，但免疫效果較低，需注射多次才能維持免疫力，如白喉百日咳破傷風混合疫苗、流行性腦脊髓膜、B 型肝炎疫苗、A 型肝炎疫苗等；活性減毒疫苗接種後就像輕微的自然感染，通常不會致病，所產生的免疫力比較持久、效果佳，如卡介苗、小兒麻痺口服疫苗、麻疹疫苗、德國麻疹疫苗、麻疹腮腺炎德國麻疹混合疫苗、水痘疫苗、黃熱病疫苗、日本腦炎。疫苗活性分類表如 13-5。

▶ 表 13-5 疫苗活性分類及注射間隔時間　107.11 版

疫苗種類		最短間隔時間
不活化疫苗	· B 型肝炎疫苗 (HepB) · 白喉破傷風非細胞性百日咳混合疫苗 (DTaP) · 白喉破傷風非細胞性百日咳及不活化小兒麻痺混合疫苗混合疫苗 (DTaP-IPV) · 減量破傷風白喉非細胞性百日咳混合疫苗 (Tdap) · 減量破傷風白喉非細胞性百日咳及不活化小兒麻痺混合疫苗 (Tdap-IPV) · 白喉破傷風混合疫苗 (DT) · 破傷風減量白喉混合疫苗 (Td) · 注射式小兒麻痺疫苗 (IPV) · 日本腦炎疫苗 (JE) · A 型肝炎疫苗 (HepA) · b 型嗜血桿菌疫苗 (Hib) · **流感疫苗 (Flu)** · 狂犬病疫苗 (Rabies) · 多醣體流行性腦脊髓膜炎疫苗 (MPSV4) · 結合型流行性腦脊髓膜炎疫苗 (MCV4) · 結合型肺炎鏈球菌疫苗 (PCV) · 多醣體肺炎鏈球菌疫苗 (PPV) · 人類乳突病毒疫苗 (HPV) · A 型肝炎 B 型肝炎混合疫苗 (HepA-HepB)[1] · 五合一疫苗 (DTaP-IPV-Hib) · 六合一疫苗 (DTaP-IPV-HepB-Hib)	與其他不活化疫苗可同時（分開不同部位接種）或間隔任何時間接種

表 13-5 疫苗活性分類及注射間隔時間（續） 107.11 版

疫苗種類		最短間隔時間
活性減毒疫苗	· 卡介苗 (BCG) · 水痘疫苗 (Varicella) · 麻疹腮腺炎德國麻疹混合疫苗 (MMR) · 黃熱病疫苗 (Yellow fever) · 輪狀病毒疫苗 (Rotavirus) · 口服小兒麻痺疫苗 (OPV)[1] · **活性減毒嵌合型日本腦炎疫苗 (JE-CV_LiveAtd)**	1. **可同時接種**，如不同時接種最少要間隔 28 天。如為卡介苗或口服活性減毒疫苗則可與其他活性減毒注射式疫苗同時或間隔任何時間接種[2]。 2. 接受一般肌肉注射免疫球蛋白治 或 HBIG 者，宜間隔 **3 個月後再接種 MMR**、水痘或 JE 等活性減毒疫苗。麻疹個案接觸者，如施打預防性肌肉注射免疫球蛋白，則應間隔 **6 個月以上再接種 MMR**、水痘或 JE 等活性減毒疫苗（palivizumab 無須間隔） 3. **輸過血或接受靜脈注射血液製品者，宜間隔 6 個月後**再接種 MMR、水痘或 JE 疫苗（Washed RBCs 無須間隔） 4. **曾靜脈注射高劑量 (≧ 1g/kg) 免疫球蛋白治療時，宜間隔 11 個月後**再接受 MMR、水痘或 JE 疫苗
不活化疫苗與活性減毒疫苗	上列兩種類	1. **霍亂疫苗與黃熱病疫苗應間隔 3 週以上** 2. **其他可同時（分開不同部位接種）或間隔任何時間接種**

備註：1. 國內已無進口。
2. 活性減毒疫苗間之接種間隔建議詳見「活性減毒與活性減毒疫苗接種間隔時間一覽表」。

資料來源：衛生福利部疾病管制署（2024，7 月 26 日）．*各項預防接種間隔時間一覽表*。https://www.cdc.gov.tw/File/Get/7HXDNKcsK13duJoakNWkLQ

2. 疫苗接種部位及途徑：幼兒預防接種一般選擇**大腿前外側或上臂三角肌接種**以避開神經及血管，兩歲以下嬰幼兒接種部位為**大腿前外側**，**麻疹**、水痘、日本腦炎及麻疹、腮腺炎、德國麻疹混合疫苗採**皮下注射**，其餘不活化疫苗則採肌肉注射。

3. 接種注意事項：預防接種是公共衛生最具成本效益的投資，不僅可預防傳染病的發生、節省可觀的醫療成本，更可提升民眾的健康及生活品質，我國現行兒童預防接種時程表見 13-6，公費疫苗預防接種注意事項見表 13-7。

表 13-6 我國現行兒童預防接種時程

108.05 版

接種年齡 疫苗	24hr 內	1 month	2 months	4 months	5 months	6 months	12 months	15 months	18 months	21 months	24 months	27 months	滿 5 歲至 入國小前	國小 學童
B 型肝炎疫苗 (Hepatitis B vaccine)	第一劑	第二劑				第三劑								
卡介苗 (BCG vaccine)[1]					一劑									
白喉破傷風非細胞性百日咳、b 型嗜血桿菌及不活化小兒麻痺五合一疫苗 (DTaP-Hib-IPV)			第一劑	第二劑		第三劑			第四劑					
13 價結合型肺炎鏈球菌疫苗 (PCV13)			第一劑	第二劑			第三劑 (12–15 months)							
水痘疫苗 (Varicella vaccine)							一劑							
麻疹腮腺炎德國麻疹混合疫苗 (MMR vaccine)							第一劑						第二劑	
活性減毒嵌合型日本腦炎疫苗 (Japanese encephalitis live chimeric vaccine)[2]								第一劑				第二劑	一劑 *	
流感疫苗 (Influenza vaccine)[3]						←初次接種二劑，之後每年一劑→ (6 months–國小學童)								
A 型肝炎疫苗 (Hepatitis A vaccine)[4]							第一劑 (12–15 months)		第二劑 (18–21 months)					
白喉破傷風非細胞性百日咳及不活化小兒麻痺混合疫苗 (DTaP-IPV)													一劑	

1. 105 年起，卡介苗接種時程由出生滿 24 小時後，調整為出生滿 5 個月 (建議接種時間為出生滿 5~8 個月)。
2. 106 年 5 月 22 日起，改採用細胞培養之日本腦炎活性減毒疫苗，接種時程為出生滿 15 個月接種第 1 劑，間隔 12 個月接種第 2 劑。
* 針對完成 3 劑不活化疫苗之幼童，於滿 5 歲至入國小前再接種 1 劑，與前一劑疫苗間隔至少 12 個月。
3. 8 歲 (含) 以下兒童，初次接種流感疫苗應接種 2 劑，2 劑間隔 4 週。9 歲 (含) 以上兒童初次接種只需要一劑。目前政策規定國小學童於校園集中接種時，全面施打 1 劑公費疫苗，對於 8 歲 (含) 以下初次接種的兒童，若家長覺需要，可於學校接種第一劑間隔 4 週後，自費接種第二劑。
4. A 型肝炎疫苗 107 年 1 月起之實施對象為民國 106 年 1 月 1 日 (含) 以後出生，年滿 12 個月以上之幼兒。另包括設籍於 30 個山地鄉、9 個鄰近山地鄉之平地鄉鎮及金門連江兩縣等原公費 A 肝疫苗實施地區補接種之學齡前幼兒。另自 108 年 4 月 8 日起，擴及國小六年級 (含) 以下之低收入戶及中低收入戶兒童。

資料來源：衛生福利部疾病管制署 (2018)。*現行兒童預防接種時程表*。https://www.cdc.gov.tw/Category/Page/TxRW-x3WzvPhvEtxM628GA

▶ 表 13-7 公費疫苗預防接種注意事項

疫苗名稱	接種時間	劑量	接種方式	接種部位	疫苗性質
B 型肝炎免疫球蛋白 (HBIG)	· 母親為 B 型肝炎表面抗原（s 抗原）陽性（不論 e 抗原是陽性或陰性）之新生兒，於出生 24 小時內盡快接種 1 劑公費 HBIG	0.5c.c.	肌肉注射	大腿前外側	免疫球蛋白
B 型肝炎疫苗 (HepB)	· 第 1 劑：出生 24 小時內盡快接種，愈早愈好 · 第 2 劑：出生滿 1 個月 · 第 3 劑：出生滿 6 個月	· 20 歲以下：0.5c.c. · 20 歲以上：1c.c.	肌肉注射	大腿前外側	· 不活化疫苗 · 基因工程疫苗
卡介苗 (Bacille Calmette-Guerin vaccine, BCG)	1. 出生滿 5 個月（建議接種時間為出生滿 5~8 個月） 2. 長住高發生率地區或即將前往結核病高盛行國家，可建議家屬考慮提早接種卡介苗	0.1c.c.	皮內注射	左上臂三角肌中央部位	活性減毒疫苗

保存方法	常見反應	禁忌	備註
2~8℃	—	有窒息、呼吸困難、心臟機能不全、昏迷或抽筋、發燒等嚴重病情者	
2~8℃	· 一般少有特別反應 · 注射後偶有極輕微之紅腫微熱，2天內消失	1. 嬰兒外表、內臟機能及活動力欠佳者 2. 早產兒體重未達 2,000 公克者（出生一個月後或體重超過 2,000 公克即可注射） 3. 有窒息、呼吸困難、心臟機能不全、嚴重黃疸（血清總膽色素大於 15 mg/mL），昏迷或抽筋等嚴重病情者	
1. 未稀釋：2~8℃；稀釋後：2~4℃，應在 2 小時內使用，如抽入空針內限 5 分鐘內使用 2. 避光	1. 小紅結節期：約 1~2 週，注射部位會呈現一個小紅結節 2. 膿泡或潰爛期：約 4~6 週，變成膿瘍或潰爛，不必擦藥或包紮，只要保持清潔及乾燥，如果有膿流出可用無菌紗布或棉花拭淨，應避免擠壓 3. 癒合結痂：約 2~3 個月，自動癒合結痂，留下一個淡紅色小疤痕，經過一段時間後會變成膚色	1. 接種本疫苗或對本疫苗任何成分曾發生嚴重過敏反應者 2. 嚴重濕疹與其他有明顯皮膚缺損的皮膚病人 3. 免疫功能不全者 4. 愛滋病毒感染者，無論是否有症狀 5. 孕婦	1. 發燒或正患有急性中重度疾病者，宜待病情穩定後再接種 2. 疑似結核病人及疑似被結核菌感染者，勿直接接種卡介苗 3. 麻疹及水痘感染，宜待復原期（6 週）後再接種 4. 請父母確認父母雙方家人沒有疑似先天性免疫不全疾病之家族史，例如幼年因嚴重感染死亡 5. 母親為愛滋病毒感染者，其嬰幼兒應追蹤至少 6 個月，確定未得到感染再接種卡介苗 6. 新生兒提早接種者，體重應達 2,500 公克以上

▶ 表 13-7 公費疫苗預防接種注意事項（續）

疫苗名稱	接種時間	劑量	接種方式	接種部位	疫苗性質
白喉破傷風非細胞性百日咳、b型嗜血桿菌及不活化小兒麻痺五合一疫苗 (DTaP-Hib-IPV)	· 第 1 劑：出生滿 2 個月 · 第 2 劑：出生滿 4 個月 · 第 3 劑：出生滿 6 個月 · 第 4 劑：出生 1 歲 6 個月	0.5c.c.	肌肉注射	大腿前外側或手臂三角肌	不活化疫苗
白喉破傷風非細胞性百日咳及不活化小兒麻痺混合疫苗 (DTaP-IPV)	滿 5 歲至入小學前完成				
13 價結合型肺炎鏈球菌疫苗 (pneumococcal conjugate vaccine 13, PCV 13)	· 第 1 劑：出生滿 2 個月 · 第 2 劑：出生滿 4 個月 · 第 3 劑：出生滿 12~15 個月	0.5c.c.	肌肉注射	大腿前外側或手臂三角肌	不活化疫苗

保存方法	常見反應	禁忌	備註
2~8℃，避光	1. 少部分接種後1~3天會有輕微發燒、嘔吐、腹瀉、食慾不振、不安、疲倦等症狀，通常2~3天後會恢復 2. 注射部位偶有輕微疼痛、發紅、腫脹的情形 3. 如接種部位紅腫持續擴大、並於接種後持續高燒超過48小時或發生嚴重過敏反應及嚴重不適症狀，應盡快請醫師處理	1. 對本疫苗中的成份，特別是neomycin、polymyxin、streptomycin或其他成分過敏者 2. 過去接種白喉、破傷風、百日咳混合疫苗、不活化小兒麻痺疫苗或b型嗜血桿菌疫苗之後，曾發生過敏現象或嚴重不良反應者 3. 先前接種含百日咳之疫苗7天後曾發生不明原因之腦或神經系統病變者 4. 患有進行性、發展中、或不穩定的神經性疾病（包括癲癇發作）的孩童，應該暫緩接種 5. 接種當日正發燒或罹患急性疾病者，宜延後接種，但一般感冒則不在此限	1. 曾接種含破傷風類毒素疫苗後，發生Arthus過敏反應者，與次劑含破傷風類毒素疫苗應間隔10年以上再接種 2. 不適宜接種含百日咳疫苗者，可改接種破傷風減量白喉混合疫苗(Td) 3. 不建議用於超過7歲的孩童或成人，因為所含的白喉類毒素及百日咳抗原的量可能引起較大的局部反應、發燒與不適 4. 為預防並即時處理接種後發生率極低的立即型嚴重過敏反應，注射後應於疫苗注射單位觀察至少30分鐘，無任何不適症狀後才離開
2~8℃	1. 接種後少數人可能注射部位疼痛、紅腫，一般於接種2天內恢復 2. 發燒、倦怠等嚴重副作用極少發生，接種後如有持續發燒、嚴重過敏反應，如呼吸困難、氣喘、眩昏、心跳加速等不適症狀，應盡快就醫 3. 48小時內約有小於1%可能有發燒反應。接種48小時後仍然持續發燒時，則需考慮可能另有感染或其他發燒原因	1. 已知對疫苗任何成分（包括白喉類毒素）過敏者 2. 出生6週以下者 3. 過去注射同種疫苗後曾發生嚴重不良反應者 4. 其他經醫師評估不適合接種者 5. 若有發燒或急性疾病，宜延後接種	1. 1歲以前的基礎劑，兩劑至少間隔8週。第1劑如於出生滿7個月才開始接種，與第2劑之接種間隔可縮短至4週 2. 1歲以後的追加劑於滿12個月以後接種，且與前一劑至少間隔8週

▶ 表 13-7 公費疫苗預防接種注意事項（續）

疫苗名稱	接種時間	劑量	接種方式	接種部位	疫苗性質
水痘疫苗 (varicella)	・12 個月至 12 歲兒童：出生滿 12 個月接種第 1 劑公費疫苗，可於滿 4~6 歲自費接種第 2 劑 ・13 歲（含）以上自費接種：未曾接種疫苗且未得過水痘者，應接種 劑，兩劑間隔 4~8 週	0.5c.c.	皮下注射	手臂三角肌	活性減毒疫苗
麻疹、腮腺炎、德國麻疹混合疫苗 (measles, mumps and rubella, MMR)	・第 1 劑：出生滿 12 個月 ・第 2 劑：滿 5 歲至入國小前	0.5c.c.	皮下注射	手臂三角肌	活性減毒疫苗

保存方法	常見反應	禁忌	備註
2~8℃，避光	1. 接種部位可能有發紅、疼痛或腫脹等局部反應 2. 可能有輕微的發燒，偶有發生高燒、抽搐之現象 3. 接種後 5~26 天於注射部位或身上可能出現類似水痘的水泡 4. 與自然感染水痘病毒一樣，疫苗的病毒可能潛伏在體內，在免疫功能低下時，病毒再活化而表現成帶狀疱疹，但其發生率與症狀都低於自然感染	1. 先前接種本疫苗或對本疫苗任何成分曾發生嚴重過敏反應者 2. 已知患有嚴重免疫缺失者（包括嚴重免疫不全的愛滋病毒陽性個案、先天性免疫缺失症與白血病、淋巴癌等惡性腫瘤病人或接受化療、免疫抑制藥物治療及高劑量類固醇者） 3. **孕婦**	1. 發燒或正患有急性中重度疾病者，宜待病情穩定後再接種 2. 最近曾輸血或接受其他血液製劑者（如免疫球蛋白），應詢問原診治醫師何時可接種水痘疫苗 3. 接種前 24 小時內曾接受特定抗病毒藥物者（如 acyclovir、famciclovir 或 valacyclovir），於接種後間隔 14 天以後再重新開始服用這些藥物 4. 女性接種後 4 週內應避免懷孕 5. 接種後皮膚出現紅疹者，應避免接觸嚴重免疫不全者 6. 18 歲以下兒童接種水痘疫苗後 6 週內宜避免使用水楊酸類藥品 (salicylates) 7. 與其他活性減毒疫苗（例如 MMR、活性減毒日本腦炎疫苗）如未同時接種，應間隔至少 28 天以上
2~8℃	1. 局部反應很少 2. 與麻疹疫苗一樣在接種後 5~12 天，偶有疹子、咳嗽、鼻炎或發燒等症狀 3. 德國麻疹疫苗成分，偶有引起發燒、暫時性關節痛、關節炎及神經炎等副作用 4. 腮腺炎疫苗曾有引起輕微中樞神經反應之病例報告，但機率極小	1. 發燒或正患有急性中重度疾病者，宜待病情穩定後再接種 2. 最近曾輸血或接受其他血液製劑者（如免疫球蛋白），應詢問原診治醫師何時可接種 MMR 3. 曾有血小板低下症或血小板缺乏紫斑症的疾病史者，宜請醫師評估 4. 接受結核菌素測驗者，如未於接種前或接種當天接受測驗，應於接種一個月後再進行測驗 5. 接種後 4 週內應避免懷孕。但疫苗施打後 4 週內發現懷孕，應被視為中止懷孕之適應症	1. 已知對「蛋」之蛋白質或疫苗的成份有嚴重過敏者，不予接種 2. **孕婦不宜接種** 3. 已知患有嚴重免疫缺失者（包括嚴重免疫不全的愛滋病毒陽性個案、先天性免疫缺失症與白血病、淋巴癌等惡性腫瘤病人或接受化療、免疫抑制藥物治療及高劑量類固醇者）

◗ 表 13-7 公費疫苗預防接種注意事項（續）

疫苗名稱	接種時間	劑量	接種方式	接種部位	疫苗性質
日本腦炎疫苗 ※(Japanese encephalitis, JE)	1. 幼兒常規接種時程：應接種 2 劑 · 第 1 劑：出生滿 15 個月 · 第 2 劑：間隔 12 個月 2. 已接種不活化日本腦炎疫苗之幼童，依下列原則接續完成 · 已接種 1 劑：與前一劑間隔 14 天以上接種第 1 劑，間隔 12 個月接種第 2 劑 · 已接種 2 劑：與最後一劑間隔至少 12 個月後接種 1 劑，其後不必再追加 · 已接種 3 劑：滿 5 歲至入學前接種 1 劑，與最後一劑間隔至少 12 個月	0.5c.c.	皮下注射	手臂三角肌	活性減毒疫苗
A 型肝炎疫苗 (HepA)	· 第 1 劑：出生滿 12~15 個月接種第 1 劑 · 第 2 劑：間隔至少 6 個月接種	· 未滿 19 歲每次接種劑量為 0.5c.c. · 滿 19 歲以上每次接種 1c.c.	肌肉注射	大腿前外側或手臂三角肌	不活化疫苗

保存方法	常見反應	禁忌	備註
2~8℃	一般為注射部位疼痛、紅、腫；少數於接種後3~7天可能出現輕微或中度全身無力、肌痛、易怒、食慾不振、發燒、頭痛等症狀，會在數天內恢復。至於嚴重過敏、昏睡或痙攣等症狀則極為罕見	1. 對本疫苗之任何成分曾有嚴重過敏反應者 2. 先天或後天免疫不全者，含接受化學治療、使用≧14天高劑量全身性皮質類固醇 3. 感染人類免疫缺乏病毒，不論有無症狀，其免疫功能有缺損者 4. **孕婦** 5. 授乳母親	下列狀況者，宜待病情穩定後或經醫師評估後再接種： 1. 發燒或正患有急性中重度疾病者，宜待病情穩定後再接種 2. 使用≧14天高劑量全身性皮質類固醇者，可於停止類固醇≧28天之後接種疫苗 3. 最近3個月曾輸血或接受其他血液製劑者（如免疫球蛋白），應詢問原診治醫師何時可接種日本腦炎疫苗 4. 育齡婦女在接種疫苗後4週內宜避免懷孕
2~8℃	偶有注射部位疼痛、紅腫、熱感、輕微發燒、倦怠等反應，通常2~3天會恢復，如症狀持續或有其他不良反應，應請醫師診治	1. 先前接種本疫苗或對本疫苗任何成分曾發生嚴重過敏反應者 2. 孕婦	發燒或正患有急性中重度疾病者，宜待病情穩定後再接種

表 13-7 公費疫苗預防接種注意事項（續）

疫苗名稱	接種時間	劑量	接種方式	接種部位	疫苗性質
季節性流感疫苗 (influenza)	· **建議每年均需接種 1 次** · 8 歲以下兒童，若為初次接種，應接種二劑，第一、二劑間隔 1 個月以上。若過去曾接種，之後只需接種一劑	0.5c.c.	肌肉注射	大腿前外側或手臂三角肌	不活化疫苗
肺炎鏈球菌多醣體疫苗 (pneumococcal polysaccharide vaccine, PPV)	· 滿 65 歲以上老人接種 1 劑 · 滿 75 歲以上未曾接種者可公費接種 1 劑	0.5c.c.	肌肉注射	手臂三角肌	不活化疫苗

保存方法	常見反應	禁忌	備註
2~8℃	1. 接種疫苗後有相當小的機率會發生立即型過敏反應 2. 接種後應注意有無持續發燒（超過48小時）、呼吸困難、心跳加速、意識或行為改變等異常狀況，如有不適，應盡快就醫 3. 完成疫苗接種後，雖可有效降低感染流感病毒的機率，但仍可能罹患其他呼吸道感染，故仍請注意個人衛生保健及各種預防措施	1. 發燒或正患有急性中重疾病者，宜待病情穩定後再接種 2. 出生未滿6個月，因無使用效益及安全性等臨床資料，故不予接種 3. 先前接種本疫苗6週內曾發生Guillain-Barré症候群(GBS)者，宜請醫師評估 4. 已知對「蛋」之蛋白質有嚴重過敏者，可在門／住診由熟悉處理過敏症狀之醫事人員提供接種，並於接種後觀察30分鐘，無不適症狀再離開 5. 其他經醫師評估不適合接種者，不予接種	建議接種對象為： 1. 滿6個月至18歲者，尤其未滿5歲幼兒為高危險群 2. 50歲以上成人 3. 具有慢性肺病（含氣喘）、心血管疾病、腎臟、肝臟、 經、血液或代謝疾病者 4. 免疫功能不全者 5. 任何孕期之懷孕婦女 ・居住於安養、養護等長期照護機構之受照顧者 6. 肥胖者(BMI≥35) 7. 醫療照護者 8. 與<5歲幼兒、≥50歲成人或其他易感染高危險族群同住或其照顧者，尤其6個月以下嬰兒之接觸者
2~8℃	1. 少數可能發生注射部位疼痛、紅腫的反應，一般於接種2天內恢復。發燒、倦怠等嚴重副作用則極少發生、接種後應於接種單位觀察至少30分鐘，無恙後再離開 2. 接種後如有持續發燒、嚴重過敏反應，如呼吸困難、氣喘、眩昏、心跳加速等不適症狀，應盡快就醫	先前接種該類疫苗或對該類疫苗任何成分曾發生嚴重過敏反應者	1. 發燒或正患有急性中重度疾病者，宜待病情穩定後再接種 2. 本疫苗對2歲以下之嬰幼兒無效，故不宜接種

▶表 13-7 公費疫苗預防接種注意事項（續）

疫苗名稱	接種時間	劑量	接種方式	接種部位	疫苗性質
AstraZeneca	1. 18 歲以上 2. 基礎劑為 2 劑，至少間隔 8 週 3. 12 歲以上免疫不全及低下者，經醫師評估病情穩定，應接種第 3 劑基礎加強劑 4. 18 歲以上已完整接種基礎劑（不限廠牌）間隔 12 週以上接種追加劑	0.5c.c.	肌肉注射	手臂三角肌	非複製型腺病毒載體之疫苗
Pfizer-BioNTech	1. 基礎劑 12 歲以上，追加劑為 5 歲以上施打 2. 基礎劑為 2 劑，接種間隔至少 28 天 3. 5~11 歲間隔為 4~8 週以上；12~17 歲間隔以 12 週為原則 4. 12 歲以上免疫不全及免疫低下者，經醫師評估病情穩定，應接種第 3 劑基礎加強劑	1. 12 歲以上基礎劑及追加劑為 0.3 c.c. 2. 5~11 歲追加劑為 0.2 c.c.	肌肉注射	手臂三角肌	mRNA 疫苗

保存方法	常見反應	禁忌	備註
2~8℃	1. 多為接種部位疼痛、紅腫，通常數天內消失，可適度冰敷 2. 可能發燒(≧38℃)，通常約48小時可緩解。其他包含疲倦、頭痛、肌肉痠痛、畏寒、關節痛及噁心；症狀隨年齡增加而減少，通常輕微並於數天內消失	先前接種本項疫苗曾發生嚴重過敏反應或對該疫苗成分有嚴重過敏反應史、血栓合併血小板低下症候群者、過去曾發生微血管滲漏症候群(capillary leak syndrome, CLS)之病人，不予接種	1. 與注射後非常罕見的血栓併血小板症候群可能有關聯，接種前請與醫師討論評估相關風險後再接種 2. 若接種部位發生膿瘍、持續發燒或嚴重過敏反應（如呼吸困難、氣喘、眩暈、心悸、全身紅疹）等不適症狀，應盡快就醫 3. 接種後28天內若出現以下任一症狀需立即就醫：嚴重持續性頭痛、視力改變或癲癇、嚴重且持續腹痛超過24小時、嚴重胸痛或呼吸困難、下肢腫脹或疼痛、自發性出血點、瘀青、紫斑等
-60~-90℃冷凍保存；若轉置2~8℃冷藏設備可保存1個月	1. 多為接種部位疼痛、紅腫，通常數天內消失，其他包含疲倦、頭痛、肌肉痠痛、體溫升高，可能發燒(>38℃)，通常約48小時可緩解、畏寒、關節痛及噁心，症狀隨年齡層增加而減少，通常輕微並於數天內消失 2. 接種第二劑之副作用發生比率高於第一劑	先前接種本項疫苗曾發生嚴重過敏反應或對該疫苗成分有嚴重過敏反應史	1. 如持續發燒超過48小時、嚴重過敏反應等症狀，應盡速就醫 2. 接種後可能出現極罕見之心肌炎或心包膜炎，接種後28天內若發生疑似症狀，如胸痛、胸口壓迫感、心悸、暈厥、呼吸急促、運動耐受不良等，立即就醫 3. 接種間隔拉長可能有助於疫苗免疫力提升與可能降低罕見心肌炎／心包膜炎不良事件風險

▶ 表 13-7 公費疫苗預防接種注意事項(續)

疫苗名稱	接種時間	劑量	接種方式	接種部位	疫苗性質
Spikevax JN.1(莫德納疫苗)	1. 6 個月以上 2. 基礎劑為 2 劑,接種間隔至少 28 天 3. 6 個月至 4 歲為 28 天;5 歲以上接種間隔以 12 週為原則 4. 12 歲以上免疫不全及免疫低下者,經醫師評估病情穩定,應接種第 3 劑基礎加強劑	1. 6 個月~11 歲為 0.25 c.c. 2. 12 歲以上為 0.5 c.c.	肌肉注射	手臂三角肌	mRNA 疫苗
高端新冠肺炎疫苗 (MVC COVID-19 Vaccine)	1. 20 歲以上 2. 基礎劑為 2 劑,間隔 28 天 3. 12 歲以上免疫不全及免疫低下者,經醫師評估病情穩定,應接種第 3 劑基礎加強劑	0.5c.c.	肌肉注射	手臂三角肌	蛋白質次單元疫苗
Nuvaxovid XBB.1.5 (Novavax)	1. 12 歲以上 2. 基礎劑為 2 劑,間隔 4 周	0.5c.c.	肌肉注射	手臂三角肌	蛋白質次單元

保存方法	常見反應	禁忌	備註
1. -25~-15 ℃冷凍保存（不得低於-50℃）；不可使用乾冰冷運冷儲 2. 若轉置2~8℃冷藏設備保存，必須於30天內使用完畢	1. 多為接種部位疼痛、紅腫，通常數天內消失，可適度冰敷 2. 曾出現極罕見的心肌炎和心包膜炎病例。主要發生在接種後14天內，較常見於接種第二劑後和年輕男性，若接種後出現疑似症狀，如急性和持續性胸痛、呼吸急促或心悸，立即就醫	先前接種本項疫苗曾發生嚴重過敏反應或對該疫苗成分有嚴重過敏反應史	1. 使用抗血小板、抗凝血藥物或凝血功能異常者，施打後於注射部位至少加壓2分鐘，並觀察是否仍有出血或血腫情形 2. 接種間隔拉長可能有助於疫苗免疫力提升與可能降低罕見心肌炎／心包膜炎不良事件風險
4.2~8℃	1. 多為接種部位疼痛、紅腫，可適度冰敷 2. 常見的不良反應如發燒、頭痛、全身無力、肌肉痛、噁心、嘔吐、腹瀉等，通常呈現輕度或中等強度，大部分於接種後7天緩解或消失	先前接種本項疫苗曾發生嚴重過敏反應或對該疫苗成分有嚴重過敏反應史	使用抗血小板、抗凝血藥物或凝血功能異常者，施打後於注射部位至少加壓2分鐘，並觀察是否仍有出血或血腫情形
2~8℃	多為接種部位疼痛、紅腫，可適度冰敷，請勿揉抓接種部位。常見的不良反應嚴重程度通常為輕度至中度，接種後局部不良反應的持續時間中位數少於或等於2天，而全身性不良反應的持續時間中位數少於或等於1天。	對於疫苗成分有嚴重過敏反應史，或先前接種本項疫苗劑次發生嚴重過敏反應者，不予接種	使用抗血小板或抗凝血藥物或凝血功能異常者施打後於注射部位加壓至少2分鐘，並觀察是否仍有出血或血腫情形

小補帖

國內傳染病防治法於 2006 年 6 月 14 日修訂有關中央及地方主管機關事項權責劃分，並提出**各項預防接種業務**及因應疫情防治實施之特定疫苗接種措施，得**由受過訓練且經認可之護理人員施行之**，不受醫師法第二十八條規定之限制。主管機關規定之不受醫師法第二十八條規定之限制。

四、急性傳染病處理措施

政府透過各項傳染病防治計畫之推動，建立高效能的防疫應變體系、精進疫病預防控制之專業、完備新興傳染病的因應準備，以有效防堵、降低傳染病爆發風險，確保民眾健康。

1. 立法、報告：傳染病防治的法制基礎，可溯及 1944 年時所制定的「傳染病防治條例」，於 1999 年全文修正並更名為「傳染病防治法」，以杜絕傳染病之發生、傳染及蔓延。
2. 疫情監視：為了掌握傳染病的動態，衛生福利部自 1971 年起，即已對特定傳染病建立監測系統，1993 年開始建置較完整的傳染病通報管理系統，目前我國監視通報系統包括傳染病監視及預警系統、症候群重症監視及預警系統、實驗室監視及預警系統、定點醫師監視及預警系統、學校監視及預警系統、醫院院內感染監視及預警系統、全民監視及預警系統、防疫物資監視及預警系統、人口密集機構監視及預警系統、症狀監視及預警系統、即時疫情監視及預警系統、其他傳染病流行疫情監視及預警系統。

   透過傳染病通報機制，衛生主管機關得以盡快掌握傳染病發生的相關資訊，及早研判疫情並投以適當的防疫人力及資源，以避免疫情的擴散。

法定及新興傳染病監視通報系統作業流程與報告單

3. 疫情控制：對疫情調查發現之可能傳染源及傳染途徑進行相關防疫措施，包括：
   (1) 報告：發現傳染病後應於醫師或感染小組成員於規定時限內向中央主管機關報告，一般為 24 小時內。對於急診檢傷與疑似呼吸道感染之病人應落實「TOCC」機制，並遵循相關感染管制措施，及時採取適當的隔離防護措施。
   (2) 登記及確定診斷。
   (3) **隔離**。

(4) **消毒**：使用各種物理或化學方法滅菌。

A. 即時消毒 (concurrent disinfection)：個案住院期間的用物及環境消毒，使其他人接觸這些排泄物或汙染物的機會減到最小。

B. 終期消毒(terminal disinfection)：個案因故遷離時所實施的消毒程序，例如病人死亡、轉離、出院或醫院隔離之後等。當傳染源是以間接接觸傳播時，才有必要實施終期消毒。

小補帖

什麼是 TOCC ？

TOCC 意指：

(1) T —**旅遊史** (travel history)：14 天之國外旅遊情形，包括轉機過境國家。

(2) O —**職業史** (occupation)：從事什麼職業？是否為高風險？

(3) C —**接觸史** (contact history)：近期接觸及出入場所、參加集會活動等情形。

(4) C —**群聚史** (cluster)：一個月內接觸的家人及朋友是否為風險個案？

以 COVID-19 為例：

類別	旅遊史	職業史	接觸史	群聚史
問題	14 天之國外旅遊情形？	職業為何？	近期接觸及出入場所？	近一個月內之群聚史？
評估項目	☐ 曾至國外旅遊。前往的國家： ☐ 無	☐醫院工作者 ☐交通運輸業 ☐旅遊業 ☐旅館業 ☐航空服務業 ☐其他 ☐無	☐ 曾至醫療院所就醫 ☐ 曾接觸具國外旅遊史且有發燒或呼吸道症狀之親友 ☐ 曾出入機場、觀光景點或頻繁接觸外國人之場所 ☐ 曾參與公眾集會，如宗教活動、開學典禮等 ☐ 曾與野生動物或禽鳥類接觸 ☐ 其他 ☐ 無	・ 同住家人是否有以下情形： ☐居家隔離 ☐居家檢疫 ☐自主健康管理到期日： ・ 有發燒或呼吸道症狀者： ☐家人 ☐朋友 ☐同事 ☐其他 ☐無

資料來源：衛生福利部疾病管制署 (2022a)．*COVID-19 防疫專區*。https://www.cdc.gov.tw/

(5) 檢疫：現今交通發達、旅遊普及，因此各海空國際港埠之檢疫管理能防杜外來傳染病之傳播。**與病人接觸者**加以檢查並限制其行動，**目的在防止疾病流行或國外傳染病傳入，期間以最長潛伏期為準**。

(6) 強化急、重症醫療體系量能：提升急、重症醫療照護品質及資源調度效率，並督導落實院所感染管制措施

(7)流行疫情監視、通報、調查、檢驗，若發現特定法定傳染病應立即通報，並施予強制隔離治療。

(8) 提升疫苗接種率。

五、傳染病防治醫療網推動計畫

此計畫於 2022 年 7 月 4 日奉核，2024 年 1 月 30 日修訂，目標為期望發揮醫療網區域聯防機制綜效，並強化全國醫療網整體應變量能，加強醫院收治能力。執行策略包含：(1) 架構傳染病防治醫療網區域聯防網絡；(2) 儲備傳染病防治醫療網區應變量能；(3) 建構傳染病病人收治機制。工作內容如下：

1. 架構傳染病防治醫療網區域聯防網絡

(1) 指定醫療網區指揮官／副指揮官：由衛生福利部（簡稱衛福部）指派醫療網區指揮官／副指揮官，而區指揮官／副指揮官則是進行網區防疫醫療資源調度以及疫情應變。

(2) 指定隔離／應變／支援合作醫院：

A. 隔離醫院：由地方衛生主管機關依據轄區特性、醫療設施分布及收治量能等，選擇合適醫療院所後提報轄區醫療網審定，經公告為隔離醫院後，可收治轄區第二、第三及第四類法定傳染病病人。如臺大醫院、臺北榮民總醫院等。

B. 應變醫院：

(a) 醫療網區應變醫院：以轄區提報之隔離醫院排定優先順序後，由衛服部擇優指定 1 家為網區應變醫院，優先收治第一、第五類法定傳染病或新興重大傳染病病人。如臺北市立聯合醫院和平婦幼院區。

(b) 離島應變醫院：金門縣、連江縣及澎湖縣等離島縣市，就轄區傳染病隔離需求，自轄內隔離醫院中選定應變醫院，提報至轄區醫療網審定，經公告為離島應變醫院後，必要時依指揮官指示就地收治傳染病病人。如衛生福利部金門醫院。

(c) 縣市應變醫院：各縣市衛生局自轄區隔離醫院中指定 1 家以上為應變醫院，必要時依指揮官指示就地收治傳染病病人。如新北市立聯合醫院。

C. 支援合作醫院：由各醫療網區指定轄內1家醫學中心做為支援合作醫院，提升醫療網區應變醫院收治第一、第五類傳染病病人能力。此外，亦提供傳染病專業諮詢或應變醫院專業醫療協助。以高雄榮民總醫院為例，支援合作醫院包含高雄市立聯合醫院、阮綜合醫院等。

2. 儲備傳染病防治醫療網區應變量能

(1) 建置網區應變醫院軟硬體設施

A. 訂定應變計畫：包括完整應變體系與指揮架構、內外部通報與處理、人員與物資調度、醫療處置、防護動線規劃、檢驗、家屬接待溝通、環境維護、安全管制及媒體因應、急遽增加病人時，區域／樓層／全院清空計畫及因應措施等，並就計畫內容充分演練，維持啟動收治病人之量能。

B. 指定負壓隔離病房：因應疫情初期傳染病病人收治之緊急應變量能需求，以 2~4 床／每百萬人口為基準設置；離島應變醫院每家指定負壓隔離病房 2 床；縣市應變醫院則依醫療機構設置標準辦理。

(2) 儲備／建置網區應變醫院支援人力：依網區應變醫院平時運作所需人力之 30% 為基準，計算出轄區所需支援人力後，再換算成縣市醫療機構應配置支援人數，建立支援人力調度原則，依法徵調進駐網區應變醫院協助疫情防治。以衛生福利部臺北醫院為例，在 COVID-19 防疫任務中，為了安全有效運用護理人力，護理科運用了分區專責、主動與被動排序支援、感管與教育專才跨單位支援、資深帶資淺等模式進行護理人力調度與整合。在院外防疫部分，臺北醫院護理人員配合出勤了血友病個案接機任務、首次武漢包機機場接機任務、武漢類包機接機任務，以及新北市 3 家檢疫所共 365 位旅客的檢疫照顧。自 2020 年 1 月 29 日首家檢疫所被徵用自 5 月 31 日，臺北醫院共出勤了 289 日護理人力，於防疫發揮極大作用（蔡等，2020）。

(3) 建立大型隔離收治場所及防治工作人員名冊：每半年提報、更新名冊，以因應疫情擴大或疫病大流行超過醫療網區應變醫院收治量能時，依法徵用其他醫療機構或公共場所隔離收治病人之疫情防治需求。

(4) 辦理人員訓練：應變醫院每年應以各類應變人員為對象，辦理傳染病緊急應變計畫、指揮體系運作、危害分析、傳染病病人基本處置、防護裝備穿卸、穿著個人防護設備 (PPE) 執行臨床照護技巧、呼吸防護具密合度介紹與測試、廢棄物處理、屍體處置、環境清消等主題之訓／演練，維持啟動收治病人之量能。

(5) 定期召開醫療網區諮詢會議。

3. 建構傳染病病人收治機制

(1) 律定傳染病病人收治原則：第一及第五類傳染病優先收治在網區應變醫院；重大傳染病初期優先收治於網區應變醫院，之後由中央流行疫情指揮中心指揮官視疫情狀況指示，集中收治於網區應變醫院或是分流由隔離醫院就地收治，必要時開設大型隔離收治場所收治病人。

(2) 訂定傳染病病人轉運送機制：第一及第五類傳染病優先收治於網區應變醫院，其他醫院發現／通報之該等傳染病病人，依醫療網區指揮官指示，轉運送至醫療網應變醫院收治。

4. 補助應變／支援合作醫院：依相關規定辦理。

六、新興傳染病暨流感大流行應變整備及邊境檢疫計畫

為求更強化健康和防疫安全網，應提升疫病防治和醫療能量，落實疫病風險管控和緊急應變能力、強化邊境檢疫，阻絕傳染病於境外，鞏固國家防疫安全，故制定本計畫，計畫執行期間為 2022 年 1 月 1 日至 2027 年 12 月 31 日。

1. 新興傳染病暨流感大流行應變整備

自2005年開始執行第一期計畫準備計畫，截至第三期已大致建置完備，但COVID-19疫情使國內負壓隔離病房及防疫物資需求量急遽增加；雖在既有醫療網區域聯防基礎下，尚未造成大規模院內感染，為因應疫情變化，應持續建立社區採檢網絡、擴大設置專責病房，逐步縮減一般醫療服務照護量，優先撥補醫院個人防護裝備至安全儲備量，確保醫療應變量能。

2. 邊境檢疫計畫：主要工作項目如下：

(1) 精進檢疫網絡，強化港埠偵檢、通報與應變能力：如提升指定港埠公共衛生緊急事件之偵檢與應變量能、深化與精進邊境檢疫措施與偵檢量

能、加強移工健康管理，降低疫病境外移入風險和提升檢疫人員核心職能，建構國際合作與聯防架構。

(2) 擴大民間參與，深化防疫旅遊觀念與通報可近性：如公私協力，擴大民間參與防疫工作、持續優化智慧檢疫資訊相關系統、深化旅遊醫學觀念與強化旅遊醫學門診量能。

(3) 儲備及管理流感抗病毒藥物及流感大流行疫苗。

(4) 擴大儲備及有效管理個人防護裝備：如建立防疫物資分配原則及防疫物資管理平台機制，並建置醫療戰略物資共同採購平台。

(5) 提升實驗室診斷技術及維持檢驗量能：如增購新型實驗診斷儀器設備、建立或更新檢驗方法、儀器常態性運作、檢驗人員教育訓練、持續並加強與各醫療院所合作。

(6) 維持傳染病防治醫療網效能：如架構傳染病防治醫療網區域聯防網絡、儲備傳染病防治醫療網區應變量能、提升醫療支援人力量能及品質、持續感染症防治中心維運。

(7) 精進高危害管制性病原、毒素之生物風險管理及強化生物恐怖攻擊防護應變量能：如精進高危害管制性病原及毒素之生物風險管理和強化生物恐怖攻擊防護應變量能。

(8) 強化疫情監測體系與社區應變能力：如強化疫情監測架構及培訓傳染病監測人才、建立彈性緊急應變機制及提升社區應變效能。

小補帖

邊境檢疫 (Border Quarantine) 措施

政府為因應並防堵疫情由境外移入，於國際港埠加強環境清消和設置紅外線熱影像儀，主動偵測入境者體溫外，COVID-19 疫情期間，入境者皆須先填寫「入境檢疫系統」之資料，且依傳染病防治法第 58 條規定，應詳實填寫並配合居家檢疫措施，若拒絕、規避妨礙或填寫不實者，處新臺幣 1 萬～ 15 萬元罰鍰；此外，經檢疫人員評估後，若有必要，須於邊境直接進行檢體採集和快篩，將感染個案送醫隔離、求治。其他於 COVID-19 疫情間防治方法，尚有居家隔離、居家檢疫和自主健康管理措施，區別和相關規定如下，但會依疫情狀況滾動式調整。

項目	居家隔離	居家檢疫	自主健康管理
對象及方式	· 與確診病例接觸者會收到「居家隔離通知書」，須依規定日期採居家隔離	· 具國外旅遊史者會收到「旅客入境健康聲明暨居家檢疫通知」，須配戴口罩返家或到指定地點依規定日期採居家檢疫	· 通報個案經檢驗陰性者和居家檢疫／隔離期滿者，須依規定日期採自主健康管理 · 經地方衛生主管認定有必要且開立自主健康管理通知書者
規定	· 隔離期間留在家中採「1人1室」，不得隨意外出，也不得乘大眾運輸工具 · 有症狀時以家用抗原試劑快篩，陽性者透過遠距診療或委由親友至責任院所請醫師評估結果 · 期間每 2~3 天快篩 1 次 · 期滿需外出時，需有 2 日內快篩陰性結果	· 檢疫期間留在家中或隔離地，不得隨意外出，也不得乘大眾運輸工具 · 有症狀時以家用抗原試劑快篩，將結果回報居家檢疫健康關懷人員，並配合後續防疫措施 · 接續自主健康管理，以自宅或親友住所 1 人 1 戶為原則 · 檢疫期滿當日快篩並簡訊回報指揮中心，結果陰性者期滿解除列管，接續自主健康管理 7 天	· 可正常生活，但要避免出入無法保持社交距離、或容易近距離接觸不特定人士或是無法落實佩戴口罩之公共場所等場域，禁止與他人聚餐、聚會、公眾集會等近距離或群聚型活動 · 延後非急迫需求之醫療或檢查，如需外出要全程配戴醫用口罩；勤洗手，注意呼吸道衛生及咳嗽禮節；每日早晚各量一次體溫 · 有症狀時同居家隔離之規定

註：相關規定依疫情變化公布修正。

13-3 我國傳染病防治概況

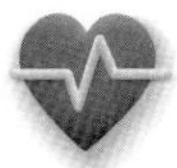

一、結核病 (Tuberculosis)

結核病是一種目前仍普遍存在於全球的慢性傳染病，尤其盛行於未開發及開發中國家，也是臺灣最嚴重的傳染疾病之一。初感染時，大約 95% 會因自身的免疫力而未發病，但疾病會再活化 (reactivation)，有 5% 的人在初感染後會經由血行或淋巴液之散播造成肺內或肺外結核，經過初感染而未發病的人，日後也可能因外因性再感染 (exogenous reinfection) 而發病。

1. 病原：**結核分枝桿菌** (*Mycobacterium tuberculosis*) 為細長、略帶彎曲而呈桿狀的細菌，不易被強酸脫色，故又稱抗酸菌 (acid-fast bacilli)，不具鞭毛、也不會移動，屬於好氧性的抗酸性細菌。
2. 流行病學：由於多重抗藥性結核的產生、愛滋病的盛行及人口的快速流動，全球普遍面臨結核病回升的威脅。依據結核病負擔推估，結核病盛行率為89／10萬人。以發生率而言，**男性比女性高**、老年人比年輕人高、社會階層低的比社會階層高者高，原發性多見於孩童，年齡別死亡率呈現雙高峰曲線，其中一個高峰為70歲以上，另一個在0~4歲。在臺灣**一年四季都有病例**，男性發生率比女性高，老年人發生率比年輕人高、東部較西部高、南部較北部高、鄉村地區較都市高。

   WHO對結核病防治標準為罹病率143／10萬人以下，死亡率每十萬人口2人以下，50歲以上罹病率＜0.143%，14歲以下自然感染率＜1%傳染性，發現率＞70%、完治率＞85%，視為該國結核病流行是否已被控制之指標。臺灣2022年結核病確定病例為6,576人，發生率為每10萬人口28.2人，死亡數為477人，死亡率為每十萬人口2人（衛生福利部疾病管制署，2022e）。易罹患結核病的高危險群包括糖尿病、塵肺症、胃切除手術、營養不良、長期服用免疫抑制劑如類固醇、免疫機能不全者和山地鄉居民等。

3. 傳染途徑：以直接吸入開放性肺結核病人口鼻噴出的**飛沫為最主要的傳染途徑**，此外，也可間接吸入漂浮於空氣中含有結核菌的飛沫而被傳染。

4. 症狀：**潛伏期約4~12週**。全身性症狀有易疲倦、午後微燒、夜間盜汗、厭食、體重減輕；肺部症狀為**咳嗽**、胸痛、黏液樣膿痰、嚴重時甚至出現咳血現象。感染後6~12個月是病程繼續進行到肺結核的最危險期，一旦受到感染，終其一生均可能為潛在發病源。**一旦感染若不予治療，在3年內約有一半會死亡**。如有疑似結核病之症狀（**如咳嗽超過兩週**），宜盡速就醫。

5. 病例定義

(1) 疑似結核個案：任何有疑似結核症狀之病人，尤其是咳嗽 3 週以上者。

(2) 結核病個案：

A. 細菌學確診結核病之病人：結核菌培養陽性。

B. 其他確診之病人：非細菌學診斷之病人，但醫師診斷為結核病並決定施予完整療程之抗結核治療之結核病人。

C. 多重抗藥性結核 (MDR-TB) 和廣泛抗藥性結核 (XDR-TB) 病人：實驗室診斷條件為檢體（如痰、肋膜液、胃洗出液、支氣管沖洗液、組織切片等檢體）結核分枝桿菌培養陽性之藥物感受性試驗顯示，至少同時對 Isoniazid(INH) 及 Rifampicin(RMP) 具有抗藥性，即為 MDR-TB 病人；而對任何 fluoroquinolone 類藥物有抗藥性，且對於 3 種注射型的抗結核病第二線藥物 (Kanamycin, Capreomycin, Amikacin) 中至少一種產生抗藥性，即為 XDR-TB 病人，或稱超級抗藥性結核病人。

(3) **潛伏結核感染(latent tuberculosis infection, LTBI)**：當健康人感染結核菌後，約95%的人會因自身的免疫力而**未發病**，即潛伏結核感染，此時結核菌會長期潛存在體內，**通常無症狀且不具傳染性**，形成伺機性發病，首2年內的發病機率最高，一般人受到感染後一生中約有5~10%機會發病。世界衛生組織建議使用結核菌素皮膚試驗(tuberculin skin test, TST)（適用5歲以下個案）或丙型干擾素釋放試驗(interferon-gamma release assay, IGRA)（適用2歲以上個案）方式進行診斷。

6. 診斷

(1) 胸部 X 光檢查 (CXR)：當痰液中找不到結核菌時，可由胸部 X 光檢查配合臨床症狀、實驗室檢查數據，作為肺結核的臨床診斷依據。

(2) **痰液耐酸性桿菌染色／培養** (sputum acid-fast bacilli, AFB smear/culture)：**痰液染色陽性表示個案具有傳染性，為開放性肺結核，是結核病防治的重點對象。**初次驗痰應於未服藥前採檢痰液檢體，初痰需留取 3 套，其中至少有 1 次為清晨第 1 口痰。

(3) **皮膚結核菌素試驗** (tuberculin skin test, TST)：結核菌素是萃取自結核菌的蛋白質，皮膚結核菌素試驗是以一定量之結核菌素皮內注射於左前臂內側中點，偵測個案是否感染結核菌，注射 48~72 小時後判讀。判讀方法為量測反應硬結橫徑大小，10 mm 以上為陽性；未曾接種卡介苗者或是有人類免疫缺乏病毒感染、惡性疾病（惡性腫瘤）、器官移植、其他免疫功能不全病人、使用免疫抑制劑者、一個月內曾使用以下劑量之 Prednisolone 或相當劑量之 Glucocorticoid 者：(1) 成人或體重＞ 40 公斤之兒童使用超過 20 mg/day 且使用達 2 週以上；(2) 體重＜ 40 公斤之兒童使用超過 0.5 mg/day 且使用達 2 週以上，則以 5 mm 做為陽性判讀標準。目前我國針對未滿 2 歲或 2 歲以上至未滿 5 歲，如無法執行 IGRA 試驗之接觸者，提供 TST 做為潛伏結核感染檢驗工具。

若結核菌素測驗為陽性反應，表示目前或以前已被結核菌感染，但一些免疫機能不全或受損及受到某些病毒感染者（如麻疹病毒），TST 有可能呈現陰性反應或甚至出現無反應之情況。

(4) **丙型干擾素釋放試驗** (Interferon-γ release assays, IGRA)：目前針對 **2 歲（含）以上之接觸者及高風險族群**提供 IGRA 做為潛伏結核感染檢驗工具。IGRA 是抽血檢驗 T 細胞對於結核菌抗原的免疫反應，以定量 T 細胞釋出的丙型干擾素做為判讀標準，靈敏度高於 TST，陽性診斷標準見表 13-8。

表 13-8 LTBI 檢驗診斷陽性標準

結核菌素測驗 (TST)	丙型干擾素釋放試驗 (IGRA)
• 曾接種卡介苗者為 10 mm • 未接種卡介苗者或免疫功能不全者為 5 mm	• 陽性：TB1 和／或 TB2 antigen 值扣除 nil 值≧ 0.35 IU/mL 且≧ 25% nil 值；且 nil 值≦ 8.0 IU/mL • 不確定：mitogen-nil ＜ 0.5；且 nil 值≦ 8.0 IU/mL

7. 治療：治療結核病的第一線單方藥物有 Isoniazid(INH)、Rifampicin(RMP)、Pyrazinamide(PZA)、Ethambutol(EMB)、Streptomycin(SM)。
   (1) 治療新病人：針對以前不曾吃過結核藥；或曾吃過、但時間小於 4 週的病人。
      A. 建議處方 INH+RMP+PZA+EMB 2個月，再 INH+RMP+EMB 4個月。
      B. 一個月以 30 天計算。一天吃 1 次藥。為配合病人作息、方便 DOT (Directly Observed Treatment)，可以選擇在一天的任何時間吃藥，不必強調空腹，但時間最好能固定。絕對不可以建議病人把同一種藥打散在一天的不同時間吃。

結核病的治療補充資料

   (2) 潛伏結核感染 (latent tuberculosis infection, LTBI)：**適時給予抗結核藥物治療潛伏感染，可有效減少日後發病的機會**。治療前要先排除病人為活動性結核病。現行的潛伏結核感染治療是經醫師評估後，給予 3HP、3HR、4R 及 9H 處方治療，並接受公共衛生的都治關懷服務，透過完整療程可降低 90% 的發病機率。建議處方如表 13-9。

表 13-9 潛伏結核感染建議處方

處方	藥物	服用頻率及次數	對象	注意事項
3HP（速克伏）	每週服用 isoniazid 及 rifapentine 一次	一週一次，共 12 次	於 12 歲（含）以上之接觸者，但不建議孕婦及未滿兩歲幼童使用。	1. RIF 會使尿液、唾液、眼淚或汗水變成橘紅色 2. 常見副作用：皮疹、類流感症狀、過敏反應，多喝水多休息，服藥後數小時可改善，若持續超過 2 天，請與都治關懷員連繫 3. 少數出現肝毒性，建議治療期間不要飲酒 4. 干擾荷爾蒙避孕法（包含口服避孕藥、針劑），治療期間建議使用保險套或子宮內避孕器等方法避孕

表 13-9 潛伏結核感染建議處方（續）

處方	藥物	服用頻率及次數	對象	注意事項
3HR	每日服用 isoniazid 及 rifapentine	一天一次，持續 3 個月，共服用 90 次	所有年齡層皆可使用	常見副作用：皮疹、過敏反應、（少數）肝毒性
4R	rifampin	一天一次，持續 4 個月，共服用 120 次	所有年齡層皆可使用	1. 常見副作用：皮疹、腸胃不適／腸胃障礙、（少數）肝毒性 2. RIF 會使尿液、唾液、眼淚或汗水變成橘紅色
9H	每日服用 isoniazid	一天一次，持續 9 個月，計 270 個劑量		

8. 防治

(1) 結核病人的家屬或接觸者、40歲以上民眾及經常咳嗽、吐痰、咳血、胸痛、氣喘等呼吸道症狀或消瘦、疲勞、輕微發燒者需接受胸部X光檢查。

(2) 預防接種

臺灣於 1965 年全面推行嬰幼兒接種卡介苗 (BCG)。卡介苗是一種牛的分枝桿菌所製成的活性疫苗，經減毒後注入人體，可產生對結核病的抵抗力，於出生滿 5~8 個月，且體重在 2,500 公克以上者接種一劑。疑似結核病病人及疑似被結核菌感染者，勿直接接種卡介苗。應先進行胸部 X 光檢查、結核菌素測驗 (TST) 或丙型干擾素釋放試驗 (IGRA)。

(3) 結核病十年減半全民動員計畫

臺灣自 2004 年起，核定實施「加強結核病防治方案第三期五年計畫」。2006 年配合國際組織之全球結核病防治計畫「The Global Plan To Stop TB 2006-2015」，全面推動「結核病十年減半全民動員計畫」，計畫內容結合公衛、醫療、檢驗三大網絡，其總體目標為發現病人、完治病人 (Find TB、Cure TB)，推行包括「落實都治計畫」、「大眾航空器限乘政策」、「多重抗藥性結核病醫療照護體系」、「加強結核病接觸者檢查」、「潛伏結核感染者治療計畫」及「擴大高風險族群主動發現個案」等多項重大政策。2015 年結核病標準化發生率降至每 10 萬人口 36 人。

(4) **都治計畫**（衛生福利部疾病管制署，2022c）

由於肺結核的治療期長及藥物副作用等因素造成病人不規則的服藥，進而容易引發後續轉為抗藥性結核病。**WHO於1994年訂定短程直接觀察治療法(Directly Observed Treatment, Short-course DOTs)**，並大力推動，藉由經過訓練並且客觀的觀察員（非家屬擔任）執行「送藥到手、服藥入口、吞下再走」，每週至少執行5日（含）以上之關懷服藥，關懷結核病個案服藥治療過程，確保每一個病人規則服下每一顆藥，有效降低個案失落率，提高防治績效，減少產生多重抗藥性(MDR-TB)，因造成多重抗藥性結核病的原因多是**未依規定按時服藥，對Isoniazid與Rifampin藥物具抗藥性**。臺灣於2001年5月起全面實施都治計畫，截至2021年底全國都治執行率達98%以上。目前都治計畫的執行方式有下列四種：

A. 住院都治：住院期間由醫療院所醫護人員提供個案住院期間之都治工作。

B. 社區都治：由個案所屬管理單位之縣市衛生局督導、協調都治團隊，由都治關懷員送藥到點或個案到點，親眼目睹個案服藥。

C. 人口密集機構都治：機構工作人員接受關懷員訓練後執行都治。

D. 雲端都治：由都治關懷員以行動載具搭配 App 軟體，視訊目睹服藥，對象須符合疾管署雲端都治政策規劃之服藥對象。

(5) 進階都治計畫

為提高抗藥性結核病（Drug resistant tuberculosis, DR-TB，含 MDR-TB（同時對 rifampicin 及 isoniazid 具有抗藥性）及 Rifampin 單一抗藥結核病等）的病人治癒率，臺灣於 2007 年成立「抗藥性結核病醫療照護體系」，執行社區進階都治 (DOTS-plus) 服務，提供每週至少 5 天、每天依治療處方頻率安排都治服務的關懷，嚴格監督病人服藥過程，提升服藥順從性。

對 MDR-TB 的接觸者，我國目前僅針對進行每半年 1 次，為期 2 年的胸部 X 光檢查追蹤，使接觸者發病時能及早發現並予以治療。

(6) 潛伏結核全都治計畫

A. 2016 年實施潛伏結核全都治計畫，LTBI 診斷及治療評估對象擴展至全年齡層接觸者。

B. 檢驗方式：2 歲以上接觸者以丙型干擾素釋放試驗 (IGRA) 為 LTBI 診斷工具，未滿 2 歲接觸者以 TST 為 LTBI 診斷工具。

C. 轉介治療標準：IGRA 陽性。

D. 治療：9 個月 isoniazid(9H)、3 個月 isoniazid+rifapentine（亦稱為速克伏、3HP）、4 個月 rifampin(4R)。

(7) **2035 消除結核第二期計畫**

WHO 於 2014 年提出之「Global stategy and targets for tuberculosis prevention, care and control after 2015」，以「終止全球結核病的流行」為未來努力目標，並以「零死亡、零個案、零負擔」為願景，期望 2025 年相較於 2015 年結核病發生率可降低 50%，至 2035 年可降低 90%；與 2015 年相比，減少 75% 的結核病死亡，至 2035 年可減少 95%，逐步邁向消除結核病。而終結結核病也是聯合國《2030 年永續發展議程》確定的一項政治優先事項。

臺灣已於 2015 年加入 WHO 2035 年消除結核第一期計畫，並於 2020 年持續加入 2035 年消除結核第二期計畫，透過「以病人為中心的方式，整合照護和預防體系 (Integrated, Patient-Centred Care and Prevention)」、「大膽的結核病防治政策與支持體系 (Bold Policies and Supportive Systems)」及「強化研究與研發 (Intensified Research and Innovation)」等來推行各項防治策略。

(8) 長照機構 LTBI 計畫

機構內住民主要為 65 歲以上長者，抵抗力差，加上密閉的群聚空間，結核病發生率相較於一般老年人口高 3.5 倍，約每千人有 7 例。疾管署規劃由衛生局輔導各家長照機構認識潛伏結核感染檢驗及治療，計畫提供的服務項目包含：(1) 衛教宣導；(2) 丙型干擾素釋放試驗 (IGRA)；(3) 轉介潛伏結核感染 (LTBI) 治療、都治送藥及關懷員教育訓練；(4) 每月進行症狀監測，將潛伏結核感染檢驗內化為住民及機構工作人員自身常規檢查項目，以保護住民及工作人員健康。2018~2021 年長照機構 LTBI 檢驗與治療計畫發現機構住民 LTBI 陽性率為 16%。

二、病毒性肝炎 (Viral Hepatitis)

肝炎是因肝臟細胞發炎，導致肝細胞損傷的肝臟疾病。臺灣 80% 之肝細胞癌與 B 型肝炎病毒感染有關。

1. 病原：肝炎病毒目前已被發現的有 **A, B, C, D 及 E 型**五種。B 型肝炎病毒，可分為 adr、adw、ayr、ayw 四種次型，臺灣以 adw 為主。C 型肝炎病毒目前有 6 種主要基因型和 50 種以上的次要基因亞型。臺灣地區之 C 型肝炎病毒基因型以亞型 1b 為主，約占全部 C 型肝炎病毒之 45~71%。
2. 流行病學
   (1) A型肝炎（A肝）：在已開發國家，A肝多發生在幼兒園或住家內、與急性期病人發生性接觸、靜脈注射毒癮者。環境衛生差的地方，A肝感染越頻繁。臺灣大多數山地鄉兒童於國小畢業時有80%以上已感染A肝；為阻遏山地鄉A肝之聚集感染與流行，我國自1995年6月起為山地鄉幼童施打A肝疫苗，現山地鄉A肝感染已明顯下降。
   (2) B 型肝炎（B 肝）：臺灣為 B 肝高感染地區，**成人帶原率達 15~20%**，孕婦約 7.8% 是 e 抗原陽性者，因此新生兒中每年會有 6~8% 左右之帶原者，40 歲以上成人約超過 80% 已感染。**母子間垂直感染是臺灣地區 B 肝盛行的主要原因**，40~50% 的帶原者是經由此途徑傳染。臺灣自 1984 年起開始推行全球首創的 B 型肝炎疫苗接種計畫，並成功地將 6 歲幼兒的 B 肝帶原率由原來的 10.5% 降低至 1.7%。
   (3) C 型肝炎（C 肝）：在臺灣約 69% 的輸血後肝炎為 C 型肝炎，但自 1992 年 7 月起，C 肝抗體檢驗納入血液篩檢項目後，幾乎已無輸血後 C 型肝炎發生。高危險群包括受血者、靜脈注射毒癮者及洗腎病人。C 肝病毒感染與肝癌亦有密切相關，約 20~40% 轉變為肝硬化、肝癌。
   (4) **D 型肝炎**（D 肝）**：為缺陷型病毒，需有 B 肝病毒表面抗原同時存在才會引起感染**。臺灣地區靜脈藥癮者、性工作者若為 B 肝帶原者，有相當高的感染率 (40~85%)。
   (5) E 型肝炎（E 肝）：E 肝流行多因水質汙染引起，侵襲率以年輕人及中年人最高，通常男性感染率較高，兒童及老年人較不常見。
3. **傳染途徑：A 肝、E 肝為糞口傳染；B 肝、C 肝、D 肝則以體液傳染及垂直傳染為主**。B 肝表面抗原可在體液及分泌液內被發現，但只有血液、精液及陰道分泌物具感染性。

4. 症狀：有關病毒性肝炎的症狀與治療如表 13-10 所述。

表 13-10 病毒性肝炎的症狀與治療

型態	潛伏期	症狀	治療
A 肝	平均為 28~30 天	突然出現噁心、厭食、全身倦怠、發燒、上腹部疼痛，數天之後發生黃疸，但多數人感染後沒有症狀，或者症狀輕微且沒有黃疸，僅能靠肝功能等生化或血清學檢驗出，死亡率低（約千分之一）	會自然痊癒，只需支持性療法即可，並無特殊治療
B 肝	平均 60~90 天	發病通常是隱伏的，伴隨著厭食，隱約的腹部不適、噁心、嘔吐，有時會有關節痛和出疹，通常隨後會發生黃疸	目前國內獲得核可上市之藥物有干擾素及拉脈優錠 (Lamivudine)，可抑制 B 肝病毒複製
C 肝	通常為 6~9 週	疾病嚴重度可從不明顯的症狀到會引發致命情況的猛爆性肝炎，但大多症狀輕微或無症狀。慢性 C 肝可能演變為肝硬化，部分病人也會產生肝細胞癌	15~40% 會自癒，因此有人主張應等 3 個月，待病人血中 HCV RNA 仍呈陽性才考慮治療
D 肝	約 2~8 週	多無症狀，且總是與 B 肝病毒感染並存，症狀與 B 肝相似，部分人會有食慾不振、全身無力、疲倦、噁心、嘔吐等症狀，甚至黃疸	目前無特別藥物能有效治療
E 肝	平均 26~42 天	與 A 肝類似	基本上急性 E 肝會自然痊癒，支持性療法即可，並無特殊治療

5. 防治

(1) A肝、E肝：宣導民眾注意環境衛生、個人衛生、安全飲水及食品衛生，如勤洗手、不喝生水、不吃生食、公筷母匙、注意腸胃道排泄物之處理，並將病人加以隔離等。廚師或從事餐飲業相關人員，應將A肝抗體檢驗納入健康檢查必要項目。針對慢性肝炎病人、幼兒園之照護者及醫院醫護人員未具A肝抗體者，應要求接種A肝疫苗。

(2) B、C、D 肝炎

A. 勿共用牙刷、刮鬍刀、針頭。

B. 使用拋棄式注射針、筒，針灸之針、穿耳洞之針需充分消毒滅菌。

C. 避免不必要的輸血，表面抗原陽性之帶原者不應捐血。

D. B 肝預防注射：年幼時期的感染易演變成慢性帶原者，早期預防注射能有效預防 B 肝的感染。**高傳染性 B 肝帶原者**（**e 抗原陽性**或 RPHA 之表面抗原效價≧ 2,560），其**所生之嬰兒**，**應於出生後 24 小時內盡快注射一劑 B 肝免疫球蛋白**，並同時於出生後 24 小時內、1 個月、6 個月接種三劑 B 肝疫苗。而預防 B 肝病毒感染也同時可預防 D 肝病毒感染。

小補帖

國家消除 C 肝政策綱領

為呼應世界衛生組織 2030 年前消除具公共衛生威脅性的病毒性肝炎承諾，以及因應國內 C 型肝炎的防治需求，政府擬定「國家消除 C 肝政策綱領」，預計 2025 年前以消除 C 型肝炎為目標，使其不再成為具公共衛生威脅性的疾病。其核心策略為精準公衛防治、防治一條龍與防治在地化，其策略方向及內容如下：

(1) 以治療引領預防：治療即預防，藉由族群大規模有效治療，減少傳染源。

(2) 以篩檢支持治療：發展多元篩檢方案，找出潛在於社區內的感染民眾。

(3) 以預防鞏固成效：針對 C 肝傳染途徑進行阻斷，避免新感染及已治癒病人再感染的發生。

三、腸病毒 (Enterovirus)

腸病毒感染為幼兒常見的疾病，大人也會得腸病毒，只是症狀比較輕微，與一般感冒不易區分。

1. 病原：腸病毒群屬於小病毒科腸病毒屬之病毒，為一群病毒的總稱。2013 年時，「國際病毒分類委員會」(International Committee on Taxonomy of Viruses, ICTV) 依據基因序列分析結果，重新歸類為腸病毒 A、B、C、D 型 (Enterovirus A, B, C, D)，其中**腸病毒 71 型被歸類於腸病毒 A 型，最容易引起神經系統的併發症**，是近年來臺灣較常見且致死率較高者。腸病毒 D68 型也可能引起嚴重的症狀，包含神經系統症狀及呼吸衰竭等，甚至出現急性無力脊髓炎 (acute flaccidmyelitis, AFM) 病例。

2. 流行病學：腸病毒適合在濕、熱的環境下生存與傳播，**夏季、初秋流行**，臺灣地區因位在亞熱帶，所以全年都有感染個案發生，每年約自 3 月下旬開始上升，於 5 月底至 6 月中達到高峰後，而後於 9 月開學後再度出現一波流行。**嬰幼兒**為主要的侵犯對象，又以**小於 5 歲的幼童**為主，約占所有重症病例 90%。**引起腸病毒感染併發重症之型別以腸病毒 71 型為主**，克沙奇病毒居次，重症致死率約為 3.8~25.7%。

   感染過某一種腸病毒感染以後，至少會持續有數十年的免疫力，所以對於同一種病毒而言，不會復發；但腸病毒目前有 60 多型，**感染其中一種後仍有可能會再感染其他類型**。

3. **傳染途徑**：人類是腸病毒唯一的傳染窩，主要經由糞口或呼吸道（飛沫、咳嗽或打噴嚏）傳染，亦可經由**直接接觸**病人皮膚水泡的液體而受到感染。在發病前數天，喉嚨與糞便就可發現病毒，**發病後 1 週內傳染力最強**；而病人可持續經由腸道釋出病毒，時間長達 8~12 週之久。

4. 症狀：**潛伏期平均約3~5天**。腸病毒可以引起多種疾病，多數感染者（約 50~80%）沒有症狀，有些則只有發燒或類似一般感冒症狀，少數出現特殊的臨床表現，主要常見症狀為**疱疹性咽峽炎**(herpangina)或**手足口病**(hand-foot-mouth disease)。引起腸病毒感染併發重症之型別以腸病毒71型為主。腸病毒感染較常見的疾病、臨床症狀及可能病毒型別如下：

   (1) **疱疹性咽峽炎**：由 **A 型克沙奇病毒引起** (types 1~10, 16, 22)，特徵為突發性發燒、嘔吐及咽峽出現小水泡或潰瘍，病程為 4~6 天。多數病例輕微無併發症，少數併發無菌性腦膜炎。

   (2) 手足口病：由A型克沙奇病毒及腸病毒71型引起，主要侵犯手、足、口、臀四部位，常因口腔潰瘍而無法進食，病程為7~10天。

   (3) **流行性肋肌病**：**B 型克沙奇病毒引起**，特徵為胸部突發陣發性疼痛，持續數分鐘到數小時，合併發燒、頭痛及短暫噁心、嘔吐和腹瀉，病程約一週。

   (4) **嬰兒急性心肌炎及成人心包膜炎**：由 **B 型克沙奇病毒引起**，特徵為突發性呼吸困難、蒼白、發紺、嘔吐，開始可能誤以為肺炎，接著會有明顯心跳過速，快速演變成心衰竭、休克，甚至死亡。

   (5) 急性淋巴結性咽炎：由 A 型克沙奇病毒引起，特徵為發燒、頭痛、喉嚨痛，懸壅垂和後咽壁有明顯白色病灶，持續 4~14 天。

(6) 發燒合併皮疹：與各類型克沙奇及伊科病毒都有關，皮疹通常為斑丘疹狀，有些會出現小水泡。

(7) 新生兒腸病毒感染：主要由 B 型克沙奇病毒或伊科病毒引起。初期症狀包括發燒、食慾不佳、活動力下降、躁動不安、皮膚出現紅疹、腹瀉或嘔吐等，病況進展嚴重時可引發凝血異常、心肌炎、肝炎、腦炎、新生兒敗血症。

5. 治療：目前只能採支持療法，多數病人會在發病後 7~10 天內自行痊癒，僅有少數會出現嚴重併發症。

6. 防治

(1) 加強個人衛生，**常洗手以控制傳染途徑**。

(2) 均衡飲食、適度運動及充足睡眠，以提升免疫力。

(3) 注意居家環境的衛生清潔及通風。腸病毒對酸及許多化學藥物具抵抗性，如抗微生物製劑、清潔消毒劑及酒精，均無法殺死腸病毒。一般環境消毒，建議使用 500ppm 濃度之漂白水，使用時請穿戴防水手套並注意安全。病童分泌物或排泄物汙染之物品或表面，建議使用 1,000ppm 之漂白水。

(4) 盡量不要與疑似病人接觸，尤其是孕婦、新生兒及幼童。

(5) 兒童玩具（尤其是絨毛玩具）經常清洗、消毒。

(6) 腸病毒於室溫可存活數天，4°C 可存活數週，冷凍下可存活數月以上，但在 50°C 以上的環境很快就會失去活性，所以食物經過加熱處理，或將內衣褲浸泡熱水，都可減少腸病毒傳播。

(7) 乾燥可降低腸病毒在室溫下存活的時間。紫外線可降低病毒活性。

(8) 2023 年 8 月起提供全細胞型非活化腸病毒 71 型疫苗施打，以減輕症狀及降低重症風險。

四、人類免疫缺乏病毒 (HIV) 感染

愛滋病是後天免疫缺乏症候群(Acquired Immunodeficiency Syndrome, AIDS)的簡稱，是指因為病患身體抵抗力降低，導致得到各種疾病的症狀。1981年在美國發現一群原先身體健壯的年輕、男同性戀者感染了肺囊蟲肺炎、口腔念珠菌和患有卡波西氏肉瘤等，為了和先天免疫缺乏症候群作區分，故稱為後天免疫缺乏症候群。

1. 病原：**人類免疫缺乏病毒** (human immunodeficiency virus, HIV) 是一種破壞免疫系統的病毒，可分為 HIV-1 和 HIV-2 兩型。HIV-1 是大多數國家中最主要造成愛滋病的病因，起源可能是來自非洲猩猩。兩種病毒的致病力並不相同，感染 HIV-1 後有超過 90% 的人會在 10~12 年內發病成為愛滋病，感染 HIV-2 則往往沒有相關的病症。
2. 流行病學：目前愛滋病人最多的地區是非洲地區。我國自1984年發現第一例HIV感染者以來，截至2022年2月止，本國籍HIV感染者為42,437人，主要危險因子為同性間不安全性行為、注射藥癮者為主（衛生福利部疾病管制署，2022b）。
3. 傳染途徑
   (1) **性行為傳染**：病毒藉由口腔、肛門、陰道等性交接觸而進入體內。
   (2) **血液傳染**：輸血、注射凝血因子、共用針頭、注射靜脈毒品、針灸、紋身、接觸到被愛滋病人血液汙染的器械等。
   (3) **母子垂直傳染**：經由胎盤或產道造成胎兒或新生兒的感染。
4. 症狀：感染後約2~6週會出現感冒樣的原發性感染症狀（急性初期感染），感染HIV後3~12週內抗體呈陰性反應，但已具有傳染力（空窗期）。當第一次急性症狀發生後，絕大多數的病人會有長達5~15年沒有症狀（隱形期或次臨床期），但HIV會持續破壞人體的CD4＋(cluster of differentiation 4)細胞，當CD4＋降到已無力對抗各種伺機性感染時，即進入愛滋病期，發病時體重急遽減輕（10%以上）、疲倦、夜間盜汗、持續發燒3個月以上、下痢、淋巴腺腫大，可能發生肺囊蟲肺炎、疱疹、白色念珠菌、梅毒等各種伺機性感染或出現卡波西氏肉瘤等。
5. 治療：至今尚未出現治癒藥方，被稱為**「20 世紀黑死病」**。衛生福利部在 1997 年 4 月正式引入高效能抗愛滋病毒治療 (highly active antiretroviral therapy, HAART)，即合併數種抗 HIV 藥物治療的「雞尾酒混合療法」，提供 HIV 感染者免費使用，大幅地降低發生伺機性感染和腫瘤的機會及致死風險。
6. 防治
   (1) WHO 自 1988 年起明定**每年 12 月 1 日為國際愛滋日**，並策劃「三乘五計畫 (3 by 5)」，在 2005 年底前，提供 300 萬人抗反轉錄病毒藥物。

(2) 1991 年 4 月，一群美國紐約藝術家發起紅絲帶方案 (The Red Ribbon Project) 推廣對愛滋病人的關懷與支持。

(3) 1992年，衛生福利部公告下列人員應接受HIV檢查：從事色情行業者、嫖妓者、毒品施打、吸食或販賣者、監所受刑人、性病病人、血友病人、同性戀者、外籍勞工、役男。

(4) 衛生教育：辦理各項宣導活動，尤其著重強化年輕族群愛滋病防治教育，將學校性教育提早到國小五年級，此外也加強特殊族群如特種行業業者、同志團體的愛滋病防治教育。

(5) 推動減害計畫 (harm reduction program)：行政院於 2005 年 12 月 6 日正式核定「毒品病人愛滋減害試辦計畫」，由衛生福利部與臺北市、新北市、桃園縣及台南縣等四個縣市共同辦理。主要措施包括擴大藥癮者 HIV 篩檢監測、辦理清潔針具計畫、辦理替代療法（以口服低危害替代藥品，如美沙冬，取代高危險的靜脈施打）。

(6) 2013 年成立「愛之激動同盟會」，由中央政府與地方團體合作，將防治愛滋的行動落實於家庭、社會及學校教育。

(7) 2016 年推動愛滋防治第六期五年計畫（2017~2021 年）：此五年計畫為呼應世界衛生組織提出的策略，將著重篩檢、連結醫療體系及早治療，同時強化感染者規則服藥降低體內 HIV 病毒量，並強調以法律確保人權，消除歧視為整體計畫主軸。

(8) 暴露 HIV 前預防性投藥 (pre-exposure prophylaxis, PrEP) 是預防 HIV 感染的方式之一。經醫師問診及檢驗評估，沒有感染 HIV 但有風險行為需要服藥者，可透過穩定持續服用 PrEP，讓體內有足夠的藥物濃度來預防 HIV 感染，保護力高達 90% 以上。

小補帖

人類免疫缺乏病毒傳染防治及感染者權益保障條例（詳見附錄）以防止人類免疫缺乏病毒之感染、傳染及維護國民健康，並保障感染者權益為目的。相關政策與措施如**愛滋病藥品費用由國家負擔；訂定「執行人類免疫缺乏病毒傳染防治工作致感染者補償辦法」提供執行相關工作而導致感染人類免疫缺乏病毒者相關補償；無健保之愛滋病毒感染者提供免費的抗愛滋病毒治療藥品；2007 年起開辦愛滋病個管師計畫，提升感染者醫療照護及自我健康管理**。

五、流感併發重症 (Severe Complicated Influenza)

1. 病原：流感病毒 (influenza virus) 可分為 A、B、C 及 D 四型。其中只有 A 型與 B 型可以引起大規模的季節性流行，且 A 型流感病毒除了感染人類外也可感染動物，而 B 型則至今只曾出現在人類。季節性流感係指感染 H1N1、H3N2 之 A 型流感病毒，及 / 或 B 型流感病毒所造成之流感。一般流感併發重症以感染 A 型流感病毒為主，B 型流感病毒次之。
2. 流行病學：流感亦稱為季節性流感，因其流行期是具有週期性的特性，依據流行程度分為全球大流行(pandemics)、地區流行(epidemics)、局部地方流行(localized outbreaks)以及散發病例(sporadic cases)。臺灣以**秋冬兩季**較容易發生流行，**高峰期自12月至隔年3月**。根據統計，較可能併發重症之**高危險群**包括老年人、嬰幼兒、孕婦、免疫功能不全者，以及罹患氣喘、糖尿病、心血管、肺臟、肝臟、腎臟等**慢性疾病**或BMI≧30者。重症發生率及死亡率較高的年齡層為＜5歲及≧65歲兩大族群。臺灣流感併發重症個案中，死亡率約2成。
3. 傳染途徑：主要經**空氣、飛沫傳染**或直接接觸病人分泌物為主。
4. 症狀：潛伏期為 1~4 天，症狀包括發高燒、頭痛、乾咳、鼻塞、流鼻水、打噴嚏、喉嚨痛、疲倦、全身肌肉痠軟等徵狀。約 10% 有噁心、嘔吐及腹瀉等腸胃道症狀，大多數人約可在一週內康復，出現併發症的時間則約在發病後的 1~2 週內。
5. 病例定義：流感併發重症係指出現類流感症狀後 2 週內因併發症（如肺部併發症、神經系統併發症、侵襲性細菌感染、心肌炎或心包膜炎等）而需加護病房治療或死亡者。
6. 檢驗
   (1) 採檢：採取咽喉擦拭液。
   (2) 檢驗：進行流感病毒反轉錄聚合酶連鎖反應 (RT-PCR) 及病毒培養，並以免疫螢光染色法進行鑑定及病毒分型。
7. 治療：多數患者可自行痊癒，故針對流感患者之治療方法仍以支持療法為主，抗流感病毒藥劑目前有三大類，於發病後48小時內投予效果最好。
   (1) Amantadine 僅對 A 型流感病毒有效，因已具有抗藥性，目前不建議用來治療流感。

(2) 神經胺酸酶抑制劑(Neuraminidase inhibitor)包括吸入劑型之 Zanamivir（RelenzaTM, 瑞樂沙）、口服劑型之Oseltamivir（Tamiflu®, 克流感、Eraflu®, 易剋冒）以及靜脈注射劑型之Peramivir（RapiactaTM, 瑞貝塔）。可同時治療A及B型流感病毒，且較不易產生抗藥性，降低流感病毒的散播率，減輕流感症狀嚴重度達40%。

(3) 核酸內切酶抑制劑 (Endonuclease inhibitor) 可治療 A 及 B 型流感，例如口服劑型之 Baloxavir（XofluzaTM, 紓伏效）。

8. 防治

(1) 依據「傳染病防治法」，流感併發重症為第四類傳染病，凡符合通報定義者，應於 1 週內完成通報。

(2) 每年接種流感疫苗：定期接種流感疫苗，是預防流感併發症最有效的方式，健康成年人大約可達70~90%之保護力；衛福部自1998年開始試辦「65歲以上高危險群老人流感疫苗接種先驅計畫」，減少65歲以上高危險群感染流感併發重症，乃逐年擴大實施對象。流感疫苗的保護力約6個月後會逐漸下降，完整接種後至少約需2星期的時間可產生保護力，老年人、嬰幼兒、孕婦及慢性疾病者等流感併發重症的高危險群應每年接種疫苗。

(3) 衛教宣導

A. 加強個人衛生，勤洗手，避免接觸傳染。

B. 注重保健、均衡營養、適度運動，以提升自身抵抗力。

C. 出現類流感症狀，如發燒、咳嗽等，需及早就醫，以防感染流感引起肺炎、腦炎等嚴重併發症。

D. 宜盡量在家休息，減少出入公共場所；如有外出需戴上口罩，並於咳嗽或打噴嚏時摀住口鼻，避免病毒傳播。

E. 於流感流行期間，盡量避免出入人潮擁擠、空氣不流通的公共場所，減少病毒感染機會。

六、新型 A 型流感 (Novel Influenza A Virus Infections)

係指每年週期性於人類間流行的**季節性流感A(H1N1)及A(H3N2)**以外，偶發出現**感染人類的其他動物流感病毒（如H7N9、H5N1、H5N6等）**，此類病毒主要感染對象為禽鳥類或哺乳類動物，屬於A型流感病毒，一旦感染人類，即統稱為「新型A型流感」，並列為**第五類傳染病**。

1. 病原：全球曾出現造成新型 A 型流感病例的動物流感病毒包括 H1N1v、H1N2v、H3N2v、H3N8、H5N1、H5N2、H5N6、H5N8、H6N1、H7N2、H7N3、H7N4、H7N7、H7N9、H9N2、H10N3、H10N5、H10N7、H10N8 等亞型，各亞型對人類疾病嚴重度高低如下：
   (1) 疾病嚴重度高：H5N1、H5N6、H7N7、H7N9、H10N3、H10N8。
   (2) 疾病嚴重度低：H1N1v、H1N2v、H3N2v、H3N8、H5N2、H5N8、H6N1、H7N2、H7N3、H7N4、H9N2、H10N5、H10N7。
2. 流行病學：大多數造成新型 A 型流感個案的動物流感病毒因尚未完全適應人體，故感染能力僅限於動物傳人。其中，H5N1 及 H7N9 曾出現極少數家庭或醫院內群聚案例，故不排除有侷限性人傳人的可能性，但目前仍無證據顯示有持續性人傳人的現象。
3. 傳染途徑：可能是透過**吸入及接觸病毒顆粒或受汙染的物體／環境**等途徑而感染。潛伏期在 1~10 日之間，可傳染期大約是以症狀出現前 1 天至症狀緩解後且檢驗病毒陰性後為止。野生水禽是大多數動物流感病毒的自然宿主，另外包括雞、鴨等家禽及豬、牛等家畜也有可能是自然宿主，因此感染動物流感病毒的動物被認為是最有可能的傳染窩，多數新型 A 型流感確定病例均具有動物接觸史或農場 / 活禽市場暴露史。
4. 症狀：輕症者臨床表現為類流感及結膜炎等症狀，嚴重者出現發燒、咳嗽及呼吸短促等急性呼吸道感染症狀，快速進展為嚴重肺炎，可能併發急性呼吸窘迫症候群、敗血性休克及多重器官衰竭而死亡。致死率：H5N1為55%、H7N9為30~40%、H5N6為65%。
5. 病例定義：發現符合通報條件病例個案時，應於 24 小時內完成個案通報及採檢送驗之工作。
   (1) 極可能病例：雖未經實驗室檢驗證實，但符合臨床條件，且於發病前 10 日內，曾經與出現症狀的確定病例有密切接觸者。
   (2) 確定病例：符合檢驗條件。
6. 檢驗條件：具有下列任一個條件：
   (1) 檢體培養分離及鑑定出新型 A 型流感病毒（非 A (H1N1)、A (H3N2)）。

(2) 新型 A 型流感病毒核酸檢測呈陽性。

(3) 血清學抗體檢測呈現為最近感染新型 A 型流感。

7. 治療：由於目前新型A型流感病毒對Amantadine或Rimantadine已具抗藥性，故給予Oseltamivir或Zanamivir等抗病毒藥物治療，且應及早給予疑似病人抗病毒藥物治療，無需等待病原學檢驗結果，即使發病已超過48小時，也應使用抗病毒藥物治療。**標準療程為5天**。

8. 防治

(1) 通報個案經檢驗證實為陰性時，衛生局／所仍須每日追蹤個案健康狀況至通報後 10 日為止。

(2) **接觸者須實施「自主健康管理」10 天**，期間衛生局／所應主動追蹤密切接觸者的健康狀況。

(3) 勤洗手，雙手避免任意碰觸眼、鼻、口等黏膜。避免接觸禽鳥及其分泌物，若不慎接觸，應馬上以肥皂徹底清潔雙手。

(4) 不購買或飼養來源不明或禽鳥及蛋品。料理生鮮禽畜肉品及蛋類應立即洗手，刀具、砧板要徹底清洗、禽肉及蛋類徹底煮熟。

(5) 非必要或無防護下，避免到生禽宰殺處所、養禽場及活禽市場等。禽畜業工作者應穿戴個人防護裝備，工作後要徹底清消。

(6) 養成良好個人衛生習慣、注意飲食均衡、適當運動及休息，維護身體健康。

(7) 有禽鳥接觸史、流行地區旅遊史的民眾，若出現發燒、喉嚨痛、咳嗽、結膜炎等症狀，請戴口罩盡快就醫，並主動告知接觸史、工作內容及旅遊史等。

(8) 保持空氣流通，咳嗽、打噴嚏需遮掩口鼻，若出現發燒、咳嗽、喉嚨痛等呼吸道症狀，應戴口罩並就醫，盡量不上班、不上課。

七、新冠併發重症 (COVID-19)

2019年12月中國湖北省武漢市發生多起病毒性肺炎群聚，病原體為一種新型冠狀病毒，我國於2020年1月15日公告「嚴重特殊傳染性肺炎(COVID-19)」為第五類法定傳染病。WHO於同年的1月30日公布此為「國際關注公共衛生緊急事件(Public Health Emergency of International Concern, PHEIC)」，2月11日

COVID-19
最新資訊

將此疾病稱為COVID-19 (Coronavirus Disease-2019)，2024年9月1日正名為「新冠併發重症」。我國於2023年5月1日起，因COVID-19疾病嚴重度下降，由第五類傳染病調整為第四類傳染病。

1. 病原：新型冠狀病毒 SARS-CoV-2 屬冠狀病毒科 (Coronavirinae) 之 beta 亞科 (betacoronavirus)，國際病毒學分類學會則將此病毒學名定為 SARS-CoV-2(Severe Acute Respiratory Syndrome Coronavirus 2)。SARS-CoV-2 會隨 著疾病傳播持續突變，截至 2023 年 3 月 WHO 已定義 6 種「須留意變異株 (Variants of Interest, VOIs)」，包含 Alpha、Beta、Gamma、Delta、Epsilon 及 Omicron。
2. 流行病學：臺灣 2022 年 4 月前確定病例主要為境外移入及境外移入造成群聚事件的個案，2021 年 4 月至 8 月爆發一波 Alpha 變異株本土社區流行，2022 年 4 月進入廣泛性社區流行，以 Omicron 及其亞型變異株 (subvariants) 為主流株，至 2023 年 3 月 19 日本土確診人數已逾 1 千萬例。
3. 傳染途徑：SARS-CoV-2 潛伏期為 2~14 天，透過受感染者呼出含病毒的飛沫 (droplets) 和氣溶膠粒子 (aerosol particles) 進行傳播。
   (1) 吸入含有病毒的呼吸道飛沫及氣膠粒 (aerosol)：感染者長時間待在室內，使空氣中病毒濃度升高，即使距離 6 英尺（約 1.82 公尺）以上都可能被傳染。而暴露時間長（通常大於 15 分鐘）的情形下，也會提高感染風險。
   (2) 帶有病毒的飛沫直接噴濺於眼、口、鼻黏膜。
   (3) 手部直接碰觸到帶病毒的飛沫或間接碰觸帶病毒的物體表面，手部遭受汙染後再碰觸眼、口、鼻黏膜。
4. 症狀：臨床症狀可從無症狀到重症表現，常見的症狀包含發燒、乾咳、倦怠，約1/3有呼吸急促。其他症狀包括肌肉痛、頭痛、喉嚨痛、腹瀉等，部分出現嗅或味覺喪失（或異常），少數進展至嚴重肺炎、呼吸道窘迫症候群或多重器官衰竭、休克、死亡等。死亡個案多具有潛在病史，如糖尿病、慢性肝病、腎功能不全、心血管疾病等。

   重症風險因子包括：年齡≧65歲、氣喘、癌症、糖尿病、慢性腎病、心血管疾病（不含高血壓）、慢性肺疾（間質性肺病、肺栓塞、肺高壓、氣管擴張、慢性阻塞性肺病）、結核病、慢性肝病（肝硬化、非酒性脂肪性肝炎、酒精性肝病與免疫性肝炎）、失能（注意力不足及過動症、腦性麻痺、先天性缺陷、發展或學習障礙、脊髓損傷）、精神疾病（情緒障礙、思覺失調症）、失智症、吸菸（或已戒菸者）、BMI≧30（或12~17歲兒童青少年BMI超過同齡第95百分位）、懷孕（或產後六周內）、影響免疫功能之疾病（HIV感染、先天性免疫不全、實體器官或血液幹細胞移植、使用類固醇或其他免疫抑制劑）。

5. 病例定義：「發燒 (≧ 38℃) 或有呼吸道症狀後 14 日（含）內出現肺炎或其他併發症，因而需加護病房治療或死亡者。

6. 診斷：不易以培養方式分離，以 RT-PCR 為檢驗首選且可知流病相關性與病毒演化。血清學檢測 (serological test) 正在發展中，可能適用於確診病人感染後恢復期之檢測。

7. 治療：目前並無特定推薦的治療方式，多採用支持性療法。抗病毒藥物包括 Paxlovid(Nirmatrelvir + ritonavir)、Molnupiravir(Lagevrio)、Remdesivir (Veklury) 及複合式抗 SARS-CoV-2 單株抗體 (Evusheld)。

8. 防治：避免直接接觸到疑似 COVID-19 個案帶有病毒之分泌物與預防其飛沫傳染。相關預防措施包含：

   (1) 接種 COVID-19 疫苗可提升自我免疫保護力，降低感染後住院、重症及死亡之風險（見表 13-7）。

   (2) 衛教宣導

      A. 維持手部衛生習慣（尤其飯前與如廁後）、手部不清潔時不觸碰眼口鼻。

      B. 避免出入人潮擁擠、空氣不流通的公共場所，並且維持社交距離（室外 1 公尺，室內 1.5 公尺）或佩戴口罩。

      C. 搭乘交通工具遵守佩戴口罩與相關防疫措施。

      D. 減少探病與非緊急醫療需求而前往醫院。

      E. 居家檢疫、居家隔離或自主健康管理者，請遵守相關規範。

      F. 身體不適時停止上班上課，症狀緩解且退燒 24 小時後可恢復正常活動。就醫時說明旅遊史、接觸史、職業以及周遭家人、同事等是否有群聚需求。

   (3) 家庭環境消毒

      A. 家中如有未符合病例定義的篩檢陽性者，應對可能動線重疊或共同使用之空間，或其可能高頻率接觸汙染之環境或物品（如門把、桌面、電燈開關等）進行清潔消毒。如共用浴廁，於每次使用後都要消毒。

B. 一般的環境，如家具、房間、廚房，消毒可以用 1：50 的稀釋漂白水 (1,000ppm)，浴室或馬桶表面則應使用 1：10 的稀釋漂白水 (5,000ppm) 消毒。並使用當天泡製的漂白水。

9. 重大政策

(1) 科技化管理隔離及檢疫措施對象：建置「入境檢疫系統」、「防疫追蹤系統」以及「電子圍籬系統」，在兼顧防疫需求及隱私前提下，關懷並掌握居家隔離／檢疫者行蹤。

(2) 成立中央與地方政府關懷中心：由護理專業志工進行電話關懷，評估民眾身體及心理健康狀況，視需求轉介相關資源。

(3) 社區防治相關措施

A. 確保社交安全距離，落實自主健康管理：依據疫情發展調整疫情警戒標準等級及因應事項，訂定通案性原則，例如強制佩戴口罩時機及場域、落實實聯制（現因疫調簡化，已取消）、人流管制、餐廳使用隔板或梅花座等。

B. 強化 COVID-19 疫苗接種規範。

(4) 協助隔離／檢疫民眾適當區隔：如安心防疫旅宿、居家隔離或檢疫、防疫車隊與交通安排、檢疫與隔離期滿後續行自主健康管理。

(5) 擴大集中檢疫場所收治量能。

(6) 建立正向防疫社會氛圍。

(7) COVID-19 疫苗取得與接種。

(8) 治療藥物採購。

(9) 加強社區監測。

小補帖

兒童多系統發炎症候群 (MIS-C)

近來發現有些兒童在感染 COVID-19 後，會發生侵犯身體多系統的發炎性疾病，通稱為「兒童多系統發炎症候群」(multisystem inflammatory syndrome in children, MIS-C)。致病機轉不明，發生時間點多為感染後 2~6 週，臨床症狀為發燒 (100%) 合併多系統的炎症，包含腸胃道（腹痛、腹瀉、嘔吐）、皮膚黏膜（皮疹、非化膿性結膜炎）、心血管系統、神經學症狀（頭暈）和凝血功能異常等，更有 1/3 以上併發休克。目前治療主要以免疫球蛋白注射為主（賴，2022）。

流行性感冒、新型 A 型流感、新冠併發重症、SARS 症狀比較如表 13-11。

表 13-11 流行性感冒、新型 A 型流感、新冠併發重症、SARS 的比較

項 目	流行性感冒（季節流感）	新型 A 型流感	新冠併發重症 (COVID-19)	嚴重急性呼吸道症候群 (SARS)
病原體	分為 A、B、C 及 D 型，A 型以 H1N1, H2N2, H3N2 最常見	A 型流感病毒突變病毒	SARS-CoV-2	SARS-CoV
症狀	發高燒可能持續 3 天、全身肌肉痠痛、咳嗽、流鼻水、喉嚨痛、關節疼痛、寒顫	和季節流感類似症狀，如發燒、咳嗽、喉嚨痛、全身痠痛、頭痛、寒顫和疲勞等，有些人會有腹瀉、嘔吐、流鼻涕、眼睛發紅等症狀	發燒、乾咳、肌肉痠痛或四肢乏力等，少數病人隨病程進展出現呼吸困難、嗅或味覺喪失（或異常）	發高燒 ≧ 38℃ 兩天以上、乾咳、呼吸急促或呼吸困難，可能伴有頭痛、肌肉僵直、食慾不振、倦怠、意識紊亂、皮疹及腹瀉症狀，胸部 X 光檢查可發現肺部病變
潛伏期	約 1~3 天，發病前、後均有傳染力	症狀出現前 1 天到發病後 7 天內有傳染性	2~10 天（最長 14 天）	3~10 天，無證據顯示潛伏期會傳染他人
傳染途徑	飛沫傳染	透過飛沫或接觸感染	有限人傳人，傳染方式可能為近距離飛沫及氣膠、接觸（直接或間接）、動物接觸傳染（待釐清）	與病人密切接觸，吸入或黏膜接觸病人的飛沫或體液而感染
治療	多數不用治療即能痊癒，或視病情服用抗流感病毒藥物，如克流感	抗病毒藥物如克流感、瑞樂沙，療程是每天吃兩次，要連續 5 天，於發病 48 小時投藥	無特殊藥物可治療	支持療法、干擾素、抗病毒藥物、抗生素等，病程兩週或更長
易引發重症者	幼兒、老人	20~45 歲青壯年人	有潛在病史者	醫療照護業、相關研究實驗室
預防	接種流感疫苗、勤洗手、避免接觸流感病人、流感期間減少進出通風不良場所	無疫苗可預防，需自我保護，如避免前往新型流感流行的地區、勤洗手、避免接觸疑似病人	配合疫苗接種政策，按時完成接種	一般人發燒戴外科口罩、勤洗手、量體溫、少出入通風不良場所

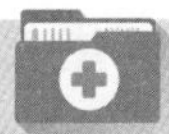

小補帖

認識嚴重急性呼吸道症候群 (Severe Acute Respiratory Syndrome, SARS)

SARS 為 2003 年新發現的一種冠狀病毒，因較過去所知病毒、細菌引起的非典型肺炎嚴重，因此命名為嚴重急性呼吸道症候群 (severe acute respiratory syndrome, SARS)，病原體為「SARS 病毒」(Severe Acute Respiratory Syndrome Coronavirus, SARS-CoV)，與 COVID-19 都屬於冠狀病毒科 (Coronavirinae, CoV)，但 COVID-19 是由 SARS-CoV-2 所引起。SARS 病毒因為是新病毒，所以大眾皆無抗體，當接觸到患者的呼吸道分泌物、體液及排泄物時，都可能被感染，其傳播力雖然較 COVID-19 弱，但致死率較高。感染特點為發生瀰漫性肺炎及呼吸衰竭，為第一類法定傳染病。

根據世界衛生組織統計資料，2002 年 11 月 1 日至 2003 年 7 月 31 日間，全球共發現 8,096 例 SARS 可能病例，其中 774 例死亡，主要集中於中國、香港、臺灣、加拿大及新加坡等國家（衛生福利部疾病管制署，2024），其中台灣共有 346 名確診病例，造成 73 人死亡，甚至有 7 名醫護人員也因此殉職。在政府、醫界努力與全民配合之下，國內疫情獲得有效控制，並持續監視 SARS 疫情，其後再無疫情發生。

八、性傳染病 (Sexually Transmitted Disease, STD)

(一) 梅毒 (Syphilis)

1. 病原：由梅毒螺旋體引致的性傳染病。
2. 流行病學：好發於 25~39 歲，城市較鄉村盛行，男多於女。
3. 傳染途徑：性行為為主要傳染途徑，也可經由血液傳染及**母子垂直經由胎盤或產道傳染給胎兒**，造成先天性梅毒。感染後 2 年內最具傳染性，特別是初期、二期梅毒，越晚期傳染性則越弱。
4. 症狀：潛伏期 10~90 天，通常約為 3 週。分為早期及晚期梅毒。早期梅毒指感染後 2 年內，包括初期梅毒、二期梅毒、復發性梅毒及早期隱性梅毒，傳染性較強；晚期梅毒（三期梅毒）包括晚期隱性梅毒、心臟血管性及神經性梅毒。
   (1) 梅毒第一期：約感染後 2~4 週在接觸處出現單一、無痛性、邊緣略硬的潰瘍 (> 0.5 cm)（俗稱硬性下疳，圖 13-2）及無痛性淋巴腫大，縱使不加以治療，經數週後也會自動癒合消失。

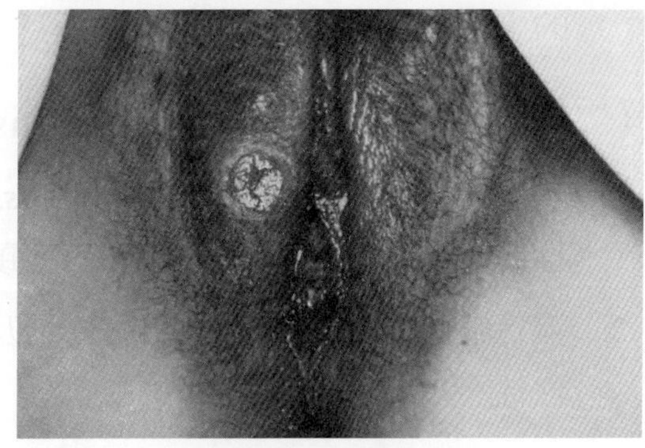

圖 13-2　硬性下疳

(2) 梅毒第二期：皮膚出現疹塊或腫塊，**皮疹常為全身對稱性，見於手掌及足蹠**，全身可能有淋巴腫大，**好發於鼠蹊、頸部、枕部、腋部及上髁部之淋巴腫**，並伴有發燒、頭痛、關節痛、肌肉痛、厭食、喉嚨痛，尤其夜晚更甚，並引發腦膜炎、肝炎、腎臟炎，全身毛髮及頭髮均有脫落現象。

(3) 隱性梅毒：二期梅毒症狀經過數週到 1 年長短不定之時期會自動消失，進入隱性梅毒期，但皮疹及黏膜病灶可能一再復發，造成復發性梅毒。

(4) 梅毒第三期：屬晚期梅毒，通常發生於感染後 3~7 年，梅毒螺旋體侵犯骨骼、中樞神經、心臟血管系統、全身皮膚、臉部等，可產生神經性梅毒症候群。

5. 治療

(1) 一期、二期或早期隱性梅毒：長效盤尼西林 1 次注射完成治療。方法如下：Benzathine penicillin 2.4 m.u. IM。

(2) 對盤尼西林過敏者：可用下列任一種方法：

A. Doxycycline, 100 mg bid p.o. ×14 days。

B. Tetracycline, 500 mg q6h p.o. ×14 days。

(3) 晚期梅毒：Benzathine penicillin 2.4 m.u. IM qw × 3 weeks。

(4) 神經性梅毒：可用下列任一種方法：

A. Crystalline penicillin G 2~4 m.u. IV q4h × 10~14 days。

B. Crystalline penicillin G 2~4 m.u. IM + probenecid 500 mg p.o. q4h × 10~14 days。

6. 防治：進行衛生教育，加強安全性行為，例如正確使用保險套，避免多重性活動。此外，有效防止及控制娼妓、特種營業人員，以及與其有性接觸的人所發生之性傳染病。

(二) 淋病 (Gonococcal Infections)

1. 病原：由奈瑟氏淋病雙球菌 (*Neisseria gonorrheae*) 引致的性傳染病，好侵犯柱狀上皮細胞，例如尿道、子宮頸及直腸黏膜等。

2. 流行病學：不論任何族群、性別及年齡均能發病，尤以 20~35 歲最多；城市之流行率較農村高。

3. 傳染途徑：性接觸是最主要之傳播方式。可經由產道傳染給嬰兒而引起結膜炎，可能導致失明。
4. 症狀：潛伏期通常為 2~7 天。
   (1) 男性：感染後 2~7 天出現症狀，尿道出現膿性分泌物，排尿刺痛或灼熱感。
   (2) 女性：感染後數天可發生尿道炎或子宮頸炎，症狀常不明顯，故容易被忽略，有 20% 引起子宮內膜炎、輸卵管炎或骨盤腔腹膜炎，甚至造成子宮外孕或不孕症。
   (3) 淋菌性結膜炎：新生兒經由產道而被感染，如無適當處理與治療，常導致失明。
5. 治療：
   (1) 衛生福利部疾病管制署於 2023 年 11 月 10 日參考國際淋病治療指引、國內淋病雙球菌藥物敏感性監測資料，及專家會議決議，修正「淋病治療藥物建議」，因淋病雙球菌對於 penicillin 及 quinolones 類藥物（如 ciprofloxacin 等）抗藥性高（我國分別為 68% 及 95%），故不建議使用作為淋病經驗性療法之治療藥物。
   (2) 一般成人淋病治療建議：子宮頸、尿道、直腸或咽喉部淋病，使用 ceftriaxone 500mg(IM, single dose) 為首選治療藥物。另可使用 cefixime 800mg(PO, single dose) 等作為替代治療藥物。
   (3) 淋菌性結膜炎、淋菌性骨盆腔炎、淋菌性副睪炎，使用 ceftriaxone 1g(IM, single dose)；瀰漫性淋菌感染使用 ceftriaxone 1g（IM, qd, 7 天）治療。
6. 防治
   (1) 衛生教育與安全性教育之推廣。
   (2) 新生兒出生時，即以 1% 硝酸銀溶液為其眼睛滴藥；0.5% 紅黴素眼膏及 1% 四環黴素眼膏均有效。
   (3) 性接觸者追蹤、檢查以及感染來源之確認；淋病病人在發病前 10 天內及病後之性接觸者均應進行調查，以維護接觸者之健康。

九、登革熱 (Dengue Fever)

「登革」一詞譯自英文“dengue”，源自斯瓦黑利人(Swahili)土語“Ki-denga Pepo”，意思是由邪靈造成的一種突發性類似痙攣的疾病。登革熱亦有斷骨熱(breakbone fever)、紈絝子熱(dandy fever)、花束(bouquet)等別名，中醫稱為斑痧或番痧者，可能就是登革熱，民間也有睏痧、著睏痧、著痧、出丹、出斑、睏蛇等稱謂。

1. 病原：由黃病毒科 (Flaviviridae) 黃病毒屬 (Flavivirus) 中的**登革病毒亞屬**所引起，共有 I、II、III、IV 型。
2. 流行病學：登革熱曾造成臺灣本島與區域性的大流行，如 1915、1931、1942 年間的全島性大流行，在 1987、1988 及 2002 年間大高雄地區以及 2015 年臺南市的流行，每年 10 月及 11 月為登革熱流行的高峰期。病媒蚊為**埃及斑蚊** (*Aedes aegypti*) 及**白線斑蚊** (*Aedes albopictus*)，埃及斑蚊分布於嘉義布袋以南、恆春以北的地區，而以西部沿海一帶鄉鎮最多，主要孳生於室內、外積水的容器中；白線斑蚊則孳生於 1,000 公尺高山以下至平地郊外有植物生長之積水處。
3. **傳染途徑**：病媒蚊必須**叮咬病人發病前一天及發病後 5 天期間的血液，且病毒需在蚊蟲體內繁殖 8~11 日後，蚊蟲才具有感染的能力**。
4. 症狀

   感染登革熱時，從輕微的症狀，到發燒、出疹的典型登革熱，或出現嗜睡、躁動不安、肝臟腫大等警示徵象，甚至可能導致嚴重出血或嚴重器官損傷的登革熱重症。

   (1) **典型登革熱**〔classic dengue，或原發性登革熱 (primary dengue)〕：潛伏期為 3~14 天，出現**高熱 (≧ 38℃)**，頭部、肌肉、骨頭、關節的奇痛，後眼窩痛及發疹等主要症狀。

   (2) **出血型登革熱**〔dengue hemorrhagic fever, DHF，或續發性登革熱 (secondary dengue)〕：**當兩種或兩種以上不同型的病毒重複感染**，除了發燒等典型病癥外，還會出現輕微或嚴重出血現象，血小板減少、血比容上升超過正常 20%、低蛋白血症、胸膜或腹膜積水，有 15~50% 的死亡率。

5. **登革休克症候群** (dengue shock syndrome, DSS)：出血性登革熱病人因大量出血與血漿滲出，而出現休克、低血壓、脈搏微弱至幾乎測不到、脈搏壓 ≦ 20 mmHg。

6. 治療：目前沒有特效藥物可治療登革熱，**採症狀性支持療法**。

7. 防治

   (1) 宣導民眾作好孳生源清除工作，以及避免被病媒蚊叮咬，包括住屋加裝紗窗、紗門、出入高感染地區宜穿著長袖衣物與長褲、在裸露部位噴防蚊液等。

   (2) 定期進行**病媒蚊密度調查（布氏指數是指調查100戶住宅，發現有登革熱病媒蚊幼蟲孳生陽性容器數）**。監測病媒蚊密度及明瞭該社區的孳生源所在，以利孳生源清除工作等。清除孳生源四大應澈底落實「巡、倒、清、刷」：

      A.「巡」：經常巡檢，檢查居家室內外可能積水的容器。

      B.「倒」：倒掉積水，回收清除不要的器物。

      C.「清」：減少容器，使用的器具也都應該澈底清潔。

      D.「刷」：刷除蟲卵，收拾或倒置勿再積水養蚊。

   (3) 從登革熱流行地區返國後進行自我健康監測 14 天，如有疑似症狀儘速就醫，並告知醫師旅遊活動與暴露史。

十、日本腦炎 (Japanese Encephalitis, JE)

1871 年在日本首先發現，1924 年在日本爆發大流行，1935 年日本首先分離出病毒，在自然界感染人類、豬、馬、牛、羊、狗、雞、鳥類、蝙蝠、蛇和青蛙等多種動物，人類只是偶爾被感染，屬於人畜共通疾病。

1. 病原：日本腦炎病毒屬於黃病毒科中之黃病毒屬，經由節肢動物媒介傳染引起急性腦膜腦炎。

2. 流行病學：流行於每年 5~10 月，病例高峰通常出現在 7 月。好發於 10 歲以下的孩童，特別是 1~3 歲，病人應隔離至癥狀消失後 1 週或連續兩次糞便培養陰性。

3. **傳染途徑**：並不會由人傳給人，病媒蚊以**三斑家蚊**及**環紋家蚊**為主，**蚊子一旦被感染則終生具感染力**；中間宿主為豬隻，豬隻被病毒感染後，便會在豬體內繁殖，再經由蚊子叮咬人體而感染，當蚊子再叮咬人後便會將病毒注入人體引起感染。

4. 症狀：潛伏期通常5~15天，大部分為無症狀感染，輕微病例通常會頭痛、發燒或呈無菌性腦膜炎，嚴重時會發高燒、頸部僵硬、嘔吐，逐漸神智不清、四肢痙攣甚至昏迷，死亡率約20~30%。典型的病程演進可分為四個時期：
   (1) 前驅期（2~3 天）：前驅症狀發作快，主要出現**頭痛**、**噁心**、**嘔吐**、**食慾不振**、精神不安、**發燒或輕微呼吸道感染症狀**。
   (2) 急性期（3~4天）：**高燒**、部分兒童呈現抽筋症狀，伴隨**腦膜刺激現象**、**頸部僵硬**、**四肢僵硬**、深部及淺部反射異常、震顫、言語困難、小腦性的共濟官能喪失、神智不清、對人時地不能辨別、甚至昏迷或死亡。
   (3) 亞急性期（7~10 天）：中樞神經的侵犯較緩，部分病例仍有生命危險。
   (4) 恢復期（4~7週）：大部分存活病例的神經功能出現缺損，如四肢僵硬、無力、腦神經及錐體外徑路異常等。
5. 治療：主要是降低腦壓，並同時維持水分及電解質的平衡，保持正常體溫、呼吸、血壓及心跳的穩定，預防併發症如吸入性肺炎、胃出血的發生，如有續發性細菌感染發生時，則需使用抗生素治療。
6. 防治：最有效的方法是控制病媒蚊及增強人體的免疫能力，並避免在傍晚以後外出，以減少被蚊子叮咬的機會。此外，臺灣自1968年開始全面接種**日本腦炎疫苗（JE，原屬於死的病毒）**。2017年5月起**改採活性減毒疫苗**，活性減毒疫苗均接受二劑之接種。

十一、桿菌性痢疾 (Shigellosis)

1. 病原：由痢疾桿菌(*Shigella spp.*)所引起，為革蘭氏陰性桿菌，不具運動性、無莢膜，屬於腸內桿菌科痢疾桿菌屬，依生化及抗原特性可分為四個亞群－痢疾志賀桿菌、福氏志賀桿菌、鮑氏志賀桿菌、宋內氏志賀桿菌。一般而言，開發中國家較常見的是鮑氏、痢疾、福氏志賀桿菌，臺灣目前常見的菌型為宋內氏、福氏志賀桿菌二型。
2. 流行病學：全球每年大約有 1 億 6,500 萬名桿菌性痢疾病例，其中 1 億 6,300 萬名發生在開發中國家，唯一之帶菌者是人，過半死亡病例為 10 歲以下孩童，小於 6 個月大之嬰兒甚少患此病；家屬之二次感染率高達 40%。

3. 傳染途徑：直接或間接攝食被病人或帶菌者糞便汙染的東西而感染。痢疾桿菌具高度傳染力，即使只有極少數（10~100 個）痢疾桿菌都可能讓健康成年人致病。
4. 症狀：潛伏期為 12~96 小時（通常 1~3 天），有時長達 1 週。症狀為腹瀉、發燒、噁心、嘔吐、痙攣及裡急後重 (tenesmus) 等腸炎症狀，典型病人糞便中有血跡、黏液及細菌群落形成之膿，約 1/3 有水樣下痢，幼童可能出現抽搐症狀。
5. 治療：以 Nalidixic acid、Cephalosporins、Quinolones 等抗生素治療，急性期採取清淡飲食，若有水樣便或脫水現象，應即刻補充水分及電解質。
6. 防治
   (1) 食物應充分煮熟，勿吃生冷或疑似遭汙染的食物。
   (2) 養成飯前、便後或接觸食物前正確洗手之習慣。
   (3) 修建沖水式馬桶廁所；無衛生下水道的地區，糞便應經化糞池處理才能排出。
   (4) 水源或蓄水設施與汙染源（如廁所、化糞池等）應距離 15 公尺以上。供水系統之水源應予保護，原水經淨化處理並加氯消毒。
   (5) 以紗窗、殺蟲劑噴霧法或含殺蟲劑誘餌來殺滅蒼蠅。經常清除垃圾、廁所加裝紗窗，使蒼蠅無法孳生。

十二、小兒麻痺（Poliomyelitis，脊髓灰白質炎）

1. 病原：小兒麻痺病毒 (poliovirus) 引起，是腸病毒的一種，有第 1、2、3 三種型。
2. 流行病學：小兒麻痺多發生於冬末春初的季節，好發於學齡兒童及青年，感染後可終身免疫。臺灣地區自1955年起，將小兒麻痺症列為報告傳染病。1982年曾爆發全島大流行，有1,042例通報，通報病例又以第I型最多。自1984年起我國已不再出現野生株病毒引起之小兒麻痺病例，**世界衛生組織(WHO)也於2000年10月29日宣布，包括臺灣在內的西太平洋地區已經根除小兒麻痺**。
3. 傳染途徑：人類是唯一的傳染窩，主要由糞口途徑傳染，少部分由呼吸道飛沫傳染。

4. 症狀：潛伏期通常為 7~14 天。90~95% 臨床上沒有任何症狀，4~8% 有輕微上呼吸道症狀，如發燒、咳嗽、流鼻水為主，有 0.1~2% 的病人會侵犯脊髓的運動神經，造成肢體無力麻痺，甚至侵犯腦幹及中樞神經，造成呼吸肌麻痺及吞嚥困難而發生死亡。
5. 治療：症狀輕者給予支持療法，一旦發生嚴重肢體或呼吸肌肉麻痺時，需使用呼吸器維持病人呼吸。
6. 防治：採腸道隔離預防措施，注射不活化小兒麻痺疫苗 (IPV)。

註：1958年引進注射式沙克疫苗(inactivated polio vaccine, IPV)，1963年再引進口服沙賓疫苗(oral polio vaccine, OPV)，臺灣雖已經根除小兒麻痺，但由境外移入的小兒麻痺病毒，仍有可能再度引發流行的可能，故國內仍維持小兒麻痺疫苗的現行政策，以保護幼兒，預防感染。2000年3月起幼兒常規接種全面提供白喉、破傷風、非細胞性百日咳、b型嗜血桿菌及不活化小兒麻痺五合一疫苗(DaPT-Hib-IPV)。

十三、德國麻疹（Rubella，風疹）

1. 病原：德國麻疹病毒(rubella virus)所引起的傳染性疾病，人類是唯一宿主。
2. 流行病學：春末夏初是德國麻疹的流行期，大流行通常為每 10~15 年一次。臺灣於 1958~1959 年，1968 年及 1977 年間曾發生過三次大流行。
3. 傳染途徑：傳染方式為飛沫傳染或接觸病人呼吸道分泌物。
4. 症狀：潛伏期平均約 14~17 天，一般人被感染後，鮮少產生併發症，僅可能出現輕微發燒（耳溫或肛溫≧ 37.2°C）、疲倦、鼻咽炎、耳後淋巴結明顯腫大、身上出現不規則丘疹約維持 3 天；有部分受感染的人會關節痛或發生關節炎，尤其是成年女性；孕婦若感染可能造成死產或胎兒先天性失聰、青光眼、白內障、小腦症、智能不足和先天性心臟病等。
5. 治療：以支持療法為主。
6. 防治：流行期間盡量避免出入公共場所。政府於1991年起便積極推動三麻一風（小兒麻痺症、麻疹、先天性德國麻疹症候群、新生兒破傷風）根除計畫，以五年為一期，於出生滿12個月及滿5歲至入國小前各接種一劑麻疹、腮腺炎、德國麻疹混合疫苗(MMR)，混合疫苗的接種率均超過95%以上，將近98~99%的易感性宿主可經由預防接種產生明顯的抗體反應。

十四、漢他病毒 (Hanta Virus)

1. 病原：布尼亞病毒科 (Bunyaviridae) 相關的核糖核酸病毒所引起的傳染性疾病，目前至少有 22 種漢他病毒。

2. 流行病學：漢他病毒症候群為急性人畜共通病毒性疾病，在二次大戰前，日本及蘇俄曾報告滿州出現「漢他病毒出血熱」病例，1951年聯合國部隊報告韓國也有病例發生，但直至1976年時才從韓國漢塘江(Hantaan river)附近抓到的野鼠身上分離出病毒，因此命名為漢他病毒。流行性出血熱目前盛行於中國大陸華中及華南地區，每年約有10~20萬病例，在日本亦有發現。此症全年均會發生，但在韓國及中國主要有5~6月及10~11月二個季節高峰。臺灣地區目前有嚙齒目的溝鼠、家鼠、鬼鼠、黃胸鼠、月鼠、小黃腹鼠、赤背條鼠及食蟲目的錢鼠等八種漢他病毒宿主存在。
3. **傳染途徑**：漢他病毒藏在老鼠的唾液、尿液及糞便中，主要途徑係經由呼吸道**吸入鼠類分泌物之飛沫**，人類一旦吸入或接觸遭病毒汙染的空氣或物體或被帶病毒之齧齒動物咬到時即會受到感染。
4. 症狀：不同漢他病毒引起的臨床症狀及疾病嚴重程度有異，主要分成兩類：
   (1) 漢他病毒出血熱 (hemorrhagic fever with renal syndrome, HFRS)：又稱為腎症候性出血熱，主要出現在亞洲和歐洲地區，常見的血清型有漢他型 (Hantaan)、首爾型 (Seoul)、普瑪拉型 (Puumala) 等，其中以漢他型對人類最具致病性，死亡率較高，臺閩地區鼠類感染漢他病毒之種類均屬首爾型，引起的病徵較輕。潛伏期一般為 12~16 天，突然發燒且持續 3~8 天、結膜充血、虛弱、背痛、頭痛、腹痛、厭食、嘔吐，出血症狀在第 3~6 天出現，而後有蛋白尿、低血壓、休克。

   (2) 漢他病毒肺症候群 (Hantavirus pulmonary syndrome, HPS)：多數出現在美洲地區，潛伏期平均約 2 週。早期病癥如發燒、疲倦和嚴重的肌肉痛，半數以上病人同時伴有頭痛、胃部不適、噁心、嘔吐、暈眩、寒顫等現象。通常在發病 4~10 天後出現咳嗽及呼吸急促等症狀，甚至呼吸衰竭與休克，致死率約 40~50%。
5. 治療：採支持性療法。在確診為漢他病毒肺症候群前視情況給予必要之抗生素治療，另外及早給予特別照護，以迅速矯正血液電解質之平衡，對預後相當重要。
6. 防治：漢他病毒症候群是由攜帶病毒的老鼠傳播，因此需維持居家環境整潔，一旦發現老鼠蹤跡，應立即展開滅鼠行動；如懷疑衣物、器具、家具等被老鼠的排泄物汙染，應戴口罩與手套，以清潔劑清洗並曬乾。清掃屋內時，可用稀釋漂白水拖地。

十五、中東呼吸症候群冠狀病毒感染症 (Middle East Respiratory Syndrome, MERS)

1. 病原：中東呼吸症候群冠狀病毒 (Middle East respiratory syndrome coronavirus; MERS-CoV)，是由埃及病毒學家 Ali Mohamed Zaki 於沙烏地阿拉伯一家醫院的病人檢體檢驗出。
2. 流行病學：世界衛生組織 (WHO) 於 2012 年 9 月公布全球第一例中東呼吸症候群冠狀病毒感染症病例，近 80% 病例來自沙烏地阿拉伯，目前共 27 國曾通報病例，主要集中於中東地區；臺灣於 2012 年 10 月 3 日公告為第五類傳染病。
3. 傳染途徑：感染途徑仍屬未知，主要透過大的呼吸道飛沫顆粒，以及直接或間接接觸到感染者分泌物等方式傳播。
4. 症狀：潛伏期一般為 7~14 天。主要症狀為發燒、咳嗽、呼吸急促與呼吸困難等急性嚴重呼吸系統感染症狀，大部分感染者合併肺炎發生，部分病人出現腎衰竭、心包膜炎、瀰漫性血管內凝血 (DIC)，死亡率約 42%。
5. 治療：目前並無特殊治療方法，採症狀治療並給予支持性療法。
6. 防治：提高警覺並注意個人衛生與手部衛生，亦應注重飲食衛生及避免與有呼吸道症狀者密切接觸，應有助於避免感染。若發現病人有呼吸道症狀合併中東地區旅遊史時，應即時隔離、通報，並給予治療。

十六、茲卡病毒感染症 (Zika Virus Infection)

1. 病原：茲卡病毒感染症是由茲卡病毒 (Zika virus) 所引起的急性傳染病，為黃病毒的一種。
2. 流行病學：最早在 1947 年於烏干達茲卡森林中的獼猴體內分離出來，而第一位人類感染者是在 1954 年的奈及利亞被報導，首次群聚事件發生在 1978 年的印尼。2015~16 年茲卡病毒感染症疫情快速蔓延，流行區域跨越美洲、大洋洲、東南亞地區及非洲，影響全球逾 80 國。
3. 傳染途徑：3~14 天的潛伏期。2013 年發生於玻里尼西亞的疫情證實人類為確定的傳染窩之一。
4. (1) 主要傳播途徑是經由蚊子叮咬，目前認為是由斑蚊屬的病媒蚊和靈長類動物形成病毒傳播的循環。臺灣可傳播茲卡病毒的病媒蚊為埃及斑蚊 (*Aedes aegypti*) 及白線斑蚊 (*Aedes albopictus*)。

(2) 性行為傳染：茲卡病毒感染者可透過性行為把病毒傳給其性伴侶，已在人類精液中發現茲卡病毒，且已有數起茲卡病毒透過性接觸傳染的案例。

(3) 母嬰垂直傳染：部分研究發現茲卡病毒可能躲藏於胎盤及存在於羊水中，可經由母嬰垂直傳染。

(4) 輸血傳染：約有 80% 的個案沒有明顯症狀，感染者在不自覺下可能經由捐血將病毒傳染他人，因此在流行地區可能會發生輸血感染。

5. 症狀：約有20%的感染病例會出現臨床症狀，典型症狀為發燒合併斑丘疹、關節疼痛或非化膿性或充血性結膜炎(non-purulent/hyperemic conjunctivitis)等，有時也有頭痛、肌肉痠痛及後眼窩痛，與登革熱相較症狀輕微，僅有少數的重症病例報導。依據流行地區監測資料顯示，巴西及玻里尼西亞等流行地區曾有少數病例出現神經系統（如Guillain-Barré syndrome）或免疫系統（如特異性血小板低下性紫斑症，idiopathic thrombocytopenic purpura, ITP）併發症，且有孕婦產下小頭畸形新生兒之案例。
6. 治療：並無抗病毒藥物可治療，依症狀給予支持性治療。
7. 防治：避免病媒蚊叮咬是最重要的預防方法。

十七、M 痘 (Monkey Pox)

1. 病原：1958 年猴痘病毒 (monkeypox virus) 首次從研究用猴子身上被發現，屬痘病毒科 (Poxviridae)，因此被命名為「猴痘」，為正痘病毒屬 (Orthopoxvirus)，為避免造成對疾病或特定族群的誤解或歧視，於 2024 年 2 月 1 日更名為「M 痘」。隨著 1980 年天花消滅，M 痘成為現存最嚴重的正痘病毒感染症，我國於 2022 年 6 月 23 日新增為第二類法定傳染病。
2. 流行病學：自 1970 年以來有 11 個非洲國家出現人類猴痘病例，2017 年奈及利亞爆發有史以來最大的疫情，致死率 3%。世界衛生組織 (WHO) 於 2022 年 7 月 23 日宣布 Mpox 疫情列為「國際關注公共衛生緊急事件」(PHEIC)，截至 2024 年 6 月全球累計 9.9 萬例確診，病例數主要分布於美洲及歐洲，其中美國累計病例占全球總數約 33% 為最多。個案年齡中位數介於 29~41 歲間，逾 9 成為男性，主要但不限於男男性行為者 (men who have sex with men, MSM)，約 5 成同時有 HIV 感染，約 8 成個案於潛伏期內有性接觸史。依 WHO 及各國監測資料，今年全球疫情仍持續升溫，每月平均新增近 8 百例病例，其中美洲區占約 47.5%，歐洲、非洲及西太平洋區占 17.7~13.9%、東南亞區則占約 3.6%。

我國亦於 2022 年 6 月出現首例境外移入病例。2023 年 2 月出現首例本土 Mpox 確診個案，疫情在 5~6 月間達高峰，之後逐漸趨緩，截至 2024 年 7 月 15 日累計確診 384 例病例（362 例本土及 22 例境外移入）。

3. 傳染途徑：M 痘的潛伏期約為 1~21 天，通常為 6~13 天。
   (1) 人畜共通傳染：直接接觸感染動物的血液、體液、損傷的皮膚或黏膜而被感染。
   (2) 人傳人：M 痘可以透過密切接觸確定個案的皮疹、瘡痂、體液造成人與人之間的傳染，接觸到感染者呼吸道分泌物、損傷的皮膚或黏膜或被污染物品而感染；飛沫傳播需在長時間面對面接觸情境下較容易發生。產婦可經胎盤垂直傳染給胎兒，或於產程中接觸而傳染。
4. 症狀：症狀與天花相似，但病情較輕微。依 WHO 2024 年 3 月 20 日公布的統計資料顯示，90% 病患最常見的症狀為皮疹，55% 出現全身性皮疹、50% 出現生殖器皮疹、58% 出現發燒、0.7% 病患無症狀。皮膚病灶出現後會依斑疹 (macules)、丘疹 (papules)、水泡 (vesicles)、膿疱 (pustules) 階段變化，最終結痂 (crust) 脫落，嚴重病患疹子數目可達數千。
5. 治療：目前僅建議嚴重病人或免疫低下者採藥物治療（我國尚未備有相關藥物），故以支持性療法為主。
   (1) Tecovirimat：作用機制為干擾正痘病毒屬表面蛋白質 (VP37)，抑制病毒繁殖。有膠囊與靜脈注射兩種劑型，適用於成人及體重至少 13 公斤以上的孩童，成人劑量為 600mg 每 12 小時一次，共使用 14 天。
   (2) Cidofovir 與 Brincidofovir：為干擾病毒核酸合成之抗病毒藥物，對正痘病毒屬有療效。
   (3) Vaccinia Immune Globulin Intravenous(VIGIV)：本是針對天花病毒的靜脈注射免疫球蛋白，美國 FDA 核准其用於治療正痘病毒屬病毒感染病人。
6. 防治
   (1) 降低人畜共通傳播風險：前往 M 痘病毒流行地區時，避免接觸囓齒和靈長類動物，以及生病或死亡的動物；食物必須徹底煮熟才食用。

(2) 降低人際間傳播風險：避免與感染者接觸。針對陽性個案應啟動接觸者追蹤，並隔離曾接觸之哺乳類動物寵物。

(3) 確診個案精液中曾檢出病毒 DNA，仍建議男性病患於出現症狀後 3 個月內應避免各種性行為，或全程使用保險套。

(4) 如有任何疑似症狀應及時就醫，並告知旅遊史與接觸史。

(5) 疫苗接種：美國FDA於2019年核准由含有減弱天花病毒株(attenuated vaccinia virus Ankara strain)製成之新疫苗(JYNNEOS)，可用預防天花和M痘感染，適用於18歲以上。有關此次疫情是否需大規模疫苗接種，歐洲疾病管理局(ECDC)建議，若國內有疫苗，可考慮針對高風險密切接觸者接種；而美國CDC表示M痘不易在人際間傳播，所以不需大規模接種，建議暴露於高風險工作者再接種。接種第1劑M痘疫苗14天後，對疾病的保護力僅有約4~8成，而完成接種2劑疫苗後，則可高達9成保護力。

13-4 本世紀迄待解決的傳染病議題

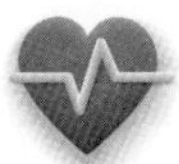

本世紀急待解決之傳染病與如何阻斷高危險族群間傳染等重要課題，可簡要歸納如下：

1. 病原體之抗藥性：因病原體之遺傳特性產生某種程度的改變，特殊療效之藥物使用已逐漸受到限制，新的藥物將更為昂貴且可能不容易研發。
2. 飲食感染之傳染病：食物烹調或飲食習慣改變而爆發新的流行型態，加上經由水源傳播之致病原可能無法以過去消毒方式阻斷其感染，如美國 1996 年發生因食用未經消毒的蘋果汁而感染 *E. Coli* O157:H7。
3. 蟲媒疾病與人畜共通傳染病：地球生態環境的改變，可能引發某些病媒昆蟲數量或媒介疾病動態的改變，加上人類可能無法避免受到過去某些以動物為宿主之傳染病的感染，如愛滋病和禽流感的大規模流行。
4. 經人類體液感染之傳染病：經人類行為而藉體液接觸感染之傳染病將成為 21 世紀傳染病防治之重要課題，血液的篩檢技術與器官捐贈之特殊限制亦將更受到重視。

5. 慢性疾病與某些病原體關係之探討：慢性疾病過去均被視為係生活型態或環境危險因子之暴露所導致，但研究也發現如幽門螺旋菌 (*Helicobacter pylori*) 可能與胃部潰瘍有密切之關係。
6. 疫苗的研發與使用：全面性的疫苗接種政策，使得許多傳染疾病已明顯的降低，但對於目前仍困擾全球之某些傳染病，如愛滋病、登革熱、C 肝與 COVID-19，仍有待開發新型疫苗。
7. 人類免疫不全障礙所引發之問題：因年齡、藥物或其他先天性因素所導致之抗傳染性免疫功能障礙之病人，醫療與公共衛生人員更應重視伺機感染所引發流行的可能性。
8. 有關婦幼衛生所潛藏感染之問題：孕婦之不顯性感染對胎兒健康之影響，與母親因妊娠、生產、哺乳等過程而傳染嬰幼兒等，將是本世紀婦幼衛生不能忽略之問題，尤其是高人口增加率與婦幼衛生醫療資源缺乏之國家。
9. 人口遷徙問題所引發之傳染病防治問題：因旅行、工作、移民等原因造成國際間人口遷徙，此將考驗各國之防疫體系應付爆發流行之能力。

結 語

傳染病自古以來即威脅著人類的健康，但傳染病是能預防及控制的，只要清楚傳染病的預防及防治方法，即能減低傳播的機會。「防疫如救火」，尤其面對大環境的全球暖化變遷、人口密集，加上舊有傳染病反撲、新型傳染病出現，對公衛體系更是一大挑戰，社區衛生護理人員身為社區防疫第一線，傳染病防治的初段預防目標是在疾病未發生前，藉由疾病預防而減少疾病發生率，如社區衛生護理人員提供相關疾病預防衛生教育、預防接種、進行登革熱病媒蚊密度調查，均屬傳染病預防初段工作；次段預防目標即在當傳染病發生時，能迅速預防傳染病被傳播，當社區衛生護理人員一接到傳染病病例通報時，即必須馬上展開疫情調查，快速發現潛在與個案接觸者，徹底找出有無相關傳染因素，並對接觸者作相關的防治措施；三段預防工作則在藉由治療或復健以減少傳染病的合併症或遺留殘障發生。

學｜習｜評｜量

REVIEW ACTIVITIES 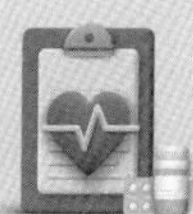

( ) 1. 5個月大的小句，應完成下列何種疫苗接種？(A) B型肝炎(HBV)第三劑 (B)白喉破傷風非細胞性百日咳、b型嗜血桿菌及不活化小兒麻痺五合一疫苗(DTaP-Hib-IPV)第三劑 (C)卡介苗(BCG) (D)結核型肺炎鏈球菌疫苗(PCV13)第三劑

( ) 2. 每年6~8月藉由殺蟲劑的噴灑以防止登革熱的傳染，是屬於哪一種傳染病防治的策略？(A)消滅致病原 (B)減少傳染原的傳染力 (C)傳播媒介的控制 (D)增加宿主的免疫力

( ) 3. 多重抗藥性肺結核(MDR-TB)的逐漸增加，目前WHO在肺結核治療大力推動的方法為何？(A) DOTS (directly-observed treatment, short-course) (B) IDOTS (indirectly-observed treatment, short-course) (C)DOTL (directly-observed treatment, long-course) (D) IDOTL (indirectly-observed treatment, long-course)

( ) 4. 有關梅毒的敘述，下列何者正確？(1)晚期梅毒傳染性較強 (2)性行為是主要傳染途徑 (3)孕期35週需接受梅毒篩檢 (4)孕期感染梅毒，胎兒可經垂直傳染罹患先天性梅毒。(A) (1)(2) (B) (1)(3) (C) (2)(4) (D) (3)(4)

( ) 5. 有關新型A型流感之描述，下列何者正確？(1) H1N1、H3N2屬於每年週期性流行的流感 (2)致死率約為80~90% (3)常見於禽鳥病毒傳染人類，如：H7N9、H5N1 (4)密切接觸者須自主健康管理5天 (5)發現個案須於48小時內通報。(A) (1)(2) (B) (2)(4) (C) (1)(3) (D) (4)(5)

( ) 6. 根據傳染病通報規定，下列何者不需於24小時內完成病例通報？(A)庫賈氏病 (B)登革熱 (C)狂犬病 (D)肉毒桿菌中毒

( ) 7. 關於登革熱之描述，下列何者錯誤？(A)登革病毒有四種血清型別，每一型都具有感染致病的能力 (B)治療登革熱沒有特效藥物，以症狀治療為主 (C)先後感染同型別之登革病毒，會有更高機率導致較嚴重的症狀 (D)對於疑似個案可使用登革熱NS1抗原快速篩檢

( ) 8. 有關免疫力(immunity)的敘述，下列何者正確？(A)自然被動免疫－新生兒經由胎盤獲得母體抗體 (B)人工被動免疫－給予接種者疫苗來產生免疫力 (C)人工主動免疫－給予接種者免疫球蛋白 (D)自然被動免疫－感染傳染病後獲得免疫力

( ) 9. 林太太，76歲，有高血壓並按時服藥；社區護理師可以建議她接受何種免費疫苗之注射？(1)帶狀疱疹疫苗 (2)肺炎鏈球菌疫苗 (3)流感疫苗 (4)人類乳突病毒疫苗。(A) (1)(2) (B) (1)(4) (C) (2)(3) (D) (3)(4)

( )10. 接種麻疹疫苗，是屬於下列何種傳染病防治原則？(A)祛除病原體 (B)截斷傳染途徑 (C)提升宿主免疫力 (D)管制傳染窩

( )11. 下列哪些疾病是由病毒引起？(1)登革熱 (2)日本腦炎 (3)霍亂 (4)麻疹。(A) (1)(2)(3) (B) (2)(3)(4) (C) (1)(2)(4) (D) (1)(3)(4)

( )12. 有關孕婦的疫苗接種，下列何者是可以接種的？(A)麻疹疫苗 (B)水痘疫苗 (C)流感疫苗 (D)日本腦炎

( )13. 有關預防校園腸病毒措施，下列何項最適當？(A)加強腸病毒疫苗接種 (B)加強個人衛生常洗手 (C)可用500 ppm 濃度漂白水進行消毒 (D)得過腸病毒的學童就不會再被感染

( )14. 根據傳染病防治法，下列何種法定傳染病應於24小時內完成通報主管機關？(A)桿菌性痢疾 (B)腸病毒感染併發重症 (C)急性病毒性C型肝炎 (D)恙蟲病

( )15. 若病人出現發燒、出疹、咳嗽等疑似麻疹症狀，應收集「TOCC」，TOCC包括下列何者？(1)抽菸史(cessation) (2)旅遊史(travel) (3)接觸史(contact) (4)職業史(occupation) (5)手術史(operation) (6)發病時間(time) (7)群聚史(cluster)。(A) (1)(2)(3)(5) (B) (1)(2)(4)(6) (C) (2)(3)(4)(7) (D) (3)(5)(6)(7)

選擇題答案：CCACC ACACC CCBAC

CHAPTER 14

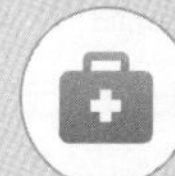

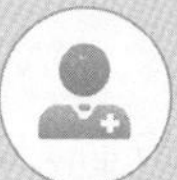

社區心理衛生護理

Community Mental Health Nursing

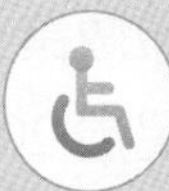

14-1 社區心理衛生的基本概念

一、社區心理衛生的定義
二、社區心理衛生的重要性
三、社區心理衛生的目的與模式

14-2 社區心理衛生的發展演進

一、西方國家
二、我國

14-3 社區心理衛生的工作實務

一、心理健康促進
二、初段預防
三、次段預防
四、末段預防

14-4 社區精神醫學模式與醫療設施

一、社區精神醫學模式
二、社區精神衛生資源
三、社區精神衛生醫療設施

14-5 社區心理衛生護理的重要概念

一、個案管理
二、精神復健

14-6 護理師的角色與職責

一、護理師的角色
二、護理師的新角色發展
三、需具備的專業工作能力

14-7 護理過程

一、評 估
二、診 斷
三、目 標
四、措 施
五、評 值

14-8 概況、挑戰及未來展望

一、我國社區心理衛生的概況
二、我國社區心理衛生的挑戰
三、我國社區心理衛生的未來展望

編著者 謝佳容

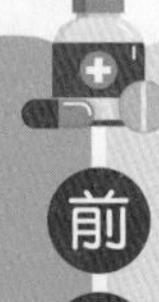

前言

世界衛生組織 (WHO) 將「健康」定義為：「生理的、心理的及社會的安適狀態，並非沒有疾病或身體虛弱而已」。英國雜誌 (Our Healthier Nation, 1998) 更進一步強調情緒幸福感對健康的重要性，其對「健康」定義為：「個體能夠有信心且正向的因應生活中的高、低點。」此外，很多流行病學家、社會學者和實證研究專家皆指出生理疾病很可能是情緒壓力所導致的結果，所以心理健康和生理健康同等重要。

WHO 於 2013 年發布的 2013~2020 年世界心理健康行動方案中，宣告了四項主要行動計畫，其中特別強調政府需提供以社區為基礎的全面性、整合性和回應性心理健康方案和社會照護服務，並執行心理健康促進及疾病預防的策略，且需加強對心理健康政策或方案的有效領導與管理，以及強化心理健康服務的資訊服務系統與實證研究；另於 2019 年發起特別倡議，確保重點國家的國民能獲得高質量和負擔得起的心理衛生服務 (WHO，2019)。2023 年的世界心理健康日，提出「心理健康為普世人權 (Mental health is a universal human right)」主題，呼籲呼籲各界都能提升對心理健康的重視，並且採取行動，使每個人都可以享有獲得優質心理保健的基本人權 (WHO, 2023)。

從過去的資料得知，早期世界衛生組織所提出的健康政策指引，較偏重醫療服務的可近性、服務的完整性，甚至只侷限在精神醫療的服務內涵，但是隨時代變遷，近年來對心理健康的概念，已由沒有罹患精神疾病，提升到促進心理健康，和強調擁有正向能量、回復力／韌性 (resilience)，並重視醫療的公平性 (Friedli, 2009)；就我國目前針對 2022~2026 年的第三期國民心理健康計畫（草案）（俗稱第三期計畫），是重要的國民心理健康施政藍圖，其內容積極布建社區資源，協助各直轄市、縣（市）政府整合精神醫療、心理健康、教育、社政、勞政等政府及民間資源，此計畫是以整體構面、地區現況及問題導向之實證基礎，規劃符合地區特色之整合型心理健康工作計畫（衛福部，2024）。且就目前政策所執行的 2025 年衛生福利政策白皮書暨原住民專章中，其第二章主題為「擘劃全民心理健康」，文中宣告：「為了倡議心理健康概念，提供完善的心理健康服務資源，完備服務輸送體系，以及充實心理健康服務相關的專業人力，並落實以人為中心、社區為導向、康復為目標的服務概念，未來十年將積極規劃以全體民眾為對象，納入三段預防概念的心理健康政策。透過精進心理健康促進、強化自殺防治策略、完善精神疾病照護、推展成癮防治，以建立優質心理健康文化，發展有利於國民心理健康的環境，提升國人心理健康及幸福安適感」（衛生福利部，2016）。

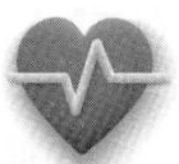

14-1 社區心理衛生的基本概念

社區心理衛生工作是全世界精神疾病防治的普遍取向，重點不僅是在精神病人本身的醫療護理；更在整個社區民眾精神衛生概念之改善，以達到精神疾病的預防、治療與復健之目標。因此，社區心理衛生工作主要是藉由與社區全體居民互動的過程來滿足其心理健康的需求。

一、社區心理衛生的定義

心理衛生就是精神衛生，所強調的是心理健康，不再是傳統所謂的沒有精神疾病。**心理健康**是複雜的現象，**由文化社會、環境、生物和心理等多重因素決定**。

(一) 西方國家

WHO 認為「心理健康」就是對社會所有成員的心理健康促進與維護，以及精神疾病與殘障的預防。其狹義消極的意義為沒有精神疾病或預防心理不健康及復健；而廣義積極的意義則強調心理健康的保持與促進。加拿大的健康福利部將「心理衛生」定義為：「一種人、團體和環境互動的能力，在最佳發展及公平原則下達到個人和集體的目標。」

而透過文獻整理得知，心理健康的定義，於個人層次是指一種幸福安適狀態，個體能了解自己的能力、可以處理一般生活壓力，在工作上有效率、有生產力，對於所屬社區／社群能夠有貢獻。其意義包括了主觀安適（幸福感），察覺到自我效能、自主、有能力、個人智能與情緒潛能的實踐，情感幸福感（快樂、生活滿意、生活／工作／休閒平衡）(WHO, 2011)；且在社會層次是指營造與建構一個支持家庭、社區群體預防與接受精神疾病的環境，無性別排斥、疾病偏見，或錯誤的刻版印象，透過心理健康促進方案，穩定社會群眾的健康，重視醫療與社會資源的公平性與可及性，且須以正向促進與預防觀點為策略，即使罹患精神疾病也可獲得良好社區復健，達到復原境界，此外，更重要的是制定整體性國家心理健康政策與行動策略。

（二）我國

國內學者柯永河指出心理健康的人是「具有多數適應的習慣及少數不適應的習慣」；胡海國 (2001) 與葉英堃 (1984) 則歸納心理健康（精神衛生）的定義包含兩大層面：

1. 分析層面：指個體的情感狀態、行為表現、認知能力與生理驅動力都正常。
2. 整體層面：指個體在社會上適應良好，可以了解並接納自己，且能正確判斷現實的環境，實現自我在社會中的角色，努力工作而滿足、快樂。

依據公共衛生三段五級中的預防概念、社區診斷、社會支持與網絡理論、社會改變理論、組織理論、公共政策將「社區心理衛生(community mental health)」定義為：「**經由組織的社會力量、社區資源與法令規章，致力於預防心理異常或精神疾病，增進並維護個人與社會群眾的心理健康，減輕因疾病帶來對個人與社區不良的影響，也減少危害社區生活環境的致病因子**」（張，1997）。亦即透過社區心理衛生的網絡建立（包含社區資源、輔導及醫療網絡），達到個人、家庭、社區和社會層次的心理健康（圖14-1）。我國民國102年設立「心理及口腔健康司」，回應民眾需求及專業發展趨勢，歷經9年努力，於2022年正式分家為「口腔健康司，「心理健康司」分5科辦事，業務包括

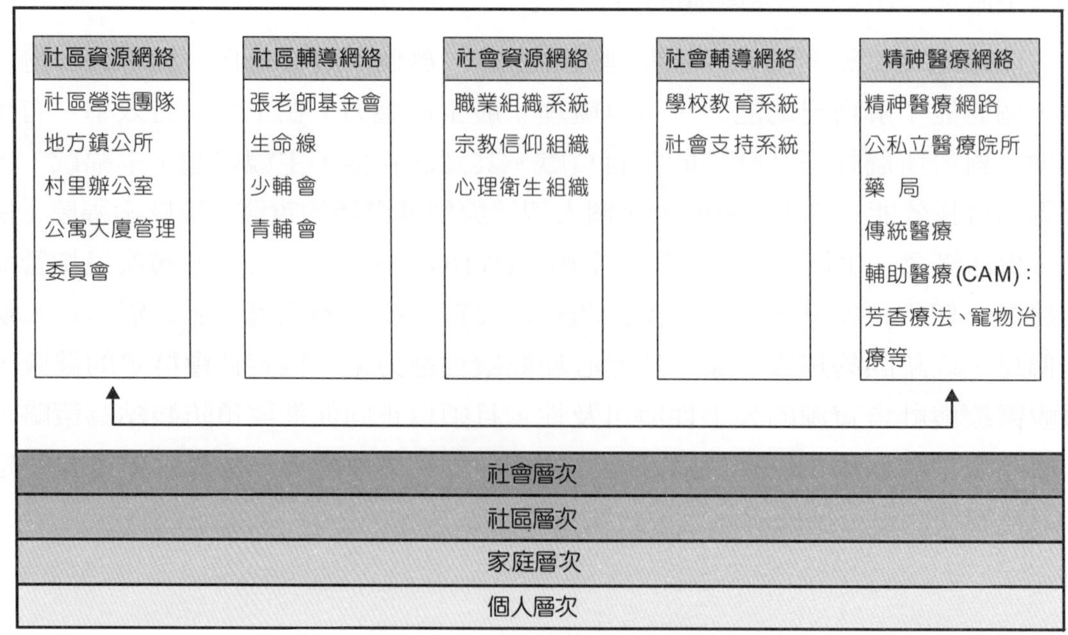

圖 14-1　社區心理衛生網絡

心理健康促進及自殺防治、精神疾病防治、毒品與酒精成癮防治、特殊族群處遇等，並新增司法精神醫療政策規劃、推動，以配合行政院強化社會安全網計畫、因應精神衛生法修法，持續完善心理健康服務，引領台灣的心理健康工作更茁壯。

二、社區心理衛生的重要性

西方國家深刻體認心理健康對整個衛生領域的影響重大。英國將心理健康的改善（自殺率的降低）定為國家的中程發展目標；美國衛生部長在 1999 年亦指出心理健康是整體健康與生產力的基礎，心理問題與疾病是真實的殘障，倘若缺乏治療會造成家庭、學校、社區、工作場所無助與混亂現象，並強調心理健康與精神疾病需要更廣泛的社區衛生模式。以疾病的全球性負擔 (global burden of disease) 來衡量精神疾病，憂鬱症的重要性要比癌症高，且和後天免疫不全症候群 (AIDS) 並列為 21 世紀三大殺手，此類疾病的特性為高流行、高復發率、高社會成本、高自殺死亡率。

心理健康是每個人的權利，而維持心理健康不單是個人的義務，也是社會國家的責任。社會環境與制度建立應該要能使人免於恐懼，社會才有安定感覺，人民才能擁有心理健康。自1992年開始，國際組織世界心理衛生聯盟 (World Federation for Mental Health)將每年的10月10日訂為世界心理健康日，主要為喚起全世界民眾與國家對心理衛生的重視；而我國衛生福利部亦響應配合，將每年10月訂為心理健康月，辦理各項心理健康教育宣傳活動。

三、社區心理衛生的目的與模式

主導社區心理衛生運動共有四種模式，包括公共衛生模式、生物－醫學模式、系統模式、以病人為中心模式。每一種模式受當時政治、社會和經濟狀況所影響，其目的是提供有關心理健康的知識與原則給社區其他機構，以減少心理疾病的危險群，並透過教育增加社會認識心理健康的實施，對社區心理衛生有很大的貢獻（表 14-1）(william, 1996/2001)。

表 14-1 美國社區心理衛生服務模式

服務模式	基本概念	處置策略	護理人員角色
公共衛生模式（1960~1970年代）	1. 著重於預防 2. 將社區整體視為個案 3. 服務對象是高危險群	1. 評估社區需求 2. 確認高危險群 3. 諮詢 4. 教育 5. 危機處置	1. 參與團體及家庭治療 2. 主要照護對象為慢性精神病人 3. 從事部分預防工作
生物－醫學模式（1970~1980年代）	1. 著重於精神病人 2. 去機構化 3. 將精神疾病視為腦部疾病	1. 藥物管理 2. 心理治療 3. 出院後照護計畫	1. 藥物管理及監督 2. 出院後續照顧的協調 3. 心理治療
系統模式（1980~1990年代）	1. 重視生物、心理及環境在復健上扮演的角色 2. 發展整體性、系統性的照顧體系	1. 社區支持系統 2. 協調服務 3. 個案管理	1. 社區服務的協調 2. 個案管理活動
以病人為中心模式（1990年代~迄今）	1. 著重於多重診斷疾患 2. 重視符合文化背景的服務 3. 消費者參與	1. 臨床服務 2. 外展服務 3. 自主性社區治療 4. 多系統治療	1. 藥物管理 2. 新角色的拓展：協調者、預防者、社區服務、居家護理及家庭護理等

14-2 社區心理衛生的發展演進

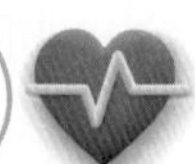

一、西方國家

社區心理衛生的發展和人類社會的發展息息相關，也和社會中人們對精神衛生的態度、處理及概念的歷史有關。自 18 世紀末迄今，西方精神醫學史即發生過四次革新運動，分別敘述如下。

（一）第一次革新：人道治療

18世紀末對精神病人不人道的對待引起智者的批評，認為應以仁慈、同情、友善、了解的態度，才是治療之道。尤其自法國革命以後，民主自由思潮流行，人權觀念漸被接受；並認為精神病人也是人，應**以理性及人性相待**。

1793年，法國醫師**畢乃爾**(Phillipe Pinel, 1745~1826)排除眾議，解放病人的枷鎖，未見病人暴亂，反而易於照顧，因此成為此次革新運動的英雄人物。

(二)第二次革新：心理分析學派的推進

20 世紀初，心理分析學派運動崛起，最主要的是**佛洛依德** (Freud) 對人類行為動機的分析與心理的深入了解，其基本概念有五：

1. 心因論：認為所有行為都是心理引起的，都有動機和內在潛力力量在左右推動，應加以分析探討。
2. 意識層次說：認為人的意識有三個層次，我們所意識到的思想、感覺、行為都很表淺，大部分在支配我們行為的是潛意識；即我們舊經驗和記憶被潛抑下去的東西，要藉自由聯想、夢的解析才能探測。
3. 人格的結構說：即本我、自我及超我三部分方可構成整個人格。
4. 雙重本能說：有生的本能，也有死的本能。
5. 心性發展：即自出生，經由口慾、肛慾、性蕾至潛伏期的人格發展理論。

(三)第三次革新：社區心理衛生運動

1950 年代，由於科學的進步與流行病學的調查，使得民眾了解到社區心理衛生問題的普遍性和嚴重性，因此要求改變精神病人的治療方式，心理衛生運動就此展開。

1. 治療性社區的概念崛起：英國**仲斯** (Maxwell Jones) 提出**治療性社區 (the therapeutic community)** 的觀念，拉近病人和社區之間的距離。1953 年精神藥物發現以後，有效控制精神病人錯亂行為，更助長社區心理衛生運動的推展，使得精神病人可進行居家治療、門診治療、短期住院治療或日（夜）間留院治療。開放的政策和積極治療，已使大部分精神病人可以在區域綜合醫院裡接受短期就醫服務，不必長期住院，達到末段預防的目的。1963 年 8 月美國總統甘迺迪簽署社區心理衛生中心行動法案 (The Community Mental Health Centers Act)。自此「去機構化 (deinstitutionalization)」的觀念具體地融入美國心理衛生政策之中。1960 年代之後，發展出來很多精神科社區治療和居家治療計畫，包括機動式治療 (mobile treatment)、主動式社區治療 (assertive community treatment) 和持續性照護團隊 (continuous care teams)，基本上都是同義詞，主要是指嚴重且慢性化的精神病人，提供具有機動性、主動性和持續性的照顧模式與治療。

小補帖

「去機構化」之所以能在 1960 年代的美國蔚為風潮自有其社會文化的背景。當時美國自第二次世界大戰後社會變遷日劇，社會上對於自由、人權及解除政府種種限制的呼聲日益高漲，如人權運動、性的解放、嬉皮文化及族群衝突事件等。甚至在精神病人的去機構化運動之前，已藉著縮減刑期、提早假釋等措施，減少監獄的人犯數。因此在此種社會的大環境中，精神病人的去機構化趨勢，乃不可避免。

2. 社區支持計畫的推行：在 1960 和 1970 年代，病人從療養院出院回到社區，卻發現沒有適應社區生活所需的支持及服務，如家庭、收入、鄰近的身體及精神健康照護機構、社區生活適應技巧、出現危機時的支持、朋友和有意義的工作等。而一般門診醫療對於這些重要領域所能提供的幫助相當有限，大多數從州立療養院出院的病人，在回到社區之後，並未受到妥善的照顧。之後不久，國家精神衛生研究推動「社區支持計畫」，鼓勵州政府在社區設立照護體系，因此社區治療及復健逐漸成為主流，直到 1980 和 1990 年代，精神復健才成為心理衛生照護體系中受重視的部門。

   社區式治療團隊能針對嚴重精神病人提供持續性、以社區為基礎的密集院外照護，包括病人的家訪和依照需要提供其他的社區服務。其團隊包括精神科醫師和其他臨床治療師（護理師、社工師、心理師及職能治療師等），以提供主動照護且持續給予病人所需照護的服務。這些需求不只精神照護，還包括其他的醫療照護、協助申請補助、提供食物、庇護所、衣物、娛樂和復健等，精神（心理社會）復健領域便是因應這些需求的挑戰而成長茁壯。

（四）第四次革新：生物精神醫學的發展

在 1954~1975 年間，全世界約有 40 種抗精神病藥物問世，直到 1990 年 Clozapine 在美國上市，才開啟了非典型抗精神病藥物的紀元；這些藥物較少引起錐體外徑症候群 (extrapyramidal syndrome, EPS)，同時對治療正、負性症狀 (positive/negative syndrome) 有較好的療效。現在對腦中的各種神經介質及其與各種受體間作用的關係，以及精神病人發生的可能機轉，已有比較清楚的概念和研究的方針。

精神衛生護理從1990年起，受到精神生物醫學的衝擊，面臨諸多改變，包括實證性精神衛生護理興起、整合生物學觀點的護理實務工作受到重視、具更開放及質疑的照護態度與方式、堅持更持續嚴謹的研究精神。社區心理衛生護理人員除了應加強教育、實務及研究上對生物精神醫學相關知能之了解與運用，更需重新省思，如何掌握護理的整體觀及提升批判性思考的能力（謝、劉，2003）。

二、我國

我國社區心理衛生及護理的發展主要是受西方國家的影響，其相關發展及政策等敘述如下。

(一) 早期心理衛生委員會的成立

1955年，中國心理衛生協會在臺灣復會，臺灣省衛生處成立心理衛生委員會，負責全省心理衛生工作的策劃及進行。1956年，WHO協助臺大醫院與省衛生處共同成立「臺北兒童精神衛生中心」後，臺灣的社區精神衛生工作才算是步上軌道。1967年，臺北市改制為院轄市，分別在省衛生處和臺北市衛生局再成立心理衛生委員會。1968年，臺大醫院精神科與臺北兒童精神衛生中心是推行全國精神衛生保健工作的先驅與重鎮，其主要建樹包括培訓精神衛生專業人員、推行學校精神保健、協助地方衛生所精神衛生工作的推行、協助自殺防治工作、協助精神醫院及精神科的設立、協助智能不足兒童的特殊教育工作等。

(二) 近期社區心理衛生中心的建立

1974年，省立臺北醫院試驗社區心理衛生中心開始進行門診業務及諮詢心理衛生教育工作。臺北市衛生局並於1976年訂立「衛生局社區精神衛生工作計畫」。1979年開始，由臺大醫院等開始「康復之家及保護性工作站」實驗計畫，隨後臺北市立聯合醫院松德院區首度推出「復旦之家」模式，接著精神科療養院陸續推出「院內庇護性工作站」為病人提供工作行為訓練及復健計畫。

1985 年政府積極推動精神疾病防治醫療網工作，隔年，衛生署（現衛生福利部）擬定的「籌建醫療網計畫」中含括精神疾病防治網的設立；並於 1986 年 9 月，衛生署開始辦理低收入邊緣戶精神病人醫療補助，包括門診、日間醫院及社區復健醫療。1987 年，衛生署正式成立精神衛生科，並開始幫助精神醫療網各責任區的核心醫院；使其能協助衛生行政單位籌畫推展該區域的精神疾病防治工作，並作為該區域人力、設施及訓練輔助中心。

1988 年，臺北市及高雄市通過衛生局增設精神股的方案，而地方衛生行政機構亦設置專責人員或單位，以建立中央－地方行政工作體系。隔年開始推展社區精神醫療服務系統，包括「社區復健中心」、「社區庇護工廠」、「居家治療」、「康復之家」及「日間留院」等方案，以加強精神身心功能，來適應社區的生活。

(三)精神醫療服務體系的法源及實施方針

立法院於1990年1月通過「精神衛生法」，期望能更有效的解決有關精神疾病的醫療、社會及經濟方面的通盤問題。1995年3月1日全國實施全民健康保險，並將精神病人居家護理服務納入其中。1994年10月到1996年3月，衛生署擬定「社區精神醫療保健工作計畫」，以縣市為單位，衛生局為協調中心；指定管轄內的精神醫療機構為責任醫院，建立協調聯繫管道，強化醫療保健工作；並設置精神科緊急醫療聯絡中心或處置中心，建立通報及送醫制度，以加強社區精神病人急診醫療服務；以及訓練地段公共衛生護理人員為精神病人個案之經理人，提供定期訪視及輔導。於1997年起，臺灣地區已全面推廣此計畫，且為進一步落實精神醫療網工作，再將責任區細分為醫療區域、行政轄區、負責機構及責任醫院。在新世紀健康照護計畫之子計畫中，衛生署繼續加強精神心理衛生工作，動員各署立醫院並結合民間資源，深入社區建構「精神衛生照護網」，並於2003年在衛生署醫政處中部辦公室設置心理衛生科，以積極推廣心理衛生工作。

近年來，衛生福利部亦積極發展現代化精神醫療服務體系，其涵蓋三個層面：(1)門診和急診照會等精神醫療；(2)住院精神醫療（緊急住院日或夜間留院復健治療等）；(3)社區復健精神醫療（居家照護、社區復健訓練、復旦之家、庇護性工廠及康復之家等）。亦辦理精神科醫療院所評鑑，旨在加強精神科醫療機構的設施、人力、醫療業務、品質管制及教學研究等方面之督導。

自1986年起實施「精神醫療網計畫」迄今，臺灣在精神衛生行政組織和法規的建立、健全精神醫療資源網絡、硬體設施及人力的增加、精神醫療品質的提升方面，以及加強精神病人社會福利等均有相當的成效，促使之後臺灣整體精神醫療服務模式朝向現代「社區精神醫療模式」發展；且每年皆能進行檢討。

（四）新世紀健康照護計畫的施行

面對高居不下的自殺問題，政府亦於2000年成立跨部會自殺防治工作小組，制定國家自殺防治策略行動方案計畫，並於2005年成立國家級自殺防治中心，藉以協助各縣市推動自殺防治關懷網絡，促進標準化自殺防治通報及介入流程，期盼經由多方面提升我國心理衛生與精神醫療，活絡社區支持網絡，落實以病人為中心、家庭為單位、社區為基礎之全人醫療，達到有效對自殺企圖者進行妥善照顧，展現社會文化互助價值與溫暖。且自精神衛生法修法後規定，自2008年7月起，自殺防治業務已明訂為縣市政府衛生局社區心理衛生中心之重點工作，行政院衛生署於2009年度補助各縣市政府衛生局辦理之「整合型精神疾病防治與心理衛生工作計畫」中，將「自殺通報個案關懷訪視計畫」納入重點補助項目，補助縣市政府衛生局聘任自殺關懷訪視員，以強化各縣市社區心理衛生中心功能，落實社區高危險群及自殺企圖者之個案管理、危機處理機制，及促進民眾心理健康。

因應國內發生的重大災難事件，如 921 大地震、SARS 傳染等，我國皆有訂定因應處理措施，以持續進行單一窗口運作和心理諮詢服務，並組成心理復健工作小組，負責教育宣傳、教育訓練、社區服務、調查研究等工作。

由於配合中央政府的組織精簡與再造，2013年7月23日成立衛生福利部，其下設「心理及口腔健康司」，但由於心理健康和口腔為不同領域，行政院於2022年6月核定拆為兩個單位，分別為「心理健康司」和「口腔健康司」。心理健康司分5科，業務包括心理健康促進及自殺防治、精神疾病防治、毒品與酒精成癮防治、特殊族群處遇，以及新增司法精神醫療政策之規劃、推動，以配合行政院強化社會安全網計畫，因應精神衛生法修法，持續完善心理健康服務。此外，當身邊親友有心理或情緒困擾、罹患憂鬱症或精神疾病、或有自殺、藥癮、酒癮、疑似家庭暴力等問題時，能有行政資源與專業服務可獲協助，並為全面提升國人心理健康，規劃辦理「國民心理健康促進計畫」。

近期的2024年度整合型心理健康工作計畫，主要延續2023年度計畫，並合併「推動心理健康網計畫」及配合「強化社會安全網第二期計畫」，積極布建社區資源，重點工作項目為7大領域，分別為1.整合及加強心理健康基礎建設、2.強化心理健康促進工作、3.自殺防治及災難心理衛生服務、4.落實精神疾病防治與照護服務、5.強化成癮防治服務、6.督導及結合社區心理衛生中心應辦理事項、和7.由各地方政府自行提報與發展具有特色或創新服務（衛福部，2024）。

另外，國內於2006年啟用安心專線，如有心理壓力或情緒困擾可撥打該專線，2019年將專線改為1925（依舊愛我），提供24小時免付費心理諮詢服務。另外，心理健康司於2019年針對精神衛生法與心理衛生社工服務內容的資料，提出就社區心理衛生服務模式而言，對於國人區分為四類的服務對象，於心理健康風險的危害應有不同等級，且風險程度由低至高，須提供不同照顧機構或團隊資源，以建立起完善的社區追蹤保護整體架構（圖14-2），同時也透過1966長照專線、1957社會福利專線，期能藉由專線資源運用，降低老人精神壓力及憂鬱狀況，以及增加社區照顧的支持系統（衛生福利部，2024）。

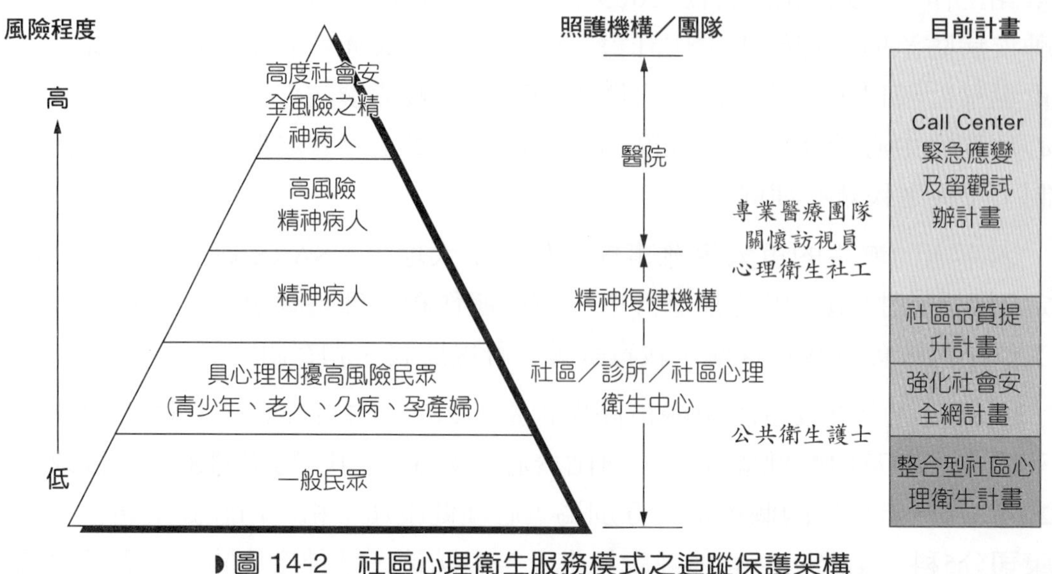

圖 14-2　社區心理衛生服務模式之追蹤保護架構

小補帖

精神病人權益保障

身心障礙者權利公約 (Clinical Practice Research Datalink, CRPD) 為 21 世紀第一個人權公約，其影響全球身心障礙者之權利保障。其中包含 8 大原則：(1) 尊重他人；(2) 不歧視；(3) 充分融入社會；(4) 尊重每個人不同之處，接受身心障礙者是人類多元性的一種；(5) 機會均等；(6) 無障礙；(7) 男女平等；(8) 尊重並保障身心障礙兒童的權利。

我國以此公約為依據，修正了《精神衛生法》和《身心障礙者權益保障法》，將精神病病人納入請領身心障礙者手冊者範圍，使其享有更完善的福利服務，並增訂媒體歧視性用語報導之反歧視條款，如傳播媒體不得使用歧視性稱呼或描述，或未經法院判決確定前，不得將事件發生原因歸咎於當事人的疾病或身心障礙狀況等；此外，於就業上也有所規範。上述種種表現出我國於精神病人人權保障上已有長足之進步。

14-3 社區心理衛生的工作實務

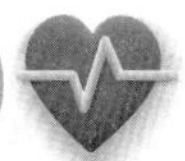

社區心理衛生工作重視社區整體民眾的健康，就積極面而言，可促進心理健康、增加情緒的耐受度，使人們有能力享受人生，並且能在困境與壓力中求生存、提升人與人之間的歸屬感、賦予人們技能和信心來執行社會中有意義和有效的角色，增加生產力、降低心理健康問題的發生或嚴重性，以減少個人、家庭、雇主、健康服務與國家的心理健康成本；就消極面而言，則強調精神疾病的預防、治療及復健。

社區心理衛生的工作實務重點涵蓋心理健康促進、初段、次段及末段預防工作，分述如下。

一、心理健康促進

心理健康促進的工作目的在提升心理健康與幸福的行動，主要是想在預防疾病前先從事更進一步提升心理健康的行動，以達成心理面的健康促進；依據國民健康心理第二期計畫較為符合此一階段進展的規劃有：預計結合政府及民間並透過多元管道倡議心理健康的概念、將心理健康促進概念融入健康促進的方案、發展人格健康之本土化促進模式及培植人格健康教育專業人員、依生命周期各階段需求規劃各年齡層的心理健康服務方案、開發心理衛生宣導教材及教育方案等。

二、初段預防

初段預防(primary prevention)的工作目的在**心理健康促進與預防心理疾患的發生，減少民眾對精神疾病的偏見及增強心理衛生概念，從而改善生活方式、充分發揮個人的潛能**、預防疾病的發生、制定國家心理衛生政策（國民健康心理第二期計畫推動期程為2017~2021年）、創造心理健康的支持性環境。可藉**提供社區民眾精神衛生教育**、倫理教育、日常生活問題之事的灌輸及**應變能力的培養**、職業訓練的加強及提倡娛樂活動的輔助、青少年心理問題的解決及經歷、情緒做適度的發洩、**加強學校衛生及**設立各種特殊訓練班（以處理智能不足之孩童的問題及心理方面的發展），亦可在社會上及透過科技應用設立諮詢中心（如學校輔導老師、生命線、自殺防治中心、心理健康網站及智慧型心理健康管理工具等），以達此階段之工作目的。

紐頓(Newton, 1988)彙整出心理衛生問題關於「預防」的三個模式，包括：(1)發展模式：幫助個體更有效的去適應，盡最大可能去改變或修正那些潛在性壓力源；(2)個人資源模式：將焦點專注於生命週期發展過程中，屬於高危險群的個案；(3)社會結構模式：加強對心理健康問題有影響之社會結構，護理人員可以運用許多正向活動促進心理健康工作中的預防措施。藉由提出一個角色來適應複雜心理社會壓力源，可幫助護理人員了解預防概念，並能有效的運用。

三、次段預防

次段預防 (secondary prevention) 的主要工作目標是縮短已發生精神疾病之病人的罹病時間，做到**問題的早期發現及早期積極有效的治療，並盡可能使精神疾病對個人及社會之損害減少到最低程度**，以減少疾病的發生，**避免問題的嚴重化**。所以一旦社區居民有異狀，應立刻透過門診及早予以診斷與加強性的治療工作，並盡量縮短住院時間，促使病人早日重返社區。因此，此階段除了加強醫院的組織，提高治療水準，並需符合社區需要，普遍設計門診中心及社區心理衛生中心，盡早診斷及早治療以保障社區居民的健康。

四、末段預防

所謂的末段預防(tertiary prevention)就是**精神復健**，是以整個社區為架構，對於如何減少精神功能缺陷的發生做通盤的考慮，並擬定大規模的社區心理衛生計畫及設立有關的專責機構來負責推動各項工作，例如康復之家、庇護工廠、日間留院及自助病房等。因此，此階段我們要**防範人際關係與社會關係的崩離，及早安排重回社會之路，防止因住院而發生的退縮**。精神復健指的也是緊接在初段與次段預防之後，設法在社會中幫助精神病人，使他們經治療後早日痊癒返回社區，並為生活作長期、妥善安排與照護，期使精神功能缺陷的殘留程度與頻率減至最低。同時也針對病人環境中各種問題（如家庭、職業及感情等）的解決，嚴防問題的延長與加重，及避免類似同樣問題的發生，讓其於社區能達到較佳的適應力。

我國過去心理健康政策方針，早期以精神病人為照顧對象，發展以機構照護為主的服務模式並強調次段預防，但近年來服務對象除了精神病人之外，亦重視民眾的心理健康促進，並強調機構和社區並重的服務模式，故應持續進行次段預防工作，加強末段預防，並推展初段預防工作。

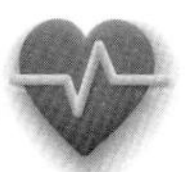

14-4 社區精神醫學模式與醫療設施

一、社區精神醫學模式

綜觀世界精神醫療服務體系的發展，以社區為導向的精神醫療模式是時勢所趨，已成為各國治療慢性精神病人的主流。目前國內精神病人社區復健包括兩種模式：以醫療為基礎、以社區為基礎（表 14-2）。

二、社區精神衛生資源

社區心理衛生工作有賴於良好的工作網絡，當社區一般民眾有心理衛生需求時，可由各衛生所或社區心理衛生中心，以及醫療院所來協助獲得資源，亦可透過社會安全網的線上求助平台尋求幫助。若發現疑似精神病個案，則轉介精神照護體系進行評估與協助，進而橫向連結精神照護體系的資源。

衛福部也針對社區精神病人提出分流策略（圖 14-3），當發現社區有罹患精神疾病未合併保護性議題的個案，則由社區關懷訪視員或公共衛生護理人員進行關懷與追蹤管理，但若為合併保護性議題的個案，則由心理衛生社工進行輔導與管理。社區精神衛生資源不僅僅是精神醫療機構，也包括非精神醫療機構，舉凡社政、教育、勞政、警政、消防等局處，社區及網絡民間團體和矯正機關與醫療機構，共同進行社區精神病人服務分流之照護。然而，也藉此得知社區心理衛生需要各個不同處室與單位密切聯繫及溝通合作。

表 14-2　醫療基礎模式與社區基礎模式的比較

醫療基礎模式	社區基礎模式
1. 以醫院為中心	1. 以社區為中心
2. 以醫療復健為取向	2. 以社會工作、心理輔導、職能治療個案管理為取向
3. 較適合於尚有症狀或剛出院的病人	3. 較適合症狀穩定的病人
4. 醫療系統之資源：與病人原住院醫院的醫療聯繫較緊密，設施以設在醫院內或附近為原則	4. 非醫療系統之資源：由社區人員或家屬所發起，並由非醫學人士或義工執行
5. 階層性組織結構	5. 平行結構

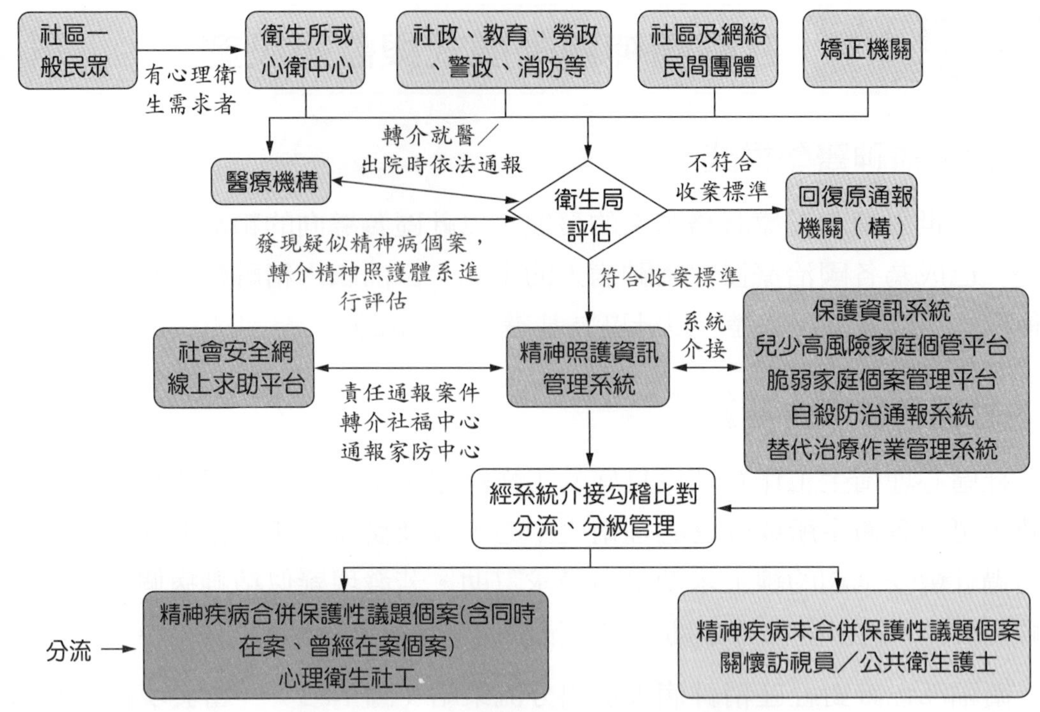

圖 14-3　社區精神病人的服務分流

三、社區精神衛生醫療設施

國內目前社區精神醫療設施包括：

1. 社區心理衛生中心 (community mental health center)：為社區中整合各項醫療社會資源，並執行預防精神醫學中的末段預防工作的主要機構，包括：(1) 初段預防的心理衛生教育及高危險群的追蹤工作；(2) 次段預防的早期偵測及介入，包括社區民眾的心理諮商、危機處理、精神病人病情惡化的早期介入處置等；(3) 末段預防中負責整合社區復健資源與精神病人的安置等。
2. 社區復健機構：針對症狀穩定的康復者，提供多樣化的生活與職能治療、產業治療、職前訓練及獨立生活功能訓練等，強化病人在社區的生活能力，成功地適應社會。社區復健機構包括職能工作坊、康復商店及庇護工廠，如：新北市板橋區的「心橋工作坊」、臺北市康復之友協會「康復商店」等，對於症狀穩定之病人，使其在較少壓力之下學習工作技能，提供工作能力、工作態度等訓練，期望能發揮生產力，以便將來可以在充滿競爭的現實社會中謀生，並輔導就業。為提升精神復健機構服務品質，自 2004 年 10 月開始進行評鑑相關作業。

3. 康復之家 (half-way house)：介於家庭與醫院之間，為精神病人提供暫時性的居住場所，對於病況穩定可出院但無家可歸或無法馬上適應家庭生活的病人，在社區內提供一個半保護性、暫時性及支持性的居住環境，使病人能在回家之前，做短期或長期之居家生活訓練。有人可以從中途之家畢業而轉住於較永久性的住所，有人或許需要長久住在中途之家，因此中途之家不宜限制居住期間，故稱之為康復之家較為妥善；在國外亦有人稱為社區住所 (community residence)。

   康復之家以團體生活的方式，訓練康復病人建立自信，並培養獨立生活的能力，一般可區分為三大類別：

   (1) 自治性康復之家：病人能出外工作，晚上回康復之家居住，屬夜間照顧型康復之家。

   (2) 半自治性康復之家：在此之病人其功能不足以完全照顧自己之生活，待更進一步以後才能轉至第一類之自治性康復之家。

   (3) 守望性康復之家：需長期養護，以培養其自治能力，以便轉入第二類之半自治性康復之家。

4. 居家治療 (outreach programs)：當家庭成員中有人罹患慢性精神疾病，從醫院返回家庭後，仍需持續地接受照護。居家治療係透過醫療團隊到家中或以電話諮詢的方法提供服務。居家治療視病人及家屬的需要，採定期或不定期的家庭實地訪查或電話追蹤，預防病情惡化，減低再住院率，並提供家屬衛教，協助家屬發展照顧病人的技巧，減輕家屬負擔；也為慢性病人及家屬提供一個支持性、人性及尊重個人尊嚴的照顧服務。

我國亦針對慢性思覺失調症患者能固定規則接受治療，提高病人治療之依從性，更是透過全民健康保險思覺失調症醫療給付改善方案，經增加醫療院所對未固定就醫或久未就醫者點數，來促使對早期介入，早期治療的鼓勵措施，以避免發病或減緩發病之嚴重度，且能輔導未規則就醫者積極尋求醫療協助，同時也讓醫療院所原本財務誘因由量之競爭模式，逐步轉化為醫療品質提升之發展（衛生福利部中央健保署，2023）。

小補帖

以臺北市立聯合醫院松德院區所提供的居家治療為例：

1. 申請對象：為精神症狀加劇需醫療處理、日常生活功能需協助處理者、拒絕至醫院接受治療者、不便前往醫院接受治療者。
2. 服務項目：每月兩次的處置，包括身體、精神狀態評估、藥物治療、生命徵象測量及支持性心理治療，病人轉介服務與社會資源轉介、提供經濟補助、工作輔導等。
3. 收費原則：健保給付，交通費則依病人居家與醫院之實際計程車資收費。
4. 期望能達到的目的
   (1) 保持病人與醫院間的聯繫，減輕病人與家屬出院後的焦慮。
   (2) 定期提供專業醫療，預防疾病復發，協助病人盡快康復。
   (3) 提供個人與家庭完整的醫療服務及心理衛生教育。

5. 日間留院 (day care)：是一種讓病人白天來醫院接受醫療復健，晚上回家與家人相處的醫療復健模式，是從醫院回歸社區的重要步驟，提供症狀穩定而有接受進一步社會復歸訓練之動機的病人，加強其日常生活獨立自主及自我照顧的能力。其功能在於訓練適應社區生活的能力，提供職前訓練的機會，減少病人與家屬直接面對的壓力，提供規律適當的社會休閒生活。在醫療資源的安排上，應以提供交通便捷、在生活圈中有可近性的治療為基本條件，並加強與其他社區復健機構與就業服務機構的聯繫，以達成連續性社區精神醫療的目標。
6. 社區精神醫療追蹤服務網絡：完善的社區精神醫療追蹤服務可提供家屬情緒支持、平時照顧病人問題的諮商、疾病及藥物的衛教、醫療及社會資源的轉介及急性發病時的醫療協助；並能整合社區醫療及社會資源，定期舉辦里鄰關懷聯誼活動，鼓勵病人、家屬及社區民眾參與，以促進里鄰關懷；整合社區義工組織，鼓勵參與關懷社區精神病人及家屬的活動；配合社區心理衛生中心深入社區，定期舉辦社區心理衛生座談及講習，積極的進行社區心理衛生教育。進一步去除社區民眾對精神病人的偏見。

14-5 社區心理衛生護理的重要概念

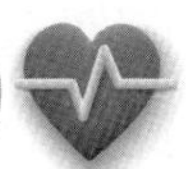

一、個案管理

個案管理 (case management) 服務的目的是為個案連結服務系統和協調服務部門，讓個案成功生活在社區中。法隆 (Furlong-Norman, 1991) 從個案觀點提出個案管理的目標為「協助個案盡可能生活在最支持性的社區環境，倡導在資源缺乏的地區，設立適合個案目標及需求的支持環境」。英塔格 (Intagliata, 1982) 則從系統的觀點提出個案管理的目標是「**以整合、有效能及有效率的方式，來提供消費者持續性、可近性及合乎成本效益的任何服務**」。兩位學者對於個案管理的基本功能，如評估、計畫、連結及追蹤具有一致性的看法。

個案管理的六大核心活動為：發現個案及主動出擊、護理評估、服務計畫、連結必要的服務、服務系統的監測、權利保護。其**主要目標是確保在體系中照護的延續性**，盡可能以最有效率及有效能的方式，來執行個案發現、需求評估、計畫、整合、直接提供服務、追蹤及評估持續需求的過程，此為整個照護網絡最主要的支持功能。

對護理人員而言，做為提供病人身體和精神需要的個案負責人，有很多機會可以拓展自己的角色和發展新的生涯方向。

(一) 目前社區精神病人的個案管理方式

衛生福利部自 1997 年著手推動全國「社區精神復健計畫」，由各鄉鎮市衛生所公共衛生護理人員，負責對所轄社區精神病人進行一至五級的長期追蹤（表 14-3），定期評估、諮商指導、轉介就醫等服務，並由各地縣市政府衛生局負責督導相關業務（衛生福利部，2020），如前述目前經由衛福部所提出的社區心理衛生服務模式之追蹤保護架構圖，針對風險層度的不同狀態（圖 14-3），且進行社區精神病人的服務分流措施（圖 14-4），以使社區精神病人的個案管理達最大成效。

整體而言，國內精神病人的社區資源與服務平台的連結，主要是由各縣、市政府衛生局負責整合各局室業務、鄉鎮市衛生所、社區心理衛生中心、長期照護管理中心、精神病社區關懷照顧服務單位、醫療院所和社政、教育、勞政、警政與消防等社區資源；並由衛生局依業務概況，指示社區心理衛生中心或長期照護管理中心，成為主導社區精神病人個案管理的業務。而該中心需負責縣內社區精神病人的追蹤管理，與連結衛生所轉介平台，並協助推展醫療機構所提供的精神病人出院準備服務，藉此強化病人出院前的準備(pre-discharge)與出院後社區照護(aftercare)，以確實掌握新出院個案，盡快進入社區追蹤系統；並透過衛生所護理人員地段訪視或溫暖社區關懷計畫，提供持續性社區照護與正向支持。

表 14-3　社區精神病人一至五級的照護標準

級數	對象	照護間隔
一級照護	1. 新收案三個月內 2. 出院追蹤三個月內（含經強制鑑定或強制住院出院後之精神疾病嚴重病人） 3. 社區精神病人訪視追蹤記錄[註1]中之活性症狀干擾性四分以上之精神病人 4. 個案現況評分欄其活性症狀干擾性、社區生活功能障礙、家屬對病人照顧之態度、心理問題、醫療上的問題五項總分二十分以上之精神病人 5. 危險行為處理後三個月內個案 6. 由各區督導會討論決定	1. 2星期內訪視第一次 2. 前3個月每個月內訪視一次
二級照護	1. 一級對象 1、2、5 項滿三個月以上 2. 社區精神病人訪視追蹤記錄中之活性症狀干擾性三分以上之精神病人 3. 個案現況評分欄其活性症狀干擾性、社區生活功能障礙、家屬對病人照顧之態度、心理問題、醫療上的問題五項總分十五分以上之精神病人 4. 由各區督導會討論決定	3個月訪視一次
三級照護	1. 二級對象 (1) 項追蹤第六個月以上 2. 社區精神病人訪視追蹤記錄中之活性症狀干擾性二分以上之精神病人 3. 個案現況評分欄其活性症狀干擾性、社區生活功能障礙、家屬對病人照顧之態度、心理問題、醫療上的問題五項總分八分以上之精神病人 4. 由各區督導會討論決定	6個月訪視一次

表 14-3 社區精神病人一至五級的照護標準（續）

級數	對象	照護間隔
四級照護	1. 社區精神病人訪視追蹤記錄中之活性症狀干擾性一分以上之精神病人 2. 個案現況評分欄其活性症狀干擾性、社區生活功能障礙、家屬對病人照顧之態度、心理問題、醫療上的問題五項總分四分以上之精神病人	1 年訪視一次
五級照護	特殊個案，精神醫療無法接觸，但有干擾行為者	督導會議討論後決定

註：1. 訪視追蹤記錄計分說明：

(1) 活性症狀干擾性：指妄想、幻聽、思考流程障礙與行為症狀等四方面之症狀。

A. 1 分：無活性症狀。

B. 2 分：有活性症狀，病人自己可接受，日常生活不受干擾、對家庭或鄰居不造成干擾。

C. 3 分：有活性症狀，病人自己無法接受，日常生活受干擾、對家庭或鄰居稍微干擾。

D. 4 分：有活性症狀，病人自己無法接受，日常生活受嚴重干擾、對家庭或鄰居稍微干擾。

(2) 社區生活功能障礙：指成就或家務表現、人際關係、時間安排與家庭生活四方面的功能表現。

A. 1 分：社區生活功能沒有障礙；與生病前社會生活功能相比較，沒有差別或更好。

B. 2 分：社區生活功能輕微障礙，與生病前社會生活功能相比較稍差；常規生活之換洗衣物、個人衛生、洗澡無障礙，但工作表現、人際交往稍微被動，表現稍差。

C. 3 分：社區生活功能中度障礙，與生病前社會生活功能相比較，明顯變差；常規生活之換洗衣物，個人衛生（洗澡）等較被動，工作或家務無法規律性進行，人際交往明顯被動，每天時間安排顯得零亂，空閒時間多。

D. 4 分：社區生活功能嚴重障礙；常規生活之換洗衣物、個人衛生（洗澡）不自己進行，無工作也不做家事，整天呆坐、躺床或無所事事。

(3) 家屬對病人照顧之態度：

A. 1 分：有家屬能接納病人且醫療觀念正確；能與醫療人員配合且熱心照顧病人。

B. 2 分：有家屬能接納病人但醫療觀念不正確，有違醫療原則。

C. 3 分：所有家屬對病人採取容忍態度，對照顧病人不熱心。

D. 4 分：所有家屬不能容忍病人，有明顯排斥，病人因而覺得不舒服。

(4) 心理問題：指心理上的挫折、心理上之衝突（非人際關係衝突）、自信心不足等。

A. 1 分：無心理問題，心理適應良好。

B. 2 分：一週 1 次以下抱怨心理問題，但覺得無所謂，情緒無困擾。

C. 3 分：一週 1 次以上（但只在 1~2 天內）抱怨心理問題，情緒會有某種程度之干擾；心情不快活但生活常規不受影響。

D. 4 分：一週 3~4 天以上抱怨心理問題，情緒受嚴重干擾，心情很不快活，生活常規受影響。

(5) 醫療上的問題：

A. 1 分：規則門診、規則服藥。

B. 2 分：不規則門診，但規則服藥。

C. 3 分：規則門診，不規則服藥。

D. 4 分：不規則門診、不規則服藥或拒絕服藥。

2. 結案條件：

(1) 失聯、遷案、機構安置、入監或死亡。

(2) 經督導會議討論後決定。

資料來源：衛生福利部 (2019)．*社區關懷訪視及個案管理人員安全手冊*。https://dep.mohw.gov.tw/domhaoh/cp-4505-49290-107.html

（二）國內社區精神病人的個案管理者的工作困境

衛生所公共衛生護理人員對精神病人的追蹤、進行溫暖社區關懷訪視、推展精神醫療機構的重症精神病人出院通報與加強相關資源聯繫整合的方式，對縣內社區精神病人提供持續性的照護扮演重要地位。

近年社區衛生護理人員業務繁多且複雜，眾多書面作業、報表統計以及管理協調性的工作太多，反而減少提供個案評估、心理社會處置、個案家屬衛教與情緒支持等直接性的護理工作，且因評估工具不完善、健保不給付衛生所居家照護服務，導致無法協助到宅施打長效針劑、社區整合困難、資源轉介及分布不均，如：偏遠地區醫療、養護機構資源不足等現象，皆是工作情境所面臨的極大困境（黃，2005；劉、Edwards & Courtney，2008）；另一方面護理人員本身的知能，因為未曾接受次專科的系統性培訓過程，導致其精神護理專業知能不足，且因治療性溝通、諮商技巧不足，以致所提供的服務多屬於督促服藥、協助緊急就醫等，心理支持的效果有所限制，也未能實際符合社區精神病人之需求。

上述的困境，護理人員對於社區精神病人的照顧追蹤、資源連結與協調轉介，皆扮演重要的角色功能，但若要成為能夠有效地直接提供整體性精神醫療相關措施之個案管理角色，則需進一步培訓其精神衛生社區照顧能力或由較多精神衛生照顧經驗之資深護理人員擔任，使能提升社區精神病人的訪視品質，有效連結整合相關資源，以建構社區精神病人的持續性照護。再者，為能協助精神疾病個案回歸社區生活，社區的護理人員除需運用社區復健資源，也需落實以個案為中心的照護理念，協助個案因應疾病與提升日常生活能力，以實踐持續性精神衛生照護（戎等，2014）。同時，心理衛生是具高度挑戰與壓力之工作，工作者除須付出專業知識，更需付出極高熱誠與同理，若未持續增能，極易因工作僵化或專業回饋低而產生挫折感，因此，在5G時代，護理人員應秉持賦能理念，以賦能照護應用於心理衛生工作，進而傳承護理專業之獨特價值（李、王，2021）。

二、精神復健

典型的精神復健計畫是指依照精神復健治療哲學，提供嚴重精神殘障者的服務。此領域早期的先驅者陸特曼(Irving Rutman)對「精神復健計畫」的定義是：「精神復健是指為長期精神病人提供的一系列計畫。而這些計畫設計的目的是要**強化個人的能力與技巧**，以符合居住、就業、社會化及個人成長之所需。」

精神復健治療的核心在鎖定個人的功能而非疾病。並透過教導因應技巧及提供支持性環境，協助個人彌補疾病相關的功能缺陷。通常個人需要發展及執行社區生活技巧，包括個人衛生、整理家務、街頭求生之道、使用大眾運輸工具、社交技巧、問題解決能力、職前訓練技巧及任何受到精神殘障影響的生活活動，因此所介入的訓練方案會越有效。復健的另一個核心概念是**對精神病人「增能 (empower)」**。精神病人大多數的生活經驗都處在無能力的狀態下被貼上「精神病人」標籤，而感到無望與無助感。所以在接受復健時，個案應該開始作決定、對行為負責任、冒險、甚至犯錯，並**藉由增能的過程，使個案開始重建較正常的生活** (Stuart & Sundeen, 2005)。

精神復健的目標，是要幫助個人補償或去除由精神殘障所造成的功能性缺陷、人際及環境屏障，以恢復獨立生活能力、社會化及有效率的生活管理。介入的治療，藉由發展新技巧、因應技能及創造支持性環境，來協助個案學習補救精神症狀所造成的負面影響。精神復健執行也能藉由恢復病人的自信心、強化個人的優點、強調健康而非疾病，來對抗次發症狀的影響 (Stuart & Sundeen, 2005)。

身為護理人員，必須提供護理評估、護理計畫、諮商服務、協助復健轉介及整體治療評值等。評估病人的症狀及功能程度尤其重要，藥物副作用也可能影響功能及復健程序。而復健也可能導致壓力，增加症狀。醫師、護理人員及個案都必須一起持續監測及平衡各種不同的治療，以促進最高的功能程度。當病人病情復發時，護理人員應該協助病人安排治療計畫。此計畫可以偵測早期復發症狀，找出最有效的治療計畫，使嚴重精神病人能更獨立，且能從庇護性環境進入復健計畫。

14-6 護理師的角色與職責

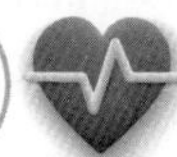

一、護理師的角色

由於精神醫療和社區心理衛生的多元發展，使得護理人員除了重視病人個別護理和治療外，亦需評估與病人相關的外在環境，包括個人生理、心理、社會和文化等，其扮演的角色如下：

1. 照護提供者 (care provider)：提供直接的照護是最常見的護理功能，注重個案身心照護，滿足其基本需求，且評估其社區適應能力，若有服用藥物或進行治療者，則需評估是否遵行醫囑指示，並協助病人修正與學習適應技巧，當護理人員受過專業教育與訓練即可單獨或協同專業人員進行個案、家庭或團體的直接治療。
2. 教育者 (educator)：社區心理衛生護理人員可經由社區健康評估，發現社區中的高危險群，利用初段預防的觀點，與教導強化其壓力因應策略和技巧，與個案共同改變其高危險性行為，預防心理疾病的產生，且一旦發現有心理困擾者，可以個別或團體方式處理，以防止問題更趨嚴重。
3. 個案發現者 (case finder)：社區心理衛生護理人員需主動關心社區中需要健康服務的民眾，可以利用篩檢高危險群，以達早期發現、早期治療的目的。
4. 健康倡導者 (health advocate role)：社區心理衛生護理人員為身心障礙的弱勢族群代言者，為其爭取所需的健康服務，促成相關的健康政策與立法，並創造具有支持性的健康社區。
5. 個案管理者 (case manager)：協助個案選擇與決定最合適的使用健康維護服務，提升自我照顧技巧，社區心理衛生護理人員經由評估、轉介社區資源與服務，並為個案計畫完整性及持續性的護理措施，包括危機處理，使資源能有效運用。
6. 協調者(collaborator)：心理衛生工作團隊成員包括心理治療師、職能治療師、社工人員等不同領域的專業人員，當成員之間的工作發生重疊時，護理人員需從中協調，以免工作進展受阻。此外，護理人員可促進個案與醫師或其他工作人員意見的聯絡及訊息的溝通，使彼此更了解，利於工作進行。亦可向個案及家屬介紹社會資源，以解決其問題。
7. 諮詢者 (consultant)：社區心理衛生護理人員的專業，常能提供其他醫療團隊人員所需的諮詢或心理衛生方面的知識，如對社會機構工作者舉辦心理衛生研討講座。
8. 研究者 (researcher)：發展社區心理衛生護理研究工作，使社區心理衛生護理人員更具有專業人員的特性。且目前醫療服務體系，可藉由新的研究發現結果來改變現今醫療生態，以達成最佳促進全民整體健康的目標。
9. 流行病學者 (epidemiologist)：社區心理衛生護理人員運用流行病學的知識與方法來研究社區中精神疾病型態與盛行率調查，了解民眾的健康狀況，以便計畫所需之健康服務，並可預防疾病之發生或及早治療，維護社區健康。

10. 評值者 (evaluator)：社區心理衛生護理人員需評估社區民眾心理健康狀況，在訂定護理目標、工作方案及計畫工作內容後，實施並檢討成效，再將此評值成效告知社區民眾，以增加民眾解決其壓力因應或心理困擾的健康問題。

二、護理師的新角色發展

社區心理衛生護理人員的角色是多元化、複雜的，並具有重要的地位。在其他領域的新角色 (new psychiatric nursing role) 發展如下（Stuart & Sundeen, 2005；衛生福利部，2017）：

1. 基層心理健康照護：社區心理衛生護理人員可與其他科別護理人員和醫師一起診斷及治療有身體抱怨的精神病人，且當健康照護繼續向學校及社區其他領域發展時，社區心理衛生護理人員亦可擔任專業服務領導的角色。對於精神科及基層照護環境的患者，社區心理衛生護理人員非常適合提供綜合性健康照護。早期評估及檢傷分級能減少精神科轉介及治療間的時間，並由發現病人危機和及時介入，可以減少失敗機會及增加治療效果。
2. 業務合作模式：未來若護理人員取得「開處方自主權」，對於偏遠或無法獲得精神科醫師資源的社區，可提供合乎成本效益的社區心理衛生照護。
3. 心理社會復健計畫：心理社會復健是一個快速發展的新領域，其原則、實務及計畫包括在社區中能幫助嚴重精神病人朝向更獨立及更滿意地生活；對護理人員而言，能有更多機會運用本身的臨床技巧及能獨立作業。在最近的研究中也發現，社區心理衛生護理人員對連續、以社區為基礎及復健為導向的心理健康照護系統具有重要的地位。
4. 預防及健康性計畫：當疾病導向為重視健康的維護、生活品質、預防及健康性計畫時，生活型態的障礙所影響的包括肥胖、吸菸、缺乏運動、不健康的節食、藥物使用及不安全的性行為。研究顯示，許多公司提供員工健康和體重管理中心及戒菸、壓力管理教室，結果證實在預防疾病、避免無法工作及昂貴的門診治療和住院上，符合成本效益。此外，社區心理衛生護理人員被要求更加注意某些高危險群及過去未被服務的群體，並對這些特定的群體擴展服務。例如：重視青少年懷孕的心理支持和健康教育活動，或增強受虐婦女行為因應的技巧能力。
5. 連結各機關及部會之內部顧客，拓展心理健康促進服務：社區衛生護理人員可適度參與及協助政府之內部顧客，扮演心理健康守門人之角色，協助推展心理健康知能、發覺高風險個案、連結外部資源並提供轉介服務，於不同場域中將心理健康促進推廣至全體民眾，藉此擴大心理健康促進服務對象。

6. 協助政府建立早期介入精神病人的防治，鼓勵精神病人回歸社區：政府透過資源整合與規劃，移轉服務導向為心理健康促進、預防精神疾患及減少精神疾病病程慢性化，並且建立相關分級照護制度盤點資源及評估制度，以作為提升精神衛生健康體系及服務工作之基礎，並在政府藉由增能病人減少機構使用時，社區衛生護理人員可協助鼓勵病人回歸社區。

7. 協助提升心理健康察覺的敏感度：社區衛生護理人員可藉由協助不同生命周期與不同場域的民眾，進行心理健康的促進．輔助第一線基層醫療人員提升對暴力察覺的敏感度。

三、需具備的專業工作能力

從事此領域的工作人員必須具備非常專業的社區心理衛生知識和技巧，此類專業工作能力如下：

1. 人際關係理論與有效的溝通技巧的應用：以利與個案建立專業性（治療性）人際關係，並透過語言與非語言溝通方式，促進個案和社區心理衛生工作團隊間的交流與感受分享。
2. 衛生教育技能：合宜運用個人或團體衛生教育技巧，向民眾灌輸正確的心理衛生知識，並提供有效的壓力因應技巧，促進個案、家庭及社區的心理健康。
3. 正確的疾病相關知識：如病因、病程發展、臨床表現、治療方式等，若個案有服用藥物需監督其正確性與規律性、服藥後的症狀緩解程度、其他反應等，並適時給予指導。
4. 心理諮商技能：利於個案的心理評估以確定心理問題，協助其了解與解決。
5. 各種心理問題的治療方法和技巧的應用：如藥物治療、個人或團體心理治療、家庭治療、環境治療、行為治療等。
6. 協調聯繫能力：與社區心理衛生工作團隊共同研擬個案的照護計畫，彼此相互協助與支持，發揮護理獨立功能。
7. 運用社區資源能力：熟悉社區有效之內外資源並充分運用之。
8. 籌畫業務與研究發展能力。

14-7 護理過程

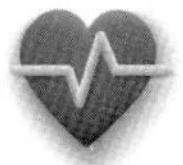

一、評估

當家庭中某一成員生病時，會影響家庭的互動過程，亦會使其社會角色產生改變。而要執行有效的護理計畫前，必須先做整體性的評估，故在照顧社區心理衛生的個案時，除了患者本身外，亦應包括家屬、朋友、所處的環境及社區資源的運用情形等。而評估方法則可經由直接的會談或從旁的觀察及病歷資料、轉診記錄等來獲得有用的主、客觀資料。

(一) 病人的評估

評估經濟及文化背景、社交及基本生活能力、判斷力、做決定的能力、生活與活動的安排情形、過去病史、求醫過程、治療情形、現在病史、精神狀態、生活習慣、目前社會功能等（如個人衛生、人際關係、休閒活動、工作情形）。此外，尚需了解壓力因應方式、因疾病帶來的身心改變、個案的接受程度、社會適應能力，以及本身或感受到別人對自己所患疾病的刻板印象等。

於社區中精神疾病的篩檢工具應用亦為早期發現病人的最好方法，社區心理衛生護理人員可應用適合民眾特性的量表來加以評估當作參考，並鼓勵高危險群民眾做更進一步的診斷鑑定，尋求合適的醫療措施。

(二) 家屬的評估

在社區的照顧過程，主要照顧者（家屬）和重要關係人常承擔許多照護責任，會有不同的主觀和客觀之照顧疾病的負荷，所以社區心理衛生護理人員應評估家屬對精神疾病的了解和接納程度、與病人的互動方式與情形、家庭經濟負荷、身心及社會的壓力源、情緒反應、身心與物質上的需求等。

(三) 家庭的評估

護理人員亦需將家庭評估視為護理計畫的一部分，評估項目包括：

1. 家庭結構：包括發展階段、角色、責任、家庭規章及家庭的價值觀。
2. 家庭對罹病者的態度。
3. 家庭的情緒氣氛：是否呈現害怕的、生氣的、憂鬱的、焦慮的及冷靜的氣氛。

4. 家庭可取得的社會支持：包括大家庭成員、朋友、經濟支持、宗教參與及社會接觸等。
5. 家庭過去有關精神醫療服務的經驗。
6. 家庭對病人問題及照顧計畫的了解。

(四) 社區的評估

社區評估項目包括社區的物理環境、人口學資料、居民社會經濟狀況、政治決策方針與社會文化發展背景、社區資源運用及社區內民眾對精神病人的態度，以作為策劃社區心理衛生護理工作的基礎，且社區評估可協助我們經由完整的分析過程來了解社區的信念價值，進而研擬社區心理衛生計畫，與執行相關的社區活動。詳細的評估內容如表 14-4 所示。

二、診 斷

社區心理衛生工作廣泛，對象涵蓋病人、整個家庭和社區。護理診斷可從病人與家庭及社區互動中現存與潛在的問題到以整個家庭或社區為單位所呈現的問題，目前護理措施以前者為主。發現病人的問題所在後予以適當護理診斷。以下列出可用於社區心理衛生護理之護理診斷以供參考（黃等，2018）。

表 14-4 社區評估要項及內容

社區評估要項	評估內容
物理環境	社區界限、地理範圍、醫療保健服務的地點及自然環境的特性等
人口學資料	居民的性別比、人口數、家庭型態、年齡、社區的組成型態、社會經濟狀況、宗教信仰及生活品質上的要求等
溝通系統	包括正式及非正式、上下及平行溝通之管道
內外資源	學校、衛生機構、自助或支持團體、醫療機構、商店、娛樂設施等，並評估其可近性、普及性與可利用性、居民的滿意程度等
居民對病人的態度	對偏差行為、心理疾病與治療的態度，與接納病人進行社區復健的程度等
社區的功能展現	社區的決策型態、權力分配情形、領導者的領導型態、領導者與居民的信賴關係等
社區的整體性	疾病盛行率、自殺率、暴力行為、犯罪率等

1. 焦慮（因應／壓力耐受類別）／與自我概念、健康狀態、社會經濟地位、角色功能或互動型態等受到威脅或改變有關。
2. 情境性低自尊（自我知覺類別）／與個體直接或間接表達負面的自我評價或感受或罪惡感、羞愧感有關。
3. 復原力障礙（因應／壓力耐受類別）／與個案沒有辦法改變生活型態的能力、缺乏支持系統、認知障礙、自尊受損或哀傷過程不完全等有關。
4. 照顧者角色緊張（角色關係類別）／與因慢性疾病與子女分開、婚姻狀態改變、出現情境危機等有關。
5. 親職功能障礙（角色關係類別）／與心理和／或身體疾病、缺乏支持系統、無效的角色模式、認知功能受限、角色認同缺乏等有關。
6. 防禦性因應行為（因應／壓力耐受類別）／與個體為避免自尊受到威脅而不時投射出正面自我評價的假象有關。
7. 無效性因應能力（因應／壓力耐受類別）／與個體出現情境危機或成熟危機、缺乏支持系統、因應策略不當等有關。
8. 危害性家庭因應能力（因應／壓力耐受類別）／與因應策略不當或不協調、家庭成員間意見分歧、照顧者情緒反應長期受壓抑等有關。
9. 家庭運作過程失常（角色關係類別）／與情境或發展上發生變遷或出現危機有關。

三、目 標

社區心理衛生護理活動範圍從健康維持、健康促進乃至疾病的治療和復健皆含括於三段五級的心理衛生預防工作之中，因此需擬訂合乎現實且具體可行的長程及短程護理目標，並考慮到個案與環境長期互動後的身心社會及靈性因素，過程中需要個案與家庭成員的參與，協助他們了解情況、發展希望及計畫未來。

四、措 施

護理人員在計畫預防性措施執行時，需包括健康衛生教育、環境改變、社會支持。以三段預防工作來說明。

（一）初段預防

主要護理措施是對社區中機構（如學校、兒童之家、日間照顧中心、教會團體等）以諮詢及教育推廣方式提供有關維護與促進心理健康的知識，將心理衛生預防措施併入健康照顧系統中，包括：

1. 進行發展遲緩兒童及青少年心理衛生問題的篩檢。
2. 進行成人心理衛生問題的篩檢（如憂鬱症、焦慮或潛在性自殺）。
3. 對有高危險性發展問題及情緒障礙的個案進行個別或家庭諮商。
4. 對於處於壓力或缺乏社會支持的高危險狀況，如早產、低收入戶及青少年懷孕的個案，進行居家及其他的密切措施。
5. 成立自助團體，協助民眾面對健康或心理衛生問題、壓力或改變生活狀況。

亦可對社區中因心理障礙而逃家、逃學者或有人際相處困擾者予以個別心理輔導，協助個案進行壓力因應，或改變環境資源、政策或危險因子以減低壓力，同時增進民眾的功能。最後利用健康衛生教育來指導，包括澄清對精神病人的迷思及刻板印象（表 14-5），提供知識及增加精神社會因子對健康影響的敏感性，同時提供支持性、人性化的健康照護。

（二）次段預防

護理人員利用家庭治療、團體治療、環境治療及相關護理措施，協助個案加強自我認識，提升自我學習有效壓力因應方式。在個案出院後提供門診服務及居家護理、治療追蹤或醫療諮詢，以進一步協助個案滿足其需求，並提供家屬支持系統，協助個案與家人改善互動情形。

（三）末段預防

護理措施在於透過復健過程以減低心理疾患及疾病殘障的嚴重性，著重精神疾病的復健，視復健為殘障者的夥伴，確認並尊重個人的差異性，必須根據個案與家庭的狀況，強調生活品質的改善，如協助個案建立生活技能，及早回歸社會，若無法恢復者可協助轉介療養機構，使生活有完善的照顧。

表 14-5 對精神病人的迷思與事實

迷 思	事 實
一個患有精神疾病的人將永遠無法恢復正常	精神疾病常是暫時或突發性的，是可以治癒的，社會應依照他們的貢獻予以評論
即使有些精神病人已回復正常，但對於那些慢性精神病人仍是不一樣的，事實上他們是瘋了	許多慢性精神病人曾經有很長的住院時間。在出院後，他們必須繼續服藥，以維持病情穩定，但因藥物副作用的結果會導致他們看似行為奇特，但是他們在社區待得愈久，看起來會愈像一般人
精神病人是很危險的	曾經罹患精神疾病而又回到社區者，常傾向於焦慮、膽怯及被動，他們對大眾的危險性較低
罹患精神疾病人者在恢復後仍具有潛在的危險性，他們隨時都有可能再發狂	大部分罹患精神疾病人者是最不可能發狂的；這些人比較常表現憂鬱、退縮更甚於狂野及攻擊性，且其大部分的再發都是漸進性的
一個罹患過精神疾病人者只能找到低等級的工作	許多恢復的病人能找到一個很好的工作；對於易復發的病人，可能需要一個較有彈性的工作環境
或許一個罹患過精神疾病人者能在低等級的工作中做得成功；但他們並不適合於非常重要或負有責任的工作位置	一個罹患過精神疾病人者之工作潛能有賴其天分、能力、經驗、動機及健康狀態

參考資料：NIMH(The National Institutes of Mental Health) (1988). *The 14 worst myths about recovered mental patients*. DHHS Pub.

五、評 值

社區心理衛生工作多元而複雜，評值層面應朝個人、家庭及社區三個方向，且依據目前的短程、中程及長程目標來評值，若是從品質評估的觀點來看，大致可從以下層面進行評值：

1. 結構層面(structure)：如組織特性、機構的軟硬體設備、系統制度是否完善、工作人員是否執有合法證照及數量是否足夠、經費來源等。
2. 過程層面 (process)：主要針對工作人員的技術、適當性及持續性進行評值，如護理時數、健康服務的活動設計與內容、照護品質。
3. 結果層面 (outcome)：是最容易與照護品質有所連結且最受重視的部分，如治療結果、存活率、復原情形和病人與家屬的滿意程度。

14-8 概況、挑戰及未來展望

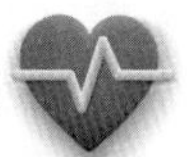

社區精神醫療被認定是精神醫療不可或缺的一種醫療模式，它是精神醫療與社區資源的網路結合，且住院、門診與社區醫療均等重要，故衛福部明確指出現行精神醫療與社區資源連結網路之概念，藉此網絡建立協助就醫、通報及追蹤保護之機制（圖 14-4）。

一、我國社區心理衛生的概況

WHO 認為精神病人最理想的治療場所，是「病人最熟悉而最少束縛」的環境，這種治療環境自然是病人住慣的社區，而非遠離社區的「機構化」。社區醫療亦有經濟效益之好處，較之 24 小時的住院治療費用為低，但為了保障病人生活品質，必須提供可近性、繼續性及綜合性之醫療服務，不能只強調節省經費、而忽略品質。

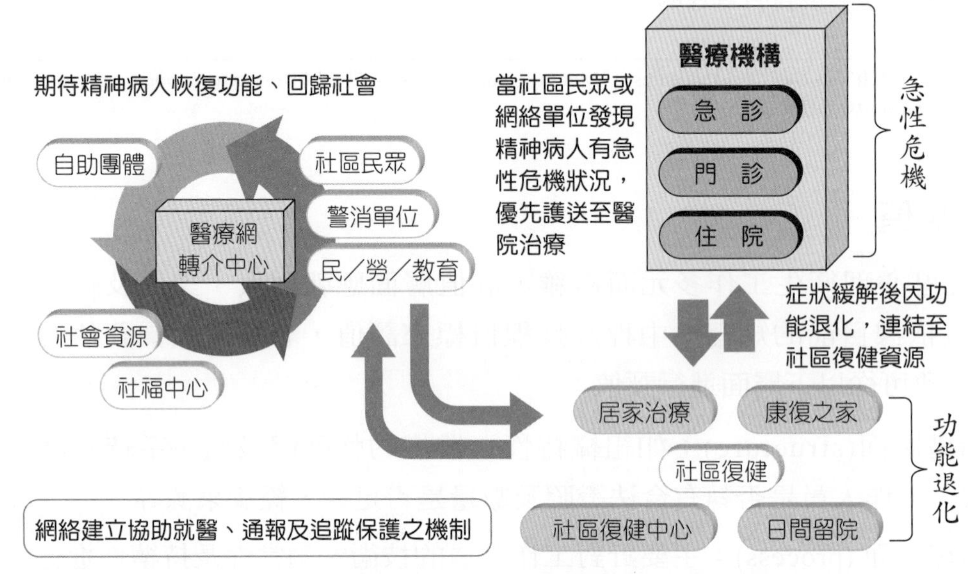

▶圖 14-4　精神醫療與社區資源連結網絡之概念

我國社區心理衛生工作在世界潮流影響下也加快腳步，積極推動心理衛生工作，在新世紀醫療網計畫中，衛生福利部也持續加強精神心理衛生工作，動員各部立醫院並結合民間資源，深入社區建構「精神衛生照護網」，並與社區資源進行連結，特別是精神照護體系相較於醫療照顧體系複雜度增加許多，需要更多專任專業人員積極的投入，讓病人在整個照護過程中，可獲得連續性的全人照護，以期迎戰新世紀的疾病，為國人打造身心更健康的社會和更具醫療品質的環境。

目前全國精神醫療機構內各類專任執業人力數詳見表 14-6。為降低公共衛生護理人員及關懷訪視員之工作負荷，讓相關專業照護人力的追蹤照護能量集中，2020 年起衛福部函頒全國一致之收、結案標準，使真正需要的精神疾病個案能獲得持續性的社區照顧。

表 14-6　全國精神醫療機構各類精神衛生人力統計　（單位：人）

年度	精神科醫師	護理人員	社會工作人員	臨床心理人員	職能治療人員	合計
106	1,653	5,318	553	739	831	9,094
107	1,807	5,819	574	807	848	9,855
108	1,800	5,554	589	812	842	9,597
109	1,836	5,662	594	876	856	9,824
110	1,922	5,873	592	913	886	10,186
111	1,921	5,740	620	920	924	10,125
112	1,935	5,810	617	972	936	10,270

資料來源：衛生福利部統計處 (2023)．*精神醫療資源現況*。https://dep.mohw.gov.tw/DOS/cp-5301-62356-113.html

二、我國社區心理衛生的挑戰

現有的精神衛生體系下，我國不但在2007年二次修正施行「精神衛生法」，並推動社區精神病人的分級照護（一至五級）通報整合系統與訪視制度，且於2020年起衛福部函頒全國一致之收、結案標準，積極辦理精神病人社區關懷照顧計畫。與四十年前相比，我國精神復健機構的發展規模雖已有大幅進步，但仍存在不少問題，如社區資源投注有限、健保給付未合理增加、社區復健中心患寡又不均和缺乏社區連續性照顧的專責個案管理等。由於精神病人的社區精神復健需求是多元的，需要投注更多資源並加以整合，特別是在各縣市心理衛生中心或進行個案管理，提供病人更積極有效的協助（王、歐陽，2020）。更因為保障人權及回應近來社會各界對鞏固社會安全網的期盼，行政院於2022年通過衛生福利部擬具的「精神衛生法」修正草案，函請立法院審議，並已於同年11月29日完成三讀，後續由總統修正公布，2年之後正式施行，本次修正總條文數為91條，相較於現行條文63條，修正條文比率已逾九成，修正重點包含如下（全國法規資料庫，2022）：

1. 強化推動心理健康促進。
2. 積極布建社區心理衛生中心及多元化社區支持資源。
3. 加強疑似病人通報、精進前端預防及建立危機處理機制。
4. 強制住院改採法官保留。
5. 強化精神病人權益保障及防止汙名化。本次修正，除與時俱進滾動修正外，同時呼應身心障礙者權利公約 (CRPD) 及兒童權利公約 (CRC) 精神，確保精神病人人權與兼顧獲得妥善治療及社區服務。另強化各目的事業主管機關職責及跨網絡合作，以支持精神病人照護及復元。

三、我國社區心理衛生的未來展望

以社區為導向的精神醫療模式是時勢所趨，未來社區心理衛生工作的展望，應以合宜之精神衛生法為基礎，強調精神病人人權，健全服務體系，提升服務品質，以維護社區民眾權益並增進其福祉。

我國於2010年修正行政院組織法，整合衛生署與內政部社會司，改制為「衛生福利部」，由其提供維護全民健康福利相關之服務，而 2010 年衛生福利部亦規劃與公布「精神醫療及心理衛生政策綱領」（期程為 2010~2016 年）（衛生福利部，2010）。

2013 年 7 月 23 日衛生福利部成立（已整合衛政、社政、勞政、教育等相關單位），其下設有「心理及口腔健康司」之後，除持續推動相關自殺防治工作外，將更積極投入心理健康初級預防工作，並展開「國民心理健康促進計畫」，倡導心理健康概念，以提高社會大眾對心理健康問題之體認，以促進心理健康概念的推展、整合、實務和行動，提升社會大眾心理健康，減少發生自殺等不幸事件。更在 2021 年 8 月啟動心理健康司的獨立作業，藉此強化社區心理衛生業務的推動。

國民心理健康第二期計畫（期程為 2017~2021 年），係依據公共衛生三段五級之預防工作，推展心理健康促進、優化精神疾病照護、發展成癮防治服務、推動特殊族群處遇及強化心理健康基礎建設等工作，提供全人（兼顧生理及心理健康）、全程（含括不同生命週期）以及全方位（普及全人口、高風險個案早期發現早期介入、降低精神疾病限制支持於社區生活等）之施政內容（衛生福利部，2018），第二期計畫已於 2021 年結束，為賡續改善國內心理健康問題及面臨未來環境挑戰，我國政府對未來 5 年心理健康持續發展亦已完成

2022~2026 年「國民心理健康第三期計畫（草案）」之規劃，由其做為我國重要施政藍圖（衛生福利部，2024），並於目前執行「113 年度整合型心理健康工作計畫」，其重點工作為 7 大領域，如表 14-7 所示（衛生福利部，2023）。

表 14-7 心理健康工作計畫之七大領域與項目

領域	項目
（一）整合及加強心理健康基礎建設	1. 建立跨局處、跨公私部門之協商機制 2. 置有專責行政人力
（二）強化心理健康促進工作	1. 提供社區心理諮商服務 2. 老人心理健康促進及憂鬱篩檢 3. 孕產婦心理健康促進 4. 嬰幼兒心理健康促進 5. 青少年心理健康促進及注意力不足過動症 (ADHD) 衛教推廣活動 6. 身心障礙者及其家屬心理健康促進 7. 原住民及新住民心理健康促進
（三）自殺防治及災難心理衛生服務	1. 強化自殺防治服務方案 2. 加強災難（含災害、事故）及疫情心理衛生服務
（四）落實精神疾病防治與照護服務	1. 強化精神疾病防治網絡及持續辦理精神衛生法各項法定業務 2. 強化行政及專業人員服務品質 3. 落實精神照護機構服務品質監測 4. 強化轄內精神病人管理 5. 布建精神病人社區支持資源 6. 強化精神病人護送就醫及強制治療服務 7. 促進精神病人權益保障、充權及保護 8. 加強查核精神照護機構防火避難設施及緊急災害應變計畫
（五）強化成癮防治服務	1. 加強酒癮及網路成癮防治議題宣導，提升民眾對酒害與酒癮疾病、網路成癮問題之認識，提升成癮個案及其親友就醫與求助意識。 2. 充實成癮防治資源與服務網絡 3. 提升酒癮治療服務量能與品質 4. 提升酒癮治療人力專業知能及培植網癮處遇人力，並加強各類醫療人員酒癮、網癮識能，提升個案轉介敏感度。
（六）督導及結合社區心理衛生中心應辦理事項	1. 心理衛生促進及社區心理衛生服務 2. 自殺防治服務 3. 精神疾病防治與照護服務
（七）具有特色或創新服務	由各地方政府自行提報具特色或創新服務

結 語

健康是人類基本的權利，不受任何因素影響，我們要重視精神疾病問題，提供良好的精神醫療照顧，並減少對精神病人歧視和烙印。藉由社區、家人與醫療使用者的參與共同推動心理衛生，且監督社區心理健康的推動與執行的恰當性。由於精神照護體系相較於醫療照顧體系複雜度增加許多，需要更多專任專業人員積極投入，方能讓病人在照護過程中獲得連續性的全人照護，以迎戰此新世紀的疾病，為國人打造身心更健康的社會和更具醫療品質的環境。

學｜習｜評｜量

REVIEW ACTIVITIES

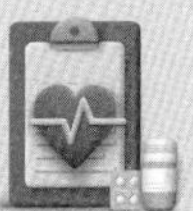

(　) 1. 針對有自殺企圖者的防治策略，下列何者最為適當？(A)辦理自殺防治守門人訓練 (B)提供非精神科醫事人員教育訓練 (C)提供民眾24小時免付費安心專線(0800-788995) (D)追蹤並提供自殺高危險族群關懷訪視

(　) 2. 有關「社區心理衛生護理人員」的敘述，下列何者錯誤？ (A)提供服務時除了考量個案本身的問題外，尚需顧及當地文化、宗教、科學、經濟、政治及社會等因素 (B)需能統合各種專業知識、技術，並熟悉各種社會資源的運用 (C)能獨立提供服務，不需配合團隊運作 (D)除了擔任直接照護的工作角色外，也擴展角色至家庭、學校、社會福利機構、心理衛生機構、自殺防治機構

(　) 3. 下列何者不是屬於社區復健精神醫療的資源，且無法申請健保給付？ (A)居家照護 (B)社區復健訓練 (C)康復之家 (D)精神護理之家

(　) 4. 所謂個案管理者(case manager)的角色，下列何者錯誤？ (A)需特別注意增強個案優勢及減少弱點 (B)八小時責任制 (C)需維持延續且建立穩定個別化關係 (D)聯繫與整合資源以幫助病人

(　) 5. 下列有關社區心理衛生工作之敘述何者錯誤？ (A)為使病人回歸社會，所以不宜再有收容性的精神醫院存在 (B)去機構化最終目標是要讓病人回歸社會 (C)協助病人成立自助團體，有助回歸社會 (D)日間住院是協助病人回歸社會的設施之一

(　) 6. 為能助病人成功地在社區中生活，我們的復健活動可包括下列項措施？ (1)獨立生活訓練 (2)職業復健 (3)社會功能復健 (4)金錢管理 (5)情緒與壓力管理。(A) (1)(2)(3) (B) (1)(3)(4)(5) (C) (1)(2)(3)(4)(5) (D) (1)(2)(3)(5)

(　) 7. 下列何種態度並無法增進社區的慢性病人的家庭支持系統？ (A)關心病人家屬承受的壓力與負擔 (B)轉介個案所需的社會資源或福利資源 (C)對社會群眾執行衛生教育，教導正確的精神疾病 (D)批判社會對病人的敵意

(　) 8. 下列何者不屬於精神衛生工作初級預防的護理功能？ (A)改善生活環境 (B)提供衛生教育 (C)提升家庭功能 (D)監督藥物治療

(　) 9. 下列何者屬於第三級預防的精神醫療設施？ (A)精神科急性病房 (B)精神科加護病房 (C)康復之家 (D)張老師輔導中心

選擇題答案：DCDBA　CDDC

MEMO

Community Health Nursing

CHAPTER 15

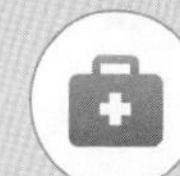

學校衛生護理

School Health Nursing

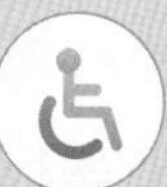

編著者 彭秀英　修訂者 楊靜昀

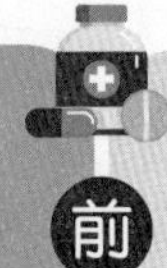

前言

根據世界衛生組織對「健康」的定義為：「生理的、心理的及社會的舒適狀態，並非沒有疾病或身體虛弱而已。」健康是一項基本人權，也是學習的基本條件，健康影響學習成效，人們有權利維護自己的健康，並經由學習而使健康品質更臻佳境。

人一生當中可塑性最高的黃金時間是在學校當中度過，青少年一天有三分之一的時間在學校裡生活，全國有四分之一的人口在學校中活動，學校不但是人生學習的主要場所，也是社區衛生中重要的一環，舉凡與社區衛生有關的理論與實務都在學校場域中進行，政府有責任確保學校場所的安全衛生，確保學生在學習階段能健康地成長，因此，促進學生健康是全體教職員、家長及社會人士的共同責任。

學校衛生是以追求學生健康最大福祉為目標，進行維護和促進學生健康的業務。傳統學校衛生工作的三大內容為**健康教學、健康服務及健康環境**，但隨著社會變遷、生活型態改變、健康問題日漸複雜化，而擴增為健康教學、健康服務、健康環境、教職員工健康促進、學校供膳與營養教育、健康體能、心理衛生諮商輔導、學校與家庭和社區間的聯繫等八大內容。因著學校衛生工作內容的逐漸擴大，學校衛生領域需要更多不同的專業人員共同經營，現階段正響應健康促進學校世界潮流，以學校衛生政策、學校物質環境、學校社會環境、社區關係、個人健康技能／健康教學、健康服務六大構面，採行系統化步驟全面性執行。而學校衛生護理是學校提供學生健康服務項目中的主要內涵，中外皆然。學校衛生護理工作必須要能掌握學校場所的健康需求，按照學校的健康條件、健康特質，實施有系統的護理專業服務，因此，學校衛生護理人員（校護）是學校教職員生健康的守護者，也是良好學校衛生護理發展的關鍵。

15-1 學校衛生的基本概念

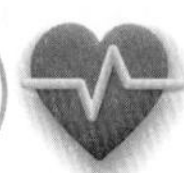

一、定義

學校衛生是經由**學校人員**有系統地規劃、設計與推動各項衛生保健工作，以維護和促進學生及教職員工身心健康。由發展史中可以了解，為了順應大時代背景與社會環境變遷，學校衛生護理工作重點隨著歷史脈動有所改變。

基本上，學校衛生是以「**學校群體**」為服務對象的一項團體衛生工作。學校是個有組織的場所，在憲法規範下每個國民有義務接受學校教育，學校成了兒童和青少年最重要、最直接的學習場所。每天全國有將近四分之一的人口在學校裡活動，故透過以學生為中心，以學校為橋樑的管道實施健康促進的計畫，對家庭、社區和社會基層都能有非常深入的影響力。

二、目 的

基於健康是會改變的現象，人們可以藉由健康維護與促進的措施，使健康成為維繫生命的活力泉源與學習的基礎。政府有責任透過學校教育的方法，教導學生獲得健康生活技能，進而培育出健康素養，實踐健康生活，達成健康人生的目標。

三、重要性

學校是社區衛生的一環，要使社區衛生的實施能夠普及與徹底，必須透過學校進行民眾教育、保健、防疫等工作，使國民從幼小時就能經由學校及家庭裡獲得基本的衛生知識，建立**健康觀念、認知和行為**，培養良好衛生習慣，為自己的健康人生奠下穩固基礎。促進學生健康是全校教職員、家長及社會人士的共同責任，學校為了促進師生身心健康，採取綜合性衛生工作，也藉由學生為橋樑，將健康教育推展到家庭和社區。

學校衛生工作在社區衛生疾病預防的三段五級觀念中以初級預防為主。隨著社區衛生發展需要，從消極的傳染病防制階段逐漸轉型進入健康促進時代，學校衛生是社區衛生的基礎單位，成為營造健康社區的重要場所。滿足學校師生的健康需求，不但是學校衛生的目標，也是社區衛生的期望。

15-2 學校衛生護理的基本概念

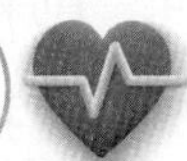

所謂健康素養是指一個人具備追求和應用最基本健康資訊和服務以促進其身心健康的知能。一個有健康素養的人應具備以下特徵：(1) 批判性思考及解決問題的能力；(2) 有負責任的態度，且有生產力；(3) 能進行自我導向學習；(4) 能與人有效溝通；(5) 能摒除危害健康的行為，如避免易導致事故傷害的行為、吸菸、飲酒、濫用藥物、不安全的性行為、不當飲食、運動不足等。

各先進國家普遍重視學校衛生，美國疾病管制局所設立之青少年暨學校衛生科的負責人 Dr. Kolbe 表示：投資於學校衛生每 1 美元，日後可有 14 美元的收益。

一、定義與目的

學校衛生護理是以教職員生的**學校群體**為服務對象的社區護理工作，透過衛生教育與社區護理的專業理論，提供護理服務及保健技能的教導，以降低影響學習的健康障礙，協助學生達到最高品質的健康。

統整性學校衛生計畫的目標是在於提供全校師生促進健康的最佳服務，以獲得健康的最佳利益，而學校衛生護理的目標也是相同的。在校醫未能普遍設置的情況下，學校衛生護理提供學校內全體師生外傷處理、急症照護、初步身體評估、理學檢查、醫療專業諮詢及衛生保健指導等服務，即時降低對身心的危害，協助其獲得適當的醫療照顧，以維持及促進健康。校護在實務工作當中要建立專業的獨立判斷，對師生提供可近性及實用性的健康專業服務。

二、重要性

學校衛生護理以「全人健康照護」為其核心價值，以師生的健康照顧為基礎，在擴展到校園、家庭甚至社區。學校護理人員的工作基本能力包括專業技能和核心能力，其目的是提升學校護理品質。因此，歸納學校護理人員應具備的五項專業核心能力，這些能力構成了學校護理專業核心素養（楊靜昀，2019；學校護理實務工作參考手冊，2023）。

1. 健康照護能力：包含健康教學與管理、傷病照護、健康評估、關愛與倫理。
2. 管理能力：包含個案管理、危機處理、健康中心經營管理。
3. 溝通協調合作能力：包含社區聯盟、健康傳播及網絡、參與政策制訂。
4. 創新與研究能力：包含護理創新、護理研究。
5. 自我成長能力：包含工作成效、批判思考。

由於學校學生以無異常者為主，學校衛生乃為**實踐健康生活教育**進行教學與培養良好習慣，靠教師透過教學活動傳授知識及輔導健康行為之實踐，校護是學校中唯一具有醫護背景的專業人員，則要以醫護專業人員的角度對學校場所內運作的常規作息，及有異常狀況之師生提供積極保護措施，並予以正確保健知能的指導，促進學校整體的健康。

學校衛生護理的重要性包括：

1. 校護扮演醫護專業與教育專業間的溝通橋樑，擔任學生健康問題的處理窗口，提供有專業意涵的教育、諮詢與照護服務，適當地代表學校與其他醫護專業機構、組織或人員合作，爭取有利於創造學校師生健康福祉的機會。
2. 校護提供健康新知與技能的管道，協助師生面對新時代的健康議題而能正確因應。
3. 校護運用健康評估、轉介、立即處置、傷病管理等，並連結專業資訊、維護師生基本的健康需求，並協助特殊疾病個案進行保護措施。
4. 校護運用整合性策略，支援與策動各項健康促進活動，提升師生健康素養。

三、概念架構

Wold (1981) 提出學校衛生護理實務操作的五個系統性概念包括：

1. **公共衛生**：持續性的執行包含三段五級的照護活動，以維護社區的健康，是社區群體的次級系統。
2. **系統化過程**：要經歷包含護理、簽訂契約、健康教育、研究、流行病學、行政管理、計畫改變、立法等過程，建置系統化的整體。
3. **適應功能**：協助學生了解和適應學校生活的改變，如環境改變的限制、可發揮的潛能程度、自認所面臨的情況、可利用的環境支援及如何有效利用環境。
4. **互助性人際關係**：建立有效的助人人際關係、扮演好助人者及專家的角色、強化與受助者之間的信任關係。
5. **工具**：透過詢問病史、身體評估、護理診斷、使用篩檢儀器等工具，決定所提供的護理服務。

圖 15-1 說明學校衛生護理工作執行過程所應用的理論與技術，是來自於**公共衛生**的概念，藉由校護的特質，發揮互助性的人際關係，以各種讓人容易接受的方法或物件做為媒介，有組織有條理的傳達給所服務的對象，讓大家能經由學校衛生護理所提供的服務中獲得健康、擁有健康和增進健康。這其中運用到的系統性方式就是指**護理過程的專業技巧**，如評估問題、確立問題、訂立個別性計畫、執行計畫和評價計畫的過程。

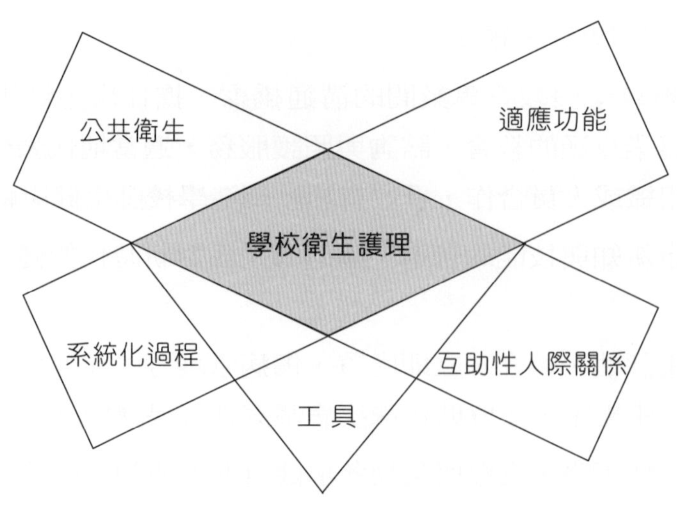

圖 15-1 學校衛生護理概念架構圖

參考資料：Wold, S. J. (1981). School nursing: *A framework for practice* (p. 31). Mosby.

美國學校護理人員協會 (National Association of School Nurses, NASN, 1993) 提出校護實務工作的十項準則，包括：(1) 需具備豐富的臨床知識；(2) 能運用問題解決法；(3) 能指導有健康問題的個案；(4) 要具備良好的溝通能力；(5) 能參與學校衛生計畫的規劃與管理；(6) 能與學校的主要行政系統協調合作；(7) 能與社區及醫療保健系統協調合作；(8) 能從事健康教育；(9) 能進行實務上的研究以強化健康服務；(10) 能隨時吸收專業知識，堅守專業操守。

15-3 學校衛生護理的發展演進

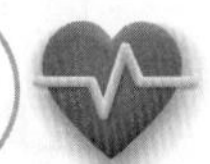

學校衛生發展起源於歐洲，最初是基於**因應傳染病控制需要**，醫師對學生健康的人性關懷，與公共衛生護理人員相繼走入校園，在「**預防重於治療**」的觀念主導下實施**學校衛生教育**，由學校以教育方法教授基本衛生知識，嘗試指導學生滿足其健康維護需要。

19世紀後傳染病大減，學校衛生計畫逐漸擴大至其他範疇，如學校午餐、安全教育、心理衛生等項目。世界各地先後發展學校衛生護理，隨著健康促進的理念帶動下，20世紀初學校衛生護理的發展以**健康促進**觀點，朝向更為完整、多元而積極的方向發展。回顧學校衛生發展史可概分五個主要階段，我國學校衛生發展起蒙於清光緒年間，隨著戰亂片斷發展，直到國民政府遷台才較穩定，**臺灣地區學校護理發展始於傳染病控制的需要，隨著時代變遷**，護理工作方針與內涵才逐步調整。國內外之學校衛生護理發展演進過程見表15-1及表15-2。

表 15-1 國外學校衛生護理之發展演進

年代	發展概要
1833	法國頒布法令要求學校當局重視學校建築物的環境衛生，負起學生健康的責任，引起歐洲社會對學生健康的關注
1837	歐洲流行病盛行，法國規定對罹患傳染病的學生採取隔離措施
1838	美國麻省教育委員會執行秘書 Horace Mann，在他的首份年報中提到學校衛生的重要性
1842	法國王室規定學校需要醫師定期到校做醫務視導工作，接著瑞典、澳洲、蘇聯、德國等相繼聘請醫師為學校正式人員，視為校醫制度的開始；比利時、法國也隨之實施學校健康檢查制度
1892	英國家庭訪視護理人員 Amy Hughes 自願到學校服務，從事慢性病學生照顧指導、營養調查、缺席學生家庭訪視等，乃為護理人員進入校園服務的開始
1894	美國麻州波士頓因部分學生罹患傳染病而失學，為預防傳染病蔓延，開始有醫務視導制度 (medical inspection)，為學生舉行體檢，並根據學校人口中罹患白喉病例的醫療檢驗做成疫情記錄
1897	美國紐約市衛生局指派醫療檢驗員到各所學校，向教師查詢出現傳染病病徵的學生，對疑似病例做進一步檢查
1898	英國倫敦成立第一個學校護理人員組織，名為「London School Nurse's Society」，開啟了學校衛生護理的先驅
1890	美國教育學家開始關注兒童的需要，嘗試以教育方法教授「衛生學」、「生理知識」、「重視酒精及麻醉藥物」、「體育」等知識，指導學生維護身體健康
1919	美國「學校教育健康問題聯合委員會」主張學校應推行「健康教育」，訂定教育宗旨、方針、贊助計畫與推廣教材等，認為「健康教育」是一種專業，學校應實施能使人獲得改善自己健康狀態之知識和能力的教導
1930	「兒童健康與保護」白宮會議中，綜合分析兒童健康與相關問題，擬定學校衛生多重計畫，包含健康檢查、健康指導、體格缺點的預防及其相關問題、傳染病管制、心理衛生、健康教學、學校環境衛生維護等，即為近代學校衛生的開端
1937	第二次世界大戰爆發，醫護人員短缺，校護放棄健康教師與諮商員的雙重角色，轉而擔任學校、家庭、社區間的健康顧問、協調者、聯絡者的角色任務，但由於沒有足夠人力協助，需兼辦公共衛生服務，而此時為學生提供健康教育的要求持續受到重視而快速發展

▶ 表 15-1 國外學校衛生護理之發展演進（續）

年代	發展概要
1950	美國學校衛生計畫被歸納成健康教學、健康服務及健康環境三大內容加以推動，「學校護理人員協會」成立後，發展為「全國校護協會」，把校護的工作劃分出來，使之有別於健康教育教師
1960	因著發展方向不同，歐美地區國家提供學生健康診療工作的學校衛生健康服務型態出現兩種不同模式，一為在學校內設醫務室 (school-based clinic)；另一種則由學校與學區內醫療單位合作 (school-linked clinic)。前者以美國居多，大多在學校設置專任護理人員；後者以歐洲居多，大多由社區衛生護理人員定期至學校提供服務

▶ 表 15-2 國內學校衛生護理之發展演進

年代	發展概要
1929	頒布推行學校衛生方案，使學校衛生正式列入教育系統，學校與衛生單位共同解決學生健康問題的雛形就此形成
1931	我國各大學及醫學院校開辦衛生教育科，培訓人才
1936	衛生署（現衛生福利部）與教育部聯合召開全國學校技術會議，學校衛生開始受到重視，卻因隔年抗日戰爭爆發，使學校衛生風潮又幾乎陷入停頓狀態
1949	政府遷台，沿用部分日據時代的學校衛生制度，將體育與衛生合併，研擬全省學校衛生計畫，解決學校中存在的諸多衛生、傳染病問題
1952	衛生教育、學童保健工作被列入國民教育政策中；由我國八所省立師範學校開始，該校校醫擔任講師，增設學校衛生課程，組成衛生教育教材製作編制小組，協助老師進行健康教學及供給學童課外閱讀
1954	由世界衛生組織 (WHO) 援助藥品，進行砂眼防治計畫等。同年我國臺灣師範大學成立體育衛生教育學系，開始培訓學校衛生教育師資，並於 1959 年獨自設立衛生教育學系
1962	我國師範學校課程標準增加健康教育時數
1964	全省 267 所學校實施營養午餐供應計畫
1980	學校衛生工作由教育行政主管單位主導，其他相關業務主管單位提供協助

1974 年加拿大衛生福利部長 Marc Lalonde 發表一份全國健康政策報告書，指出影響人類健康的四大要素是「醫療體系、遺傳、環境及生活型態」，尤其以「生活型態」影響最鉅，啟發了建立健康生活型態以創造健康品質的觀念。接著，美國流行病學家 Alan Dever 就美國聯邦政府 1974~1976 年間的醫療經費支出進行流行病學分析，用於醫療體系的花費雖占 90.6%，但對於改變生活型態做的花費僅有 1.2%，呼籲應加強環境因素和改善生活型態做為解決健康問題

的策略，不該只限於改善醫療體系，此概念引起全世界對健康政策規劃方向時的關注，並造成莫大影響。

➲ 健康促進學校計畫

1986 年 11 月，WHO 在加拿大渥太華以「健康促進」為主題舉辦國際研討會，針對健康促進應採取的基本方向和策略，提出了著名的渥太華憲章，強調「健康生活環境」的重要性，將生活環境分成四個健康促進的主要場所（工作場所、學校、醫院和社區）並倡導建立實務工作的聯絡網，其中以「工作場所及學校」被認為是健康促進最有效益的地方。

1992年，歐洲健康促進學校網絡(european network of health promoting schools, ENHPS)正式成立；1995年世界衛生組織推動「全球學校衛生新創舉」計畫。1996年頒布「地區健康促進學校發展綱領：行動架構[Regional Guidelines (for the) Development of Health-Promoting Schools: A Framework for Action]」，強調同時建構學校健康政策、健康服務、健康教學與活動、健康物質環境、健康社會環境、社區夥伴關係等六大層面的機制，並擬定5年（1996~2000年）的行動計畫，做為西太平洋地區國家推動健康促進學校的依據。1998年WHO修正頒布「世界衛生組織學校衛生新創舉：協助學校成為健康促進學校」指引，成為目前全世界建立健康促進學校與推展相關計畫的準則。

我國於 2002 年起，由教育部與衛生福利部（以下簡稱衛福部）簽署「學校健康促進計畫聲明書」，宣誓共同推動「健康促進學校計畫」，並委由中華民國學校衛生學會編纂「健康促進學校工作指引」以供各校參考使用。關於我國健康促進學校計畫，詳見表 15-3。

▶ 表 15-3　我國健康促進學校計畫

推動階段	計畫內容
擴大參與階段 （2004 年～ 2009 年）	教育部與衛福部自 2002 年共同合作推動健康促進學校計畫，2004 年結合地方政府、教師及家長團體共同推動健康促進學校計畫，各校以世界衛生組織健康促進學校六大範疇推動計畫
實證導向階段 （2010 年～ 2011 年）	教育部訂定健康促進學校目標及學生健康狀況指標，並協助縣市訂定縣本指標，輔導學校依學生健康問題訂定校本目標及推動實證導向計畫與進行前後測成效評價
精進教學階段 （2012 年～ 2013 年）	與十二年國教接軌，強化學校推動以生活技能融入教學為基礎之健康促進學校計畫，推動健康教育與學校活動整合效能，增進健康生活技能與健康素養

表 15-3 我國健康促進學校計畫（續）

推動階段	計畫內容
社區結盟階段（2014 年～ 2015 年）	為增能及強化學校推動健康促進學校計畫，在中央透過教育部、衛福部及相關團體的合作，地方政府教育局、衛生局及公會等結盟，及學校結合衛生所與社區資源等，以增進健康促進學校計畫推動資源與效能
家長參與階段（2016 年～ 2017 年）	為強化學生健康行為養成及家長參與，縣市與學校積極結盟家長會共同推動健康促進學校計畫，學校透過親職教育與親子共學鼓勵家長參與強化學童健康行為
支持性環境階段（2018 年～ 2019 年）	持續建構與發展「支持性環境」及「實證策略」模式，透過政府、學校、家長及社區建立夥伴結盟關係，促進臺灣健康促進學校的推動及永續發展
素養導向階段（2020 年～ 2021 年）	因應 108 年十二年國教新課綱強調素養導向，強化素養導向之學校本位健康促進實務與工作推動，增進親師生健康素養，提升學生「自發」、「互動」與「共好」的學習與健康行動力
健康幸福校園階段（2022 年～ 2023 年）	因應聯合國永續發展目標 (SDGs) 中健康與福祉 (good health and well-being) 的理念，強化以全校取向 (whole school) 之健康促進治理、全校成員參與，鼓勵依據學校願景、校務發展特色、積極規劃、實施學校本位健康促進學校計畫與工作，以促進學生的學習力、健康行為，以及全人身心健康與幸福感
學生參與階段（2024 年～ 2025 年）	聯合國兒童權利公約 (UN Convention on the Rights of the Child, CRC) 強調兒童應有參與意見表達、教育、發展及健康等權利，各界需提供兒童青少年表達意見與健康素養支持環境，增進其正向發展

資料來源：張鳳琴 (2023)・*112 學年度健康促進學校輔導計畫－中央輔導委員與縣市教育局共識會議手冊*・教育部國民及學前教育署。

15-4 行政組織、工作人員及相關法令

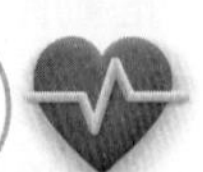

整體來說，學校衛生的行政組織其實是個跨專業、跨單位的綜合性組織，其組織特色為：行政屬於教育體系；衛生業務涉及社區衛生技術操作，屬於衛生體系管轄；環境清潔維護業務屬於環境保護單位所管轄，因而容易形成教育、衛生業務或其他問題處理的多頭馬車或灰色地帶。加上學生來自於家庭，家庭是社會組織的基本單位，許多政令宣導或社區衛生措施，政府會經由學校管道

深入學生家庭，進而影響社區風氣，使得學校需要承受許多與教學無關的行政負擔，它是最需要經由跨部會管理的組織及多種專業人力共同支援合作的。

基於學校衛生業務的特質，推行學校衛生工作應有專業人才負責行政事項，或該負責人至少要有基本的衛生知能訓練，才能負起健康促進學校推動的任務。依據統整性學校衛生計畫的實施，我國推動健康促進學校所設置之學校衛生人員，應包含學校衛生協調者（衛生組長）、班導師、體育老師、健康及輔導老師、學校衛生護理師、各領域教師、營養師、校醫，並各司其職。

一、行政組織

在政府組織精簡後，我國現行學校衛生的行政組織分為中央與地方兩級，詳見圖 15-2。

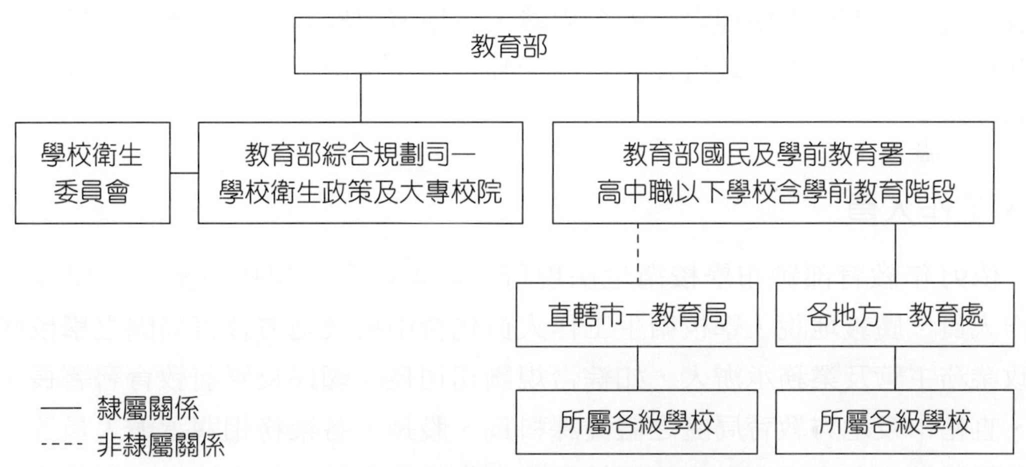

圖 15-2 我國學校衛生行政組織架構

參考資料：
教育部國民及學前教育署（無日期）．*業務職掌表*。http://www.tpde.edu.tw/ap/ unit_view.aspx?sn=17
教育部綜合規劃司（無日期）．*業務簡介*。http://www.edu.tw/Default.aspx?WID= 45a6f039-fcaf-44fe-830e-50882aab1121

（一）中央方面

教育部為全國最高教育行政機關，**負責策劃、督導、考評全國健康促進學校衛生業務**，必要時會同衛福部、環境部共同辦理之。教育部綜合規劃司學校衛生科管轄全國性之學校衛生政策法令之制定、推動與國立大專院校學校衛生工作，其餘各級學校之學校衛生業務由教育部國民及學前教育署由負責管轄。教育部依學校衛生法第5條規定，設教育部學校衛生委員會，由衛福部及行政院環境保護署主管人員、學校衛生學者專家、全國性相關民間團體負責人、學校衛生工作績優現職人員等每6個月舉行會議一次，針對健康促進學校衛生政策及法規、學校衛生之計畫、方案、措施及評鑑事項、學校衛生教育與活動、保健服務、環境衛生管理之規劃及研發事項等提出興革意見，並協調相關機關、團體推展學校衛生實務或諮詢工作。

(二) 地方方面

依據地方自治法規定，**直轄市**分別由臺北市、新北市、桃園市、臺中市、臺南市、高雄市政府**教育局**，負責其轄區內之市立大專院校、高級中學、國民中小學校及幼兒園之健康促進學校衛生業務；其他各地方政府教育處負責其所屬學校之健康促進學校衛生保健業務。依各地方教育局處之員額編制規劃專責單位「體育及衛生保健科（**以下簡稱體健科**）」，對該轄區內之衛生保健業務內容，指派專人負責辦理之。顧名思義，各地方政府教育局（處）的學校衛生體健科業務，包含體育教育及其推廣活動，而學校衛生保健工作只是其中一部分的業務。

二、工作人員

依91年教育部頒布學校衛生法現行臺灣地區各級學校所配置之學校衛生工作人員。廣義地說，學校衛生工作人員包含中央及地方教育局處之學校衛生行政業務主管及業務承辦人，如綜合規劃司司長、國民及學前教育署署長、科長、直轄市及地方教育局處之體健課科長、股長、各業務相關承辦人員等，以及各級學校內負責規劃和實施學校衛生工作的教職員，包含校長、行政人員、教師、**醫師**、學校護理師（**以下簡稱校護**）等。但為了實施學校內的衛生工作，目前僅狹義的定義學校衛生工作人員為各級學校**校長**（學校衛生政策之行政領導者）、學生事務處主任、**衛生保健組長**、**導師**（**是學生實踐健康生活最具影響力者**）、營養師（**班級數40班以上至少設一名營養師**）及**校護**（高級中等以下**學校班級數未達40班者，應置護理人員1人；40班以上者，至少應置護理人員2人**）。依據分層負責明細表，各司其職，其中又以**衛生保健組長及校護為推動與落實學校衛生工作最重要的人物**。以下分別說明學校層級之學校衛生工作人員職責。

(一) 校 長

依據國家的健康政策及法令規定，領導學校衛生行政策略之規劃、推動、監督與考核事宜，並主持學校衛生委員會、核定並領導實施健康促進學校衛生工作計畫、籌措學校衛生經費、充實各項衛生設備、延聘並督導學校衛生工作人員、與校外有關機構進行衛生保健之聯繫與合作等事宜。

(二) 學務長(訓導主任;學務主任)

協助校長籌組並負責學校衛生委員會有關工作、促進社區各有關機關之聯繫與合作，協調校內單位及人員設計、推動及辦理學校衛生活動、辦理學校健康教育及各項健康活動。

(三) 衛生保健(衛生)組長

承辦學校衛生委員會有關工作、研擬衛生保健健康促進學校工作計畫及有關報告、辦理學校環境衛生及有關整潔活動、協助教職員生有關健康議題之增能（賦權）研習訓練與教學活動、協助校醫及護理人員實施學校保健工作、聯繫社區各有關機構對於學生健康促進活動之合作，以及辦理其他有關衛生保健工作事項。

(四) 導 師

透過課程教學、生活指導與班級經營策略，實施健康觀察，如發現學生有健康問題，應與學校護理人員、學生家長或其他有關人員聯繫。執行學校衛生委員會所訂定之計畫、講授健康教育（國小或國中階段），隨時指導學生，期使學生實踐健康生活。協助學校醫護人員實施學生保健工作、保持教室環境衛生及良好師生關係，聯繫家長明瞭學校衛生工作之實施，以及促進家庭學校間之合作關係，身體力行成為學生健康的好榜樣。

(五) 護理人員

主持學校健康中心的一切事物，更是家庭、學校及社會最適當的聯繫人。因此在現行各級學校組織上，學校護理人員必須肩負學校衛生之計畫、執行、考核及追蹤的責任。在學校中應扮演多重角色，如健康的管理者、服務者、倡導者、諮詢者、教育者和評價者。工作內容如下：

1. 依據衛生政策及相關法令規定，在校長領導下，推動學校衛生工作。
2. 主持學校健康中心一切事務。
3. 負責接洽、準備並協助健康檢查及缺點矯治等工作。
4. 配合衛生行政單位辦理全校教職員工生預防接種事宜。
5. 負責學生傳染病預防及管理事宜。
6. 協助醫師診治工作，並負責緊急救護工作。
7. 安排訪問或聯繫因病或無故缺席學生之家長。**若有必要時需協同家庭訪視**。
8. 協同推展學校健康教育（**對象包括全校師生**）及各項衛生活動。
9. 協助辦理學校衛生委員會有關工作。
10. 負責聯絡衛生醫療院所、家長及地方人士，促進學校衛生工作之推展。
11. 協助衛生組長蒐集並編製衛生教育資料。
12. 負責管理記錄並製作月報表及衛生統計。
13. **協助維護校區之環境衛生安全**。
14. 其他學校衛生事項。

(六) 學校營養師

在校園中應具備的特質是「膳食規劃者」、「溝通者」、「計畫執行者」、「營養評估者」、「營養諮詢者」、「行政管理者」，更需有專業的素養與熱忱。根據學校衛生法之第23-1條規定，學校營養師之職責為飲食衛生安全督導、膳食管理執行、健康飲食教育之實施、全校營養指導、個案營養照顧及承辦膳食相關事務之行政管理事宜，並應接受學校餐飲工作人員職前及在職之衛生講習。

三、相關法令

實施學校衛生工作應遵循既有之法令規章。分成健康維護、衛生保健及環境保護、社會福利互助等三類。

(一) 與學生健康維護事宜相關

相關法令包括：(1) 國民教育法；(2) 教育基本法；(3) 學校衛生法及其施行細則；(4) 國民小學與國民中學班級編制及教職員員額編制準則等。

明確規範，凡6~15歲之國民，應受國民教育，為實現前項教育目的，國家、教育機構、教師、父母應負協助之責任；為促進學生及教職員工健康，奠定國民健康基礎及提升生活品質而制定，說明主管機關在中央為教育部；在直轄市為直轄市政府；在縣（市）為縣（市）政府。涉及衛生、環境保護、社政等相關業務時，應由主管機關會同各相關機關辦理。

學校衛生工作項目有學生健康檢查、疾病之預防、矯治、轉介與資料管理、健康促進、防疫監控、傷病處理、健康中心及其設備、護理人員與營養師之配置等，適用對象為各級主管機關及全國各級學校。學校應依學校衛生法規定設置護理人員及營養師，學校醫事人員應就依法登記合格者進用之。

(二) 與衛生保健及環境保護相關

相關法令包括：(1)教育部主管各級學校緊急傷病處理準則；(2)學生健康檢查實施辦法；(3)學校餐廳廚房員生消費合作社衛生管理辦法；(4)預防接種作業與兒童預防接種記錄檢查及補行接種辦法；(5)學校輔導學生體重控制實施方案；(6)學校健康促進計畫；(7)學童視力保健五年計畫；(8)各級學校體育實施辦法；(9)教育部體育署補助推動學校游泳及水域運動實施要點；(10)傳染病防治法及其施行細則；(11)緊急醫療救護法及其施行細則；(12)食品安全衛生管理法及其施行細則；(13)醫療法及其施行細則；(14)菸害防制法；(15)管制藥品管理條例；(16)環境保護法；(17)飲用水連續供水固定設備使用及維護管理辦法、飲用水水質標準；(18)廢棄物清理法及其施行細則；(19)口腔健康法等。

(三) 與社會福利互助相關

相關法令包括：(1) 兒童及少年福利與權益保障法；(2) 家庭暴力防治法；(3) 兒童及少年性交易防制條例施行細則；(4) 性侵害犯罪防治法等。

情況題

王姓校護發現學生疑似遭到家暴，最適合採取下列何種行動？ (A)建議學生打113婦幼專線 (B)通知校長及通報主管機關 (C)勸告父母不應體罰孩子 (D)請學生的好朋友幫忙。

答案 B

15-5 學校衛生工作的實施策略

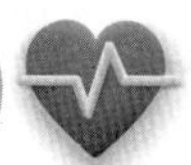

一、學校衛生工作的實施要件

1. 有系統的行政組織：此行政組織要依據教育法令以教育機構為主體，制訂實務工作需遵行之相關規定或命令，進行學校衛生工作內容之規劃、推動、監督、諮詢，使學校衛生工作能貫徹實施，達成健康教育目標。
2. 教育與衛生機構間的密切合作：學校是健康促進的基本場所，教育行政主管人員要負起制定辦法、提供指導及結合地方有力資源的責任，學校人員推行學校衛生工作的過程也就是健康教育的實踐過程。由於健康議題涉及許多與衛生保健相關之專業技能的教導與執行，因此執行學校衛生工作必須連結衛生主管單位的既有措施，並接受衛生專業人員之輔導與建議，與衛生機構之間有密切之聯繫與合作。健康教育是將人們在生活中所能面臨的各種保健經驗串聯起來，成為有系統的學問，利用學校場所結合教育方法，增進個人認知、態度和行為能力，由「知」到「行」，實踐健康生活。
3. 充分運用社區資源，結合家庭功能：在學校中，由校長領導學校衛生工作發展、教師負責傳授學生知識，輔導學生養成衛生習慣，如此「教訓合一」的原則下，建立學生在校期間之健康生活。由於學生來自家庭，家長也負有監督健康行為實踐的責任，而家庭在社區或學區之中，學校推動衛生保健業務要善用社區資源，並與家長密切合作，督促其不論在校生活或家庭生活，都要能奉行健康生活準則，才能達成健康教育目的。

二、學校衛生的實施架構

從學校衛生發展的世界潮流來看，學校衛生工作的實務由傳統的學校衛生三大內容，到美國學校衛生學會推動統整性學校衛生計畫 (coordinated school health program, CSHP) 所主張之八大內容，以至於 WHO 推動之健康促進學校行動架構的六大綱領。學校衛生工作實務內容越來越傾向於營造一個支持性的環境，協助學生及教職員工在此環境中從事良好的健康行為，拒絕健康危害因子，以創造最佳的健康品質，以下分別說明。

（一）傳統學校衛生 (Traditional School Health Program)

1792~1980 年初期為傳統學校衛生「三三三模式」，即指推動學校衛生工作時需具備的三大基本觀念、三大動力及三大領域。

1. 三大基本觀念：指**對健康概念應有的認知**，其概念如下：
   (1) 健康的定義是指生理、心理、社會三方面都處於完全安適的狀態，是三者合一的完整狀況。
   (2) 健康的行為是知行合一的，包含個人健康知識、健康態度及健康習慣。
   (3) 實施對象包含學生個人、家庭及社區。
2. **三大動力：指學校衛生推動的主要單位，即教育部學校衛生委員會、衛生組及健康中心**。
3. 三大領域：指傳統學校衛生工作的三大內容，即**健康教學**、**健康服務**及**健康環境**。

（二）統整性學校衛生 (Coordinated or Comprehensive School Health Program)

1980 年初期至 1991 年期間，美國 Allensworth 與 Kolbey (1987) 為強化學校衛生功能，因應快速變遷之環境和需求，除原有之三大領域外再發展出五項新領域，形成整合性學校衛生的「八大領域」，包括**健康教學、健康服務、健康環境、學校諮商、健康體能、學校營養服務、學校與家庭和社區的聯繫與合作、教職員健康促進**。

（三）健康促進學校 (Health Promoting School Health Program)

世界衛生組織 (WHO) 於 1992 年將健康促進學校的理念引進校園，對開發程度不同之國家提出不同的學校衛生工作重點，於 1995 年在西太平洋地區國家推動健康促進學校「六大行動綱領」，分別為：(1) 制定學校衛生政策；(2) 營造學校物質環境；(3) 提倡學校社會環境；(4) 建立學校與社區關係；(5) 加強個人健康生活技能；(6) 提供健康服務。

我國學校衛生工作自2003年起，隨著「學校衛生法」及其相關子法的公布施行後，將健康促進學校「六大行動綱領」以學校衛生六大範疇或六大構面方式積極發展健康促進學校計畫，優先從國民教育階段國中小學校試辦後，逐年推廣至全國各級學校。各界皆積極推動以實證為基礎的健康促進計畫，諸如教育部於2010年所提出之「二代健康促進學校」計畫，亦強調目標問題取向、方法實證取向、評價績效取向等重要理念，鼓勵學校應用行動研究，推動各議題的健康促進學校計畫，並具體瞭解效果，檢討與提出改善方案。國內研究顯示推動實證為基礎的健康促進學校計畫，可協助學校更清楚掌握問題、擬訂策略、執行及評價成效（張等，2013）。

健康素養為認知與社會技能，可決定個人動機與有能力去獲得、了解與使用資訊以增進健康。我國國民基本教育強調素養導向，以學生為主體及全人健康之教育方針，結合生活情境的整合性學習，運用生活技能以探究與解決問題，發展適齡的認知、情意、技能與行為，在「自發」、「互動」與「共好」三個層面，實踐健康生活型態。增能學生健康素養上也需強化健康支持環境如健康促進學校、家庭、社區的結盟，結合健康融入所有政策及永續發展目標的推動，以強化學生生活情境的延伸學習與實踐，及國際視野、在地關懷與行動（張，2021）。

我國於 2021 年將心理健康促進議題融入健康促進學校推動，以健康幸福校園全人身心健康發展為主軸，推動「五正四樂」～ PERMA；五正為正向情緒 (positive emotions)、正向參與 (engagement)、正向關係 (relationship)、正向意義 (meaning)、正向成就 (accomplishment)，四樂為樂動 (physical activity)、樂活 (leisure activities)、樂食 (nutrition)、樂眠 (sleep)。生理健康與心理健康之間會互相影響，透過關注心理健康的提升，有助於減少治療身體健康問題的支出 (Yoon, 2019)。

健康促進學校應具備下列特質：

1. 結合現有體系、組織、資源，尤其是教育與衛生兩大行政體系結合，邀請教師、學生、家長、社區的共同參與。
2. 建立「由下而上」的健康推展模式，營造自動學習的環境，並透過適當的健康議題將健康融入日常生活中。
3. 鼓勵及培養教職員工生主動參與校園健康管理。
4. 因應時代變遷而產生之健康議題去調整制度、作息、課程、校風和社區關係，將學校營造成一個有益於生活、學習與工作的健康場域。

小補帖

2019 年國際健康促進會議 (IUHPE) 主題為增進星球健康及永續發展，呼應聯合國永續發展目標。Baum (2019) 提出健康促進冰山的概念：

1. 在海面上冰山呈現導致慢性病疾病負擔的生活形態與危險因子，需推動健康促進、衛生教育、醫學及健康素養等策略。
2. 在海面下淺層為日常居住環境，需推動健康場域（如健康促進學校、健康城市等）策略。
3. 在海面下深層為全球、國家、區域、地方社經結構，需推動健康融入所有政策、健康星球、永續發展等策略。

15-6 學校衛生的工作實務

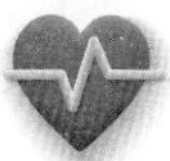

一、健康促進學校六大構面

(一) 學校衛生政策

教育部於2013年推動「教育部補助大專校院推動健康促進學校實施計畫」，其目的期望能協助全國大專校院全面評估學生、教職員工健康促進需求，結合社區資源，透過健康教育與活動及健康服務之實施，引導學生、教職員工自發性及自主性地建立健康管理，加上校園環境之配合，共同營造健康校園，以落實學校衛生法暨相關子法（教育部學校衛生資訊網，2013）。

因應全國學校衛生轉型成為健康促進學校的歷程，同步以實證為導向掌握推動成效。學校內現有之行政體系需組成工作推動之組織，評估學校自己的健康問題、社區需求、政策的方向，訂定學校健康政策，有效掌控衛生政策介入成效，各校每年皆須參照教育部發布之成效指標，檢核實施成效達成率。

學校衛生政策之制定必須由校長召開共識會議，由學校人員共同決議健康問題、達成目標、處理策略後，進行人員分工，而展開實際行動。學校衛生政策制定流程如圖 15-3。

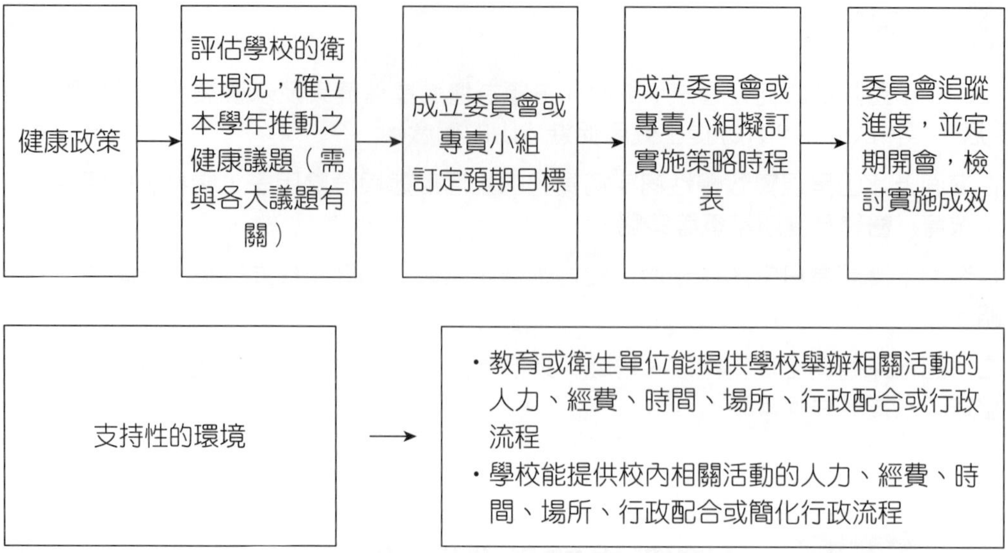

健康政策 → 評估學校的衛生現況，確立本學年推動之健康議題（需與各大議題有關） → 成立委員會或專責小組訂定預期目標 → 成立委員會或專責小組擬訂實施策略時程表 → 委員會追蹤進度，並定期開會，檢討實施成效

支持性的環境 →
・教育或衛生單位能提供學校舉辦相關活動的人力、經費、時間、場所、行政配合或行政流程
・學校能提供校內相關活動的人力、經費、時間、場所、行政配合或簡化行政流程

圖 15-3　學校衛生政策制定流程

（二）學校物質環境

學校物質環境泛指為滿足教職員生基本健康需求之校園內房舍建築、操場、各項設備及器材等硬體設施的提供、保養與安全，以及健康的學習環境、飲食環境、無菸及無毒環境的營造。學校藉由控制和改善環境中可能對人體健康有害的因素，以促進教職員生的健康狀態，並提供適合教師教學及學生學習的良好環境。營造良好物質環境包含「物」與「人事」兩方面之建置與管理。

➲ 物的方面

學校環境「物」的方面指學校建築物及其各項設施的硬體設備，包含：

1. 學校校舍的建築規劃：如校址、校區動線、四周環境、交通安全狀況。
2. 安全設計：如防撞、防滑、防風、防曬、防蟲、防侵害、門禁管理、警衛崗哨。
3. 空間應用：如教室、實驗室、運動遊戲場所、操場之大小、環境美化、綠化；國民中小學每班一間普通教室，面積（包括走廊）為117平方公尺。普通教室面積得依實際需要酌減，惟每間室內面積至少應有48平方公尺，且**每生享有室內面積不得少於2.4平方公尺**（教育部，2019a）；高中職普通教室（室內空間）面積每間9×10公尺、專科教室面積係以普通教室面積乘以1.5~2倍為原則，即135~180平方公尺。另外，各專科教室得附設準備室，準備室面積為30~45平方公尺（教育部，2019b）。

4. 健康中心空間：健康中心應設於校園中心，採光及通風良好。依據教育部學校衛生法規定健康中心面積以一間普通教室大小（約63平方公尺）為原則，並視學校總學生數酌予增加。為便於教職員工生使用及救護車、擔架、輪椅進出，應位於一樓，並設置無障礙空間，且有連通救護車易於到達學校出入口之通道。考量處理緊急傷病時應有清潔環境，及事後避免造成汙染，並於施行健康檢查時確保個人隱私權，健康中心應為獨立空間（行政院，2019）。

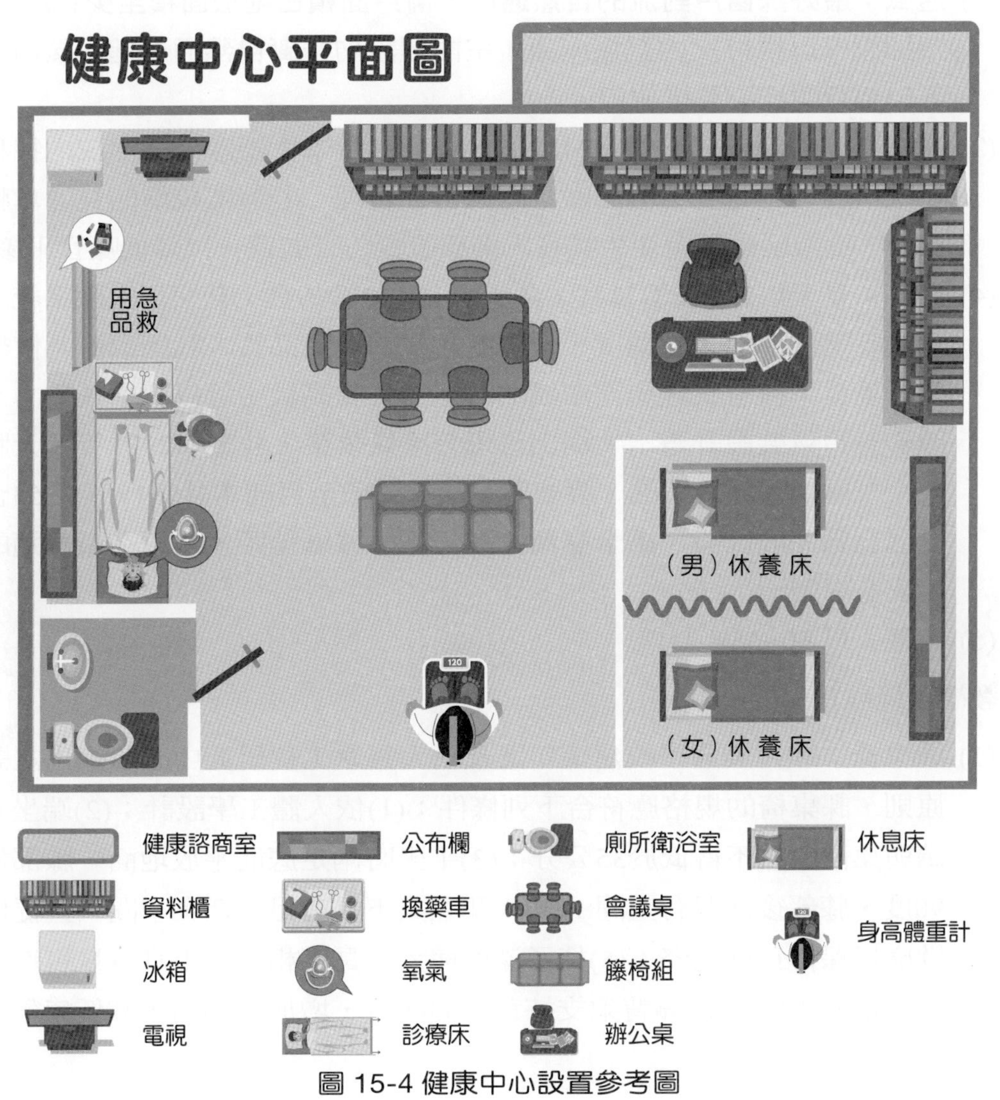

圖 15-4 健康中心設置參考圖

5. 衛生條件

(1) 採光：可分自然採光和人工採光，光線皆需明亮、溫和，室內空間開窗面積應保持**有效採光面積大於室內面積1/5以上**，並避免反光、眩晃、刺眼。**教室黑板照度在750 Lux（米燭光）以上，桌面照度則在500 Lux以上**，當自然採光不足，需佐以人工採光時，應慎選燈具，配上省電型高輸出光源、高演色性之日光燈管為宜，力求照度品質明亮、均勻、穩定。

(2) 通風：**最好採窗戶對流的自然通風，窗戶面積占地板面積至少1/5**，或設置抽風機以維持室內空氣流通。室內擺設勿妨礙自然通風進出氣口，進氣口要避開汙染源排放口。

(3) **噪音：應控制在50分貝(dB)**以下，避免影響學生聽課效率。校內特科教室或辦理運動會容易發出噪音時應善加管理；若緊臨校區的交通車輛、工廠、商業活動等會產生噪音，則應設置防音裝置，以降低噪音干擾。

(4) 溫度：夏天以**25~26℃**為宜，冬天以**18~20℃**為宜。若使用空調系統要注意測定室內二氧化碳濃度，以維持良好的空氣品質。我國政府為使學生得於適溫下擁有良好學習環境，訂定「公立高級中等以下學校電力系統改善暨冷氣裝設計畫」，提出班班有冷氣政策，並宣布2022年夏天將從安全校園進入舒適校園，賡續裝設冷氣；截至目前本計畫18萬1,953台冷氣已全數完成裝設，讓全臺灣的孩子不分城鄉差距，皆可在最舒適的環境安心學習。

(5) 濕度：以 **60~65%** 為佳。

6. 教學環境設置

(1) 課桌椅：綜合美國學校建築年鑑及臺大醫學工程研究中心所提出之設計原則，課桌椅的規格應符合下列條件：(1)依人體工學設計；(2)端坐時眼睛與桌面距離不得低於35公分；(3)平坐時兩足底能平放地面，膝部彎曲90度、膝部後面保有空間；(4)大腿在桌下具有足夠活動空間，且提供停歇處以保持正確坐姿；(5)椅子深度與大腿長度相配，上身重量可均勻坐落在椅面；(6)坐椅靠背須支持背部的凹處，增加接觸面，減低疲勞（圖15-5）。

(2) 黑板：色澤宜用**黑色或墨綠色，反光率不可超過20%；黑板下緣最好能與學生坐正時的眼睛在一水平上**，與前排課桌椅應維持2公尺距離，避免前排左右兩邊學生無法看清楚黑板對角之文字。

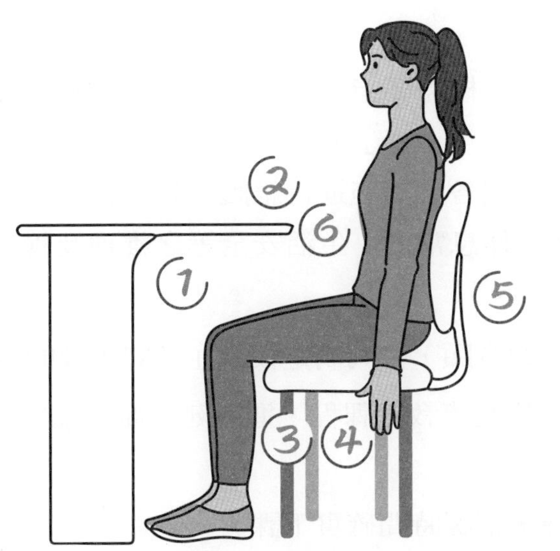
①大腿與桌面間留有空隙
②桌面高於肘部
③膝部後面保有空間
④兩膝之下不受壓迫，並保持坐時呈90度
⑤坐椅靠背支持背部凹處
⑥桌面與椅子的前邊相互錯疊2.5公分

圖 15-5　正確的課桌椅高度

(3) 儲物櫃：教室內設置儲物櫃，提供學生放置學用品或個人衛生清潔用品。

7. 能滿足基本生理需求的設備：如清潔供水、飲用水設備、洗手設備、廁所設備、垃圾處理、餐飲供膳管理。

(1) 學校給水：必須水質優良、水量充足，水塔及蓄水池**每半年至一年清洗消毒一次**，飲水機每月定期維護至少 1 次，每 3 個月檢驗大腸桿菌群（教育部，2021）。**飲水機的水質檢查標準為：餘氯 0.2~1.0mg/L、pH 值 6.0~8.5、氯鹽 250mg/L 以下、大腸桿菌 6/100mL、細菌數 100 個 /mL 以下**（全國法規資料庫，2022）。

(2) 廁所衛生：**需沖水設備良好**，便器潔白無臭味，數量足夠。依建築技術規則規定，中小學**每 30 名男生至少需設置一個小便器，每 50 名男生、每 10 名女生至少需各設置一個大便器**；男、女廁所應至少各有一個坐式大便器。

(3) 垃圾處理：每間教室設置2個**有蓋垃圾桶**，校園適當地方也要設垃圾桶，**垃圾分類收集**，每日收集所有垃圾於密閉式垃圾集中場，最好每天清運垃圾。依據廢棄物清理法中，第三章事業廢棄物之清理，以及教育部事業廢棄物再利用管理辦法，校園事業廢棄物當學校不具處理能力時，須洽合格的廢棄物代理處理業務，依法辦理。

➲ 人事方面

學校環境「人」的方面，是指學校需要指定專人負責環境的規範和營造，使學校環境能發揮安全、安定的功能；「事」的方面，則是指學校人員按照學校建築物及其各項設施之規定，擬定各項措施進行維護與管理作業，屬於學校行政管理的一部分，如教學活動、作息常規、生活安全等之維護及管理常規事宜，內容如下：

1. 師生和同學需有共同愛護學校的意願，共同制定校規並遵守學校的規定。
2. 有計畫的實施教學活動，如實施健康教育課程、進行健康促進宣導活動、辦理安全與急救訓練等。
3. 安排作息時間，按照課表上課，下課時間確實下課。
4. 學校制定供應餐飲的規定和原則，並辦理之。
5. 學校制定運動遊戲規則，指派專人負責管理與維護運動遊戲器材安全。
6. 設置警衛系統，並按時間安全巡邏及依據門禁規則實施校園安全管理。
7. 配合社區環境保護規定，學校指定時間進行校內、校外 2 公尺內之環境清潔活動，如垃圾處理與資源回收作業、病媒蚊管制措施、定期實施大掃除與環境消毒、訓練衛生隊員，共同維護環境整潔等。
8. 定期檢測飲用水。
9. 加強廁所衛生管理。
10. 進行教室燈光照度檢測、噪音預防等。
11. 按照身高提供課桌椅及存放學習用具之儲藏櫃，並指導正確使用方法。

（三）學校社會環境

學校社會環境又稱學校精神環境，泛指學校內學習氛圍之營造，例如：學校內之文化背景、組織生態、風氣、整體價值觀、共識建立之程度等。面對不同年齡層的對象，學校除了提供知識的學習外，亦須教導如何與人相處、從群體生活中培養自信等，並視需要調整學校作息，營造重視全人健康的環境，以形成支持性社會網路。具體的措施有：

1. 建立友善校園，維持良好人際關係，要在班級營造和諧氣氛，班群之間良性互動，共同規劃並參與學校政策之制定或推行的事務，暢通與家長及社區的溝通管道，妥善處理投訴事件。

2. 建立相互關懷、信任和友愛的環境，對於成長階段可能面對的問題要能作出正確的抉擇，透過各種自治社團、競賽活動、榮譽制度，學習自我表現、組織領導能力、負責任、尊重個別差異及培養合作的技巧，營造彼此尊重的環境與加強合作學習，安排與調整作息時間使之符合身心發展的需要。
3. 培養良好生活習慣，落實道德教育；加強藝術與人文領域、增進情意教學；加強法治教育，尊重基本人權；推動性別教育，促進性別平等；拓展生命教育，激勵人生價值。
4. 建立支持性的關懷機制，落實輔導工作，建立同儕間之互助系統。
5. 落實校園安全工作，包含交通安全、運動安全、遊戲安全、工作安全、民防安全、火電安全、環境安全等及健全災害防治、危機處理的教育訓練等。
6. 無菸及無毒校園環境：**高級中等學校以下學校、大專校院之室內場所全面禁止吸菸**。藥物濫用防治方面可篩檢尿液，以了解是否使用安非他命、嗎啡、可待因、鴉片、Demerol 等物質。

（四）社區關係

社區關係是指學校與家長、政府機構、地方健康服務機構或社區組織間的聯繫狀況。社區意識逐漸覺醒，在教育機會人人均等，學校社區化、社區學校化及社區總體營造的政策領導下，健康促進學校與社區機構或人員建立夥伴關係，以及共同營造健康校園。

➲ 學校與家庭之間

1. **通訊聯繫**：將學生的健康問題或學校健康活動的訊息，利用電話、通知單、抄寫聯絡簿等方式通知家長，請家長協助督促、指導、配合、照顧或參與等，例如健康檢查結果異常者，書面通知家長配合帶往醫療院所進行複查，再將複查結果轉知學校，以便掌握學生健康狀況，提供必要的學習生活輔導。
2. **家庭訪視**：當學生因傷病無法上學時，導師或校護會與家長聯繫後前往該生家裡拜訪探視，以了解學生狀況，給予慰問和支持，並提供必要之協助。例如罹癌學童長期請病假在家療養，校護會前往詢問病情、治療狀況及是否需要社會局經濟支援，或辦理學生團體保險申請等，而導師也會前往探視，以緩解學生因病假不能上課而引發的情緒低潮，適時鼓舞樂觀面對病情，配合醫療或提供課業指導，以減輕學生及家長的焦慮。

3. **親子座談會**：學校辦理親師懇談會、教學參觀日、園遊會、座談會等，邀請家長到校與導師當面討論學生的健康行為或健康問題，或與學校護理人員面對面交換家庭與學校中健康照顧上的意見。

➲ 學校與社區之間

與學校衛生工作關係最密切的社區單位是**當地衛生所**或**學校附近的醫療院所**。衛生所會與學校共同執行預防注射、傳染病防治措施、衛生教育宣導；醫療院所會與學校共同執行學生健康檢查、緊急傷病處理、缺點矯治、慢性病轉診醫療等。學校可以邀請醫療院所醫師到學校進行專題演講或急救技術指導，也可以帶領學生前往參觀訪問，甚至可以利用園遊會、運動會期間邀請他們到現場支援救護事項或義診服務。

學校所在地的**村里長**也與學校衛生推動有關，可以結合衛福部所推動之社區健康營造計畫，與**社區中的其他資源**結盟成為夥伴關係，共同為經營一個健康學校而努力。

（五）個人健康技能／健康教學

透過健康相關課程及訓練，教導學生對健康促進的認知，採取正向的健康行為，進而提升個人健康技能和生活品質。狹義的定義為健康教育課程的單元教學、教案製作與教學評量；廣義的定義則為教導學生學習及實踐足以維持基本生活需要、能在現實環境下順利生存，並持續不斷創造高品質生命境界的各種教學策略，不僅僅只是健康知識的傳授而已。

健康教學形式有課程教學、聯絡教學、情境教學、協同教學，而教學過程中之班級經營策略也是整合性健康教學的形式。

1. 課程教學：指學生用系統化方式來學習健康知識。
2. 聯絡教學：指將學生應注意之健康知識透過有關的科目互相融入或連結範圍而進行的教學活動。
3. 情境教學：指將學習情境營造成為符合健康標準的環境，指導學生在其中實踐健康行為，養成健康習慣。
4. 協同教學：指以健康知識、態度、行為為基礎，邀請相關專業領域人員來共同實施教學活動。

5. 班級經營：指教師面對教學情境的經營管理策略。任課老師要運用個人所學，在班級當中以同理心了解學生的感受和個別差異，適度尊重、引導，進行有效溝通、建立同儕制約、班級規範，使健康生活技能之學習歷程能轉化融入實際生活情境，達到知行合一的境界。

（六）健康服務

學校健康服務是指以學校為中心，藉由健康觀察、調查、與篩檢的過程掌握師生健康狀態，進而採取適當措施，以協助其獲得健康最佳狀態的一系列服務，提供學生、教職員、家庭和社區成員進行健康諮詢、疾病預防、傷病照護、疫情監控、健康問題之處理，以及辦理健康促進活動等服務。其目的是維護學生健康基本狀態、避免因不良健康因素而影響學習。學校健康服務包括三大範疇：(1)健康評估：包含健康觀察、健康檢查及健康諮詢服務；(2)健康護理：包含緊急傷病處理、傳染病預防、缺點矯治、健康宣導活動；(3)健康資源應用：包含家庭與社區溝通合作及醫療機構的聯繫與轉介服務。

以下針對常見健康服務項目分別說明：

➲ 健康檢查

健康檢查屬三段五級預防架構的次段預防，即第三級－早期診斷適當治療。學生健康檢查以檢查時間不同，分為定期檢查與不定期檢查（臨時性檢查），定期檢查又分為每學期一次的常規性檢查及每3年一次的全身性檢查。

1. **常規性檢查**：高級中等以下學生每學期進行身高、體重、視力檢查一次，**檢查結果應於1個月內書面通知學生與監護人，檢查資料予保密，對特殊疾病個案應於校內進行個案管理**，以掌握其體格發育狀況。
2. **全身性檢查**：自國小入學開始，一、四、七、十年級，**每3年檢查一次**。檢查項目有頭部、胸部、腹部、四肢和皮膚的身體檢查、肺部X光檢查及實驗室檢查，如血液檢查、腸道寄生蟲檢查等（表15-4）。
3. 臨時性檢查：學校認為有必要時為之。

表 15-4 學生健康檢查基準表

檢查項目		實施對象及時間					建議檢查方法	
項目	內容	國民小學新生	國民小學四年級	國民中學新生	高級中等學校新生	大專校院新生	方法	檢查用具
體格生長	身高	●	●	●	●	○	身高測量	身高計
	體重	●	●	●	●	○	體重測量	體重計
血壓	血壓	△	△	△	○	○	血壓測量	血壓計
眼睛	視力	●	●	●	●	○	1. Landolt's c chart 2. Snellen's E chart	視力表、視力機
	辨色力	○	○	○	△	△	色覺檢查	石原氏綜合色盲檢查本
	立體感	○	×	×	×	×	亂點立體圖檢查	NTU 亂點立體圖
	斜視、弱視	○	○	×	×	×	角膜光照反射法、交替遮眼法、視診	小手電筒、遮眼板
	其他異常	○	○	○	○	○		
頭頸	斜頸、異常腫塊及其他	○	○	○	○	○	視診、觸診	
口腔	齲齒、缺牙、咬合不正、口腔衛生及其他異常	◎	◎	○	○	○	視診	頭鏡、探針、口鏡、立燈或手電筒、手套
耳鼻喉	聽力	○	○	○	○	○	音叉檢查法	512 Hz 音叉
	耳道畸形	○	×	×	×	×	視診、觸診	頭鏡、耳鏡、手電筒、壓舌板、燈光
	耳膜破損、耵聹栓塞、扁桃腺腫大及其他異常	○	△	△	△	△	視診、觸診	
胸腔及外觀檢查	心肺疾病、胸廓異常及其他異常	◬	◬	◬	◬	◬	視診、觸診、聽診	聽診器、屏風
腹部	異常腫大及其他異常	◬	◬	◬	◬	◬	視診、觸診、扣診	
皮膚	癬、疥瘡、疣、異位性皮膚炎、濕疹及其他異常	○	○	○	○	○	視診、觸診	

▶ 表 15-4 學生健康檢查基準表（續）

檢查項目		實施對象及時間					建議檢查方法	
項目	內容	國民小學新生	國民小學四年級	國民中學新生	高級中等學校新生	大專校院新生	方法	檢查用具
脊柱四肢	脊柱側彎、肢體畸形、蹲踞困難及其他異常	○	○	○	○	○	視診、觸診 Adam 前彎測驗 四肢及關節活動評估	
泌尿生殖	隱睪	⏶	×	×	×	×	視診、觸診	手套、屏風（只適用男生）
	包皮異常、精索靜脈曲張及其他異常	⏶	⏶	⏶	⏶	△	視診、觸診	
寄生蟲	腸內寄生蟲	△	△	△	×	×	糞便檢查	檢體收集盒
	蟯蟲	○	○	△	×	×	肛門黏貼試紙法	顯微鏡、肛門黏貼試紙
尿液	尿蛋白、尿糖、潛血、酸鹼度	○	○	○	○	○	試紙儀器判讀法或顯微鏡法	試紙或顯微鏡
血液檢查	1. 血液常規：血色素、白血球、紅血球、血小板、平均血球容積比 2. 肝功能：SGOT、SGPT 3. 腎功能：creatinine 4. 尿酸 5. 血脂肪：總膽固醇 (T-CHOL)	△	△	△	○	○	抽血	實驗室檢查設備
	6. 血清免疫學：HBsAg、Anti-HBs 及其他	△	△	△	○	△		
X 光	胸部 X 光	△	△	△	○	○	X 光	影像檢查設備

註：1. 本表摘自 2020 年 4 月 23 日修正之學生健康檢查實施辦法第二條之附表。

2. ○指應檢查之項目、△指視需要而辦理之項目、× 指不需要檢查之項目、◎指國小每學年亦應檢查之項目、●指高級中等以下學校，每學期亦應檢查之項目、⏶應檢查但需家長同意之項目，如家長不同意學生在校內進行胸部、腹部、泌尿生殖檢查，請家長自行帶至醫療院所檢查，費用自理，並將檢查報告繳交學校。

學校為學生辦理全身性健康檢查，需委請當地承辦檢查醫院組成健檢工作隊到學校裡進行檢查工作。基於尊重個人隱私權維護原則，學校得尊重學生及家長之意願決定在校檢查或到院檢查，並針對胸、腹部及泌尿生殖器之檢查，得尊重學生配合檢查之意願施作。

學校辦理學生健康檢查工作時需配合相關準備工作如下：

1. 確立健康檢查項目，並與辦理健康檢查機構或人員聯繫合作。
2. 健康檢查前的準備：健康基本資料調查、健康記錄表格建檔、健康檢查意義的說明、通知配合檢查日期及其注意事項。
3. 執行學生健康檢查工作：學生健康檢查當天，充分說明學校教師及學生應該配合的措施，除了請求其配合外，還要完成檢查場所的布置、檢查用具的準備、檢查過程的流程設計、檢查項目的標示、現場協助之工作人員各就各位、檢查結果記錄單張卡片或名冊等。

小補帖

史耐倫氏 E 字視力表 (Snellen's E chart) 是現行學校視力篩檢的主要工具。測量距離為 20 呎（即 6 公尺），**測量結果之呈現是以 20 呎為分子，分母為眼睛所能看清楚字形之距離**。正確操作觀念：(1) 篩檢前需通知親師生預約施作時間；(2) 有戴眼鏡者須把眼鏡帶來一起篩檢；(3) 已經給醫師看診過者需繳交就醫回條或就醫記錄；**(4) 新發現視力不良者需填發轉介就醫通知**；(5) 學童前一天使用阿托平點眼者或角膜塑型者之視力值會失真，可不必篩檢，直接認列為視力不良者。

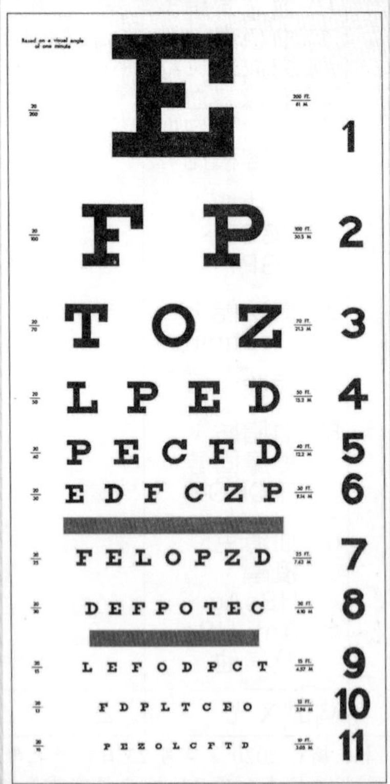

史耐倫氏E字視力表 (Snellen's E Chart)

4. 健康檢查後需將檢查結果通知學生及其監護人，並登錄建檔與統計、進行矯治情形的追蹤與就醫記錄等。

小補帖

「**體適能 (phyical fitness)**」指身體適應生活、運動與環境的綜合能力，**任何運動都算是身體活動，但並不是所有的身體活動都能夠視為運動**，其分兩類：(1) 與**運動競技**有關 (sport-related fitness)；(2) 與**健康**有關 (health-related fitness)。教育部規定的健康體能評估項目為**跑步測量心肺耐力**、立定跳遠測量肌力、**1 分鐘屈膝仰臥起坐測量肌耐力**、**坐姿體前彎測量柔軟度**、BMI 得知身體組成。

➲ 體格缺點矯治與醫療轉介追蹤

完成學生健康檢查後發現具體格缺點的學生，應即進行體格缺點矯治工作。**視力不良、齲齒、肥胖、氣喘、生長遲滯、蟯蟲病、脊柱側彎**為臺灣地區學生最常見之體格缺點（教育部，2020）。而這些體格缺點只要及早發現及早矯治都會有很好的矯治成效。

1. 重點矯治方法：

   (1) **齲齒**：

   A. 預防方式：養成餐後睡前正確潔牙習慣，攝取含鈣、磷、維生素 D、C 之食物，定期口腔檢查等。

   B. 矯治方式：由醫師填補或根管治療、拔除。

   (2) 近視：

   A. **檢測視力**。

   B. **預防方式**：

   - **作息規律**、充足睡眠與休息、**均衡營養**、**充足戶外活動**。
   - 養成良好閱讀習慣，如姿勢端正、**書本和眼睛距離 30~40 公分**、每閱讀 30 分鐘休息 10 分鐘、光線柔和明亮、避免強光刺眼、光源最好來自左後方。
   - 正確的看電視方法：保持電視螢幕對角線長的 6~8 倍距離、電視畫面比兩眼略低 15 度、**每看 30 分鐘電視需休息 10 分鐘**。
   - **幼兒 3~4 歲即可做視力篩檢，一天看電視或電腦的時間勿超過 60 分鐘**。

- 學校學童 8 歲以後視力發展較穩定，再開始學電腦。

C. 矯治方式：由眼科醫師檢查決定是否戴眼鏡。

(3) 寄生蟲：國小學童以蟯蟲、蛔蟲、鞭蟲較為普遍。

A. 預防方式：養成良好的清潔、洗手習慣。

B. 矯治方式：國小一、四學童健康檢查，以 **2 次膠紙肛圍擦拭二日法蟯蟲檢查**，蟲卵陽性學生及其共同生活家人給予投藥驅蟲治療，指導**照顧者燙洗衣物**、指導學生**飯前飯後應洗手**。

2. 實施流程如下：

(1) **發現個案**：經由健康觀察、健康調查、健康檢查等**多管道**發現個案。

(2) 通知家長：發現學生體格缺點，以書面、**電話或家訪**通知家長。

(3) 進行矯治：矯治分成轉介醫療、團體投藥、活動參與三種。

A. 轉介醫療：屬於個別治療，乃由學校通知家長帶往專科醫師處進一步複查，並依據複查結果進行門診或住院治療，例如視力不良、齲齒、生長遲滯、脊柱側彎等。

B. 團體投藥：屬於集體治療，乃由學校通知家長告訴個案，學校將進行團體治療的訊息，爭取家長同意後由學校選擇一個時間進行集體投藥或由縣市政府透過學校護理人員輔導機制，指導學生接受藥物治療。

C. 活動參與：屬於集體矯治行為，乃藉由密集增能學習，採取實際行動，緩解體格缺點所形成之健康威脅。例如肥胖學生參加體重控制班，吸菸學生參加戒菸班、齲齒學生參加潔牙競賽活動、視力不良學生參加近視矯治座談會等。

(4) 追蹤輔導與記錄：學生進行缺點矯治期間，需將矯治結果記錄在健康記錄卡中，以了解及關心其治療成效，進一步提供衛生教育諮詢。

➲ 健康資料的管理與應用

與學生健康有關之資料都應加以管理，並妥善運用。如學生健康基本資料、健康檢查記錄表、出缺席記錄表、每日傷病處理日誌、預防注射記錄表、晨間檢查記錄簿、慢性（特殊）疾病管理追蹤表，其中「學生健康檢查記錄表」由教育主管單位規定統一格式及使用方式，新生入學後一個月內需將學生健康基本資料、緊急聯絡電話、學生健康檢查結果、追蹤矯治記錄等建立完成，學期當中應記錄各項檢查及追蹤矯治結果，並隨學生學籍轉移。

➲ 校園緊急傷病處理

當教職員工和學生在學校中發生受傷或生病時，學校有義務提供立即照護處置，包括施行急救、護送到醫院急診救治及在家屬未到達前妥善照顧等。

照顧緊急傷病的學生是校護最傳統的角色任務，平常就應與導師合作了解學生個人的健康特質，當事故傷害或急症發生時負起緊急救護任務，健康中心要備妥足夠可用的器材設備，因應緊急傷病處理使用。

學校傷病處理僅止於簡易救護技術操作，不能提供任何口服藥或侵入性醫療行為，如**處理扭傷的基本原則為 PRICE —保護、休息、冰敷、壓迫、抬高**（圖 15-6）；**處理燒燙傷的基本原則應包括：沖、脫、泡、蓋、送；對學生自殺的急救處置為：呼叫請求援助→檢查意識狀態→暢通呼吸道（勿移動傷者）→**緊急送醫並通知家長。

若遇到傷病情形無法經由簡易救護方式得到緩解或自行痊癒者，則必須立刻與家長或監護人聯絡，將學生帶回去自行照顧處理或協助護送至醫療院所急診處理，以免發生急救照護責任糾紛。實施要領如下：

1. 學校應設置校園緊急傷病處理小組、急救人員、急救設備及暫時休養觀察的場所，以發揮緊急傷病處理照顧功能。
2. 學校應建立學生家長或監護人之緊急聯絡電話，並時常校正更新，保持所提供之緊急聯絡方式和途徑是正確可用的。
3. 健康中心是提供師生暫時傷病救護處置及休養的重要場所，應設置在學校行政與學生活動動線最便捷的位置上，維持緊急救護時進出動線流暢。
4. 學校平常就應在健康中心設置足夠的傷病救護器材，包含急救設備及衛生保健耗材，而校護要負起管理維護之責，當緊急傷病狀況時能機動性發揮急救功能。

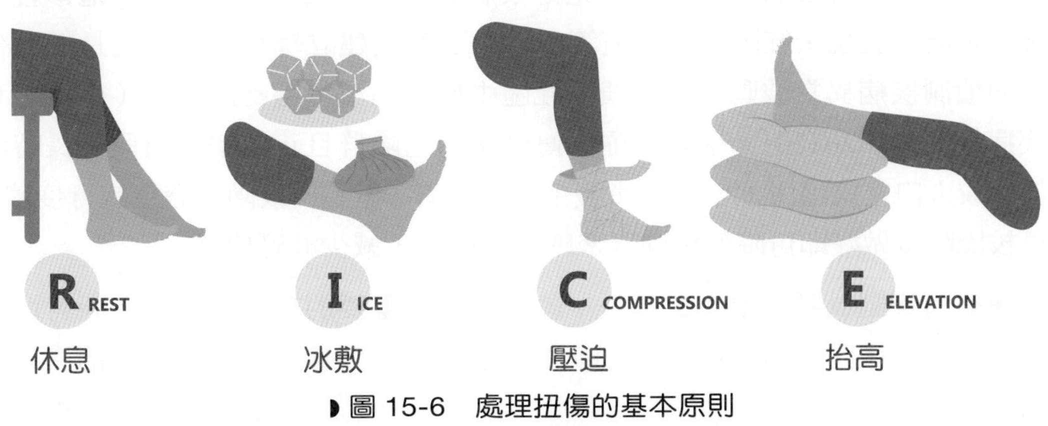

◗ 圖 15-6　處理扭傷的基本原則

5. 學校要為學生辦妥學生團體保險，當傷病嚴重送醫急診時可以申請團體保險協助學生度過經濟難關。
6. 學校對重大傷病應進行探望與慰問，在其醫療復健期間，進行身心輔導，協助其順利重返正常學習生活。
7. 所有傷病處理過程應予以記錄，並對學校場所容易發生事故傷害之種類及其發生場所，進行勘查、維護，避免類似事件重複發生。
8. 協助學校辦理教職員工定期急救技術複訓，使得人人會做基本救護技術，必要時都能派上用場。

➲ 傳染病防治

傳染病傳播具跨國性、危害生命安全，產生國際嚴重衝擊影響經濟發展，深受各國重視。2019 年底爆發全世界最大規模的新興傳染病新冠併發重症 (COVID-19)，發源地為中國武漢，火速蔓延到全中國、全世界，各國初期在面對防疫態度上的輕忽及無經驗，造成病毒擴散速度超乎人類的想像，全世界疫情失控也像滾雪球般一發不可收拾，似乎警告著人們對病毒輕忽的態度。新興傳染病初期，其傳染途徑、預防及治療方法不明，導致高傳染力和致死率。在資訊傳播快速易引發恐慌，民眾搶購防疫物資和囤積用品，造成供應不足，許多社會活動因此取消或延期。學校為容易發生傳播的場所，學生和老師間互動或聚集時間長，所以如何維持各級學校教育，又要避免疫情的發生，是相當重要且困難，雖然新冠併發重症 (COVID-19) 死亡率不及 SARS 高但其傳染力高、傳染途徑多變、患病初期症狀也多變，使得學校須面臨群聚感染被停課的風險及工作壓力。因此當時為避免感染各國亦紛紛出現停班停課的狀態，產生影響民眾生活及學生上學，而後轉為線上教學及上班等。

國家列入監視及通報的校園常見傳染病有：類流感、**手足口病或疱疹性咽峽炎**、腹瀉、發燒、紅眼症、水痘等；作為了解與建立學校傳染病之長期發生趨勢與偵測疾病異常波動，早期偵測社區中傳染病流行趨勢之參考（衛生福利部疾病管制署，2022）。學童為罹患傳染病高危險群且正值學習階段，長時間處於學校人口密集場所，一旦學童發生傳染疫病，極易於校園中發生流行疫情，若是校園防疫做好即可降低校園群聚感染的風險，減少社區傳播。

傳染病管制為學校衛生工作中，最優先且最重要的項目。學校在面對傳染病防疫工作常見問題困境包括：(1)新興疾病未知（對病毒傳播途徑、治療方法和變異性不明）；(2)防疫工作角色（政策不明、規劃不足、工作繁重）；(3)害怕成為傳播者（擔心感染後傳染給學生及家人）；(4)身心壓力（恐慌、焦慮、頭痛、腸胃不適）；(5)防疫物資缺乏、經費不足；(6)缺乏經驗、防疫政策變動頻繁；(7)配合度不高（教職員、家長、志工）。

校園防疫推動策略以健康促進學校工作模式的六大範疇包括：

1. **學校衛生政策**：組建防疫工作小組，評估學校健康問題及社區需求和政策方向，制定健康防疫政策。
2. **學校物質環境**：提供和維護校內硬體設施，進行清潔與消毒，校園門禁掌握入校人士及掌控疫情；提供健康的學習和飲食環境，適合教師教學及學生學習的良好環境·。
3. **學校社會環境**：提供防疫知識，不同年齡層的學生需教導學生保持防疫社交距離，調整作息，營造健康支持的社會環境。
4. **健康素養及生活技能教學與活動**：通過健康素養課程和訓練，提升學生的健康認知和生活技能。經由學生將傳染病防治觀念，透過健康倡議帶進家庭中，發揮整體共同力量，達到避免擴散和正確醫療的目的。
5. **社區關係**：建立學校與與家長、政府機構、地方健康服務機構或社區組織間的合作關係，學校社區化、社區學校化及社區總體營造的政策領導下推動健康防疫校園。
6. **健康服務**：進行防疫評估進行健康觀察、諮詢、調查和篩檢、辦理預防接種，採取預防感染控制措施協助師生保持最佳健康狀態。

落實校園疾病監控，傳染病發生或流行時，學校應配合衛生、環保機關，辦理傳染病通報、治療、隔離、檢疫等措施；視流行情形，採取停課及相關措施。**隨時掌握學生請病假人數，及早發現傳染病之流行情形、治療情形及病癒返校學生狀況**，防止傳染病之蔓延。傳染病隔離期間應定期關懷慰問師生居家隔離情形。

➲ 個案管理

兒童及青少年面對慢性疾病時，常會因為渴望獨立、重視同儕關係而產生衝動、憤怒及焦躁。依據 Piaget 的情緒發展理論，青少年在這個階段的身心狀況比其他年齡層更為複雜。因此，在學校照護必須聯合家長給予情緒引導、表達內心想法、提供心理支持。應鼓勵主動發問，提升對疾病的理解與接受度，並提供疾病相關資料，透過同儕分享經驗及調適技巧，增強對疾病的掌控感。校園慢性病防治及個案管理模式（衛生福利部國民健康署，2018）中以在校園團隊與家長結盟合作，健康促進學校工作模式在個案管理策略包括：

1. 學校衛生政策：整體政策規劃與發展形成共識，訂定學童重症個案管理計畫納入學校健康進促計畫經校務會議通過實施、建立友善校園政策－召開重症學童照護會議。
2. 學校物質環境：完成支持性環境的建置，健康中心完善設備提供，包含尖峰流速計、氧氣與血氧測量器、血糖機、血壓機、身高體重機等個案管理資訊設備。
3. 學校社會環境：提高個案健康需求的重視，例如：校長支持與家長配合形成共識、營造接納病童友善環境－調整掃地工作分派、體育活動調整、依健康狀況調整學習作息等。
4. 健康教學活動：發展重症個案自主管理模式，例如：辦理慢性病個案管理教師教學教材研習（教具設計）、實施健康議題教學及彈性課程融入教學。
5. 社區關係：完成社區資源網絡的建置，例如：社區及民間基金會與兒童相關醫療資源結盟、結合家庭連絡簿和個案管理單張增進建立家庭聯絡管道。
6. 健康服務：達成健康訊息交流站的功能，包含提供慢性病個案名單給導師、體育老師、任課老師，慢性病學童個案教學與建檔管理，辦理親師健康座談，訂定慢性病學童急症送醫流程與醫療院所之聯繫電話。

二、臺灣健康促進學校推動

現階段之學生健康問題以近視、齲齒及體位不良，合稱為校園健康三害，基於成長階段學生健康的可塑性極高，健康促進學校計畫於 2018 年列出七大健康必選議題，分別為：視力保健、口腔衛生、健康體位、菸害防制與檳榔防制、性教育、全民健保正確用藥等，均需以實證導向為基礎落實推動。每個必選議題都訂定了「健康促進學校成效指標」，定期以學校衛生年報填送方式，各透過網路填報方式向教育部指定委辦機構填報，此成效指標項目會每年視實際推動成果做滾動式修訂。因應聯合國永續發展目標 (SDGs) 中健康與福祉 (Good Health And Well-being) 的理念，強化以全校取向 (Whole School) 之健康促進治理、全校成員參與，鼓勵依據學校願景、校務發展特色、積極規劃、實施學校本位健康促進學校計畫與工作，以促進學生的學習力、健康行為，以及全人身心健康與幸福感（張，2022）。現今臺灣健康促進學校的發展模式，結合十二年國民教育推動重點，將精進教學精神及生活技能親子共學融入到健康促進學校推動策略，深化現代化健康教育學習成效，並強化「社區組織間行動結盟 (Community Coalition Action Theory」、「家長參與 (Parental engagement)」、「支持環境 (Supportive environment)」、「素養導向 (Literacy)」及「全校推動 (Whole school)」策略，透過學校與社區及家長建立夥伴結盟互惠關係，促成臺灣健康促進學校的資源整合及健康幸福校園永續發展（圖 15-7）（張，2022）。

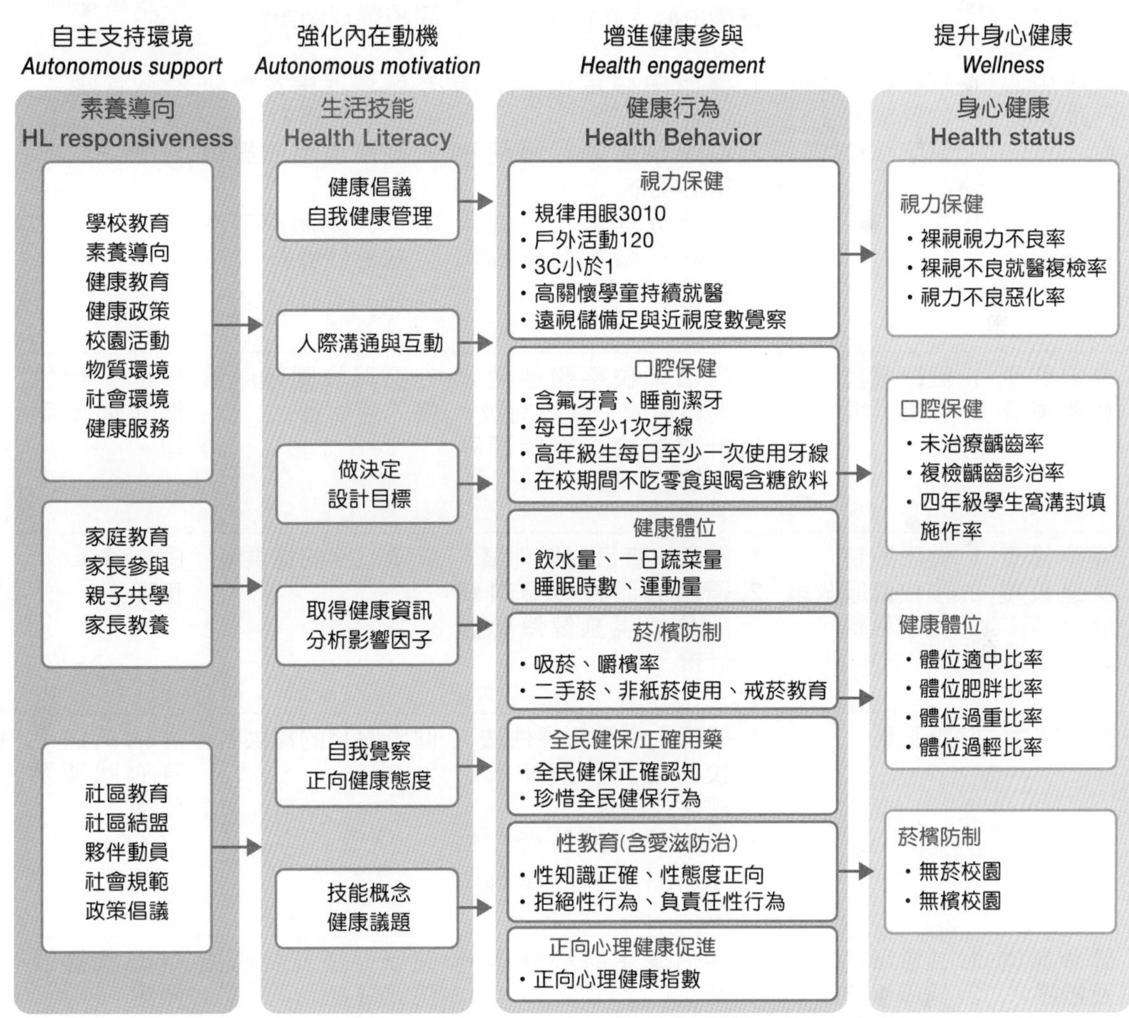

圖 15-7 健康促進學校素養導向策略架構圖（張，2024）

三、健康促進學校與學校護理師角色效能及工作內容

學校護理師參與校園推動健康促進學校的過程中，學校護理本身是一種關懷的專業，關懷是護理的本質；身為學校護理師，從校園的健康需求評估，提供學生、教職員健康檢查數據異常分析，不僅需具備關懷的特質，協助及解決師生健康的相關問題，在學校護理實務上扮演著健康照顧多重角色及效能（表 15-5）。

▶ 表 15-5　健康促進學校六大範疇與學校護理師角色效能及工作內容

項目	健康促進學校六大範疇	健康中心工作內容	學校護理師角色	學校護理師工作效能
健康中心行政事務	1. 學校健康政策 2. 物質環境 3. 健康服務	1. 健康中心定位、工作內容與經營 2. 在學校推動行銷健康中心功能 3. 健康促進學校之健康服務範疇實施學校衛生工作計畫	1. 健康促進及疾病預防計畫者 2. 健康服務的提供者 3. 預算編制與成本效益分析者	行政管理
校園健康及環境評估	1. 健康服務 2. 物質環境	1. 評估學校整體性健康問題與學生健康問題 2. 針對學校健康問題執行解決計畫	社區與校園健康環境的評估者	校園整體性健康問題管理
健康檢查及追蹤矯治	1. 健康服務 2. 學校健康政策 3. 健康教學	1. 健康檢查目的與判讀 2. 運用健康檢查資料統計分析規劃健康照護計畫	健康服務的提供者	師生健康管理
身體評估	健康服務	1. 執行生命徵象評估法 2. 校園常見疾病特徵之評估及護理 3. 以護理診斷技術評估傷病者身心狀態及照護	健康服務的提供者	評估傷病者身心狀態及照護
健康諮詢及指導	1. 社會環境 2. 健康服務 3. 社區關係 4. 健康教學	1. 評估學生身心狀態問題 2. 針對學生健康問題執行實施計畫	健康促進及疾病預防計畫者	身心狀態及照護

表 15-5 健康促進學校六大範疇與學校護理師角色效能及工作內容（續）

項目	健康促進學校六大範疇	健康中心工作內容	學校護理師角色	學校護理師工作效能
個案管理	1. 健康服務 2. 社區關係 3. 健康教學	1. 評估學生身體疾病問題 2. 針對學生及病及慢性病問題執行照護計畫	1. 健康促進行為改變的監督者 2. 學校健康活動的教育者 3. 健康服務的提供者	個案健康問題之照護
緊急傷病處理	1. 學校健康政策 2. 健康教學 3. 物質環境 4. 社會環境 5. 社區關係 6. 健康服務	1. 熟悉校園緊急傷病處理流程、擬訂辦法 2. 了解校園常見事故傷害處理原則與應變措施	1. 學校健康政策的參與者與制訂者 2. 學校健康活動的教育者	緊急傷病處理
傳染病防制	1. 學校健康政策 2. 健康教學 3. 物質環境 4. 健康服務 5. 社區關係	1. 傳染病的病徵及傳染途徑處理、監控 2. 傳染病預防及處理、監控通報	1. 社區與學校健康風險評估者 2. 管理者者	傳染病防疫處理
健康資料管理	1. 學校健康政策 2. 健康服務	1. 正確操作學生健康資訊系統 2. 應用健康中心資料分析，了解學生健康變化，擬定相關策略	1. 學校健康政策的參與者與制訂者 2. 學校健康促進計畫的研究者	健康中心資料管理及應用

資料來源：學校護理實務工作參考手冊 (2023)，楊彙整。

15-7 護理師的角色與職責

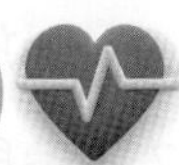

雖然校護在學校衛生工作中扮演著極為重要的角色，尤其目前各級學校未能普遍設置校醫的情形下，校護是學校中唯一受過醫護專業訓練的人員，許多簡易醫療保健工作均落在校護身上，不僅要主持學校健康中心一切業務，更是家庭、學校及社會最適當的聯絡人。在現行各級學校組織上，校護必須肩負學校衛生計畫、執行、考核及追蹤的任務。而其角色，已漸由傳統的疾病控制、簡易醫療角色，轉變成更為多元，包括：

1. 健康服務者：(1) 辦理各項身體健康檢查、健康觀察、身體評估；(2) 體格缺點矯治及健康檢查異常學生之追蹤矯治；(3) 處理校內緊急傷病狀況，並協助護送就醫或轉介治療；(4) 協助預防注射，實施傳染病防治措施。

2. 健康管理者：(1) 擬訂學校衛生護理工作計畫；(2) 執行健康中心管理工作；(3) 收集並建立學生健康資料；(4) 特殊疾病學生個案管理。
3. 健康促進者：(1) 辦理急救安全教育；(2) 辦理健康促進活動；(3) 針對學生健康需求，辦理健康促進活動。
4. 健康諮詢者：(1) 針對學生特殊健康問題，與教師或家長溝通；(2) 針對連續病假學生聯繫其家長，並給予適當之健康指導；(3) 提供教職員生有關社區醫療資源及轉診資訊。
5. 健康教育者：(1) 協助教師實施健康課程教學；(2) 針對師生健康問題提供健康諮詢與指導；(3) 辦理特殊疾病或突發傷病事件的個案及家屬的健康教育指導；(4) 針對健康議題實施健康宣導教育活動。
6. 健康倡導者：(1)主動發現學校衛生問題，提出解決策略，推動健康促進方案；(2)為維護學生健康品質，辦理健康講座，發起維護健康的各種運動，例如實施體重控制班。

美國學校護理人員協會在 2000 年時所界定的校護功能如下（陳、許，2000）：

1. 促進並保障學生最佳的健康狀態。
2. 提供健康評估。
3. 發展及執行健康計畫。
4. 維持、評價及詮釋既存的健康資料，以協助滿足個人健康需求。
5. 以健康團隊專家身分參與學生教育評鑑團隊，以發展個別的教育計畫。
6. 對於特殊健康需求的學生，計畫並實行健康管理。
7. 參與家庭訪視，以評估與學生健康有關的家庭健康需求。
8. 發展急症、傷害及情緒失控之應變程序及提供危機介入。
9. 透過計畫性的疫苗施打、早期偵測、平時監測、報告及追蹤既發案例來促進及協助傳染病控制。
10. 對學校健康環境提出適當建言。
11. 提供衛生教育。
12. 協調學校與社區健康活動。
13. 成為健康促進工作的資源人物。
14. 對學校工作同仁提供健康諮詢。

15. 帶領並支持學校工作同仁的健康促進團體。

16. 參與學校健康服務研究與評價，以改善學校健康計畫及學校衛生護理服務。

17. 協助學區健康政策與目標的建立。

校護要秉持社區護理服務的觀點，在學校體制中要以一個更為超然的角色獻身於全校師生的健康促進工作中，然而，現階段我國各級學校在升學主義的主導下，不僅學校衛生普遍受到家長和社會的忽視，學校衛生護理的執行面也呈現分裂和片段，未能清晰而完整地發揮它的專業性功能。

15-8 學校衛生護理的概況與未來展望

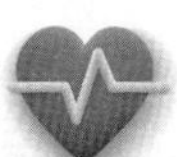

國內的學校行政運作的重心多放在「教師」與「教學」上，加上升學制度未將健康議題列入考試範圍，因而學校衛生發展普遍受到忽視，為了確保學生健康的權益，校護必須隨時提供健康服務和健康諮詢，使學生能維持基本的健康狀態去參與學習活動。但目前校護大多一校一人，加上在現有的組織編制中沒有行政職權和地位，很難在學校行政系統下主導衛生業務運作，除了配合交辦事項，執行基本學校衛生護理業務外，影響力有限。

未來學校衛生和學校衛生護理努力的方向，可以從統整性學校衛生計畫實施過程所需要的人力配置中看出端倪，包括：

1. 健康教學師資不足，專業性不夠：目前設有「健康教育」老師負責健康課程教學的學校只有國民中學，高中女生則由護理教官以護理課程方式進行，國民小學階段的健康教學沒有特定師資，若該老師在師範教育階段沒有選修健康課程，則其衛生保健知識行為的正確性堪慮。
2. 校護空有醫療保健專業背景卻因為職階低，沒有行政參與或主導權力，使各校之間學校衛生經營成果普遍難有積極效果。
3. 健康中心空間，雖然教育部衛生法建議為一間教室大小，方能提供學生健康檢查及傷病處理及衛生教育等應用，但還是有學校只提供半間或是 1/3 教室大小作為健康中心；主管機關實應落實法規督導學校，方能使學生使用健康中心獲得優質學校護理照護。
4. 「諮商、心理學和社會服務」沒有專業人員負責：國民中小學雖有輔導室、訓導處或導師伺機而做，但沒有心理輔導、精神醫學、社會服務等專業訓練背景，能發揮的功能有限。

5. 有些縣市教育局以設置中央廚房方式，聘請營養師為附近學校午餐提供營養規劃，但大部分的學校無法聘請營養師做午餐供應的規劃或進行營養教育。
6. 「健康的環境／政策」、「教職員工健康促進」、「社區／家長的配合」則模糊地由學校行政人員自行視需要統籌辦理，而最重要的角色－學校衛生協調者，在目前學校衛生人力中似乎是由「衛生組長」為主，然而，國內衛生組長大部分由沒有學校衛生訓練背景的老師兼任，功能難以發揮。

若要改變困境，就必須革新學校衛生政策制度，並且激勵校護自我覺醒，加強專業能力的提升，以落實角色功能的發揮。

結 語

一個人或一個家庭的生活型態，是日積月累所造成的，尤其是兒童與青少年的衛生習慣、健康的價值觀等，從小受父母的影響，若要改變唯有借助於學校教育的力量，進行有系統的知識傳輸、行為輔導、實際演練，才能培養健康行為來改變生活型態。為響應世界潮流，教育部自 2002 年起與衛福部共同推動「健康促進學校計畫」，在臺灣地區陸續遴選學校依據 WHO 健康促進學校架構的六大構面推動健康促進學校，推動議題主要包括視力保健、口腔衛生、健康體位、菸害防制和檳榔防制等內容。

學校衛生領域需要許多專業人員貢獻出自己的專業素養，為創造師生健康最高福祉而努力。每一位專業人員唯有各自發揮獨特的角色功能，各司其職、各盡其責，拋棄成見，連結合作，才能達到預定的教育目標。校護在學校中從事專業服務，更應體認自己對學生健康把關的積極意義，而敬業樂群。

學習評量

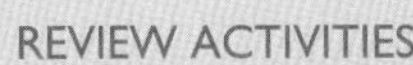

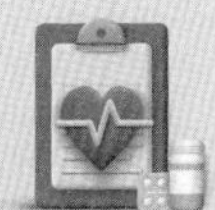

( ) 1. 健康體能的4大要素，下列何者正確：(1)心肺耐力 (2)平衡力 (3)肌力與肌耐力 (4)柔軟度 (5)身體組成。(A) (1)(2)(3)(4) (B) (1)(2)(4)(5) (C) (1)(3)(4)(5) (D) (2)(3)(4)(5)

( ) 2. 有關學校健康環境的建立與維護之敘述，下列何者正確？(A)飲水機濾心應每半年更換一次 (B)教室桌子高度約為身高之7分之2 (C)教室黑板照度至少應維持350米燭光以上 (D)教室噪音響度以不超過80分貝為原則

( ) 3. 下列何者為學校護理師執行的非例行性教學？(A)在朝會時說明肥胖對健康的影響 (B)學生因經痛求助時，說明青春期生理變化 (C)與健康教育老師共同為學童講解腸病毒原因 (D)邀請家長參與校園健康講座

( ) 4. 有關學校衛生行政組織之敘述，下列何者正確？(A)教育部綜合規畫司是目前最高教育行政機關 (B)學校衛生相關政策之擬訂與管轄大專院校學校衛生工作之單位為技職司 (C)非直轄市學校衛生工作是由教育局之醫政科負責 (D)直轄市之學校衛生工作是由教育局負責

( ) 5. 國小入學新生，其健康檢查必要檢查項目為：(1)尿液檢查 (2)立體感篩檢 (3)耳鼻喉科檢查 (4)蟯蟲檢查 (5)血液檢查。(A) (1)(2)(4)(5) (B) (1)(2)(3)(4) (C) (1)(3)(4)(5) (D) (2)(3)(4)(5)

( ) 6. 學校護理師進行罹患糖尿病個案管理時需考量的重點，下列何者正確？(1)了解學生用藥資料 (2)針對班上同學進行疾病教育 (3)協調減少體育課時數 (4)指導高、低血糖處理方法 (5)經醫囑備妥緊急用品。(A) (1)(2)(3)(4) (B) (1)(2)(3)(5) (C) (1)(2)(4)(5) (D) (1)(3)(4)(5)

( ) 7. 下列何者不是學校護理師收集學生視力不良資料之主要目的？(A)了解各年級視力不良學生之盛行率 (B)提供班級老師進行座位調整 (C)作為視力不良學生之個案管理 (D)作為校園安全教育之用

( ) 8. 有關兒童視力保健方法的敘述，下列何者最適當？(A)閱讀時書與眼睛距離20公分左右 (B)距離電視機對角線的2~3倍 (C)每看電視30分鐘眼睛要休息10分鐘 (D)電視機畫面的高度要高於眼睛正面視線15度

( ) 9. 某糖尿病學童在校發生手抖及冒冷汗現象，學校護理師測量其血糖為55 mg/dL，下列何者護理處置最適當？(A)請該學童即刻吃一個雜糧麵包 (B)給予果汁，待10分鐘後再測一次血糖 (C)通知家長並送該學童至急診就醫 (D)因血糖仍在正常範圍內，不予處理

( )10. 學校護理師需要優先處理的學生健康問題，下列何者適當？(A)全校過重體位學生超過12% (B)全校視力不良學生超過63% (C)全校當日腸病毒請假人數10人 (D)全校學生齲齒率超過20%

( )11. 有關視力保健的護理指導，下列何者較適當？(A)桌面照度要有600米燭光，越亮越好 (B)書本與眼睛的距離應保持30~40公分 (C)書桌光線最好由左前方來 (D)看電視的時間每一小時宜休息10分鐘

( )12. 下列何者是目前健康體適能的測量指標？(A)肌力與肌耐力、心肺耐力、柔軟度、身體組成 (B)肌力、腰圍、心肺耐力、柔軟度、身體組成 (C)肌力與肌耐力、心率變異、柔軟度、體重 (D)肌力與肌耐力、心肺耐力、柔軟度、體脂肪

( )13. 有關對血脂過高的高中生所提供的護理措施，下列何者不適當？(A)建議以降膽固醇的飲料代替飲水 (B)教導如何看食品營養標示 (C)鼓勵增加運動量 (D)協助學生了解血脂過高的危害

( )14. 有關學校衛生法的敘述，下列何者錯誤？(A)專科以上學校應定期檢測學生的健康體適能 (B)高級中等以下學校班級數未達40班者，應置護理人員1人 (C)學校對患有心臟病、癲癇、糖尿病、血友病、癌症、精神疾病、罕見疾病等及其他重大傷病或身心障礙之學生，應加強輔導與照顧；必要時，得調整其課業及活動 (D)高級中等以下學校，應全面禁菸

( )15. 下列何者為我國目前國小校園最常見的傳染病？(A)麻疹 (B)腸病毒 (C) B型流感 (D)破傷風

選擇題答案：CABDB CDCBC BAAAB

16

CHAPTER

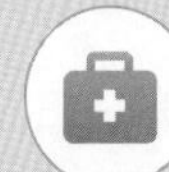

職業健康護理

Occupational Health Nursing

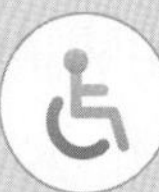

編著者 陳美滿

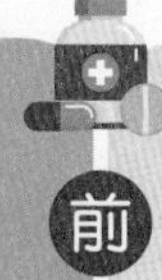

前言

在全球社會發展由原始農業轉向工業化，進而邁入21世紀資訊洪流的過程中，人類工作環境中常不斷地引進或開發各種新物質。而資訊傳遞的日益迅速，連帶使得生活與工作的步調更為緊張繁忙，環境與人類健康問題之間的關聯性也越來越複雜。職場中生物、化學、物理、機械及社會等各因素影響員工健康生存條件，也使健康服務工作者有新的挑戰與發展。

臺灣從日治時代的衛生機構傳承公共衛生的努力至今，醫療環境趨於成熟，人口變遷、社會經濟已邁入開發國家之林。在職業安全健康方面，原是極少數人關注的員工健康問題，從不斷生命事件經驗的累積，學者專家的努力，政府機構的支持與推動，相關議題已漸獲國家的重視並成為國民保健的重點活動。

以個體而言，個人以每日超過1/3的時間從事工作，提供日常所需及精神寄託，為能擁有健康生活，不能忽視職業健康服務工作所帶來的正面效應。對國家而言，健康的員工足以影響經濟成長與社會進步，因此更不得輕忽職業健康服務工作。以臺灣目前職業健康護理發展現況，植基於護理專業，輔以對職業衛生知能的增進，對於職業健康服務工作仍居於前線角色，但因其工作環境架構與一般臨床護理不同，工作情境異於其他醫護團隊與服務對象明顯區隔的特殊性，如何將健康落實於工作場所，是從事該護理工作人員的挑戰。

本章由職業衛生與職業健康護理的定義與目的加以陳述，介紹職業衛生與職業健康護理的發展演進，國內目前職業安全衛生的行政組織、工作人員及相關法令，並探討職業健康護理工作實務內容及其所需技能的培訓，呈現職業健康護理人員（以下簡稱職護人員）的角色與職責，最後提出我國職業健康護理的未來展望。

16-1 職業衛生與職業健康護理

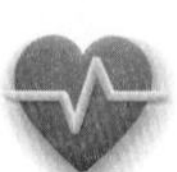

一、職業衛生的定義與目的

依國際勞工組織 (International Labour Organization, ILO) 及世界衛生組織 (WHO) 定義，職業衛生 (occupational health) 為探討個人健康與工作環境相關的科學，其關心的不僅僅是沒有疾病或疼痛存在，更強調在工作環境中安全、衛生與人類身體、心理及社會健康等方面的關聯。在此定義下，如何維護工作場所人力資源，讓員工能具備優良生產力，保持工作士氣及社會適應能力，並能評估、促進、保護員工健康，避免員工因工作情境而造成疾病或傷害，同時在損害發生時能給予正確診斷、治療及復健等措施，即為職業衛生的主要任務。

ILO與WHO除了提出上述定義之外，更強調預防重於治療，歸納其意旨，**職業衛生目的包括：(1)促進員工在生理、心理、社會均能維持良好和諧的健康狀態；(2)預防員工的健康狀況因工作環境影響而無法工作；(3)避免工作場所中出現危害健康的因子；(4)使員工均能分配適性工作**。其於1995第12次聯合會議中，對職業衛生目的再提出：(1)應維護並促進工作者健康及其工作能力；(2)增進工作環境使其工作能導向於安全健康；(3)發展支持安全健康的工作組織及文化，以強化社會和諧氣氛並提高企業產能的修正。亦即職業衛生應強化管理系統、人事政策、參與原則、訓練政策及品質管理等實務內容，因此不僅需涵蓋傳統職業傷病的預防工作，更應延伸在職場中對職業或非職業傷病的預防策略，近年更擴及對工作相關傷病(work-related diseases and injury)的關注。

WHO 職業衛生辦公室醫療部主任米吉其夫博士 (Dr. M. I. Mikheev) 於 1987 年提出職業衛生工作的重要原則包括：

1. 預防原則：預防工作之職業危害。
2. 保護原則：保護員工的工作健康。
3. 適應原則：工作及工作環境適合員工的能力。
4. 健康促進原則：增進員工生理的、心理的及社會的健康福祉。
5. 治療復健原則：治療及復健員工的職業傷害和疾病。

二、職業健康護理的定義

美國職業健康護理學會(American Association of Occupational Health Nurses, AAOHN, 1999)曾對「職業健康護理」的定義為：「以護理自主專業，獨立判斷的能力提供員工、工作群體及社區民眾職業與環境安全衛生相關健康服務，預防職業及環境危害對人體健康的負面影響。強調在安全衛生的環境中執行健康促進、疾病預防及恢復健康的專業。」亦即，職護人員所服務對象是具有工作或可能因工作環境影響健康的個體。其工作情境可以是工業製造產業、服務業、醫療保健機構、商業，甚或政府部門等。其所執行職業衛生工作包括員工及工作環境的評估與監測、初級健康照護、個案管理、諮商輔導、健康促進與特殊保護、行政管理、事務及財務規劃、研究、社區指導等。簡而言之，**職業健康護理在於應用三段五級的健康預防概念，透過健康促進(promotion)、疾病預防(prevention)、特殊保護(protection)以及適當配工(placement)四方面，維護工作與人力資源間的穩定發展，使獲致的最大利潤機會加大。**

16-2 職業健康護理的發展

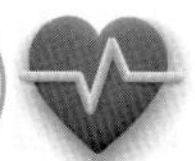

工作與健康的關係在文獻記載中可溯自職業醫學之父對鉛中毒的陳述，被後人尊稱為「**職業醫學之父**」的義大利醫師**巴洛迪諾．洛馬茲尼** (Bernardino Ramazzini) 在其所著《工人的疾病 (De Morbis Artificum Diatriba)》一書中，提出針對員工健康探討的預防概念。他認為**工作者的工作現場才是預防職業病的最佳場所**。然而職業衛生問題真正被重視卻遲至 18 世紀工業革命工人人數大增，工作場所危害種類更多時，才引起世人的關注，如 1833 年英國政府立工廠法保護工人。此時，應是「職業衛生」在國際間被正式討論的開端。

一、西方國家

就目前已知文獻記載，職業健康護理的發展始於工業革命蓬勃的英國。1878 年英國護理人員 Philippa Flowerday 受雇於 Colman Company 與一位醫師共同為該公司員工及其眷屬服務。該機構在菲力帕．弗勞爾第離職後續聘雇護理人員對員工進行有關肺結核病人管理及傷病個案的醫療轉介架構，並強調事前的預防措施，以及環境的清潔維持才是最佳的職業衛生管理模式。

美國的職業健康護理工作萌芽於 1888 年，賓州採礦公司 (Pennsylvania Mining Company) 雇用護理人員 Betty Moulder 對員工進行健康管理及家訪服務等工作。在教育訓練部分，波士頓大學 (Boston University) 於 1917 年開始規劃職護相關教育訓練課程。相關學術團體方面，美國工業衛生護理學會 (American Association of Industrial Nurses) 於 1977 年更名為美國職業健康護理學會 (AAOHN)，提升其角色功能，並推廣職業安全衛生護理服務工作，目前它是職護認證及主導進修活動的主要機構。

曾為英國殖民地的加拿大與澳洲，在職業健康護理各項制度均深受英國影響。加拿大於 1974 年由 GRANT MacEwan Community College 開始進行職護訓練相關課程，並於 1981 年成立加拿大職業健康護理協會 (the Canadian Council for Occupational Health Nurses, CCOHN) (Canada, 1990)。澳洲則於 1971 年開始設立職護導論課程。

二、我國

臺灣在職業衛生上的發展早於日治時代即有文獻對相關疾病的探討，然而因業務推動不彰或政治變遷影響，雖有1929年訂定的工廠法，但未明確落實。1957年內政部訂頒《廠礦醫療設施暫行標準》，開啟產業工作者普遍體檢的想法。但實際驚覺職業衛生的重要，積極關心工作者工作場所健康問題，則始於1972年底的「飛歌事件」。該事件起因於工作者不了解所使用的脫脂用有機溶劑毒性高，誤用而使多位員工中毒死亡。於是1974年公布**「勞工安全衛生法」**，為防止職業災害、保障勞工安全與健康的工作奠立基礎。

就臺灣職業健康護理的發展而言，在「飛歌事件」發生前即有部分產業機構聘用護理人員，從事員工健康管理相關事務。然而在正式教育體制中對職業健康護理工作內容的敘述十分缺乏，政府亦未將其納入規劃管理範疇，因此多以「廠護」稱呼職護人員，並定位在人事管理階層。

1974 年內政部訂定「勞工安全衛生法」（已於 2013 年 7 月 3 日將法規名稱改為「職業安全衛生法」，詳見附錄），並於 1976 年發布「勞工健康管理規則」，訂出工作場所護理人力需求，開啟職業健康護理的正式文獻記錄資料。1989 年行政院科技顧問會議，正式討論「職業衛生護理」的角色功能。同年由當時的中央衛生主管機關行政院衛生署及職業衛生中央主管機關行政院勞工委員會開辦職護的基礎訓練，隔年勞工健康管理規則更名為勞工健康保護規則。

在1989年部分參與初期職業健康護理基礎訓練課程的在職職護先進，因體認時代潮流需求，且基於個體工作經驗交流與分享，先行成立職護聯誼活動，並於1991年4月30日正式成立專業團體，台大護理人員研修中心亦首度開設職業衛生護理組課程，共培訓近百餘位職護人員，爾後在國內護理課程規劃中開始有較多探討職護相關議題。2007年在許多資深職護體認經驗傳承及教育訓練對於職護提供各項職場健康服務之必要性，另發起成立專業團體，目前已正式更名為「臺灣職業健康護理學會(Taiwan Association of Occupational Health Nurses, TAOHN)」，除協助職護成員彼此間之交流聯繫，並朝向職護專業之發展。另於2015年學術領域學者亦投入職護教育，成立臺灣職業衛生護理暨教育學會。

16-3 行政組織、工作人員及相關法令

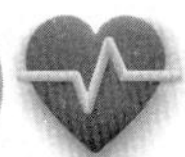

一、行政組織

目前國內職業安全衛生的行政組織以**勞動部**為中央主管機關，職業安全衛生署隸屬之設有綜合規劃、職業衛生健康、職業安全、職業災害勞工保護四組及北區、中區、南區職業安全衛生三中心（圖 16-1），負責規劃與執行職業安全衛生、職業災害勞工保護、勞動檢查及監督等相關業務。另勞動部隸屬機構勞動及職業安全衛生研究所協助提供職業安全衛生相關研究及訊息，亦有 2022 年勞動部依 2021 年公布之勞工職業災害保險及保護法捐助成立財團法人職業災害預防及重建中心，整合「預防」、「保護」、「重建」全面性服務工作，推展國家規劃之職業災害預防與重建政策，成為協助辦理職業災害預防及職業災害勞工重建相關業務，維護安全健康勞動力的重要機構。而相關衛生事項，則由中央衛生主管機關行政院衛生福利部會同辦理。

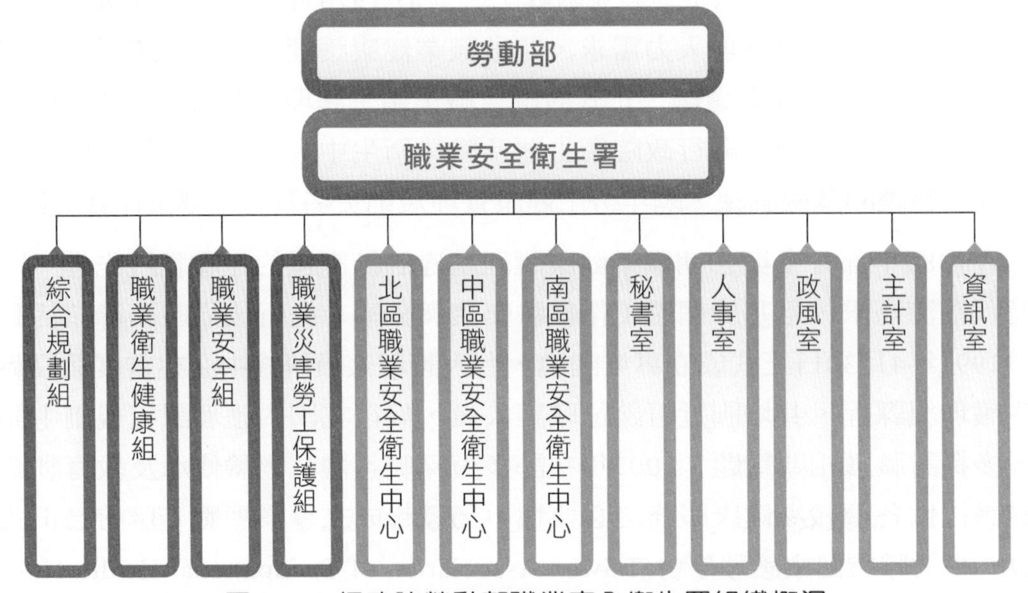

圖 16-1 行政院勞動部職業安全衛生署組織概況

參考資料：勞動部職業安全衛生署（2022，4 月 12 日）．*組織架構*。http://www.osha.gov.tw/1106/1108/1110/2441/

二、工作人員

在經濟利益與人力健康資源的考量下，專業人員的努力，企業主的支持及員工的共同參與為持續順利推行職業衛生工作的重要關鍵。除應強調預防觀念外，職業安全衛生團隊成員的配合協調，更是服務活動有效率的必要因素。一般而言，團隊成員包括提供與「人」健康有關資訊，以及掌握對「環境」控制與管理部分工作的專業人員。以國內現況區分，主要成員及工作內容如下：

1. 護理人員：以三段五級預防保健概念為主要工作架構，實施衛生教育、健康危害因子等預防措施，提供職場員工健康促進活動及特殊保護服務，進行相關健康篩檢，並擔負傷病員工病程、預後的醫療照護服務工作，期盼由早期診斷、早期治療的介入，預防因職業或非職業傷病形成殘障。對於殘障員工則透過必要的照護活動協助工作進行。並參與相關法令、過程及計畫的發展，於其服務單位建立或推展記錄保存系統。
2. 醫師：主要工作內容為員工職業與非職業傷病的診斷醫療服務，避免員工傷病發生後遺症，並給予相關諮詢。必要時能依其對企業及員工健康狀況的了解提供配工建議。工作內容包括工作環境現場調查、健康危害因子認知、教育訓練計畫進行及相關記錄保存系統的發展等。
3. 相關人員：主要針對因工作場域健康危害因子所衍生的肌肉骨骼疾病，或心理健康議題，得增加相關專業人力。如心理諮商師、職能治療師、物理治療師等。
4. 職業安全衛生管理人員：以國內現有狀況可區分出甲級職業安全管理人員、甲級職業衛生管理人員及乙級職業安全衛生管理人員等。工作內容為透過工作環境的偵測認知，評估生產流程及原料使用情形，提供改善措施並促進理想的工作環境，控制職業危害，發展傷害預防計畫，設計工作安全手則，並監督執行職業安全衛生計畫，以避免人類健康受危害。一般而言，職業安全衛生管理人員為工作場所中發展「**安全資料表** (safety data sheet, SDS)」的主要催化者，並應能參與研究，協助發展職業安全衛生之工作。

小補帖

「安全資料表 (SDS)」記載工作過程使用物質的特性辨識訊息，含括的內容如下：

1. 化學品與廠商資料，如名稱、地址、電話等。
2. **危害辨識資料**，包括健康、環境等危害說明，及其可能產生之危害症狀與其物品危害分類。
3. **成分辨識資料**，如學名、化學文摘登記號、危害物質成分比等。
4. 急救措施。
5. 滅火措施。
6. 洩漏處理方法。
7. 安全處置及儲存方法。
8. 暴露預防措施。
9. 物理及化學性質。
10. 安定性及反應性。
11. 毒性資料。
12. 生態資料。
13. 廢棄物處置辦法。
14. 運送資料。
15. 法規資料。
16. 其他資料。

三、相關法令

在法令依據方面，原以內政部頒布「勞工安全衛生法」為職業安全衛生業務的母法，隨年代改變與環境需求及資訊的更新，已經過多次的修改。2013年7月3日公告**「職業安全衛生法」**，使用「職業安全衛生」一詞，以適用於經濟活動各業(all branches of economic activity)之所有工作者(all workers)，亦即擴大適用範圍，對於工作者之保障，適用於所有於職場工作者之安全與健康，強調人人享有安全衛生工作環境權利之精神，不因行業不同而有所差別。其重點仍強調為防止職業災害，保障工作者安全及健康所制定。其中與職業健康護理業務較直接相關的法令依據為**「勞工健康保護規則」**（詳見附錄），於1976年2月16日發布施行，已歷經數次修正，期能國內產業結構之改變與新興職業病之增加，健全醫護人員從事勞工健康服務之制度，落實職業病預防及提升我國勞工健康照護率。條文述及職業健康護理人員應辦理事項，及其專業團隊成員合作內容。職護人員應能熟悉其內容並隨時翻閱，以確認在工作執行過程的合法及必要性，並將其重要性利用正式或非正式的溝通機會，傳達給主管。在這樣的法令依據下，職護人員於機構中即使不隸屬勞工安全衛生的幕僚單位，仍應參與機構內的安全衛生委員會（為一諮詢單位）。

16-4 職業健康護理的工作實務

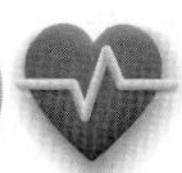

依職業安全衛生法之發布，勞工健康保護規則（民國110年12月22日）歷經15次修正，其第二章（第3條至第15條）詳列勞工健康服務醫護人員與相關人員資格及措施，以符合職業安全衛生法第六條第三項、第二十條第三項、第二十一條第三項及第二十二條第四項之規定。

事業單位勞工人數達 300 人以上，應視其規模及性質，醫師及護理人力配置及臨場服務頻率如表 16-1、16-2 所示，而事業單位勞工人數在 50 人以上未達 300 人者，視其規模及性質，則以特約醫護人員提供勞工健康服務，其臨場服務頻率如表 16-3。

表 16-1 從事勞工健康服務之醫師人力配置及臨場服務頻率表

分類	勞工人數	人力配置或臨場服務頻率	備註
各類	特別危害健康作業 55~99 人以上	職業醫學科專科醫師：1 次／4 個月	
	特別危害健康作業 100 人以上	職業醫學科專科醫師：1 次／月	
第一類	300~999	1 次／月	1. 勞工總人數超過 6,000 人者，每增勞工 1,000 人，應依下列標準增加其從事勞工健康服務之醫師臨場服務頻率： (1) 第一類：3 次 / 月； (2) 第二類：2 次 / 月； (3) 第三類：1 次 / 月 2. 每次臨場服務之時間應至少 3 小時以上
	1,000~1,999	3 次／月	
	2,000~2,999	6 次／月	
	3,000~3,999	9 次／月	
	4,000~4,999	12 次／月	
	5,000~5,999	15 次／月	
	6,000 以上	專任職業醫學科專科醫師 1 人或 18 次／月	
第二類	300~999	1 次／2 個月	
	1,000~1,999	1 次／月	
	2,000~2,999	3 次／月	
	3,000~3,999	5 次／月	
	4,000~4,999	7 次／月	
	5,000~5,999	9 次／月	
	6,000 以上	12 次／月	

▶ 表 16-1　從事勞工健康服務之醫師人力配置及臨場服務頻率表（續）

分 類	勞工人數	人力配置或臨場服務頻率	備 註
第三類	300~999	1 次／3 個月	
	1,000~1,999	1 次／2 個月	
	2,000~2,999	1 次／月	
	3,000~3,999	2 次／月	
	4,000~4,999	3 次／月	
	5,000~5,999	4 次／月	
	6,000 以上	6 次／月	

▶ 表 16-2　從事勞工健康服務之護理人力配置及臨場服務頻率表

勞工人數		特別危害健康作業勞工人數			備 註
		0~99	100~299	300 以上	
勞工人數	1~299	—	1 人	—	1. 勞工總人數超過 6,000 人以上者，每增加 6,000 人，應增加專任護理人員至少 1 人 2. 事業單位設置護理人員數達 3 人以上者，得置護理主管 1 人
	300~999	1 人	1 人	2 人	
	1,000~2,999	**2 人**	**2 人**	**2 人**	
	3,000~5,999	3 人	3 人	4 人	
	6,000 以上	4 人	4 人	4 人	

▶ 表 16-3　勞工人數 50 人以上未達 300 人之事業單位醫護人員臨場服務頻率表

分類	勞工人數	臨場服務頻率		備 註
		醫師	護理人員	
各類	50~99 人，並具特別危害健康作業 1~49 人	1 次／年	1 次／月	1. 雇主應使醫護人員會同事業單位之職業安全衛生人員，每年度至少進行現場訪視 1 次，並共同研訂年度勞工健康服務之重點工作事項 2. 每年或每月安排臨場服務期程之間隔，應依事業單位作業特性及勞工健康需求規劃，每次臨場服務之時間應至少 2 小時以上，且每日不得超過 2 場次 3. 事業單位從事特別危害健康作業之勞工人數在 50 人以上者，應另分別依表 16-1 及表 16-2 所定之人力配置及臨場服務頻率，特約職業醫學科專科醫師及雇用從事勞工健康服務之護理人員，辦理勞工健康服務
第一類	100~199 人	4 次／年	4 次／月	
	200~299 人	6 次／年	6 次／月	
第二類	100~199 人	3 次／年	3 次／月	
	200~299 人	4 次／年	4 次／月	
第三類	100~199 人	2 次／年	2 次／月	
	200~299 人	3 次／年	3 次／月	

於法規第 9 條中其所列舉目前醫護人員及勞工健康服務相關人員臨場辦理下列勞工健康服務事項包括：

1. 勞工體格（健康）檢查結果之分析與評估、健康管理及資料保存。
2. 協助雇主選配勞工從事適當之工作。
3. 辦理健康檢查結果異常者之追蹤管理及健康指導。
4. 辦理未滿十八歲勞工、有母性健康危害之虞之勞工、職業傷病勞工與職業健康相關高風險勞工之評估及個案管理。
5. 職業衛生或職業健康之相關研究報告及傷害、疾病記錄之保存。
6. 勞工之健康教育、衛生指導、身心健康保護、健康促進等措施之策劃及實施。
7. 工作相關傷病之預防、健康諮詢與急救及緊急處置。
8. 定期向雇主報告及勞工健康服務之建議。
9. 其他經中央主管機關指定公告者。

第 11 條明定雇主應使醫護人員、勞工健康服務相關人員配合職業安全衛生、人力資源管理及相關部門人員訪視現場，辦理下列事項：

1. 辨識與評估工作場所環境、作業及組織內部影響勞工身心健康之危害因子，並提出改善措施之建議。
2. 提出作業環境安全衛生設施改善規劃之建議。
3. 調查勞工健康情形與作業之關連性，並採取必要之預防及健康促進措施。
4. 提供復工勞工之職能評估、職務再設計或調整之諮詢及建議。
5. 其他經中央主管機關指定公告者。

然目前國內職護人員實際執行業務，雖以法令規範業務為前提，但實施內容及方式仍未有明確資料。若以員工數與業務執行狀況來看，員工人數較多之職業健康護理人員，其工作內容較易展現護理專業角色。若依職業衛生目的加以探討，職護人員的實務工作應可包括健康照護工作、職場健康危害因子認知與運用、健康監測、健康管理、健康促進及行政業務等（陳，2005）。

一、健康照護工作

由於早期法規設立時即強調職護人員所能提供之醫護專業知識為前提，因此大部分機構中的健康救護衛生活動多由職護人員所進行。其執行活動之區分如下。

非緊急事件之健康照護	緊急事件之處置
· 熟悉身體評估操作 · 健康評估與分析 · 確認安全資料表 (SDS) 運用 · 建立醫療健康機構資源清單 · 參與職安衛人員事故傷害調查分析並運用於傷病處理 · 傷病員工健康狀態關懷追蹤並提供配工建議	· 參與災變應變計畫 · 規劃緊急救護應變措施 · 熟悉檢傷分類 · 規劃定期災變應變演習和訓練 · 盤點及維護急救人力 · 定期盤點並確認急救設備器材

小補帖

急救人員之規範

依場所大小、分布、危險狀況及勞工人數而定，每一輪班次至少設置 1 名急救人員。勞工人數 50 人以上，每增加 50 人增一名（意即若勞工人數 125 人，須設置 2 名急救人員），並備置足夠急救藥品及器材。急救人員需由受過 18 小時的「急救人員安全衛生教育訓練」並取得證照者擔任，每 3 年再接受 3 小時在職教育訓練。

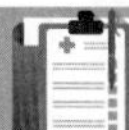

情況題

藍海科技公司發生化學物質爆炸事件，造成正在廠區操作的6名員工分受二、三級不等灼傷，該公司職護人員執行之工作不包含下列何者？ (A)立即停止使用該化學物質 (B)啟動災變應變計畫 (C)依照「安全資料表」執行急救措施，進行初步除汙、急救 (D)協助受傷員工就醫，登錄傷害情形，並予後續追蹤。

答案 A

二、職場健康危害因子認知與運用

職護人員應充分了解職場中生物、化學、物理、機械及社會等各因素與員工健康生存條件的互動關係，才能落實健康服務工作，進而採取預防及相關的管理活動。健康危害因子可區分為物理性、化學性、生物性、人因工程及精神心理層面等方面加以探討。

(一)物理性危害因子

1. 異常溫濕度:當人類身體無法維持一定溫度範圍時,將引起不適或疾病。如周遭環境溫度非常冷,但身體保暖衣物不足,或某些部位缺乏遮蔽,則身體無法保持應有的溫度,此時可能引起失溫或凍傷;若在環境氣溫高、輻射熱大、風速小且相對濕度高時進行重度勞動工作,則易產生熱衰竭,或因排汗過多導致電解質不平衡而抽筋,甚至無法排汗而中暑。近年更因全球暖化造成氣候異常變化,更須預防高氣溫環境引起之熱疾病(表 16-4)。
2. **異常氣壓:潛水**、挖井工程等作業常發生異常氣壓危害。當環境壓力急遽下降時,人體會因氮氣存留產生氣泡,進而產生神經壓迫、肺部氣泡栓塞、骨壞死等症狀,如**潛水夫病**。在登山等慢性氣壓下降的現象中雖不會造成此情形,但大氣壓力降低導致氧氣分壓較低則會造成高山症的急性症狀。
3. 噪音:長期處於噪音環境易感覺煩躁、影響工作效率及睡眠,產生精神緊張等心理不適症狀,甚至內分泌失調;在噪音場所工作數年後常會導致聽覺器官的毛細胞損傷,造成無法治療的聽力損失。噪音性聽力損失是漸漸發生的,隨暴露時間增加,聽力損失情形將越來越嚴重。一般而言,較尖銳的高頻噪音較易導致聽力損失。

表 16-4 常見熱疾病種類及處置原則表

熱疾病種類	成因	常見症狀	處置原則
熱中暑 (Heat stroke)	熱衰竭進一步惡化,引起中樞神經系統失調(包括體溫調節功能失常),加劇體溫升高,使細胞產生急性反應	· 體溫超過 40℃ · 神經系統異常:行為異常、幻覺、意識模糊不清、精神混亂(分不清時間、地點和人物) · 呼吸困難 · 激動、焦慮 · 昏迷、抽搐 · 可能會無汗(皮膚乾燥發紅)	· 撥打 119 求救或自行送醫 · 在等待救援同時:移動人員至陰涼處並同時墊高頭部 · 鬆開衣物並移除外衣 · 意識清醒者可給予稀釋之電解質飲品或加少許鹽之冷開水(不可含酒精或咖啡因) · 使用風扇吹以加速熱對流效應散熱 · 可放置冰塊或保冷袋於病人頸部、腋窩、鼠蹊部等處加強散熱 · 留在人員旁邊直到醫療人員抵達

▶ 表 16-4 常見熱疾病種類及處置原則表（續）

熱疾病種類	成因	常見症狀	處置原則
熱衰竭 (Heat exhaustion)	大量出汗嚴重脫水，導致水分與鹽分缺乏所引起之血液循環衰竭，可視為「熱中暑」前期，易發生於年長、具高血壓或於熱環境工作者	· 身體溫度正常或微幅升高（低於40℃） · 頭暈、頭痛、噁心、嘔吐 · 大量出汗、皮膚濕冷 · 無力倦怠、臉色蒼白 · 心跳加快 · 姿勢性低血壓	· 移動人員至陰涼處躺下休息，並採取平躺腳抬高姿勢 · 移除不必要衣物，包括鞋子和襪子 · 給予充足水分或其他清涼飲品 · 使用冷敷墊或冰袋，或以冷水清洗頭部、臉部及頸部方式降溫 · 若症狀惡化或短時間沒有改善，則將人員送醫進行醫療評估或處理
熱暈厥 (Heat syncope)	因血管擴張，水分流失，血管舒縮失調，造成姿勢性低血壓引發，於年長者最為常見	· 體溫與平時相同 · 昏厥（持續時間短） · 頭暈 · 長時間站立或從坐姿或臥姿起立會產生輕度頭痛	· 移動人員至陰涼處休息 · 放鬆或解開身上衣物並把腳抬高 · 通常意識短時間就會恢復，待恢復後即可給予飲水及鹽分或其他電解質補充液 · 若體溫持續上升、嘔吐、或意識持續不清，則立即送醫
熱水腫 (Heat edema)	肢體皮下血管擴張，組織間液積聚於四肢引起手腳腫脹，一般暴露在熱環境後數天內發生	手腳水腫	· 通常幾天內會自然消失，不需特別治療，但可能遲至6週才消失 · 可以腳部抬高及穿彈性襪等方式，幫助組織液回流
熱痙攣 (Heat cramp)	當身體運動量過大、大量流失鹽分，造成電解質不平衡	· 身體溫度正常或輕度上升 · 流汗 · 肢體肌肉呈現局部抽筋現象 · 通常發生在腹部、手臂或腿部	· 使人員於陰涼處休息 · 使人員補充水分及鹽分或清涼飲品 · 如果人員有心臟疾病、低鈉飲食或熱痙攣沒有在短時間內消退者，則尋求醫療協助

◗ 表 16-4 常見熱疾病種類及處置原則表（續）

熱疾病種類	成因	常見症狀	處置原則
熱疹 (Heat rash)	在炎熱潮濕天氣下因過度出汗引起之皮膚刺激	· 皮膚出現紅色腫塊 · 外觀似紅色水泡 · 經常出現於頸部、上胸部或皮膚皺摺處	· 人員盡可能在涼爽且低濕環境工作 · 使起疹子部位保持乾燥 · 可施加痱子粉增加舒適度
橫紋肌溶解症 (Rhabdomyolysis)	因遭受過度熱暴露以及體能耗竭，骨骼肌（橫紋肌）發生快速分解、破裂、與肌肉死亡。當肌肉組織死亡時，電解質與蛋白質進入血流，可引起心律不整、痙攣與腎臟損傷	· 肌肉痙攣與疼痛 · 尿液呈異常暗色（茶或可樂的顏色） · 虛弱 · 無力活動	· 立刻停止活動 · 使人員補充水分 · 立即就近接受醫療照護 · 就醫時說明勞工熱暴露及症狀，以利針對橫紋肌溶解症進行血液檢查（肌胺酸激酶 (creatine kinase)）

資料來源：高氣溫戶外作業勞工熱危害預防指引（中華民國 112 年 6 月 1 日勞職授字第 1120202733 號函修正版）。

小補帖

勞工健康保護規則中規定，高於 85 分貝 (dB) 的作業場所為特別危害健康作業。**工作者暴露工作日 8 小時日時量平均音壓級在 85 分貝以上之噪音作業，將會造成聽力傷害。**典型的職業性聽力損失一般發生在 4,000 赫茲 (Hz) 音頻處，但於國內本土資料顯示較常出現於 6,000 赫茲 (Hz) 音頻之損失，因此對於噪音作業之檢測音頻尚須包含 8,000 赫茲 (Hz)。由於一般語言區的音頻範圍多界於 500~2,000Hz，早期的聽力損失常因此而造成忽略，而使聽力加重惡化。

4. **局部振動**：長時間使用**振動工具**（如鑽孔機、破碎機、鏈鋸等）易發生局部振動危害，對手部神經及血管造成傷害，造成手指蒼白、麻痺、疼痛、骨質疏鬆等症狀，稱為**白指症**或白手症。低溫會加重振動引起的症狀，因此高山寒冷地區操作鏈鋸之林場工人較易罹患此症。除白指症之外，當振動由手掌傳至手臂時也會對臂部肌肉、骨骼、神經造成影響。

5. 輻射

   (1) 游離輻射：能使物質產生游離現象之輻射能稱為游離輻射。在工業上常使用者為α、β、γ、X射線及中子射線等，多用於量測及非破壞性檢測，醫學之診斷與治療或研究也常利用到游離輻射，如X光、鈷60癌症治療等。**游離輻射對人體主要危害器官為造血器官**（骨髓、脾臟、淋巴）及生殖系統；造血器官受害後可能造成貧血。長期低劑量暴露亦可能造成細胞染色體突變而致癌，因此有**白血病**（血癌）或其他癌症的發生。

(2) 非游離輻射：紅外線、紫外線、微波、雷射等都屬於非游離輻射。紅外線常由灼熱物體產生，如眼睛經常直視紅熱物體易導致白內障；在金屬冶煉、焊接、玻璃加工等高溫作業場所常有紅外線產生。焊接作業會產生紫外線，其會破壞眼角膜，引起角膜炎，皮膚暴露過久會導致紅斑甚至皮膚癌。除紅外線外，紫外線也可能產生白內障。微波對水分之熱效應極強，並可穿透肌肉組織造成深部蛋白質之凝結，對眼睛有不良影響；雷射則為高能量光線，會產生高度熱效應，被高能雷射照射後會產生類似燒傷之結果，因光束集中傷處可能面積小而深。對於長期使用電腦工作者而言，在目前已知證據顯示，其游離輻射與非游離輻射劑量則均未達健康危害劑量限值。

6. 其他：包括長時間維持相同姿勢、不正確或不自然姿勢、**重複相同肢體的動作**、費力的動作、振動或扭轉、不正確的彎腰和拿物技巧等，均可能造成**物理性工作危險** (work-related hazards)。

（二）化學性危害因子

酸、鹼、溶劑、重金屬及其他毒性物質等，以各種形式存在於環境中，是工作環境普遍存在的危害因子。依其存在的形式，可經由吸入、食入、皮膚接觸或由眼睛進入人體，而人體的接受量則是影響健康危害的重要因素。常見的化學性危害物質包括：

1. **粒狀物質**：粒狀汙染物涵蓋粉塵、燻煙、霧滴、煙、霧、煙霧、纖維等，如煤礦粉塵、金屬燻煙、硫酸霧滴等。
2. 氣態物質

(1) 氣體：可分為窒息性氣體（一氧化碳、氰酸、氮氣、氫氣、甲烷氣體等）和毒性氣體（二氧化硫、二氧化氮、硫化氫、氯氣、氨氣等）。前者若在空氣中濃度太高或氧氣被取代而不足時，就會造成缺氧窒息，甚至死亡；後者若在空氣中濃度高，就會造成刺激感或中毒現象。

(2) 蒸氣：有機溶劑（苯、甲苯、酒精、汽油、四氯化碳等）的沸點低，極易形成蒸氣揮發到空氣中而被吸入，影響神經系統或引起其他中毒症狀。

3. 液體：強酸、強鹼、煤焦油、切削油、有機溶劑等液體，可藉由皮膚接觸或食入而引起身體傷害，如腐蝕灼傷、急性中毒或慢性病症等。

4. 重金屬：可經由呼吸或飲食進入身體，引起各種急慢性中毒症狀，如吸入銅、鋅等金屬之高溫氧化物燻煙可能導致發燒；在身體內的鎘能取代骨骼之鈣質，使骨骼缺鈣、變脆而致痛痛病；鉛能影響造血功能導致貧血，也會引發垂腕症及腹絞痛等神經症狀；**錳能導致帕金森氏症**；汞化合物致畸胎及神經症狀等。

（三）生物性危害因子

生物性危害因子主要包括微生物（細菌、病毒、黴菌等）、寄生蟲（蛔蟲、蟯蟲、鉤蟲、肝吸蟲等）、昆蟲（蝨、蚤、蚊、蜂等）、動植物及其製品（動物之毛屑、分泌物或排泄物、花粉等）。這些因子部分會直接引起急性病症（如病毒所致醫護人員之B型肝炎或SARS）；有些則引起過敏性反應（如花粉所致之伐木工人過敏）；有些會寄生在體內，讓被寄生者慢慢發生症狀（如鉤蟲所致礦工之鉤蟲病）。其他如破傷風桿菌或肺結核桿菌所引致員工或醫護人員之破傷風或肺結核；瘧蚊所媒介之伐木工人瘧疾；以及被蝨、蚤、蚊叮咬所致之皮膚症狀等，都與生物性危害因子有關。

（四）人因工程危害因子

人因工程危害包括因座椅、儀表、操作方式、工具等設計不良或位置安排不當，而導致意外發生率增加或造成疲勞、下背痛及其他肌肉骨骼傷害；長期負重所造成之脊椎傷害、**高重複性手腕的動作造成腕道症候群**等，都是因為人體與機器設備的介面沒有適當的調配所致。

（五）精神心理層面的危害因子

精神心理層面危害因子多與工作本質及其內容相關，機構內部組織架構與文化理念、與工作相關的教育訓練不足、工作現場的物理環境及管理領導方式等均可能引致精神心理危害。其中包括人際衝突、輪班工作、性騷擾、超時工作、自主性不足等均可能對健康造成慢性或立即性的影響，甚至為造成傷害事件發生的因素之一 (Salazar, 1997)。

小補帖

勞工作業環境空氣中有害物容許濃度標準

1. **8 小時日時量平均容許濃度：為勞工每天工作 8 小時，一般勞工重複暴露此濃度以下，不致有不良反應者。**
2. 短時間時量平均容許濃度：為一般勞工連續暴露在此濃度以下任何 15 分鐘，不致有不可忍受之刺激、慢性或不可逆之組織病變、麻醉昏暈作用、事故增加之傾向或工作效率之降低者。
3. 最高容許濃度：為不得使一般勞工有任何時間超過此濃度之暴露，以防勞工不可忍受之刺激或生理病變者。

工作環境危害因子與健康效應如表 16-5 所示。

表 16-5 工作環境危害因子與健康效應

危害類別	危害物或情形	危害因素	健康效應	作業種類
化學性	**粒狀物質**（粉塵、燻煙、霧滴）	礦物粉塵、棉塵、石綿	**塵肺症**、石綿肺症	**礦業或紡織業**
		化學物質	急慢性中毒、癌症等	製造業
	氣體、液體	各種有害氣體與蒸氣、酸鹼	急性或慢性中毒、灼傷、癌症等	製造業、印刷業
	窒息	窒息性氣體	缺氧、死亡	局限空間
物理性	異常溫濕度	高溫或低溫	熱傷害、凍傷	爐前作業、冷凍業
	異常氣壓	高壓	**潛水夫病**	**潛水作業**
	噪音	可聽音域	聽力損失	各種工業
	振動	全身振動	頭痛、疲勞	運輸業
		局部振動	**白指症**、頸肩傷害	**操作按鍵、振動工具**
	非游離輻射	微波	白內障、體溫上升	操作雷達
		紅外線	**白內障**	乾燥、烤漆塗裝、爐前作業
		可見光（雷射）	視網膜損傷、失明	通信、測距、金屬加工等
		紫外線	紅斑、角膜炎	特殊光源、熔接、殺菌

表 16-5 工作環境危害因子與健康效應（續）

危害類別	危害物或情形	危害因素	健康效應	作業種類
物理性（續）	游離輻射	X 射線	X 射線障礙	醫療、非破壞性檢查
		α 射線、β 射線、γ 射線、質子射線、中子射線	放射線障礙，如：**白血病**、惡性貧血、皮膚炎、不孕等症狀	非破壞性檢查、使用放射線物質、輻射器材操作員
生物性	**微生物**	細菌、病毒、黴菌	感染、過敏	**醫療業**、清潔業、研究人員
	寄生蟲	鉤蟲	寄生	礦業
	動物	嚙咬、傳染	腫痛、中毒、傳染病	畜牧業、獸醫、伐木業
人因工程	姿勢	久立、**姿勢不良**	足痛、靜脈瘤、**下背痛**	教師、護理人員
		重複動作	**腕道症候群**	**收銀員、電腦操作員**
	負荷	過重	疝氣、脊椎傷害	搬運工
精神心理	人際關係	性騷擾、暴力	憂鬱、物質濫用	一般事業
	工作情境	超時、衝突事件	心血管疾病、消化道功能不良、高血壓、失眠	

當職護人員進行工作現場巡視時，常會遇到主管不諒解，認為職護人員干擾正常工作運行；或員工不歡迎，認為職護人員代表資方進行監看工作表現。因此在定期的巡視過程中，應表明自己立場，與員工建立關係，了解員工作息上的安排，並認真考慮什麼是工作現場的危害物質？哪些人遭受暴露？在哪裡發生暴露情形？何時發生暴露？如何受到暴露？暴露量有多少？危害物質的法定暴露限值為何？有無恰當的防護措施？是否正確穿戴防護具？作業環境的控制是甚麼？控制成效如何？同時至現場環境評估後的結果，均應詳細記錄，作為衛教、體檢排程或改善措施的依據。

現場巡視的頻率則可依事業機構特性作調整，或自訂固定時程安排此項工作。但當工作現場發生事故、員工反應身心不適或製程改變等特殊事件時，職護人員應增加查訪次數。為減少進行工作可能遭致的種種阻力，護理人員應自我充實或接受相關訓練活動，謹守保密職場製程訊息的原則，並自我要求對於相關資料使用的正確性。初任職護工作者，則建議在半年內能對工作現場有初步的了解。

小補帖

一般作業環境的控制措施原理可包括原料、設備、製程的取代，如在發生源與員工間隔離或封閉、維持整潔合理的工廠布置、以濕潤方式控制粉塵飛揚、採局部排氣達到通風效果、工具或設備的充分供應與維護等。

三、健康監測

透過「健康檢查」和「健康體能檢測」可了解並監測員工的健康情形。定期健康檢查可在疾病初期，早期發現早期治療；健康體能的檢測可以評估個體的心臟、血管、肺臟及肌肉組織是否能使身體勝任工作、享受休閒娛樂生活並應付突發的狀況，也能降低醫療成本及國家經濟負擔，同時促進個人及社會健康，提升生活及工作之品質。

(一) 健康檢查

依職業安全衛生法第 20 條之規定，勞工健康檢查包括體格檢查與定期健康檢查。職護人員可透過與機構外醫療服務單位聯繫，安排並協助員工各項健康檢查的進行；或協助機構內醫務中心自行辦理。實際進行健檢活動時，由健檢排程（指決定員工該進行何項檢查）、檢查項目及價格、醫療執行人員、進行方式及地點的安排、於法令規章的合理性、檢查後的複檢解釋與管理等細節，均需職護人員發揮其運籌帷握的能力。其執行健檢工作內容包括（中華民國職業衛生護理協會，2000）：

1. 檢查的計畫和排定：依據工作現場環境評估所獲取資料，判定各項檢查人數多寡、部門分布、工作時間配合後，職護人員需考量機構人力、財力、物力的可行性，在符合法令規範條件下，提供員工於機構內或至機構外進行完整的健檢服務活動。
2. 執行健康會談 (health interviews)：為進行完整健檢活動，職護人員可透過事前收集員工健康基本資料，完成勞工健康保護規則所舉列檢查項目，以了解個人生活習慣、職業史及健康史等訊息，做為協助判斷員工健康狀況的參考依據。
3. 協助健檢活動進行：在執行檢查過程中，職護人員需確認健檢活動進行順暢、參與工作醫護人員資格，監督檢查品質及符合法令相關的文件及環境管理工作。必要時，應向醫師提供觀察所得員工健康訊息。

4. 彙整追蹤健檢結果：執行健檢後，職護人員應具有時效及保密性的給予員工健檢結果通知，向員工解釋各種異常發現，並與之討論必要複查項目，安排進一步後續醫療服務。檢查結果做出綜合判定分析後，需將報告書提交機構主管及行政主管單位，並保管檢查記錄及醫療檔案，作為後續健康管理工作、員工衛教，以及人事和安全部門進行配工的重要依據。

檢查項目大致可區分為：

1. 職前體格檢查：可了解員工健康狀態及體能狀況是否符合其工作需求，並建立健康基本資料，做為資方配工的參考依據。不僅保障員工身體健康，亦可避免發生該項工作使其原疾病惡化，甚至危害同事安全或大眾健康。依勞工健康保護規則第 16 及 19 條規定，體格檢查記錄應至少保存 7 年，且體檢內容需包括：
   (1) 作業經歷、既往病史、生活習慣及自覺症狀之調查。
   (2) 身高、體重、腰圍、視力、辨色力、聽力、血壓及身體各系統或部位之理學檢查。
   (3) 胸部 X 光（大片）攝影檢查。
   (4) 尿蛋白及尿潛血之檢查。
   (5) 血色素及白血球數檢查。
   (6) 血糖、血清丙胺酸轉胺酶 (ALT)、肌酸酐 (creatinine)、膽固醇、三酸甘油酯、高密度和低密度脂蛋白膽固醇之檢查。
   (7) 其他經中央主管機關指定之檢查。

   部分工作可能於體檢活動前需對體檢項目做更多的考量，如化學工廠中有機溶劑工作線上的員工雇用前確認其肝功能的情況。如果參與新工作具有特殊危險性，則員工必須接受特殊體格檢查。決定特殊體檢的施行，職護人員先要考慮：
   (1) 工作環境中可能存在的健康危害因子。
   (2) 存在危害因子的嚴重程度。
   (3) 藉由專家意見，如職業病專科醫師、工業衛生學者、工程師、輻射學專家、毒物學家等了解該工作條件的要求，並與其他職業衛生專業人員密切聯繫。

(4) 確保勞資雙方均了解該健康危害，並提出建議加以改善。

(5) 確認暴露於特殊作業環境員工所接觸的危害因子及實際暴露量。

2. 定期健康檢查：職場員工若未從事特殊作業暴露，則應依年齡層作定期健康檢查。勞工健康保護規則中規定，**年滿65歲以上者應每年檢查一次；年滿40歲未滿65歲者每3年檢查一次；未滿40歲者每5年檢查一次**。檢查目的在於早期診斷、早期治療以達預防殘障和恢復健康，不僅為偵測員工個人健康，更在於回應環境偵測，促使機構改善環境，落實個人防護措施，以免其他員工也罹患同樣疾病。執行檢查的時間、頻率、項目可參考法規訂定或依機構政策（不得低於法規標準，可優於法規之規定）實施。同樣的對其**檢查結果需保存至少7年**。

 而從事特殊作業之員工更應搭配其作業內容、最近一次之作業環境監測記錄及危害暴露情形等作業經歷資料，接受定期特殊健康檢查，其檢查記錄需保存10年以上。舉例來說，暴露在噪音環境的員工需要接受聽力檢查。部分暴露於特殊作業環境之員工健檢資料甚至需保存30年。

 因此職護人員應了解並隨時注意目前的一些相關法規的修訂和頒布，如職業安全衛生法、勞工健康保護規則、勞工健康檢查指定醫院管理要點等，同時讓資方也明瞭該法規的內容，並給予適當之建議。

 此外，定期健康檢查亦可早期發現員工的健康問題，如果檢查結果有異常項目，需進行追蹤檢查並了解是否與工作有關。若為從事下列作業工作者：(1)游離輻射；(2)粉塵；(3)三氯乙烯及四氯乙烯；(4)聯苯胺與其鹽類、4－胺基聯苯及其鹽類、4－硝基聯苯及其鹽類、β－萘胺及其鹽類、二氯聯苯胺及其鹽類及α－萘胺及其鹽類；(5)鈹及其化合物；(6)氯乙烯；(7)苯；(8)鉻酸與其鹽類、重鉻酸及其鹽類；(9)砷及其化合物；(10)鎳及其化合物；(11) 1,3－丁二烯；(12)甲醛；(13)銦及其化合物；(14)石綿；(15)鎘及其化合物，其各項特殊體格（健康）檢查記錄，應至少保存30年。

小補帖

體格檢查是指雇用勞工從事新工作時，為識別該勞工是否適合此份工作，所舉辦的勞工健康檢查。如果勞工朋友的新工作沒有特殊危險性，則只需接受一般體格檢查；如果勞工朋友的新工作具有特殊危險性，則必須接受特殊體格檢查。

定期健康檢查是指勞工在職期間，依其從事的工作內容及年齡，所應定期實施特殊或一般的健康檢查。

3. 復職健康評估：員工若因傷病停止工作後再度復職，除由原主治醫師開立診斷證明書，職護人員應和該員工及其主管會談，對其健康恢復情形和工作條件綜合評估，並協商確認其健康是否仍適於原工作，或需對其工作加以暫時或永久的調整，列舉其工作時應包括注意事項與同事可協助事項。同時應提供持續照護，使其回復工作後，繼續受到健康監測。必要時復職員工應在相關醫療人員指導下持續進行在職復健，縮短失能期，並加快適應工作，減少員工、家庭及資方的損失。
4. 其他健康檢查：除法令規範外，事業機構亦可自行提供其他檢查，以維護其人力資源或為員工福利。如主管體檢、退休員工健檢等。亦可檢測員工非職業性的健康問題，如糖尿病、高血壓等。執行檢查前應向受檢者說明目的並解釋使其明瞭檢查結果。若有異常，適時轉介員工做進一步診治。

情況題

黃先生來到公司的醫護室，表示「一週前體檢醫生說我血壓值偏高，但是我沒有不舒服，家裡也沒有遺傳問題…」，此時職護人員最恰當的處理方式為何？ (A)直接請黃先生到鄰近診所做診斷，並預約下次見面時間 (B)告知黃先生只要依照醫生指示按時服藥就可以控制病情 (C)提供有關高血壓未獲得良好控制，容易發生合併症的衛教 (D)請黃先生先坐下休息5分鐘後測量其血壓。

答案 D

(二) 健康體能檢測

良好的健康體能是個體維持日常生活、工作及休息活動的體力基礎，同時也有助於降低或延遲慢性病（如心臟病、高血壓、糖尿病、癌症等）的發生。由於我國已經成為高齡化國家，因此有必要努力保持甚至提升勞工的健康體能，延緩老化，使我們老當益壯。健康體能包含五大要素：心肺耐力、肌力、肌耐力、柔軟度及身體組成（表16-6）。職護人員可安排體檢活動或相關教育訓練時檢測「健康體能」，該資料則可作為執行護理活動的相關依據。各項健康體能要素測量方法及等級評估參考標準（常模），請掃描QR Code。

健康體能測量方法及常模

表 16-6　健康體能的要素及其檢測項目

要素	檢測項目
心肺耐力	登階指數
肌力	上肢肌力及下肢肌力
肌耐力	‧腹肌耐力：屈膝仰臥起坐 ‧背肌耐力：俯臥仰體運動
柔軟度	直立下壓
身體組成	‧腰臀比（腰圍／臀圍） ‧身體質量指數 (BMI)

四、健康管理

完成各項健檢活動後，職護人員可由執行該活動之醫療院所提供的綜合評估資料，或機構內人員協助或藉由本身學理知能彙整員工健康訊息，做適切保存及運用為推行健康管理的主要依據。配合工作環境認知評估後的記錄內容，可提供的健康管理活動項目以下分述。

(一) 職業病追蹤管理

➲ 職業病的定義

「職業傷害」在美國職業安全衛生署(Occupational Safety & Health Administration, OSHA)所提出的定義為：「**在工作環境中因單一事故而形成切、割、扭傷、截肢、骨折等傷害的現象。**」而「職業病」則指**在事業單位合理管理下，員工因勞動本身因素或工作環境因素，而導致身心損害的現象**。國內則依《職業安全衛生法》第2條第5款，將「職業災害」定義為：「因勞動場所之建築物、機械、設備、原料、材料、化學品、氣體、蒸氣、粉塵等或作業活動及其他職業上原因引起之工作者疾病、傷害、失能或死亡。」其認定邏輯應符合診斷5大準則。所謂職業上原因，依《職業安全衛生法施行細則》第6條規定：「指隨作業活動所衍生，於勞動上一切必要行為及其附隨行為而具有相當因果關係者」。

為了解事業單位因職業傷害而造成員工健康的影響範圍，一般常以**失能傷害頻率** (frequency rate, FR) 及**失能傷害嚴重度** (severity rate, SR) 為衡量指標。依其定義說明如下：

1. **失能傷害頻率是指每百萬工時所發生的損時傷害事故次數**，計算公式為：**（失能傷害次數 ×1,000,000）÷ 總經歷工時；損時傷害事故是指員工受傷後 24 小時內，無法回到崗位繼續工作的事件**，若人員受傷 24 小時內，即可回工作崗位繼續工作之輕傷事故並不列入計算。然而損時傷害事故卻常是頻繁的輕傷事故所影響。
2. 失能傷害嚴重度則指每百萬工時所損失的工作日數，計算公式為：**（總損失日數 ×1,000,000）÷ 總經歷工時**。

突發重大事故引起死亡或殘廢會提高失能傷害嚴重率，然而事業單位安全與否則與**失能傷害頻率**相關。由於失能傷害頻率與失能傷害嚴重度之間不一定呈平行關係，因此使用時應採共同檢視的方式進行。且職護應能透過平時對損時傷害事故及輕傷事故的監測，與員工特性（如年齡、性別、職級、工作現場、年資、教育程度等變項）進行交叉分析，作為協助減低職業傷害發生策略的主要依據。

➲ 職業病的診斷

相對而言，職業病則是較為慢性的變化。職業病之認定，應由醫師參考工作現場之狀況、製程、環境、暴露情形、臨床病史、罹病原因或機轉，並依據相關之職業病認定基準認定。目前國內已建立職業病認定參考指引，包括物理性危害（如光照性角結膜炎、全身垂直振動引起的腰椎椎間盤突出、異常氣壓作業引起之職業疾病等）、化學性危害（如鋁、錫、鉻、鎘、石棉、一氧化碳、除蟲菊殺蟲劑等）、生物性危害（如外因性過敏性肺泡炎及其併發症、外爾氏病、肺結核等）、人因性危害（如膝關節骨關節炎、旋轉肌袖症候群、腕道症候群等）和社會、心理性危害（如工作相關心理壓力事件引起精神疾病、職業促發腦血管及心臟疾病等）（中華民國環境職業醫學會，2012）。是否為職業病，應經醫師之診斷與職業原因具相當因果關係者，始得認定為職業病。當欲進行職業病診斷時，必須符合的五大主要原則包括**疾病的證據、職業暴露的存在、因果關係符合時序性、已有人類流行病學的考證及排除其他致因**（中華民國環境職業醫學會，2007）。

職護應維持本身醫療護理的知識技能，執行必要的檢查評估工作，更須不斷學習認知不同的工作情境，致病因子與疾病，以及疾病症狀間的關係，於機構內外扮演分享正確資訊的重要角色。當觀察到工作者因工作而使症狀惡化，但假日時症狀卻能緩解、或工作與出現身心不適症狀時間相近、

職業病認定指引

或機構內最近使用新的化學物質，以及從事同樣工作的同事都產生相同症狀時，職護應懷疑其罹患職業病的可能性，並適時協助員工轉診「職業病特別門診」諮詢，以了解是否罹患職業病（王等，2004）。

WHO 所認定為職業病的情況包括：(1) 其職業引起該疾病的明顯且唯一因素者，如採礦工人易罹患塵肺症；(2) 雖有其他的致病因素，但其職業為引發該疾病主因者，如煉焦爐工的支氣管肺癌；(3) 該疾病的病因複雜，而職業可能為影響因素之一者，如電鍍工的慢性支氣管炎；(4) 該疾病為勞工原有痼疾，而其職業可能加重病情者，如烤漆工的氣喘。而此部分因牽涉職業傷病給付賠償等問題，因此應由職業醫師執行確認。

➲ 職業病的鑑定

國內職業疾病之鑑定則由勞工懷疑罹患職業疾病，得到任一醫療機構開立之職業疾病診斷書啟動。其可區分為：(1) 勞雇雙方對醫師開具之職業疾病診斷書認定勞工所罹患之疾病為工作上所引起無異議；(2) 勞雇雙方對職業疾病診斷結果有異議時，透過勞雇雙方協調或送請地方勞工主管機關認定，認定結果如為職業疾病，勞雇雙方無異議時；(3) 勞雇雙方對地方勞工主管機關之職業疾病認定有異議或地方勞工主管機關認定困難或勞工保險機構審定發生疑義時，勞雇雙方得提供相關資料循行政體系送中央主管機關鑑定，鑑定結果如為職業疾病，勞雇雙方無異議時，則該雇主應依相關規定給予職業災害補償。但因勞工是否罹患職業疾病與其職業性暴露、個人生活史、家族史等有關。因此，勞雇任一方對職業疾病診斷有異議時，應檢附認（鑑）定有關資料，包括：(1) 雇主提供之資料為勞工既往之作業經歷、職業暴露資料、勞工體格及健康檢查記錄等；(2) 勞工提供之資料為既往之作業經歷、職業暴露資料、勞工體格及健康檢查記錄、職業疾病診斷書、病歷、生活史及家族病史等。

職業病鑑定流程

➲ 職業病健康管理

由於國內真正擔任事業單位專任的職業醫學科專科醫師極少，儘管通報作業主要由醫師進行診斷與通知，但職護居職場健康服務工作之第一線人員，應具有較高的敏感度，並能將員工的健康資料及情況做密切的監測與追蹤了解，以便達成早期診斷早期治療的預防策略。如勞工健康保護規則第 21 條規定，資方雇用勞工從事特別危害健康作業時，應建立健康管理資料，並依下列規定分級實施健康管理：

1. **第一級管理**：特殊健康檢查或健康追蹤檢查結果，全部項目正常，或部分項目異常，而經醫師綜合判定為無異常者。
2. **第二級管理**：特殊健康檢查或健康追蹤檢查結果，部分或全部項目異常，經醫師綜合判定為異常，而與工作無關者。
3. **第三級管理**：特殊健康檢查或健康追蹤檢查結果，部分或全部項目異常，經醫師綜合判定為異常，而無法確定此異常與工作之相關性，應進一步請職業醫學科專科醫師評估者。
4. **第四級管理**：特殊健康檢查或健康追蹤檢查結果，部分或全部項目異常，經醫師綜合判定為異常，且與工作有關者。

此過程中必要的追蹤步驟應由職護人員依據員工健康檢查後分級之結果、工作內容及所處環境，與資方作適當之協商，使員工能調派至合於其身體要求之工作，並對被分級到非一級管理之員工，採取個案管理方式，協助改善健康狀況，定期追蹤其變化，並進一步調整其健康行為。如職業安全衛生法第 6 條第 2 款，即提出對於重複性作業等促發肌肉骨骼疾病之預防，應採取分析作業流程、內容及動作；確認人因性危害因子；評估、選定改善方法及執行；執行成效之評估及改善；其他有關安全衛生事項的危害預防措施，並作成執行紀錄留存 3 年。

（二）慢性病防治及追蹤管理

國人因生活型態及方式的影響，在工作環境中常可見到慢性病人，如高血壓、糖尿病、骨質疏鬆症、尿路結石、攝護腺肥大、退化性關節炎、動脈硬化、貧血、痛風、B型肝炎等，不僅影響員工本身之家庭環境及其生活，尚且對工作造成某程度的不適應。另依據職業安全衛生法第6條第2款，亦清楚說明應對輪班、夜間工作、長時間工作等異常工作負荷促發疾病之預防，妥為規劃並採取必要之安全衛生措施。

當進行完整風險評估，職護人員在慢性病應對應可採取措施：(1)依其所患疾病的發病、病程、結果及所造成損傷評估，適時提出配工建議，使其轉換工作崗位，避免病情加重並維持穩定；(2)設計個案管理記錄卡，提供飲食、運動、體重控制等健康指導，並鼓勵其改變可能加重病情之生活習慣；(3)積極追蹤其服藥狀況，使其正確且持續地依醫囑正確用藥，並注意其副作用等反應；(4)提供相關資訊，鼓勵其對個人疾病自我負責的態度，並能決定治療方式；(5)

持續追蹤與支持，協助工作者調適其罹病期間面對工作環境需調適的問題；(6)關心個案在此慢性病下的壓力與家庭經濟負擔等問題；(7)必要時，主動與罹病員工之醫師做進一步溝通。而在防治方面則應建立個人健康基本資料，加強尚未罹病者減除危害因子，如正確飲食、水量攝取、運動方式、用藥習慣及體重控制等活動，並作定期的症狀或檢體篩檢。

(三)特殊群體健康管理

在全球化趨勢下，社會經濟背景的改變，職護所面對之族群健康管理工作亦需隨周遭環境而調整。醫藥科技的迅速發展，人類壽命延長，出生率普遍下降所牽動的人口分布也影響職場的工作事項。以全民健康保險的醫療體系，並未將健康管理的努力置入其財務、支付、資源運用等關聯性。然而面對中高齡族群的增加，未來人口年齡分布將趨向高齡社會，因非傳染性疾病衍生健康照護議題擴散，都是職護應思考進行健康管理的參考點。

1. 失能群體：根據統計顯示，國內領有身心障礙者手冊人數從2003年的86.1萬人上升至2023年的121.4萬人，有逐年增加之趨勢（衛生福利部，2024）。身心障礙者權益保障法中仍規範進用具有工作能力之身心障礙者的人數。

   一般而言，從職前訓練、工作安排、環境調適及人際互動等過程，都需護理人員扮演諮商、溝通的角色，使其在機構內的工作情形及內容能做適當的調整，並使機構內各種不同型態人士增進彼此了解互相接納。而在與失能員工的互動中，保密是項重要原則。

2. 母性群體：工作環境中危害因子日益多元化，其中對於生殖系統造成的影響越來越受重視。且隨科技及醫學進步，危害辨識與控制能力提升，健康風險評估技術發展，當能釐清傳統工作危害與母性健康間的關係後，面臨少子化趨勢，在延續健康勞動力的概念下，如何保障婦女人權及社會安全，亦能使健康無虞之女性勞工不會受到就業限制，更需兼顧母性保護與就業平權，職業安全衛生法第 30 條及第 31 條規定雇主不得使妊娠中或分娩後未滿 1 年之女性勞工從事危險性或有害性工作，且對有母性健康危害之虞之工作，應採取母性健康保護措施。

   因此廣泛認知工作環境或過程中孕婦及胎兒的健康危害因子，並妥善預防是職護人員的重要課題，其應能採特別風險評估，消除危害、調整工作條件或調換工作，再經與醫師確認健康無虞，告知當事人相關資訊，並尊重當事人工作意願，兼顧就業平等與母性保護。其健康危害因子分為職業性與非職業性兩方面：

(1) 職業方面因素：金屬、麻醉藥物、傳染因子、游離輻射、生理條件（如需久坐或久站的工作、夜班輪值）、人因工程上的安全問題（尤其是第三孕期）等。

(2) 非職業方面：喝酒、熬夜、吸菸等生活習慣、用藥情形、自發性流產等。

當懷疑工作場所出現健康危害因子時，應告知相關的所有工作人員，盡量減低其危害程度。若能堅守不取用未清楚性質的原料物質，則較能執行全面的防護措施。必要時，應適時調整配工，並與職業衛生團隊成員密切聯繫，**協助孕產婦獲得健康上的諮詢**。

3. 學生群體：學生以打工方式提早進入職場，或經由學校與企業建教合作方式成為受雇勞工已相當普遍，因此在工作場所中占有一定比例。一般而言，生產線所制訂的防護措施或危害因子標準限值多以成年人為主，如同藥物使用於不同年齡，劑量不同般，暴露劑量對於不同年齡所產生的效應亦不盡相同，故部分規範並不適用於他們，唯有整體降低危害因子的暴露量，或減少暴露時間才能保護他們的健康，所以必要的休息、合宜的工作負荷及預防其受健康危害因子的影響成為健康管理重點。考慮學生群體健全身心發展的同時，職護人員應利用訓練階段培養其重視安全衛生工作，並鼓勵以負責的態度促進自我健康。

4. 外籍群體：為協助產業發展及社會發展需要，1989 年國內開放引進外籍勞工後，截至 2024 年 7 月底人數達 793,544 人，以產業為類別來看，主要以從事「3K 行業專案」最多，其次為「社福移工」，再次為「看護工」（勞動部，2024）。

   然外籍員工雖能受到資方在保險及生活情境的安排，面對語言、文化背景及生活方式差異，當離鄉同袍慫恿轉介或對工作環境未盡如意時，行蹤不明比率即成為常見的管理工作盲點。職護人員應具體建立外籍員工能理解的相關安全衛生資訊，提高其對工作環境信賴度，必要時透過研究來尋求適當的管理策略，以協助其在適應周遭環境時，能勝任該工作並維持健康 (McCauley, 2005)。

5. 高齡群體：我國於1993年底65歲以上的人口在總人口中的比率已超過7%，正式邁入高齡化社會，勞動率隨年齡層提高而逐漸下降的趨勢，與各國就業人口年齡達55歲以上時，就業率下降的情形相仿。WHO和高齡諮詢委員會(National Advisory Council on Aging)定義高齡勞動者為超過45歲的勞動者。因此，在人類平均壽命延長，生育率下降的社會變遷下，人口高齡化將成為已開發國家政府需面對的重要議題。

年歲增加對個體而言隱含生理變遷、心理調適及社會適應的改變，但以產業面角度，高齡化社會代表事業單位中的中高年齡勞工比率將隨之增加，衝擊部分企業發展不得不仰賴中高齡勞動力經營的局勢。

在全球醫療科技高度發展下，大多數國家高齡人口就業率逐年提升。若以我國人口結構檢視，中高齡職場工作者仍占國內就業人口一定比例，顯現此問題同樣成為國內未來不容忽視的議題。1990 年國內尚未邁入老人國門檻前，勞工高齡化議題即曾被提出討論（工業安全衛生，1990），並引入高齡並非老化同義詞的概念。高齡勞工並不因為年滿 45 歲就想退休，且研究發現在有效易理解的訓練模式下，高齡勞工的自我學習同樣能接受新知識，對職場有所助益，不輸年輕勞工。而整體工作表現上，高齡勞工與年輕勞工並無太大差別，在同一個年齡層間的差異，遠比不同年齡層間的差異來得大。亦即高齡勞工也可以像年輕勞工一樣有生產力，而高齡勞動者的工作倫理、信賴度、正確性和安定度同樣獲得企業肯定 (Catrina, 1999; Kaeter, 1995b)，讓高齡勞動者對於企業內組織的生產力有貢獻，甚至比年輕勞動者要值得信賴。

針對中高齡員工如何滿足不同性別、年齡、教育程度及職業需求之職場健康照護，創造中高齡員工優良健康的就業環境及提升中高齡員工健康狀況，促進中高齡員工就業，以提升工作人口之健康及社會勞動力，是職護最新的挑戰工作。對續留職場的工作者來說，應著重於：(1)調整工作負荷，使其因年齡增長不可避免的生理變化不影響其工作程序，如神經系統平衡感、協調、快速反應能力下降，視力與聽力等感官機能退化，心臟血管、肝臟、腎臟、肌肉骨骼等退化問題的因應；(2)協助其體認身心變化，增加組織間多元溝通；(3)加強技能訓練；(4)提供職場健康支持性活動，如營養、身體活動、休閒規劃、體適能等議題的參與及分享。對於將規劃退休者而言，可強調退休生活規劃、鼓勵建立正向的社交網絡和確認財務準備度。

五、健康促進活動

過去職業衛生工作重點是早期診斷、早期治療職業病，而今隨著工業發展、生產自動化、貿易全球化及法令規範明訂後，即發展至定期篩檢、早期發現健康問題的層次。加上科技資訊研發、產業轉型，現代科技能監控各種職場危害後，職場壓力成為另一問題。從影響健康的主要因素來看，以健康促進促使員工生活型態的改變，將是職場健康需求的新趨勢。依渥太華憲章(1986)的闡示：「健康促進是一個過程，經由這個過程使人們能夠控制其健康決定因子，並因而改善其健康。」因此近年來更強調以個人為基礎，透過與組織、環境之間的交互關係，幫助人們具備控制健康危險因子的能力，增進健康。讓工作場所健康促進(workplace health promotion)活動能提升營造出促進健康的工作場所(health-promoting workplace)。

促進員工健康對機構而言可達下列效益：(1)提升生產力，降低傷病率、缺席率、事故傷害發生率、離職率，提高員工士氣、生產力、工作動機及工作表現；(2)改善員工生理、心理功能；(3)增加員工間或勞資雙方的互動及溝通機會；(4)改善勞資關係，員工感覺到資方的關心，有助於增加對資方的凝聚力。因此，健康促進活動近年來在職業衛生預防性健康照護上扮演極重要的角色。過去20年間，國外產業界開始提倡在工作場所推動各種健康促進活動，包括戒菸、壓力調適與管理、體適能推廣、健康風險評估、下背痛預防和照護、營養教育、體重控制、工作意外預防、血壓、血糖、膽固醇等篩檢活動，其他還有協助員工解決情緒問題的方案。

(一) 安排健康促進活動

職護人員透過醫療救護活動、工作現場環境評估及執行健檢與健康管理工作中認識員工，並藉由系統性調查、評估及呈現相關資料與主管進行溝通。因此在勞資雙方共識下，職護人員應能安排各種健康促進活動，如營養、健康飲食、運動體適能、體重控制、壓力調適、成癮物質（菸、酒、檳榔、藥物）等主題講座。在選擇時應考量其重要性、發生頻率、相關資源能否取得、可能效益等。若參與人員有認知差距，無法取得優先順序的共識，可透過行銷概念，宣導廣告，強化員工認知，或運用同儕影響、團體約束力來誘發動機，創造出需求。主題亦可著重於疾病預防，如預防注射、傳染病防治（肝炎、性病、AIDS、禽流感、流行性感冒、COVID-19等）、海外旅遊諮詢、安全駕駛、居家安全、急救訓練、口腔衛生、日常用藥、婦女保健等。若員工熟悉度愈高，活動成效常較顯著。在活動的進行中，非正式及正式場合的交替運用、不同方式衛教的介入、個案追蹤管理的運用，都能使職護人員在工作場所對健康促進活動上有極佳的詮釋。

活動實例

減重活動實例

王先生，43 歲，為某公司副理，身高 172 cm，體重 79 kg。每年的健檢活動中，各項結果均正常，但多建議他減重。他明白肥胖的影響，曾嘗試了一兩家減重機構，然而所得到的結果並不理想。於是當被公司職護人員姜小姐點名參加減重活動時，他已意興闌珊。團體衛教後，他仍態度消極，未主動執行課程教授原則。

此時她主動跟王先生溝通，在了解他的健康情形、公司作業內容和環境，以及個人的過去經驗後，建議他每日以步行兩萬步簡易增加活動的策略（上下班搭公車提早兩站下車步行、在公司內均以步行爬樓梯取代電梯的使用），以計步器實際測量，並配合確實掌握飲食概念，記錄工作的進行。在 3 個月的追蹤期間，她常打電話詢問並叮嚀，督促其確實進行。慢慢地，王先生自覺體能增進了，公司業務似乎更得心應手，更神奇的是他減重 6 公斤。王先生才驚覺原來讓自己更健康是件簡單、容易且快樂的事。

（二）員工協助方案

針對酗酒者所進行之活動在國外被視為員工輔助計畫加以推行，而後更推廣為心理層次的應用。在日益緊張的社會步調下，員工個人心理問題與機構生產力及成本之間息息相關，唯有身心健康的個體才能承擔工作的變化與壓力。當越來越多的諮商輔導在機構發展，職護人員若能適時處理或協助員工在婚姻、經濟及社會適應上的問題，應能維持職場人力資源永續發展。而職護人員在參與此相關計畫時，應謹守保密原則，並充分發揮溝通協調技巧，使員工了解機構政策對該計畫的支持，協助解決計畫進行時可能出現的時間安排、治療成本、主管在員工進行治療時的態度、人員協調等問題，並採取適當措施，以保障員工權益。當員工需要作進一步治療與輔導時，予以轉介至適當的協助單位，在機構與協助單位之間和員工與主管之間擔任聯絡人，提供追蹤及支持性的照顧，皆為職護人員重要工作事項。

六、行政業務

職護辦理之行政業務的內容可大致分為：

1. 執行職業健康護理計畫：由於機構組織架構政策以及其現有職業安全衛生計畫、專業人數多寡、機構本質（指工作人力基本資料分布，生產物質材料產品製程等條件）等均影響職護人員工作進行順利與否，因此執行護理計畫前完整的評估工作必須徹底。配合職業安全衛生法之修訂，職護亦將面臨更多特定群體之健康管理計畫之實施推動。其計畫執行仍依循護理過程的運用，從完整評估、資料分析、目標確立及執行活動，再給予評價。評估內容應包括對象（人數多寡、性別分布、年齡分層、教育程度、工作單位、健康狀況、需求順位等）、環境（工作地點、建築特性、危害因子、活動項目的合適性等）、時間（工時、生產進度、進行過程等）、經費、設備、參與人員等資料。

   以健康促進活動為例，應事先詳細評估規劃，包括在哪個時段進行、是否占用勞工上班或休息時間、題材是否適合閱讀、對象的通知、講員的選擇，並提供課程及適當的展示、示範等。計畫雖可依機構之不同而在層次上略有差異，然在擬訂過程中，理想的職業健康護理計畫應包括計畫名稱和目的、進行步驟時間、執行及協助人員、預估經費、評估方法及評值指標、備註欄等項目。

   部分機構敏感的話題，如職業病防治的工作項目，資料收集充分（文獻、案件實例）、個人在醫護知能足夠，並能透過與主管及員工間誠懇的討論與溝通，以恰當的衛教方式施行，通常都能在促進勞資方雙贏局面的用心考量下完成。在活動之後應進行回饋檢討，了解員工對活動的喜好程度、對活動期待的滿足程度、對活動實用性的評價等，並追蹤員工是否推薦其他同事參與、學習新事物、確實執行活動中建議的事項等行為，以做為成效評估與改進的參考依據。

2. 相關規則與系統之推展：發展並推行相關規章、工作守則、工作記錄及記錄保存系統且能依需要作適當修訂，如：(1) 以符合職業衛生服務成員的實際工作情形原則下制訂工作守則，並將評估、計畫、組織及教育訓練等推行內容以書面方式呈現，並定期修訂；(2) 由專職醫師擬訂各不同單位急救手冊並申購必要醫療器材，若無專職醫師則由職護人員諮詢地區醫師後進行；(3)

依勞工健康保護規則第 19 條規定，體格檢查或健檢資料應由事業單位保存至少 7 年以上。如何適切保存該項資料並維持保密原則的考量下，應用電腦輔助工作能協助職護人員發展健康記錄管理系統。該健康資料系統應能方便監測員工健康情形，評估各項計畫進行，作為發展新計畫的依據。在機構的政策上應載明有關醫療記錄隱私的保存要項。

3. 編列年度預算：各項職業衛生服務、新計畫的進行、原計畫的維持、新器材的購買及儀器維修等均需事前擬訂經費，詳細地列入公司年度預算中並定期評估（如每個月）確認其成本效益。
4. 製作報表：透過各種報表呈現，能讓主管及員工更清楚職護人員工作內容及角色。此外，更需製作各項法規要求的報表（如執行健檢活動後異常個案統計）、行政報表（如健檢醫院報價及檢查項目評估表）及其他的年報表（如衛生教育活動施行記錄、傷病個案記錄分析等），其型式依服務範疇及活動而調整。並將報表製作及計畫書的撰寫等活動大綱，置於機構政策或推動方針內。
5. 健康服務單位管理：儘管醫務室設置已從勞工健康保護規則中移除，然而適切健康服務應體規劃仍應存在。近年更因法規照顧全體工作者的修訂，增列職業安全衛生顧問服務機構與其顧問服務人員之認可及管理規則，職護亦可扮演提供勞工健康顧問服務人員，更對於健康管理認知的需求。其管理工作包括適當維修各項儀器，及實施各項計畫或其他服務。應定期校正基本儀器，包括身高體重計、聽力計、肺功能機、血壓計等，將維修措施列表實施，並應思考該空間作為工作者身體不適休憩及諮商需求之空間安排。

    在使用藥品方面，常是職護人員較易面臨法令糾紛爭議的工作。未有處方簽之開立，職護不應擅自執行給藥之行為，但仍應於職場備置緊急藥物。

6. 參與職業安全衛生（健康相關）委員會：職業安全衛生委員會為一諮詢單位，職護人員應是參與機構委員會的主要成員之一。透過該委員會**參與單位內健康政策之制訂**，並提出對傷害、疾病等預防措施建議方法。
7. 與社區各機構聯繫：維持與附近的醫院、緊急醫療機構、社區中衛生及環保行政單位、職業安全衛生諮詢機構或其他機構的職業衛生的良好關係，能對其所需服務或對員工離開該機構後的追蹤有所助益。

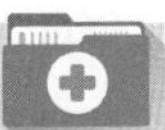

小補帖

健康職場認證

我國為建立國民健康生活型態、促進工作者身心健康，於 2007 年起辦理全國「健康職場認證」；而 WHO 於 2010 年建立「職場周全健康促進推動模式」，強調須涵蓋「生理工作環境」、「社會心理工作環境」、「個人健康資源」及「企業社區參與」四大層面，政府依該模式概念修訂自主管理檢核表，期能協助職場推動健康促進，其認證類別如下：

1. 健康啟動標章：鼓勵職場致力推動無菸環境，並開始推動職場健康促進工作。
2. 健康促進標章：鼓勵職場致力推動無菸環境，以及計畫性推動職場健康促進且有具體作為者。

相關申請及詳細資訊，請參閱健康職場資訊網網站：

16-5 護理師的角色與職責

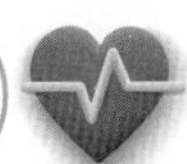

職護人員的角色功能因時代社會變動及經濟產業更迭而變得多元化，不僅需具有健康照護能力，對於評估、監督工作環境，作為公司企業主與員工間的溝通協調，反應員工的需要外，亦應具有管理能力，以擬訂及執行職護計畫，並在了解公司之組織架構及政策後，熟悉現有的職業安全衛生計畫，與相關人員合作，配合社會演變以提供護理服務。以國內現況及 AAOHN 對職護人員應具有責任來看，其角色職責包括：

1. **個案管理**：透過員工健康需求的評估，給予早期偵測和健康問題的篩檢，確立護理診斷，執行適切的照護活動或提供必要的健康促進及特殊保護策略，並評值計畫成果。將每位員工視為獨特個案的處理，是維持健康照護品質的重要關鍵。
2. **諮商及危機處理**：面對員工在情緒上、人際上等問題的諮商，提供心理衛生和危機處理的服務。職護人員可擔任資方與員工間、各工作單位間、各員工間、政府與資方間及社區民眾與事業單位間的橋樑，反應環境與健康相關問題，協助資方管理層次解決問題，尋求在成本效益上勞資方最佳雙贏面。

3. **健康促進**：傳統職業衛生已不足以因應未來的職場安全衛生的需求，必須再加入健康促進的觀念，以適應工作市場的需求。工作場所健康促進有賴資方、員工及社會三方面共同努力，以因應未來的轉變。為因應此現象，職護人員透過教育指導的方式使員工能安全衛生的從事工作，並促使個人培養對自我健康負責的態度，讓工作場所的健康促進計畫塑造出優良、健康的勞工及企業體。
4. **遵循法令規範**：事業單位主要在追求利潤，因此安全衛生工作常在經濟成長的前提下，缺乏理性的銷售市場。職護人員應將法令提及的工作內容作為個人行事的基準，除遵循規範應於到職 30 日內進行報備規範，更須以維護工作場所人力資源，促使員工能維持良好生產力、士氣及社會的適應能力為目標。
5. 監督員工健康與環境危害：藉由評估工作環境對員工的危害，監督個人健康及環境衛生的層次，使危害減至最低。持續、有系統的收集人和環境各項資料、整理並研究，作為改進業務措施的依據，增進職業衛生團隊成員間觀摩學習的機會，提高專業發展。

16-6 職業健康護理的未來展望

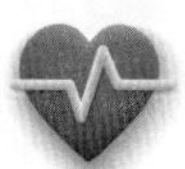

隨著社會型態的轉變、科技日新月異的發展，國人就業型態日趨多元化，加上製造原料越見複雜、使用機械繁多，生產線的工作環境多樣化，職業傷病類型亦將增加，除生理問題外，心理及社會健康問題都將成為職業健康護理面臨的挑戰。未來將趨於員工平均年齡上升、職場慢性病個案數增加，以及女性就業人口多元現象。職業健康護理除應擔負初級健康照護的角色，日後更需強調三段五級健康照護模式中預防疾病及健康促進的保健功能。因此，國內職業健康護理的工作展望主要在於：

1. 加強職護人員教育訓練規劃，充實職業衛生知能：因職護人員所需知能的廣泛性及自主性，國外均將職護人員培訓定位於學士後層級。就教育訓練規劃，政府與民間團體應協助充實現職職護人員成長，增進工作品質及內涵，並在正規教育訓練中發展積極培訓課程。職護亦應與機構中的職業衛生專業人員間互相成長，以自修或參與社團或在職進修等管道彌補知能的不足。

在諮詢對象上，除法令主管及輔導機構外，則可由勞動部所設之職業傷病防治中心，獲取與職業衛生相關的學術研究、教育訓練、勞工健康檢查、職業病特別門診、職業衛生服務、職業病防治諮詢等訊息。除此之外，透過職業安全衛生相關團體的資源分享，亦能對工作有所助益。

2. 建立職護人員證照制度，提高聘雇率及地位：因職護人員執業的特殊性，在各機構中組織層級角色定位不一，為提供員工更完善的職業衛生服務工作，應建立職護人員證照制度，確保職護人員具有完整的職業衛生服務能力。
3. 強調政府機構、事業單位與員工的共同參與：現有推動職業衛生服務阻礙之一來自於員工本身缺乏認知。職業衛生的推展需要企業員工關心自身的權益、企業主配合推展的意願，以及法規的保障。
4. 積極推廣專業研究發展：臺灣地區職業健康護理起步時間較晚，應更加積極建立切合國內需要及有助於國家社會發展的最佳方式。因此，推廣專業研究發展實為當務之急。

依據勞工健康保護規則規定：從事勞工健康服務之護理人員及勞工健康服務相關人員，應依表 16-7 規定之課程訓練合格。雇主應使雇用或特約之醫護人員及勞工健康服務相關人員，接受下列課程之在職教育訓練，其訓練時間每 3 年合計至少 12 小時，且每一類課程至少 2 小時。

1. 職業安全衛生相關法規。
2. 職場健康風險評估。
3. 職場健康管理實務。

表 16-7 從事勞工健康服務之護理與相關人員訓練課程及時數表

項次	課程名稱	課程時數（小時）
1	勞工健康保護相關法規	2
2	職業傷病補償相關法規	2
3	職業安全衛生概論	4
4	工作現場巡查訪視	2
5	工作場所毒性傷害概論	2
6	職業傷病概論	4
7	職業傷病預防策略	2
8	人因性危害預防概論	4

表 16-7 從事勞工健康服務之護理與相關人員訓練課程及時數表（續）

項次	課 程 名 稱	課程時數（小時）
9	職場心理衛生	2
10	勞工健康服務工作	4
11	健康監測及健檢資料之分析運用	4
12	職場健康管理（含實作四小時）	8
13	職場健康促進及衛生教育（含實作三小時）	6
14	勞工健康服務計畫品質管理及稽核	2
15	職場健康危機事件處理	2
16	勞工選工、配工及復工概論	2
	合計	52

結 語

從事職業健康護理工作時，其背景環境異於臨床護理人員、員工、開業護理機構，然而卻仍本著護理的原則與精神從事服務。從對象而言，職護人員為同樣在工作環境中的同事提供各項職業衛生服務，這些同事不是具有醫護相關背景的人員，但其在職場的立場與職護人員相當，皆為受雇而獲得薪資的角色。不同的是職護人員的工作與機構的生產與利潤，並無法以直接相關與立即成效被顯現，所以個人對職護人員的體認，將會影響其工作的內容及成效。在全球快速變遷的驅使下，唯有職場的健康隨著組織茁壯而成長，才能帶動機構的穩定與活力，而落實職業健康護理工作應被視為在競爭環境中的安定劑。因此，職護人員的未來將隨著社會步調的變化而充滿挑戰，並朝向專業多元化的服務邁進，期使員工的健康能與經濟成長齊頭並進。

學 | 習 | 評 | 量

REVIEW ACTIVITIES

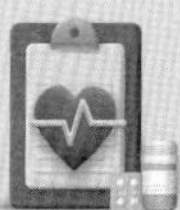

( ) 1. 依據勞工健康保護規則，有關事業單位急救人員之安排，下列何者正確？(A)每100位員工須安排1位急救人員 (B)每一輪班次至少要有1位急救人員 (C)急救人員必須由醫護人員擔任 (D)急救人員必須每年考試換證照

( ) 2. 有關職業衛生護理人員需具備的主要角色與能力之敘述，下列何者錯誤？(A)員工健康管理與促進，包含安排各項勞工健檢 (B)進行勞工作業環境測定，並將結果通報環安衛人員，進行現場作業改善 (C)按主管機關的法令規範，適度調整業務 (D)與主管或相關部門溝通協調，包括業務相關經費或配工

( ) 3. 根據勞工健康保護規則中規定，工作者暴露於下列哪一種作業環境超過8 hours/day，會造成聽力傷害？(A) 1,000 Hz (B) 1,500 Hz (C) 75 dB (D) 85 dB

( ) 4. 依據「勞工健康保護規則」規範，雇主雇用勞工時，應就規定項目實施一般體格檢查，此檢查記錄應至少保存多久？(A) 10年 (B) 7年 (C) 5年 (D) 2年

( ) 5. 依據勞工健康保護規則，規定未滿40歲一般作業員至少多久做1次健康檢查？(A) 2年 (B) 3年 (C) 4年 (D) 5年

( ) 6. 長期暴露於何種物質的工作環境中，最容易導致罹患帕金森氏症候群？(A)錳 (B)鉛 (C)鎘 (D)砷

( ) 7. 根據勞工健康保護規則，有關勞工健康檢查的敘述，下列何者正確？(A)不分作業性質年滿65歲的員工每年需做1次特殊健康檢查 (B)游離輻射作業員工的健康檢查結果保存7年後即可銷毀 (C)粉塵作業勞工的特殊健檢項目需包含肺功能檢查 (D)職場勞工健康檢查的安排由職業醫學專科醫師排定

( ) 8. 長期暴露於游離輻射環境的勞工易罹患下列何種疾病？(A)白內障 (B)白血病 (C)腦栓塞 (D)角膜炎

( ) 9. 為了解勞工使用化學品的危害性，職業衛生護理師應從何處取得相關資訊？(A)標準作業流程表 (B)員工健康檢查報告 (C)物質安全資料表 (D)環境監測報告

( )10. 職業衛生護理的工作內容與其他社區群體護理最大的不同為何？(A)健康照護 (B)工作現場訪視 (C)健康監測 (D)健康管理活動

選擇題答案：BBDBD ACBCB

MEMO

Community Health Nursing

CHAPTER

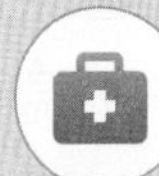

環境衛生

Environmental Health

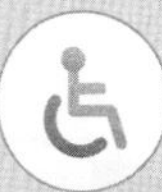

17-1 環境衛生的基本概念

一、環境衛生的定義與目的
二、環境衛生的範疇
三、目前面臨的環境保護問題

17-2 飲水衛生

一、水源概述
二、水中可能含的雜質
三、水質檢查
四、水質處理
五、水媒疾病

17-3 食品衛生

一、食品衛生與食品安全
二、食品衛生的行政及管理
三、食物保存
四、食物中毒
五、食物中毒的預防與處理原則

17-4 汙水處理

一、常見的水汙染指標
二、汙水處理的程序

17-5 垃圾處理

一、垃圾的分類
二、垃圾的處理方式
三、醫療廢棄物的處理方式
四、我國資源回收的概況

17-6 房屋衛生

一、房屋衛生的定義
二、房屋衛生的基本條件

17-7 病媒管制

一、病媒概述
二、常見的病媒管制法
三、殺蟲劑概述
四、常見病媒及其管制措施

17-8 公害防治

一、公害的定義與種類
二、公害（環境汙染）的影響因子
三、空氣汙染
四、水汙染

17-9 社區衛生護理人員的職責

編著者 鄧玉貴

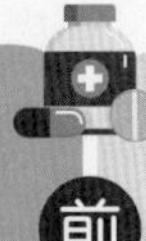
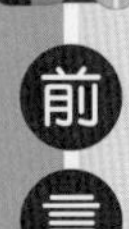

前言

環境保護屬於公共衛生工作的一環，且是公共衛生之重要指標，因此加強環境保護乃是確保公共衛生工作的落實。在科學日益進步的今日，我們賴以生存的環境受到各種汙染，產生莫大的變化，為了增進人類生活的品質，對於「環境衛生」的了解是一個現代國民應該具備的認知，需仰賴它才能夠維持一個生存的空間。護理教育中除了包括各種護理專業技能外，亦需增加有關人類生態學 (human ecology) 的知識，使其能夠愛惜且尊重人類所藉以生活與生存的空間，進而促進生活品質的提升，並能延續環境保護的最高原則－永續發展及經營。

17-1 環境衛生的基本概念

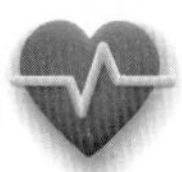

一、環境衛生的定義與目的

世界衛生組織 (WHO) 對「環境衛生」的定義：「控制人類的活動環境中，可能有害人體健康和生存的所有因素。」而美國環境衛生研究所 (National Institute of Environmental Health Sciences) 對「環境衛生」的定義則是：「一種表現於清潔的家庭、田園、鄰居、廠商及社會的生活方式。這種生活方式要主動不斷地求進步，以追求人類生活的理想境地。」對於環境因素引起之健康問題，藉由各種策略處理，期使達到下列目的：(1) 預防人類疾病的發生與相互傳染；(2) 增進人們的健康與延長壽命；(3) 提高個人工作效率與生產量；(4) 促進人類生活品質，保持與自然環境的和諧關係。

環境影響評估 (environmental impact assessment, EIA) 中的環境影響是指某活動或一連串事件導致環境變化或效應。**EIA 是具有前瞻性、預測性的事情評估工作，主要目的在評估計畫、活動、事件環境所造成的影響程度和範圍，所得結果可提供決策者作為執行該項計畫的參考。**

二、環境衛生的範疇

凡人類生活上賴以生存與活動的資源及空間，均可稱為人類的生活環境；影響人們生活環境健康的所有因素，皆可列為環境衛生的範疇，內容包括飲水衛生、食品衛生、汙水處理、垃圾處理、房屋衛生、病媒管制、公害防治等。

三、目前面臨的環境保護問題

(一) 全球性

目前全球環境保護問題包括**臭氧層的破壞**（大量使用氟氯碳化物(CFCs)所致）、**溫室效應**（石化燃料大量排放CO_2及濫伐森林所致）、**酸雨**〔工廠及汽機車排放**硫氧化物(SO_x)**、氮氧化物(NO_x)所致〕、跨國性工業汙染、海洋汙染、野生生物日漸減少、熱帶雨林的濫伐、**土地過度開發**會造成**土壤沙漠化**、生態景觀改變、生態系統變遷、**生物多樣性損失**、開發中國家之環境汙染。各國為解決這些問題，在本世紀所訂定華盛頓公約及蒙特婁公約的國際性環保規範。

(二) 國內

臺灣目前環境問題包括地狹人稠、環境負荷嚴重、機動車輛高度成長使汙染量增加、工廠密度高使汙染量隨之增加、能源消耗量大造成環境汙染、牲畜多使汙染量大、下水道接管普及率低、垃圾多而加重處理之負荷、營造工程增加造成公害加重；現階段環境保護政策綱領之目標即為保護自然環境及維護生態平衡。

小補帖

紫外線指數

係指到達地面單位面積的紫外線輻射量強度的數值，指數越大強度越強，而**紫外線易對皮膚、眼睛造成傷害，使得人類較易罹患皮膚癌及白內障**。依據世界衛生組織相關規範，紫外線指數分級如下：(1) 低量級：指數≦ 2；(2) 中量級：指數 3~5；(3) **高量級：指數 6~7**；(4) 過量級：指數 8~10；(5) 危險級：指數≧ 11。

對於紫外線防護措施為從事戶外活動時留意紫外線指數預報資訊，並採取是當防曬方式：如遮陽衣物、防曬乳等，或避開紫外線高量級以上時段的活動。

17-2 飲水衛生

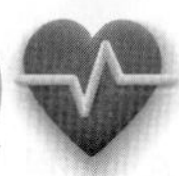

一、水源概述

良好水源的條件包括：(1) 水量充足及來源可靠；(2) 水質良好：包括清澈、無臭味、無腐蝕性、不含有毒性物質及其他致病性微生物；(3) 免用動力抽水，可以自然取用。

水源的種類包括：(1)地面水：主要有湖水和河水；(2)地下水：主要為井水，包括深井水和淺井水；(3)山泉水：水質經由不同地質的過濾或沖洗，高山頂積雪溶化後，流入山下成為山泉水。

二、水中可能含的雜質

1. 氣體：溶氧、二氧化碳、氨、甲烷、硫化氫及其他揮發性有機物（如三鹵甲烷）與無機物。
2. 汙濁物體：一些懸浮或沉積在水中的泥、砂及有機物等雜質，可能會懸浮在水體內。
3. 溶解物質及膠狀物體：鉀、鈉、鎂、鈣、鐵、錳、鋅、銅、鋁等金屬之鹽類，以溶解狀態存在水體中；細菌、黴菌、原蟲類及藻類等有機物，以膠狀存在水體中。

三、水質檢查

水質檢查的目的包括：(1) 供給用戶安全的飲用水、水產用水及各工業用水等；(2) 尋找汙染水源的來源，決定處理的設備及水源的開發；(3) 評估自來水廠及廢水處理系統的處理效率。而水質檢查的類別包括**物理檢查、生物檢查、生物毒性試驗、微生物檢查、化學檢查及放射性檢查**，分述如下。

(一) 物理檢查

1. 色度：最大容許量為 15 鉑鈷單位 (plantinum-cobalt units, PCU)。
2. 臭：即初嗅數，最大容許量為 3。
3. 味：無味最好，可作為自來水廠處理水的效率測定。
4. 濁度：最大容許量為 2 濁度單位 (Nephelometric turbidity units, NTU)，濁度高的水會影響陽光照射河川，降低河川水的自淨能力。
5. 總溶解固體量：最大容許量為 500 mg/L。
6. 溫度：水溫以當地氣溫作為參考，**熱汙染可能導致水中生物畸形**。

(二) 生物檢查

水體中存在各類生物，包括藻類、黴菌、原生動物、輪蟲類、甲殼類、海綿動物、苔蘚及水中昆蟲的幼蟲等浮游生物和水底棲生物，藉由分析生物種類與計數工作，以作為淨水處理的參考。

(三)生物毒性試驗

用於檢驗汙染水體對於魚類之毒性影響。主要是將試驗魚類放入不同濃度的汙染水中，在一定接觸時間後，水中魚類死亡半數之汙染水濃度(以容積百分數表示)。

(四)微生物檢查

1. 細菌菌落數：最大容許量為100/ml，表示水中細菌總數，為探測水汙染程度。
2. 大腸菌類密度：目的為了解糞便汙染水質的情形，最大容許量之單一水樣為6.0/100 ml。

(五)化學檢查

1. 總鹼度：水中碳酸氫鹽鹼度和碳酸鹽鹼度之總和。
2. 總硬度：指鈣與鎂等金屬離子量。
3. pH 值：為避免腐蝕金屬水管，自來水的標準範圍訂為 6.0~8.5。
4. 餘氯：自由餘氯和結合餘氯量。為確保飲水的消毒安全，防止水媒疾病的傳染，自由餘氯應維持範圍在 0.2~1.0mg/L。若天然災害致以用水源濁度超過 500NTU 時，自由妤綠須維持在 0.2~2.0mg/L。
5. 氯鹽：最大容許量為 250 mg/L，常作為海水和工業廢水汙染的指標。
6. 硫酸鹽：最大容許量為 250 mg/L，過量會導致腹瀉。
7. 氟鹽：最大容許量為 0.8 mg/L，適量的氟鹽可降低齲齒的發生率；過量則會造成黃斑牙症。
8. 游離氨氮：氨的存在表示水受到汙染，若飲水中含有游離氨氮，表示水質有含氮有機物的新近汙染。
9. 亞硝酸鹽氮：為氮循環的中間產物，飲水中若有亞硝酸鹽，表示有含氮有機物汙染。
10. 硝酸鹽氮：為氮循環的最終產物，最大容許量為 10 mg/L，過量會造成嬰兒血色素的病變，引起嬰兒變性血紅素血症。
11. 鐵：最大的容許量為 0.3 mg/L，過量時會使洗滌的衣服留下棕黃色斑點，水變黃色混濁並有臭味。
12. 錳：最大的容許量為 0.05 mg/L，過量會引起中樞神經毒性作用。

13. 銅：最大容許量為 1.0 mg/L，過量會使水帶苦味。

14. 鉛：最大容許量為0.01 mg/L，對人體會有蓄積性，沉積在骨骼、神經及腸胃道等造成慢性或亞急性中毒。

15. 鎘：最大容許量為0.05 mg/L，對人體會有蓄積性，並取代骨骼中的鈣作用。

16. 汞：最大容許量為0.002 mg/L，對人體會有蓄積性，造成中樞神經受損。

17. 砷：最大容許量為0.01 mg/L，對人體會有蓄積性，長期飲用含砷量高的水，會罹患烏腳病，造成皮膚、心血管及肝腎等的病變。

18. 總三氯甲烷：最大容許量為0.08 mg/L，水處理於加氯消毒過程中產生三氯甲烷，長期飲用可能誘發癌症，可利用煮沸法去除之。

(六) 放射性檢查

自來水水質放射性標準依據「游離輻射防護安全標準」的規定進行管理，主要在偵測放射性汙染的程度，放射性物質的水中最大容許量分別為：總阿法 (α) 為 0.1 貝克勒 (Bq/L)、總貝他 (β) 濃度為 0.1 貝克勒 (Bq/L)、鍶 (^{90}Sr) 為 0.1 貝克勒 (Bq/L)、鐳 (^{226}Ra) 為 0.1 貝克勒 (Bq/L)。

四、水質處理

(一) 水質處理的目的

水質處理的目的在改善水質，除去原水之濁度與色度、臭味、軟化硬度、消滅致病微生物、消除腐蝕性物質、除去過量之鐵與錳、放射性物質及鹽分，使水質合乎衛生及適飲。

(二) 水質處理的程序

選擇合適的水源地後，將水引進淨水廠處理，經過配水及輸送管路將處理過的水輸送到各用戶，如圖 17-1 所示。

(三) 水質的處理方法

1. **曝氣**：原水經過各種曝氣裝置，**增加水與空氣中的氧接觸機會**，以增加水中溶氧量，**除去有害氣體、二氧化碳、不良氣味、提高 pH 值降低對水管腐蝕度**及熱量。

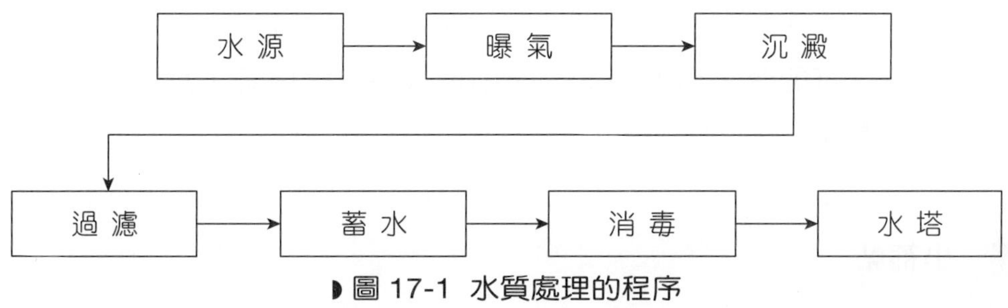

圖 17-1 水質處理的程序

2. **沉澱：**
   (1) 自然沉澱（普通沉澱）：於沉澱池入口設有小孔的隔板，以降低水的流速，使水中粗大的懸浮固體粒子因地心引力的作用而沉到池底，降低濁度。
   (2) 膠凝沉澱（化學沉澱）：於水中加入膠凝劑〔如聚氯化鋁(PAC)〕及助凝劑，吸附水中細小懸浮物，形成很多細羽毛狀的膠羽體，加速下沉，以除去水中細小懸浮固體及其他膠狀物體等。
3. **過濾**：使水通過多孔過濾材料或砂石層、生物繁殖形成膠狀物的薄膜，以沉澱水中微細雜質，淨化水質，可分為快濾池與慢濾池兩類，分述如下：
   (1) 快濾池：採用膠凝沉澱法並使用化學濾膜，砂徑粗 (0.5 mm)，具 3~5 層碎石層的分布，過濾速率較慢濾池快（150~300 m^3 ／ m^2 ／日），需以反沖洗砂方式清理砂層，占地面積小，適合濁度範圍大者。
   (2) 慢濾池：採用自然沉澱法並使用生物濾膜，砂徑較細 (0.3 mm)，具不分層碎石層的分布，過濾速率慢（2~8 m^3 ／ m^2 ／日），需以刮砂方式清理砂層，占地面積大，適合濁度範圍小者（30 JTU 以下）。
4. **消毒**：水質經過沉澱及過濾處理後，未能完全除去細菌及微生物，為能獲得符合安全衛生的飲用水，須藉消毒方式處理。消毒方式包括：
   (1) **氯氣消毒**：氯氣在水中生成次氯酸 (HOCl)、次氯酸鹽 (OCl) 及初生態氧 (O)，使細菌的酵素及病毒的核酸不具活性，達到消毒效果，並維持**水中餘氯在 0.05 mg/L 以上，水管末端餘氯在 0.2 mg/L 以上。目前淨水場即用此法，乃目前臺灣最便宜而廣泛使用的消毒法。**
   (2) 臭氧：為強力氧化劑，殺菌效果佳，但無餘留效果（即無剩餘臭氧保持在水管中維持殺菌效果），且處理費用高。
   (3) 紫外線照射法：利用紫外線照射水面方式，消滅飲水中致病微生物，達到消毒效果。

(4) 煮沸法：水加熱到滾沸並維持 10~20 分鐘可消滅飲水中的致病微生物；**煮沸後，打開蓋子續煮 3~5 分鐘則可去除三鹵甲烷（氯仿），避免誘發肝癌或腎癌**。適於處理後的小型飲水系統應用。

小補帖

避免自來水二次汙染的方式

1. 進水口高於最高水位。
2. 使用橡皮管勿浸在水中。
3. 自來水不與其他水源混合使用。
4. 水池進水口應高於周圍，避免汙水流入。
5. 避免馬達直接抽水造成錯接汙染。
6. 採地上式水池。
7. 更換鍍鋅鐵管為塑膠管、**不鏽鋼管**或 PVC 管。
8. **水塔加蓋、通氣孔加紗網以免汙染。家庭使用水之水塔應每半年清洗一次。**

五、水媒疾病

是指由於水質被一些物質汙染後可能引發的疾病，常見原因可分生物性、物理性及化學性。

（一）生物性水媒疾病

水中病原體繁殖後，其數量及致病性致使動、植物危害，引起疾病。常見疾病如表 17-1。

（二）化學性水媒疾病

水中受化學物質汙染，致使動、植物危害，引起疾病。導致汙染源之可能原因有工廠排放重金屬及無機鹽類農藥與化學藥劑使用不當。常見疾病如下：

1. **水俣病** (minamata disease)：水質受**汞**汙染，經由**食物鏈**致使汞在人體蓄積，造成**中樞神經中毒病變**。
2. **烏腳病** (black-foot disease)：因水質含有**砷**及**腐植質**等，造成皮膚、心血管及骨骼系統病變。

表 17-1　常見之生物性水媒疾病及致病原

疾病種類	致病原
霍亂 (cholera)	霍亂弧菌
傷寒 (typhoid fever)	傷寒桿菌
副傷寒 (paratyphoid fever)	副傷寒桿菌
痢疾 (dysentery)	志賀氏痢疾桿菌或阿米巴原蟲
傳染性肝炎 (infectious hepatitis)	A 型肝炎病毒
小兒麻痺 (poliomyelitis)	小兒麻痺病毒
寄生蟲病 (parasites)	蛔蟲、鞭蟲等

3. **痛痛病**(itai itai disease)：水質受**鎘**汙染，鎘會取代人體中的鈣，使骨骼軟化、萎縮、彎曲。
4. **鉛中毒** (lead poisoning)：水質受**鉛**汙染，在人體細胞組織中蓄積，會造成神經、循環、腸胃、骨骼及腎臟等系統損害；**孩童比成人更容易鉛中毒**，且可能**導致嬰幼兒的學習能力障礙**。
5. **威爾遜症** (Wilson disease)：水質受**銅**汙染，人體因**銅代謝障礙**導致溶血性貧血及器官障礙。
6. **嬰兒變性血紅素血症** (infant methemoglobinemia)：水質中含過量**硝酸鹽**及**亞硝酸鹽**汙染物導致血紅素變性。
7. **黃斑牙** (mottled teeth)：因水中**氟鹽**過高所致。
8. **甲狀腺腫** (goiter)：因**缺碘**或水中螢光腐植質增加所致。
9. 缺血性心臟病 (ischemic heart disease)：因水質硬度太高所致。

（三）物理性水媒疾病

水中含有放射性物質汙染，致使動植物危害，引起疾病。常見放射性物質有鐳 (^{226}Ra)、碘 (^{125}I)、鍶 (^{90}Sr)。

17-3 食品衛生

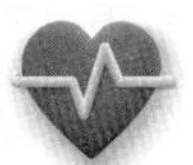

一、食品衛生與食品安全

由於臺灣經濟發展社會進步，民眾消費型態改變，外食機會增加，從 2002 年臺灣地區食品中毒案件之攝食場所分類，可知營業場所約占四成，學校約占兩成，在中毒原因食品分類，得知以水產品及複合調理食品（含餐盒）為主；另外每隔一段時日就爆發的「黑心食品」，例如油品混充或違法添加銅葉綠素等，相關報導層出不窮，故為避免民眾食用到不利於健康的食品，食品衛生亦是重要的議題之一。

食品衛生為食品由生產地經製造、加工、調配、包裝、貯存、運銷、販賣，至消費者食用前之整個過程，使合乎衛生、安全的要求與保證，以確保所供應食品得以保障消費者的健康。食品安全的意義與食品衛生相同，當人們攝取不良食品時，導致危害人類健康，其食品乃為不安全或不衛生之食品。

二、食品衛生的行政及管理

目前行政組織體系中，負責食品衛生業務的管理單位，於中央主管機關為**衛生福利部食品藥物管理署**，而直轄市的掌管單位為衛生局藥物食品管理處或食品衛生科，其他縣市為縣市政府衛生局藥物食品管理課，以推動全國食品衛生工作，業務範圍包括食品衛生與安全管理與宣導、食品查驗及國民營養相關事項。

食品衛生管理除了負責的單位之外，尚須依據相關法源規範管理項目。依食品安全衛生管理法總則篇第3條，食品衛生的管理對象包括食品、特殊營養食品、食品添加物、食品器具、食品容器、食品包裝、食品用清潔劑、食品業者、食品標示、食品查驗、營養標示與基因改造食品等，以確保食品使用者的健康。但是在食品製造過程中可能有食品添加物使用，購買者可藉由食品包裝外標示了解食品。有關食品添加物、食品標示及營養標示敘述如下。

(一) 食品添加物

食品添加物是指「為食品著色、調味、防腐、漂白、乳化、增加香味、安定品質、促進發酵、增加稠度、強化營養、防止氧化或其他必要目的，加入、接觸於食品之單方或複方物質。」在食品安全衛生管理法第15條規定，食品或食品添加物有變質或腐敗、未成熟而有害人體健康、有毒或含有害人體健康之物質或異物、染有病原性生物或經流行病學調查認定屬造成食品中毒之病因、殘留農藥或動物用藥含量超過安全容許量、受原子塵或放射能汙染其含量超過安全容許量、攙偽或假冒者、逾有效日期、從未於國內供作飲食且未經證明為無害人體健康、添加未經中央主管機關許可之添加物，不得製造、加工、調配、包裝、運送、貯存、販賣、輸入、輸出、作為贈品或公開陳列。

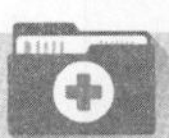

小補帖

瘦肉精

最常見的是萊克多巴胺；添加於豬隻等動物飼料中長期食用，可促進蛋白質合成，增加瘦肉量。但瘦肉精屬於β－交感神經受體致效劑，**食用可能引起類交感神經興奮**。

蘇丹紅

蘇丹紅一般作為工業用染料使用，例如將鞋油、地板蠟或汽油增色。不肖業者為了讓食品的顏色看起來更加鮮豔飽滿，把蘇丹紅當成食品添加物。臺灣環境部化學物質管理署將蘇丹紅I列為「第四類毒性化學物質」，即化學物質有汙染環境或危害人體健康之虞。蘇丹紅在人體內會被分解為胺類化合物，即屬第二級可能致癌物，食用過多蘇丹紅，可能會導致肝腎功能受損，或是引起皮膚過敏反應等問題，挑選食品時，盡量避免過於鮮艷，且價格過於低廉的食物。

(二) 食品標示

標示是指「食品、食品添加物、食品用洗潔劑、食品器具、食品容器或包裝上，記載品名或為說明之文字、圖畫、記號或附加之說明書」（圖17-2）。除此之外，在**食品安全衛生管理法**第22、24、26、27條規定應以中文及通用符號明顯標示下列事項：

1. **第22條**—食品及食品原料之有容器或外包裝，應以中文及通用符號，明顯標示下列事項：品名、內容物名稱（其為二種以上混合物時，應依其含量多寡由高至低分別標示之）及**淨重、容量或數量、食品添加物名稱**（混合二種以上食品添加物，以功能性命名者，應分別標明添加物名稱）、**製造廠商**或國內負責廠商名稱、電話號碼及地址（國內通過農產品生產驗證者，應標示可追溯之來源；有中央農業主管機關公告之生產系統者，應標示生產系統）、原產地（國）、有效日期、營養標示、含基因改造食品原料，以及其他經中央主管機關公告之事項。

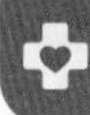

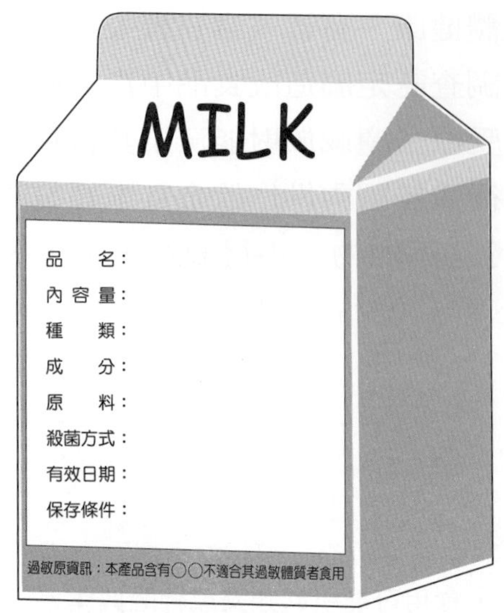
MILK
品　名：
內 容 量：
種　類：
成　分：
原　料：
殺菌方式：
有效日期：
保存條件：
過敏原資訊：本產品含有○○不適合其過敏體質者食用

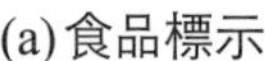
(a)食品標示

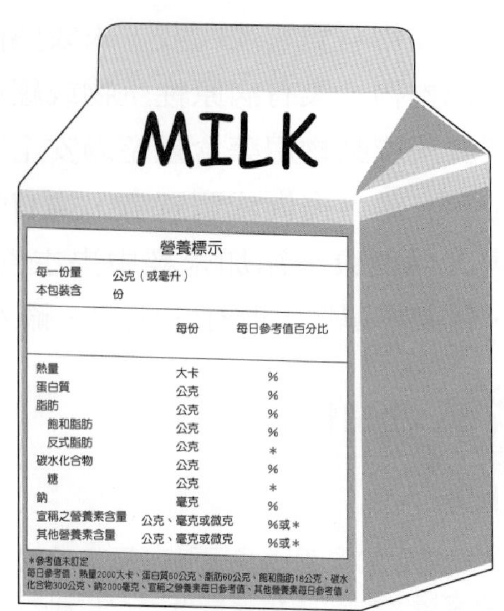
MILK
營養標示
每一份量　公克（或毫升）
本包裝含　份
每份　每日參考值百分比
熱量　大卡　%
蛋白質　公克　%
脂肪　公克　%
飽和脂肪　公克　%
反式脂肪　公克　*
碳水化合物　公克　%
糖　公克　*
鈉　毫克　%
宣稱之營養素含量　公克、毫克或微克　%或*
其他營養素含量　公克、毫克或微克　%或*
*參考值未訂定
每日參考值：熱量2000大卡、蛋白質60公克、脂肪60公克、飽和脂肪18公克、碳水化合物300公克、鈉2000毫克、宣稱之營養素每日參考值、其他營養素每日參考值。

(b)營養標示

圖 17-2　食品標示

2. 第24條—食品添加物及其原料之容器或外包裝，應以中文及通用符號，明顯標示下列事項：品名及「食品添加物」或「食品添加物原料」字樣、食品添加物名稱（其為二種以上混合物時，應分別標明。其標示應以第十八條第一項所定之品名或依中央主管機關公告之通用名稱為之）、淨重、容量或數量、製造廠商或國內負責廠商名稱、電話號碼及地址、有效日期、使用範圍、用量標準及使用限制、原產地（國）、含基因改造食品添加物之原料，以及其他經中央主管機關公告之事項。
3. 第26條—食品器具、食品容器或包裝，應以中文及通用符號，明顯標示下列事項：品名、材質名稱及耐熱溫度（其為二種以上材質組成者，應分別標明）、淨重、容量或數量、國內負責廠商之名稱、電話號碼及地址、原產地（國）、製造日期（其有時效性者，並應加註有效日期或有效期間）、使用注意事項或微波等其他警語，以及其他經中央主管機關公告之事項。
4. 第27條—食品用洗潔劑之容器或外包裝，應以中文及通用符號，明顯標示下列事項：品名、主要成分之化學名稱（其為二種以上成分組成者，應分別標明）、淨重或容量、國內負責廠商名稱、電話號碼及地址、原產地（國）、製造日期（其有時效性者，並應加註有效日期或有效期間）、適用對象或用途、使用方法及使用注意事項或警語，以及其他經中央主管機關公告之事項。

另外第21條第1項規定，經中央主管機關公告之食品、食品添加物、食品器具、食品容器或包裝及食品用洗潔劑，其製造、加工、調配、改裝、輸入或輸出，非經中央主管機關查驗登記並發給許可文件，不得為之；其登記事項有變更者，應事先向中央主管機關申請審查核准。第16條規定，有毒者、易生不良化學作用者、足以危害健康者、其他經風險評估有危害健康之虞者，不得製造、販賣、輸入、輸出或使用。所以在相關條文規定下，以確保使用者之健康。

(三)基因改造食品 (Genetically modified Foods, GM Foods)

基因改造食品是以現代基因工程技術從基因改造生物 (genetically modified organisms, GMO) 製造出的食品，有下列三大類：

1. 直接食用之食品：食品本身含有新基因，如含抗除草劑農藥基因的黃豆。
2. 加工食品：食品成分含有新基因，如基因改造黃豆作出的豆腐。
3. 純化精製的食品：如黃豆油、醬油，其原料雖為基因改造黃豆，純化精製後卻不含有新基因。

目前臺灣市面上常見的基因改造食品有黃豆、玉米及其加工製品。依食品安全衛生管理法第21條第2項規定，食品所含之基因改造食品原料非經中央主管機關健康風險評估審查，並查驗登記發給許可文件，不得供作食品原料。另依據公告之「基因改造食品之安全評估方法」及「混合型基因改造食品安全性評估原則」對基因改造食品的製程及產品本身均分別進行安全性評估，其評估之重點包括產品的毒性、過敏誘發性、營養成分及抗生素標識基因等相關資料。

聯合國糧農組織／世界衛生組織 (FAO/WHO) 針對基因改造食品之安全性，設立安全評估原則如下：

1. **實質等同** (substantial equivalence)：即食品的**分子**、**成分**與**營養**等數據，經過比對相等。如果**一種新的食品或成分**與**一種傳統的食品或成分「實質等同」**，則該種食品或成分即可視為**與傳統品種同樣安全**。
2. 過敏原：大部分食品過敏原幾乎均為蛋白質，因此在對現代生物科技改造出來的食品進行安全評估時，過敏誘發性即是相當重要的考量因子。
3. 標識基因：標識基因有許多種類，FAO/WHO 會議結論是至今並沒有確實證據顯示，基因可從植物體內轉移至腸管中的微生物，故標識基因是否殘留亦是安全評估之重點。

4. 微生物之病原性：利用基因改造技術生產或製造食品時，所使用之微生物必須不具病原性。

三、食物保存

在微生物大量繁殖之下，可能導致食品成分變質、腐敗，食用後造成食物中毒。因此，為確保食物可食性，有必要妥善保存，以防食物中毒事件發生。而食品保存方法有物理性及化學性兩種，敘述如下。

(一) 物理性保存法

1. 加熱法：利用蒸煮等加熱處理，使食品中的酵素不具活性，並殺滅微生物，以防止食品的腐敗。如果菜的殺菁處理、牛乳的消毒方法。
2. 乾燥法：利用乾燥脫水方法，使其不適合微生物的生存。一般用曬乾使水分由 50% 減至 15%，或用冷凍乾燥處理，水分可降至 2% 以下。
3. 製罐法：果菜類、肉類、魚貝類及乳類食品，經調製後裝入金屬罐、玻璃瓶或瓷器內，加以脫氣、密封及滅菌處理後可以長期貯存。其中以鍍錫鐵罐和鋁罐較常用。
4. 冷藏及冷凍法：冷藏法多用於貯藏果菜，為保存於 0~6°C，以抑制果菜之呼吸作用，降低其酵素和微生物之活性，可保存一週至一個月的時間；冷凍法為保存於 -40~0°C（貯存於 -18°C 以下為佳），以抑制或減緩微生物繁殖及酵素活性，可保存數個月至一年，如冷凍水餃、湯圓等冷凍調理食物。
5. 氣體貯存法：控制密封空間，含有5%二氧化碳或氮氣，以貯放果菜及雜糧等食品，可使其新陳代謝及呼吸作用變弱，抑制其成熟作用，延長貯存時間。
6. 其他：窖藏法、土中埋藏法及放射線照射法等。

(二) 化學性保存法

1. 微生物方法：即發酵法，利用農產品資源，經微生物的發酵作用，發生生物代謝上的分解或合成上的變化，造成食品營養價值的提高、改善色香味、容易吸收利用及保存方便等功能。如豆類發酵製品、醬油、發酵乳、酒精及製茶等發酵釀造品。
2. 保存劑法：將**防腐劑**（如己二烯酸，可**抑制微生物生長**）、抗氧化劑（如維生素 E）、**保色防腐劑**〔如**硝酸鹽**和**亞硝酸鹽**，亦**可抑制肉類肉毒桿菌生**

長〕、殺菌劑〔如**過氧化氫 (H_2O_2)，可添加於魚肉煉製品，但不得殘留**〕劑等食品添加物加入食品中，以抑制細菌、黴菌、酵母菌的生長，並防止油脂酸敗，以提高食品的保存性。

3. 煙燻法：將魚肉或瘦肉先以鹽漬法處理，並使其脫水為乾燥食品，再用木質堅硬、不含樹脂之燻材（如胡桃、山毛櫸、堅、榆、白樺等樹木之木片、碎屑、小枝），使燻煙中含有防腐性物質（如木醋酸、杜松子油、甲酸及其他揮發性酸），可滲透入肉類組織及外表形成保護膜，得以久貯不壞。
4. 醃漬法：包括肉類之鹽漬法和果菜類之漬物法。
   (1) 鹽漬法：利用食鹽對肉類的收斂和防腐作用來保存肉類，但會造成肉色褪色及肌纖維硬化之缺點，可由加**硝**（如硝酸鹽、亞硝酸鹽，可**防腐及保色**）、**砂糖（軟化肉類硬度及促進風味）**等來調節。
   (2) 漬物法：主要係利用高濃度的食鹽（含 10~25%）或砂糖（含 60~80%）等處理、醃漬，在果菜類食品中可防止微生物的生長與繁殖。

四、食物中毒

攝取受汙染食物所引起的疾病，即是食物中毒。依照衛生福利部食品藥物管理署的食品中毒定義有以下三種情形：

1. 2 人或 2 人以上攝取相同的食品而發生相似的症狀。
2. 1 人因肉毒桿菌毒素而引起中毒症狀且自人體檢體檢驗出肉毒桿菌毒素，或由可疑的食品檢體檢測到相同類型的致病菌或毒素，或因攝食食品造成急性食品中毒（如化學物質或天然毒素中毒等）。
3. 經流行病學調查推論為攝食食品所造成。

食物中毒以引發消化系統及神經系統障礙為主，常見急性腸胃炎症狀如嘔吐、腹瀉、腹痛等。主要分為細菌性、天然毒素性、化學性、類過敏性及其他食物中毒（圖 17-3），分別敘述如下。

（一）細菌性食物中毒

細菌為引發食品中毒的主因，只要食物曾經受細菌汙染，均可能發生食物中毒。相關之細菌性食物中毒的病原體及其症狀如下。

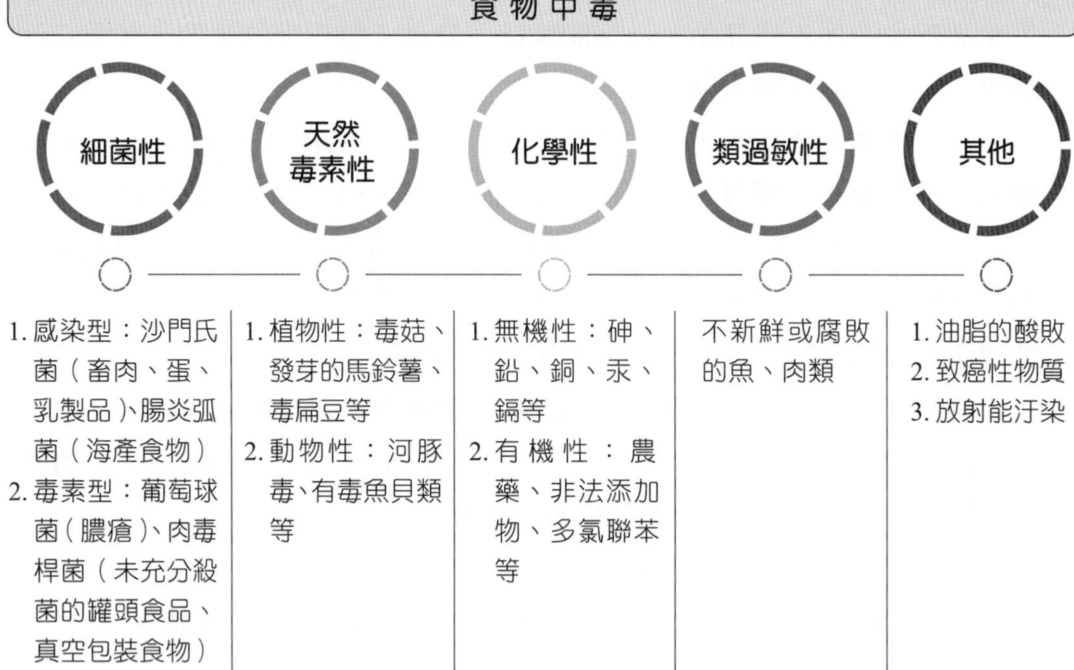

圖 17-3 食物中毒的分類

1. **沙門氏菌** (*Salmonella*)：為革蘭氏陰性菌，抗熱力弱，於酸性環境 (pH ＜ 4.5) 易受抑制。中毒原因主要是食用受汙染的畜肉、禽肉、**蛋**、乳製品、魚肉製品或含高蛋白之豆餡製品，**潛伏期為 6~72 小時**，平均為 18~36 小時，主要症狀為**噁心**、**嘔吐**、**下痢**、**腹痛**、**發燒**等，防範之道為防止病媒侵入、食物煮熟後再食用。
2. **腸炎弧菌**(*Vibrio parahaemolyticus*)：為革蘭氏陰性菌。中毒原因主要是食用受汙染的**海產類食物、近海植物及泥土，潛伏期4~90小時**，平均為10~18小時，發病時間越短症狀越嚴重，主要症狀為噁心、嘔吐、下痢、嚴重腹痛、發燒、頭痛等，短時間嚴重下痢易導致脫水死亡。為避免發生此類中毒，不宜生食海產；若要生食，食品處理過程需謹慎。
3. **葡萄球菌** (*Staphylococcus aureus*)：為革蘭氏陽性菌，繁殖溫度介於 15~40°C，其**發生率是細菌性食物中毒中最高的**。主要中毒原因為食品受到帶菌之鼻咽、傷口分泌物汙染引起，故帶有咽喉炎或化膿傷口者，不得處理食品，以免食品受汙染。潛伏期為 1~6 小時，平均為 2~4 小時，主要症狀為噁心、嘔吐、腹痛、腹瀉、虛脫等急性腸胃炎症狀。

4. **肉毒桿菌**(*Clostridium botulinum*)：為革蘭氏陽性菌，大多分布於土壤、海、湖川之泥沙中，在缺氧狀態下易產生毒素，其**致死率為細菌性食物中毒中最高的**。中毒原因為食用帶菌食品，尤其以未充分殺菌的**醃漬食品、低酸性罐頭食品、真空包裝食物**，故充分殺菌為此類中毒之防範措施，可以**80°C加熱15分鐘或100°C加熱3~5分鐘來破壞其毒素**。潛伏期為12~72小時，發病期為3~7天，主要症狀為視力減退、複視、瞳孔放大、眼皮下垂、語言障礙、吞嚥困難、口渴、便秘等中樞神經麻痺症狀，嚴重者因**呼吸麻痺**而死亡。

(二) 天然毒素性食物中毒

1. 植物性食物中毒：常見於毒蕈類、有毒開花植物或馬鈴薯之塊莖芽眼及生番茄含有美茄素等。
2. 動物性食物中毒：常見於海產魚貝類，中毒原因有動物本身體內毒素、屍體毒素、生育期有毒或受汙水影響而有毒。

(三) 化學性食物中毒

1. 無機性毒物中毒：在食品製造、加工、包裝等過程中添加不純化學品，或使用不當食品器具而引起中毒，以金屬及酸根最為常見。金屬中毒包括砷、鉛、汞、鎘、鋇、銻、鉻、錫、錳及銅等及其鹽類易引起刺激及腐蝕毒性；酸根中毒包括硼酸、硝酸鹽、氰化物等，毒性亦較烈。
2. 有機性毒物中毒：常為不當使用食品添加物或食品中有殘餘農藥、殺蟲劑、殺鼠劑等汙染，以甲醇、甲醛、對硝基苯胺、甘精、甜精、紅色二號色素、多氯聯苯(PCBs)、烷基苯磺酸鹽(ABS)、各種農藥、殺蟲劑、有機溶劑等為多。

(四) 類過敏性食物中毒

腐敗食物的蛋白質被微生物及酵素分解為組織胺類分子，食用後會使人體產生顏面潮紅、蕁麻疹及腹瀉等症狀。

(五) 其他食物中毒

1. 油脂的酸敗：油脂類食品在空氣中置放太久會被氧化，進而生成過氧化物，使酵素不具活性及 SH 基之氧化等毒性作用。
2. 致癌性物質：魚肉燻製品中具有致癌性的多環碳氫化合物。

3. 放射能汙染：核子彈試爆汙染的穀物、果菜、水產物等，食用後放射性元素會沉積於體內，使人體機能產生障礙。

小補帖

邦克列酸 (Bongkrekic acid)

邦克列酸 (Bongkrekic acid) 是一種罕見的毒素，由唐菖蒲伯克氏菌 (*Burkholderia gladioli pathovar cocovenenans*) 產生。耐熱性佳，經過高溫、高壓烹煮都難以破壞毒性，加上其無色、無味之特性，若不慎食入，通常很難察覺，因而中毒，甚至產生嚴重症狀或導致死亡。常見於穀、麥類磨漿後未即時晾曬製作、或製作完畢未冰存導致變質的澱粉類，例如河粉、涼皮、發酵玉米麵、糯米圓等；或是乾木耳、乾銀耳長間於室溫泡發；另也有案例為未冰存、保存失當的發酵薯類產品，例如山芋粉絲、馬鈴薯粉條等。

中毒者通常在進食後 1~10 小時出現噁心、嘔吐、腹瀉或水瀉、全身無力等，嚴重情況下，可能出現少尿、血尿、黃疸、意識不清、抽搐、休克，並可能於症狀出現後 1~20 小時死亡。邦克列酸中毒無解毒劑，治療上以積極的支持療法為主。

五、食物中毒的預防與處理原則

(一) 預防原則

臺灣地區常見的食物中毒原因包括熱處理不足、生熟食交互感染、被感染的人汙染食物、食物調製後於溫室下放置過久等。故在食物中毒預防的方法應把握下列原則：

1. **新鮮**：選購食品時，食物的新鮮度為重要注意事項。
2. **清潔**：徹底清洗食物，調理及貯存食物過程保持清潔。
3. 避免交互感染：生、熟食處理用具及過程要分開。
4. **溫度**：食物調理及保存時應注意溫度的控制，溫度的高低與細菌生長的情況有關，若溫度超過70°C以上細菌易被殺滅、7°C以下可抑制細菌生長、–18°C以下細菌無法繁殖。

(二) 處理原則

食物中毒的處理原則包括：(1) **盡速送醫**；(2) **保留剩餘食物及中毒者之嘔吐物或排泄物**；(3) **醫療機構發現有疑似食品中毒之情形，應於 24 小時內向當地主管機關報告**。各級學校發生疑似食品中毒事件處理作業流程請見圖 17-4。

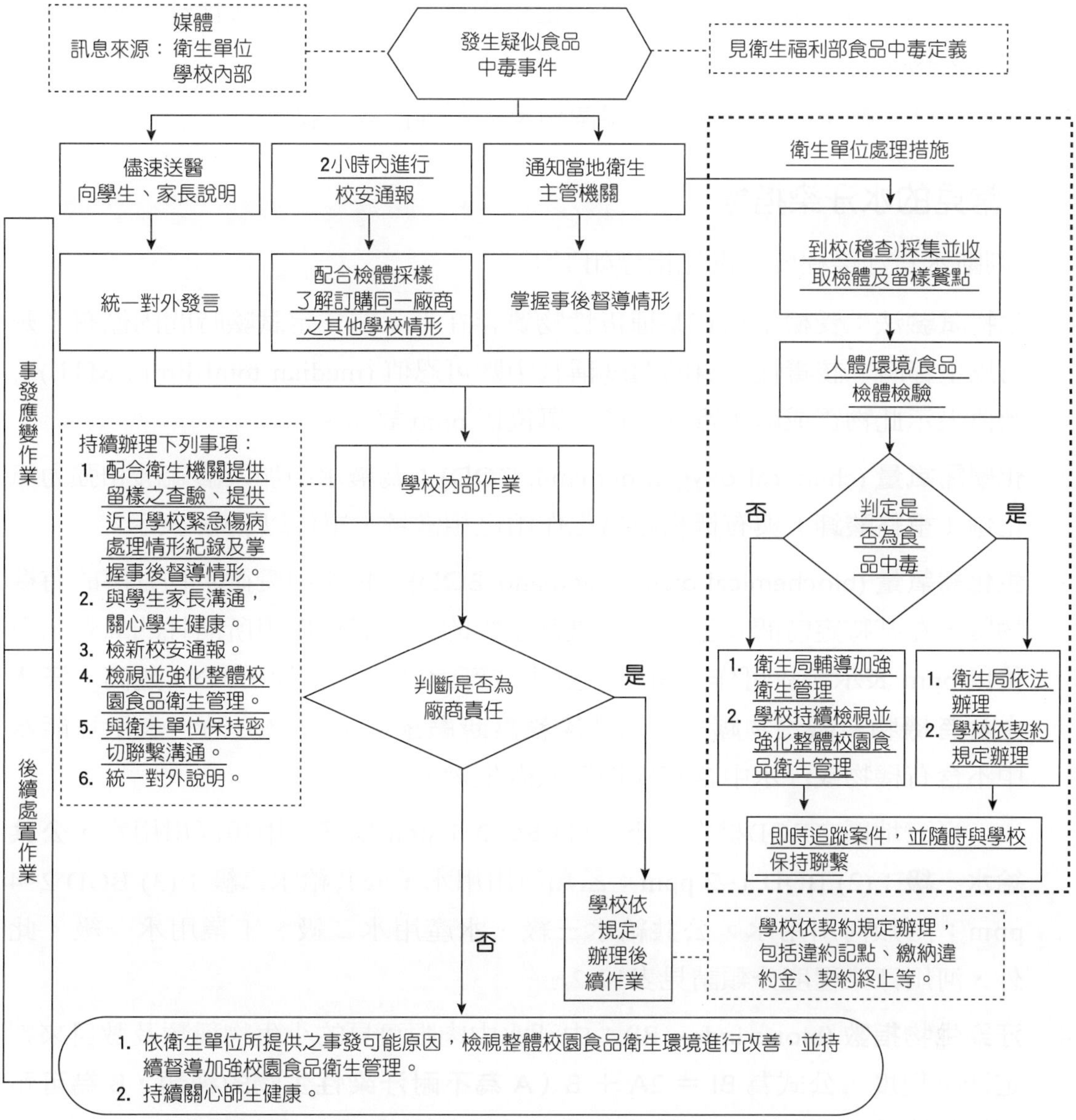

▶ 圖 17-4 各級學校發生疑似食品中毒事件處理作業流程

17-4 汙水處理

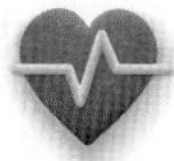

水中的汙染物須予以處理，避免影響人們居住的環境。汙染物可分物理性、化學性及生物性三類：

1. 物理性汙染物：如高溫廢水、浮游物質。

2. 化學性汙染物：產生臭味的物質、化學物質、放射能、有機性汙染物及無機性汙染物。
3. 生物性汙染物：如病原體、大腸菌類及水藻等優養生物。

一、常見的水汙染指標

判斷水質汙染程度的常見指標如下：

1. 生物試驗法：受檢生物在某種毒性物質存在下，在一定試驗時間內僅有半數可以生存時，該毒性物質的濃度稱為中數可忍值 (median total limit, MTL)，此值表示此物質或廢水毒性情形，單位以 ppm 表示。
2. **化學需氧量 (chemical oxygen demand, COD)**：為廢水中加入濃硫酸和強力氧化劑（重鉻酸鉀）與有機物起氧化作用之相當量，單位以 ppm 表示。
3. **生化需氧量 (biochemical oxygen demand, BOD)**：指水中受微生物分解的有機物質，在某特定時間及溫度下，被微生物的分解氧化作用所消耗的氧量，單位以 ppm 表示。故可作為有機性廢水或汙水汙染之指標，**BOD 越高，汙水中含有機物和微生物越多，水汙染程度越嚴重**；BOD 為 0 時，表示可能水中不含有機物或汙水中含有機物但無微生物。

   臺灣地區之BOD標準如下：(1) **BOD 1 ppm以下**：甲類河川用水，**公共給水一級**；(2) BOD 1~2 ppm：乙類河川用水，公共給水二級；(3) BOD 2~4 ppm：丙類河川用水，公共給水三級、水產用水二級、工業用水一級。此外，河川汙染程度分類請見表17-2。
4. **汙染生物指數 (biotic index, BI)**：由汙水中肉眼可見的小生物種類及數目來判定汙染程度，公式為 BI ＝ 2A ＋ B（**A 為不耐汙染性生物的種類，B 為可耐汙染性生物的種類**），汙染生物指數與水汙染程度的關係如表 17-3 所示。**一般汙染愈嚴重，水中生物種類會減少但數量則增多。**
5. **大腸菌類密度**：主要作為飲水、食物是否受**糞便汙染的指標**。我國各類河川大腸菌類密度 (most probable numbers, MPN) 之標準規定如表 17-4 所示。

表 17-2 臺灣地區目前河川汙染程度分類

汙染程度	溶氧量 (DO, mg/L)	生化需氧量 (BOD, ppm)	懸浮固體 (SS, mg/L)	氨氮 (NH_3-N, mg/L)	點數	積分
未／稍受汙染	≥6.5	≤3.0	≤20	≤0.5	1	≤2.0
輕度汙染	4.6~6.5	3.0~4.9	20~49.9	0.5~0.99	3	2.0~3.0
中度汙染	2.0~4.5	5.0~15	50~100	1.0~3.0	6	3.1~6.0
嚴重汙染	＜ 2.0	＞ 15	＞ 100	＞ 3.0	10	＞ 6.0

說明：1. 表內之積分為DO、BOD_5、SS及NH_3-N點數之平均值。
2. DO、BOD_5、SS及NH_3-N均採用平均值。
3. 溶氧量(DO)：指溶解於水中的氧量。水中溶氧一般來自大氣的溶解、自然或人為曝氣及水生植物的光合作用等，若受到有機物質汙染，則水中微生物在分解有機物時會消耗水中溶氧，造成水中溶氧降低甚至缺氧，故溶氧量越低受汙染程度越高。
4. 生化需氧量(BOD)：是以20℃下培養該廢水5日後所測得的微生物分解該廢水內有機物質的需氧量，記做BOD_5。
5. 懸浮固體(SS)：指水中會因攪動或流動而呈懸浮狀態的顆粒。這些顆粒會阻礙光在水中的穿透，對水中生物影響與濁度相類似，且會沉積於河床阻礙水流，若於水庫庫區蓄積，則會減少蓄水空間，臺灣水庫由於不當開發現多面臨此類處境。
6. 氨氮(NH_3-N)：含氮有機物主要來自動物排泄物及動植物屍體之分解，分解時先形成胺基酸，再依氨氮、亞硝酸鹽氮及硝酸鹽氮程序而漸次穩定。因此，當水體中存在氨氮，則表示該水體受汙染時間較短。

參考資料：環境部 (2020)．*河川汙染指數 (RPI)*。https://wq.moenv.gov.tw/EWQP/zh/Encyclopedia/NounDefinition/Pedia_37.aspx

表 17-3 汙染生物指數與水汙染程度的關係

水汙染程度	嚴重汙染	中度汙染	輕度汙染	清 淨
汙染生物指數	0~5	6~10	11~19	20~40

表 17-4 我國各類河川 MPN 值的規定

各類河川	MPN 值
甲類河川	＜ 50
甲類海域	＜ 1,000
乙類河川	＜ 5,000
丙類河川	＜ 10,000

註：1. 甲類河川：適用於一級公共用水（指經消毒處理即可供公共給水之水源）、二級公共用水（指需經混凝、沉澱、過濾、消毒等一般通用之淨水方法處理可供公共給水之水源）、三級公共用水（指經活性碳吸附、離子交換、逆滲透等特殊或高度處理可供公共給水之水源）、一級水產用水（在陸域地面水體，指可供鱒魚、香魚及鱸魚培養用水之水源）、二級水產用水（在陸域地面水體，指可供鰱魚、草魚及貝類培養用水之水源）、一級工業用水（指可供製造用水之水源）、二級工業用水（指可供冷卻用水之水源）、灌溉用水、游泳及環境保育。
2. 甲類海域：適用於一級水產用水、二級水產用水、二級工業用水、游泳及環境保育。
3. 乙類河川：適用於二級公共用水、三級公共用水、一級水產用水、二級水產用水、一級工業用水、二級工業用水、灌溉用水及環境保育。
4. 丙類河川：適用於三級公共用水、二級水產用水、一級工業用水、二級工業用水、灌溉用水及環境保育。

二、汙水處理的程序

汙水處理以不汙染水源及土壤、不妨害環境衛生及水中生物為原則，處理方法有衛生下水道及汙水處理廠分級處理，以下就分級處理作說明。

1. **一級處理**：又稱為**基本處理，以篩除、過濾、沉澱及膠凝等方式除去懸浮物**。經處理過後，可以除去60%無機汙染物、40%有機物及50%的固體懸浮物。
2. **二級處理**：又稱為**生物處理，利用汙水中細菌分解有機物的消化處理**，方式有厭氧性消化處理與需氧性消化處理，前者是在無氧狀態下分解有機物，常用方法為化糞池 (septic tank) 和應霍夫池 (Imhoff tank)；後者則是在含氧情況下分解有機物，常用方法為氧化塘 (oxidation pord)、活性汙泥池 (activated sludge) 及滴濾池 (tricking filtration)。二級處理可把複雜有機物分解為簡單的無機物，藉以除去 80~95% 有機物及懸浮固體物。
3. **三級處理**：又稱為**化學處理**，汙水經以上的處理，若水中溶氧量低或含有大量氮、磷有機物等，不適放流情況時，須進行三級處理。其方法包括**活性碳吸附法**、**砂濾池**、**微濾池**及其他特殊處理方法（如電透析法、反滲透法、離子交換法等）。

經處理後的汙水，可排放至水量充足的河川中，藉大量水體將汙水稀釋，或是排放至土壤中，藉土壤吸收分解。

17-5 垃圾處理

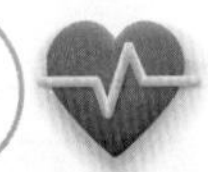

根據廢棄物清理法第1條闡明廢棄物處理之宗旨：「為有效清除、處理廢棄物，改善環境衛生，維護國民健康，特制定本法。」垃圾處理是將垃圾運用物理、化學、生物處理等方法，在垃圾「無害化」、「減量化」、「安定化」、「資源化」的原則下，以迅速、有效、無害地分解處理，以達到垃圾處理的具體目標，防止病媒的孳生，維持環境清潔，資源性垃圾再利用，以及使殘餘垃圾量產生最少。

由於臺灣地區工商發達、經濟成長，廢棄物產出量多且其廢棄物的性質複雜，為避免對環境與人體健康造成危害，政府積極努力規劃垃圾掩埋場、焚化廠的興建與管理，妥善清除處理廢棄物。此外，並致力於推動垃圾減量，以**5R**

原則來解決廢棄物問題：(1)**減量**(reduce)：減少丟棄之垃圾量、垃圾製造量或不必要之購物；(2)**重複使用**(reuse)：重複使用容器或產品，例如上街**自備購物袋或環保餐具**、食器；(3)**維修**(repair)：重視維修保養，延長物品使用壽命；(4)**拒絕**(refuse)：拒用無環保觀念的產品；(5)**回收**(recycle)：回收使用再生產品。

一、垃圾的分類

垃圾分類的目的在於對不適處理的物質予以另外處理，減少處理成本，以延長垃圾掩埋場使用年限，並且促進垃圾再利用及資源化，防治垃圾所產生的公害。一般分類方式可分為可燃性垃圾、不可燃性垃圾、不適燃性垃圾、資源可回收性垃圾、巨大垃圾、有害物質等。

1. 可燃性垃圾：具有可燃性之垃圾，如樹葉、布類、木頭等。
2. 不可燃性垃圾：不具有可燃性之垃圾，如陶瓷碗盤、砂土等。
3. 不適燃性垃圾：焚化處理會導致有害氣體產生稱之，如橡膠、皮革等。
4. 資源可回收性垃圾：可回收再利用之一般垃圾，如回收紙類、金屬類、玻璃類、塑膠類。
5. 巨大垃圾：指體積龐大、笨重且不易清除處理之垃圾，如家具、大型廢棄家電用品等。
6. 有害物質：不可回收再利用之毒性化學廢棄垃圾，如電池、廢機油等。

依「廢棄物清理法」規定可分為「一般廢棄物」（如垃圾、糞尿、動物屍體，或其他非事業機構所產生足以汙染環境衛生之固體或液體廢棄物）和「事業廢棄物」兩種；而事業廢棄物又有「一般事業廢棄物」及「有害事業廢棄物」之分。

1. 一般廢棄物：由家戶或其他非事業所產生之垃圾、糞尿、動物屍體等，足以汙染環境衛生之固體或液體廢棄物。
2. 事業廢棄物：指農工礦廠、營造業、醫療機構、公民營廢棄物清除處理機構、事業廢棄共同清除處理機構、學校或機關團體之實驗室及其他經中央主管機關指定之事業，所產生之廢棄物。
   (1) 一般事業廢棄物：由事業所產生有害事業棄物以外之廢棄物。
   (2) 有害事業廢棄物：由事業所產生具有毒性、危險性，其濃度或數量足以影響人體健康或汙染環境之廢棄物。

二、垃圾的處理方式

1. **傾倒法**：將垃圾傾倒於空曠地及凹地（距社區 **3 公里**以外之郊區或距岸邊 **10 哩**以外之沿海），需注意應防止生態環境受到汙染。
2. **衛生掩埋法**：將垃圾傾倒於設有滲出水、廢氣收集之處理設施及地下水監測裝置之不透水材質或低滲水性土壤之掩埋場。需注意掩埋填土後會沉降 10~30%，須 2 年後才達穩定。**掩埋場需設於周邊 200 公尺無住宅區，無礙公益之處。**
3. **堆肥法**：指利用微生物之生化作用使廢棄物中的**有機物質分解腐熟，此方法可改良土壤**，但操作技術複雜，堆肥市場銷售不定。
4. **焚化法**：將廢棄物利用高溫燃燒，轉變為安定的氣體或物質，此方法可殺滅垃圾中病媒及微生物等，廢棄殘餘量少，**可將垃圾體積降至最低；是最安全衛生的處理法**，但灰燼仍須掩埋，故**不是最終處理法。我國垃圾處理已逐漸由掩埋改為焚化為主之中長期垃圾處理方向**。占地小且不受天候影響作業，但設備費及維護費昂貴（表 17-5）。
5. **飼豬法**：收集廚餘並經煮沸處理後，以供飼豬。
6. **油脂提煉法**：廚餘經蒸煮及使用有機溶劑抽取油脂，可製造紅油、甘油、蠟燭及肥皂之原料。
7. **磨碎法**：將易腐化垃圾以磨碎機處理後，排入下水道系統，再流到汙水處理廠處理。

表 17-5 衛生掩埋法、堆肥法及焚化法的比較

項 目	衛生掩埋法	堆肥法	焚化法
所需掩埋場面積之比例（以衛生掩埋法為準）	1.0	0.3~0.6	0.1
工廠（場）環境衛生可否有效維持	不易	不易	可
技術商業化程度	—	高	高
資源回收	無或少	佳	最佳
操作維護所需技術水準	普通	普通	高
處理成本	低	中	高

8. **廢物再利用法**：利用人工或機械方式將廢棄物中可再利用物質回收，回收種類包括：
   (1) 物質回收：回收舊紙及空罐作為再生物質或作為他用，如飲料瓶當花瓶等。
   (2) 能源回收：如垃圾焚化過程中產生的廢熱可用來發電。

小補帖

垃圾處理的程序

前期處理→**中間處理**→最終處置。其中「中間處理」是指以物理、化學、生物或熱處理方法（如**焚化法**），使廢棄物之有害性消失、減少或趨於安定，以利做最終處置（如衛生掩埋法）。

三、醫療廢棄物的處理方式

(一) 醫療廢棄物的種類

1. 一般性事業廢棄物：以生活性廢棄物為主，依燃燒特性分為：(1) **可燃性廢棄物**：如布類等，以**白色透明**垃圾袋包裝清運送往**焚化廠**處理；(2) **不可燃性廢棄物**：如砂土、陶製品等，以**藍色**包裝袋清運並以**衛生掩埋法**處理。
2. 有害性事業廢棄物：
   (1) 感染性事業廢棄物：具致病微生物之醫療物品、檢體或排泄物等廢棄物，依燃燒特性分為：(1)**可燃感染性廢棄物**：以**註明「感染性」廢棄物標誌之紅色包裝袋**收集，再以**焚化法**處理；(2)**不可燃感染性廢棄物**：以**註明「感染性」廢棄物標誌**之**黃色包裝袋**收集後採用**衛生掩埋法**處理，**但若經滅菌，可視為一般廢棄物清除**。而依環境部公告「事業廢棄物貯存清除處理方法及設施標準」有關醫療院所感染性廢棄物貯存期限之規定：**攝氏5度以上貯存者，以1日為限；攝氏5度以下至零度以上冷藏者，以7日為限；攝氏零度以下冷凍者，以30日為限**。
   (2) 化學藥劑廢棄物：由事業所產生具有**毒性**、**腐蝕性**或危險性，其濃度或數量足以影響人體健康或汙染環境之廢棄物。以安全容器密封收集並標示廢棄物危害之特性，再依廢棄物危害之特性委託處理或自行處理。

3. 放射性事業廢棄物：為醫療院所放射科的廢棄物，需置於**鉛桶（原為使用白色塑膠袋）收集貯放，並標示「輻射性物質」**，委託**原子能委員會**規定處理。

（二）醫療廢棄物的主要處理方式

1. **焚化法**：將可燃性廢棄物運送到焚化廠，利用高溫燃燒使廢棄物的可燃成分氣化，減少廢棄物的重量與體積，並使不可燃成分轉變為安定的灰燼，再以衛生掩埋法處理。
2. **衛生掩埋法**：將垃圾傾倒於設有滲出水、廢氣收集之處理設施及地下水監測裝置之不透水材質或低滲水性土壤之掩埋場，**是最經濟、方便及有效的處理方法**。
3. **委託處理**：醫院對於廢棄物的清運及處理事宜，與廢棄物代處理業者簽訂委託處理契約。

四、我國資源回收的概況

近年來為預防汙染及資源永續的目的，國際上已將「廢棄物減量及回收再利用」列為廢棄物處理優先考量方法。為使資源回收工作落實，環境部於1998年推動「資源回收四合一計畫」結合社區民眾、地方政府、回收商及回收基金等四者，共同進行資源回收、垃圾減量工作，以提高資源回收成效，讓資源能永續使用。實施方法如下：

1. 社區民眾：透過社區民眾自動自發組織回收小組，推動家戶垃圾分類回收，將瓶、罐、容器、紙類及含水銀廢電池等資源物質，妥善分類加以有效回收再利用，資源回收所得可用於改善社區生活品質。
2. 地方政府：宣導實施家戶垃圾分類，並將資源垃圾及一般垃圾分開收集清運。
3. 回收商：鼓勵民間回收商參與資源回收工作，回收商依市場價格或回收基金組織公告價格，收購資源物質。
4. 回收基金：基於汙染者付費原則，製造、輸出、販賣業者負擔回收清除處理費的責任，成立回收基金，由此經費推動家戶垃圾分類、政府清潔隊及回收商投入資源回收工作，建立有效資源回收制度。

由於臺灣地區地狹人稠，民眾環保意識提高 ，且垃圾處理用地取得不易，妥善處理垃圾，實有推動垃圾減量及資源回收工作之必要性，使資源永續使用。

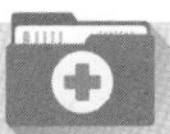

小補帖

塑膠微粒對人體及環境會造成什麼影響？

塑膠微粒是一種廣泛的說法，正確名稱為微型塑膠，根據美國海洋暨大氣總署的定義，小於 5 mm 的微小塑膠物質即稱之，包含塑膠微粒以及塑膠微纖維。依產生的方式不同可分為兩類：(1) 初級微型塑膠：為工業製造時體積小的塑膠纖維或顆粒，如洗面乳柔珠；(2) 次級微型塑膠：來自於各式各樣的塑膠垃圾，經陽光照射後脆化、分解、破碎而形成。

塑膠微粒因粒徑過小，汙水處理設施無法有效收集去除，導致排入水域後，水中生物可能誤認其為食物並吞食，而後進入食物鏈，再經由人類捕獲食用。雖然食入塑膠微粒對於健康的傷害，尚需要更多研究證實，但微型塑膠親脂性高、表面積大，容易吸附汙染物與環境荷爾蒙，如雙酚 A、戴奧辛等，此類物質已有研究表明可能會干擾人體內分泌或神經系統，且有致癌風險。

為減少塑膠微粒的危害，須從源頭減塑，即避免使用一次性塑膠產品、落實垃圾分類與回收、減少丟棄，重複使用產品，以保護環境。

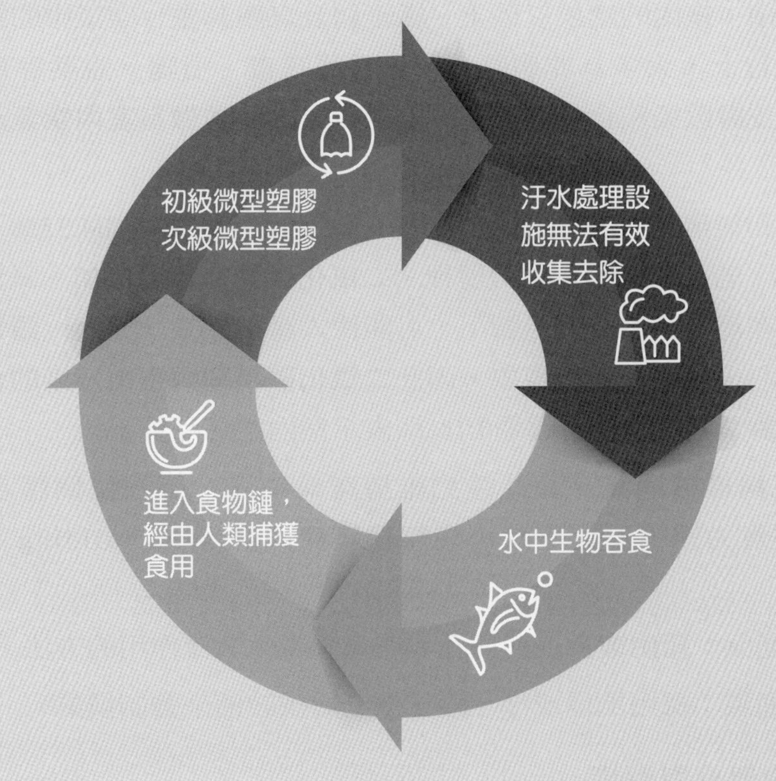

17-6 房屋衛生

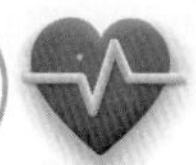

一、房屋衛生的定義

房屋是人們起居作息活動的空間，房屋衛生為改善人們生活環境，符合衛生的條件，防止疾病發生、增進健康，達到公共衛生的目的。

二、房屋衛生的基本條件

良好房屋衛生所具備的基本條件包括清潔空氣和良好通氣的供給、舒適的溫度與濕度、適當的採光與照明、過量噪音的防止、維持良好心理調適、疾病預防、病媒害蟲及鼠類的防制等。

(一) 清潔空氣和良好通氣的供給

1. 塵埃和細菌：室內的塵埃以砂土、纖維屑及煤塵為主。空氣中的細菌常吸附在粗大塵粒上，大多為非病原性，但常隨咳嗽、噴嚏、說話等飛沫到處散布，造成皮膚感染和食物汙染，故**以空氣中細菌數做為室內空氣清淨度的指標**。
2. **二氧化碳**和氧氣：人在呼氣時的二氧化碳量比吸氣時增加4.35%，而氧量則減少4.9%。若在通氣不良的房屋裡，**二氧化碳量會逐漸增加**，氧量則會逐漸減少，且在溫度與濕度的影響下，可能使人產生頭暈、**頭痛**、**頭暈**、**嗜睡**、胃脹、噁心、發汗等不適現象，因此**二氧化碳為室內空氣汙染的合宜指標，其最大容許量為0.1%**，若超過0.1%即表示室內空氣品質不佳。
3. **自然通氣與機械通氣**：藉此達到維持空氣清淨，不致使個體產生頭痛、頭暈、注意力差等不適症狀（**病態建築症候群**(sick building syndrome, SBS)）。
   (1) 自然通氣：藉由窗戶或通氣孔等使氣體產生對流作用的方法。
   (2) 機械通氣：採用風扇或冷、暖氣機等機械設備來強制換氣。

(二) 舒適的溫度與濕度

人體體溫會隨外界環境溫度的改變而調節，在10°C以下藉血管的收縮保持體溫；25~30℃則藉血管的擴張協助散熱；30℃以上藉血管擴張及排汗來調節。人體對舒適的溫度範圍會因季節而有不同，**夏季為 20~24°C，冬季為 16~20°C**，若以冷、暖氣機調節氣溫，最好維持**室內外溫差 4~6°C** 為宜，避免發生調適困難。

濕度為空氣中含有水蒸氣的程度，以相對濕度表示。使人舒適的濕度在**夏季為 60~70%，冬季為 55~65%**。濕度過高，食物或物品易滋長細菌導致發霉，另外也易使人罹患過敏性疾病及風濕性關節炎；濕度過低，使水分蒸發，皮膚易導致乾燥、乾裂。

(三) 適當的採光與照明

1. 採光：以**自然**方式為佳，房屋朝南者可增加射入室內的陽光面積，讓更多的陽光射入室內，因紫外線有殺菌作用。**窗戶面積要為地面面積的 1/5 以上**，其配置原則為：(1) 天窗的採光效果為側窗的 3 倍；(2) 高窗較低窗有效，直窗較橫窗有效；(3) 分散的窗戶較集中的窗戶有效。
2. 照明：人工燈具投射到被照物的照度稱為照明強度，以呎燭光或米燭光 (Lux) 來計量。照度與光源的光度成正比，與距離平方成反比，照度的需要可按活動型態及工作精細度的情況而異。過強的光源或反光會造成眩光 (glare)，刺激眼睛，容易產生疲勞及緊張，且有累積性的影響。消除眩光現象的方法如選用適當的照明燈具、去除反光強的表面、改變視線與眩光源的角度、減低光源的強度及加強周界與外野視線的亮度比。關於住宅照明之照度標準見表 17-6。

(四) 過量噪音的防止

噪音(noise)是指令人不悅、不適、不需要的聲音。噪音管制法中對「噪音」的定義為：「超過管制標準之聲音。」其量度以分貝(Deci-Bel, dB)表示。噪音的主要來源為一般都市噪音（音響機器、響音及動作聲）、交通運輸噪音、建築工程噪音和工業噪音等。近年來由於環保意識提升，民眾對居家環境安寧之需求日增，致噪音陳情案件逐年升高，為有效解決噪音問題，維護生活環境安寧，有待相關法規修正，以提升生活品質。

▶ 表 17-6　我國住宅照明之照度標準（採用 CNS 標準）　　單位：米燭光 (Lux)

照度	起居間	書房	兒童房	客廳	廚房、餐廳	臥房	工作室	更衣室	洗手間
2,000 ~ 1,000	• 手藝 • 縫紉						• 手工藝 • 縫紉		
1,000 ~ 750		• 寫作 • 閱讀	• 作業 • 閱讀						
750~500	• 閱讀 • 化妝					• 看書 • 化妝	• 工作		
500~300	• 電話				• 餐桌 • 調理				• 洗臉
300~200	• 團聚 • 娛樂		• 遊玩	• 桌面 • 沙發			• 洗衣		
200~150									
150~100			全般照明				全般照明	全般照明	
100~75		全般照明			全般照明				全般照明
75~50	全般照明			全般照明					
50~30									
30~20						全般照明			
20~10									
10~5									
5~2									
2~1						深夜			深夜

表 17-6　我國住宅照明之照度標準（採用 CNS 標準）（續）

照度	走廊樓梯	倉儲室	玄關	門、玄關	車庫	庭園
1,000 ~ 2,000						
750 ~ 1,000						
500~ 750			• 鏡子			
300~ 500					• 清潔 • 檢查	
200~ 300			• 裝飾櫃			
150~ 200						
100~ 150			全般 照明			• 宴會 • 聚餐
75~ 100						
50~ 75	全般 照明			• 門牌 • 信箱 • 門鈴鈕	全般 照明	陽台全般 照明
30~ 50		全般 照明				
20~ 30						
10~ 20						
5~10				走道		走道
2~5						
1~2				安全燈		安全燈

資料來源：臺北市政府產業發展局 (2021)・*查核方法與標準*。https://www.doed.gov.taipei/News_Content.aspx?n=26F0255297F96A92&sms=4B75574D6720F41F&s=7B193BEA66CA122F

1. 噪音對人體的影響：主要造成聽覺障礙、血壓上升、消化系統與內分泌失調、暫時性或永久性聽力損失，其影響程度依噪音的頻率、音量、暴露時間長短、個人體質及年齡等而異。
   (1) 50 dB：腦波出現干擾情形。
   (2) 80 dB：新陳代謝速率提高。
   (3) **90 dB：干擾內分泌及自主神經系統。**
   (4) 120 dB：耳朵疼痛。
   (5) **＞ 140 dB：耳膜破裂。**
2. 噪音分類管制：為防止噪音影響人體健康，立法設立噪音管制分為四類。
   (1) 第一類（特別寧靜區）：噪音限制在 45~55 dB，如**圖書館**、養老院、**醫院**、風景區及保護區等。
   (2) **第二類（住宅區）**：噪音限制在 **50~60 dB**，為**一般住宅**。
   (3) 第三類（混合區）：噪音限制在 55~65 dB，多為商業區及住宅商業混合地區。
   (4) 第四類（工業區）：噪音限制在 65~75 dB，為工業區及工業區附近的住宅地區。
3. 防止噪音的方法
   (1) 教育民眾避免不必要的噪音產生。
   (2) 改善工廠、車輛等防止噪音的設備，以降低音源的噪音量。
   (3) 利用密閉音源或磚牆、吸音板等吸音材料、加長與音源距離等方法以改善音源之傳播途徑。
   (4) 與音源隔離、利用耳塞、耳罩等材料防止噪音的干擾，或減少噪音工作環境的時間。

（五）維持良好心理調適

擁有個人獨立的空間，可保有私密性。在規劃居家環境清潔及設備上，乃以符合人體工學及實用性為原則，以提高生活品質並培養美感環境的欣賞，抒解身心疲勞。

(六) 疾病預防

1. 臥室內空間：最好在 3 坪以上；房間內不得超過 2 人，兩床之間相距 1 公尺以上，以提供足夠空間，避免因空氣傳播的傳染性疾病發生。
2. 給水設備：規劃屋內的廢水管、透氣管、防吸管、衛生器具及附屬零件等設備，防止因減壓造成虹吸逆流而汙染水質，符合安全衛生。

(七) 病媒害蟲及鼠類的防制

1. 門窗加紗、門向外開，屋頂通氣孔和地面排水洩水盤應裝有鐵紗。
2. 室內外維持良好排水功能，水溝加蓋、垃圾加蓋並每天清運。
3. 使用殺蟲劑或滅鼠劑。

17-7 病媒管制

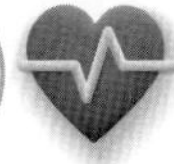

一、病媒概述

病媒為病原體用以傳播疾病的中間宿主，即傳染人類疾病的媒介生物。其涵蓋範圍為與人類健康有關之病媒，包括鼠類、蟑螂、蒼蠅、蚊、跳蚤、塵蟎、疥蟲等。而病媒為害的情形則有：(1)影響睡眠和精神；(2)破壞衣服和家具等物質；(3)消耗糧食和製造髒亂；(4)咬傷人畜，帶來各種傳染病；(5)汙染食物，造成食物中毒和感染。

二、常見的病媒管制法

1. **環境管制法**(environmental control)：因汙水、水肥、垃圾等廢汙處理不當、食品保存不善及房屋設計不良等，使得髒亂環境孳生病媒，故須從環境衛生上進行徹底改善，使病媒失去生活所必需的食物、休息及繁殖處所；**三不原則－不讓牠來、不讓牠住、不讓牠吃，自然可達根絕之效**。
2. 物理管制法 (physical control)：是指以機械方法來引誘、驅除、捕捉或殺滅病媒的方式。如水沖、熱水燙、燈火誘捕、捕殺、隔斷、光波、聲波及電壓等的應用。
3. 化學管制法 (chemical control)：是指以化學製劑來引誘、驅除或殺滅病媒的方式。如胃毒劑、接觸毒劑、燻蒸劑、驅劑、絕育劑及吸引劑等的應用。

4. **生物管制法** (biological control)：利用**病媒的天敵**以殺滅之，此為**最經濟且合乎自然生態的方式**，如大肚魚和孔雀魚可防治幼蚊。
5. 法規管制法 (legal control)：包括殺蟲劑的核准或禁止、動植物及各種貨櫃的檢疫、重要害蟲的強迫防治等法規建立，以達輔助之效。

三、殺蟲劑概述

(一) 殺蟲劑的應用

理想殺蟲劑的特性應具有安定性、滲透力強、量少作用快、對多數害蟲有效、不易產生抗藥性，且便於大量製造調配及使用、價格便宜、保存方便者。但目前市面上的殺蟲劑大多對動植物及人體有害，且可能影響生態平衡。

(二) 殺蟲劑的種類

依化學成分不同，可將殺蟲劑區分為五大類：

1. 無機類與金屬有機類：為早期使用之殺蟲劑，現多已停用，如昇汞、砷酸鋁、巴黎綠、硫磺硼酸、氰化鈣等。
2. 有機氯化合物：此類殺蟲劑滲透力強，殘效性長，有致癌危險性，因而逐漸被替用，如 DDT、BHC、Chlordane、Dieldrin。
3. 有機磷化合物：具神經毒性，為速效性殺蟲劑，暴露濃度高易引起急性中毒。如馬拉松、巴拉松、克氯松、大利農、二氯松等，此種物質字尾多具有「松」字。
4. 胺甲基酸酯類：此類殺蟲劑可使副交感神經過度興奮，效果良好，對哺乳動物毒害性小，目前市面較常用，如拜貢、殺蚊。
5. 植物類殺蟲劑：為天然植物的有效殺蟲成分或經人工合成之相似有機化合物，如除蟲菊、毒魚酮。

(三) 殺蟲劑使用不當所導致的惡果

殺蟲劑的使用對象不當、劑量不足，易造成殺蟲效果不顯著，形同浪費，且帶來抗藥性問題。若殺蟲劑之操作不確實，防護不周到，會帶來意外傷害，造成肝病變或其他急慢性中毒。倘若殺蟲劑的亂施濫用，汙染了自然環境，則會導致生態環境的平衡被破壞。

四、常見病媒及其管制措施

(一) 鼠類的管制

鼠類生性多疑，喜好夜間行動，平時多藏於隱匿處，活動時沿牆壁或物體邊緣而行，常經之處會有足跡及粒狀糞便的遺留；由於門齒不斷增長而喜歡咬物體，因此可由咬聲、咬痕、足跡及糞粒數估計鼠群大小及數目。

撲滅家鼠之措施包括：

1. 牆壁改為水泥或砌磚。
2. 天花板之構造要嚴密，住宅、倉庫用防鼠建材。
3. 食物的貯存要嚴密，適當處理廚餘垃圾。
4. 戶外保持清潔，以防家鼠藏匿，並堵塞老鼠之出入口（如：進入房屋之排水溝放置篩格）。
5. 捕殺法：養貓、使用捕鼠夾、捕鼠籠及電擊捕鼠器等。
6. 使用殺鼠劑（毒餌）：如殺鼠靈 (Warfarin) 放入米糠餅內。
   (1) 殺鼠劑的條件：對人體毒性低、可繼續使用、廉價、殺鼠效力大。
   (2) 殺鼠劑的種類：
      A. 急性：其作用速度快，鼠類己需單次食取即達致死劑量，如：1% 磷化鋅，可滅鼠，配成 0.005% 毒餌。
      B. 慢性：其作用速度慢，鼠類需多次食取才能達到致死劑量，如：抗凝血劑、殺鼠靈及可滅鼠與糙米、花生油配成 0.05% 之毒餌，連續食用 5 天可致其死亡。

(二) 蟑螂的管制

蟑螂的身體扁平，常見於隙縫中爬行。住家蟑螂經常於夜間活動，白天藏匿在牆壁隙縫、門框縫、家具內、浴室陰暗處、流理台下或垃圾堆內等處。牠們到處竄行覓食，導致食物汙染而傳播病原。其管制措施包括：

1. 住家擺置盡可能不留縫隙，以免蟑螂趁機侵入。
2. 流理台及浴室經常保持清潔，出水口須經常清洗。
3. 垃圾桶加蓋。
4. 食品應加蓋或放入冰箱保存。
5. 施放毒餌於蟑螂出沒的地方。

（三）蒼蠅的管制

蒼蠅具有吸口器，但無叮咬功能，為雜食性及腐蝕性昆蟲。幼蟲生活於腐敗的有機物中，如動物的排泄物、屍體或腐敗蔬果等，成蟲喜好日間活動，夜間常棲息於植物枝葉、電線、天花板，喜歡腥臭或香味的有機物，討厭芳香油類。其管制措施包括：

1. 住家周圍避免有腐敗的有機物存在。
2. 設置紗窗、紗門，防止蒼蠅進入室內。
3. 垃圾桶加蓋。
4. 噴灑合格殺蟲劑，殺死棲息的蒼蠅。

（四）蚊的管制

雄性成蚊口器不能穿刺人類的皮膚而吸血，因此以植物的汁液維生；**雌性成蚊**口器可**叮咬人類而吸血**，卵才能成熟孵化。**瘧蚊通常於夜間吸血**，尤其是天剛黑與破曉時分，產卵於清澈具腐植質的山泉中。熱帶家蚊於夜間吸血，產卵於水溝、池塘或防空洞之死水中。**三斑家蚊及環蚊家蚊於黃昏與黎明開始時活動吸血**，夜間產卵於稻田、池塘較清澈的水中。**斑蚊於白天吸血，為登革熱主要病媒，吸血高峰期為下午 4~5 時及上午 9~10 時**，產卵於盛水的瓶、罐、廢輪胎中。**原發性登革熱死亡率低於 1%，但出血型登革熱死亡率 15~50%**。

我們可用**登革熱病媒蚊指數**了解**登革熱病媒蚊的密度，包括住宅指數、容器指數、布氏指數及成蟲指數**。前三者代表登革熱病媒蚊幼蟲期（含蛹）的多寡（表17-7），而後者代表**登革熱病媒蚊成蚊的密度**，其定義及公式如下所述。

1. 住宅指數：調查 100 戶住宅，發現有登革熱病媒蚊幼蟲孳生戶數之百分比。

$$公式：\frac{陽性戶數}{調查戶數} \times 100$$

例如：調查 50 戶住宅發現其中 15 戶有埃及斑蚊幼蟲孳生，則埃及斑蚊住宅指數為 30%，等級為 5 級。

表 17-7 登革熱病媒蚊指數與級數對照表

等級	1	2	3	4	5	6	7	8	9
住宅指數(%)	1~3	4~7	8~17	18~28	29~37	37~49	50~59	60~76	≧ 77
容器指數(%)	1~2	3~5	6~9	10~14	15~20	21~27	28~31	32~40	≧ 41
布氏指數	1~4	5~9	10~19	20~34	35~49	50~74	79~99	100~199	≧ 200

參考資料：衛生福利部疾病管制署（無日期）．*登革熱專區：病媒蚊指數．病媒蚊資料*。http://www.cdc.gov.tw/professional/info.aspx?treeid=beac9c103df952c4&nowtreeid=eb91b381446087c0&tid=2687AE23A4E19FAB

2. 容器指數：調查 100 個容器，發現有登革熱病媒蚊幼蟲孳生容器之百分比。

$$公式：\frac{陽性容器數}{調查容器數} \times 100$$

例如：調查 50 個容器發現其中 8 個有埃及斑蚊幼蟲孳生，則埃及斑蚊容器指數為 16%，等級為 5 級。

3. **布氏指數：調查 100 戶住宅，發現有登革熱病媒蚊幼蟲孳生之陽性容器數。**

$$公式：\frac{陽性容器數}{調查戶數} \times 100$$

例如：調查 50 戶住宅，發現有埃及斑蚊幼蟲孳生之容器數為 20 個，則埃及斑蚊布氏指數為 40，等級為 5 級。

4. 成蟲指數：每一戶住宅平均登革熱病媒蚊雌性成蟲數。

$$公式：\frac{雌性成蟲數}{調查戶數}$$

例如：調查 50 戶住宅，總共發現 20 隻埃及斑蚊雌蟲，則埃及斑蚊成蟲指數為 0.4。**若蚊蟲密度大於 5 表示登革熱可能流行**。

其管制措施包括：

1. **時常疏通溝渠，保持清潔暢通**。
2. **設置紗窗、紗門**，防止蚊子進入室內。
3. **避免住家環境有積水之處，且經常清洗積水容器**。
4. **裝置捕蚊燈**。
5. **使用蚊香**、電蚊香及合格殺蟲劑，驅除蚊蟲。

（五）跳蚤的管制

跳蚤孳生於住家地板的縫隙內、蓆墊或地毯下，尤其是貓、狗的棲息處，雌、雄成蟲都會叮咬動物及吸血，也會叮咬人類而影響生活。其管制措施包括：

1. 勿使貓、狗自由出入室內外，或與流浪貓、狗接觸。
2. 經常清洗寵物及其棲息處，並保持乾淨。
3. 請教獸醫，慎用殺蚤劑，徹底撲滅寄生於寵物身上的跳蚤。
4. 有跳蚤侵襲室內時需全面清掃，並將寵物使用之墊具清洗或拋棄換新。

（六）塵蟎的管制

蟎以人的皮屑為主要食物，經常藏匿於床鋪、被褥、草蓆、地毯、沙發、窗簾及毛製玩具等處。其分泌物、排泄物會使過敏體質者引發過敏性哮喘、過敏性鼻炎、過敏性皮膚炎或蕁麻疹等，若直接叮咬人或動物，被叮咬者的皮膚會有局部發疹情形。其管制措施包括：

1. 住家環境經常使用吸塵器清除塵埃，並保持清潔及乾燥。
2. 減少使用地毯及榻榻米，家具用品多採用非纖維製品。
3. 避免飼養寵物。
4. 經常將床單等拿到戶外抖動、曝曬，並經常清洗。
5. 噴灑合格殺蟲劑於地毯、榻榻米及沙發等家具。

（七）疥蟲的管制

疥蟲會引起疥瘡，屬於接觸傳染性皮膚病，較常出現在老人和醫療人員身上，可能造成醫院或長期照護機構群聚感染（圖 17-5）。疥蟲會分泌蛋白酶(protease)，以分解並嚙食宿主的表皮組織做為食物來源，並在表皮開出一條條隧道。典型症狀為皮膚搔癢、紅丘疹和隧道狀病徵。其管制措施包括：

1. 早期發現、早期隔離與治療，與疥瘡病人密切接觸者需同時接受治療。
2. **採接觸隔離**，並減少與其接觸之機會，接觸病人前後均需洗手。
3. 衣物、床單以 **60°C 以上熱水**清洗並高熱乾燥，或是煮沸後再清洗。
4. 無法燙洗之衣物、棉被以塑膠袋密封**靜置兩星期**，讓疥蟲死亡後再使用。
5. 疥瘡潛伏期長，接觸者須接受 2~3 個月的追蹤。
6. **抗疥藥物不可只塗抹患處，好發部位如腋下、指縫都要塗抹**。

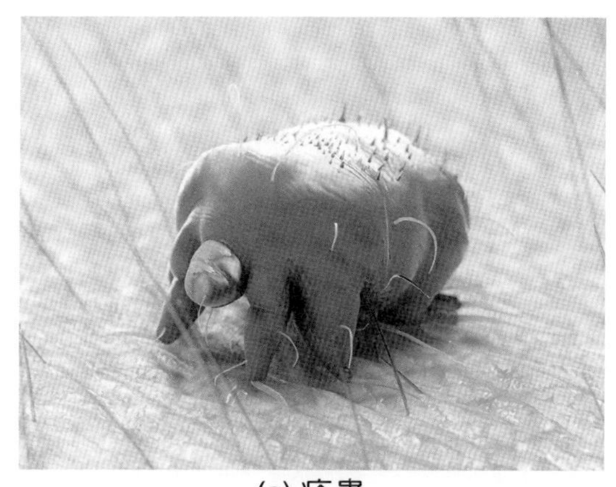
(a) 疥蟲

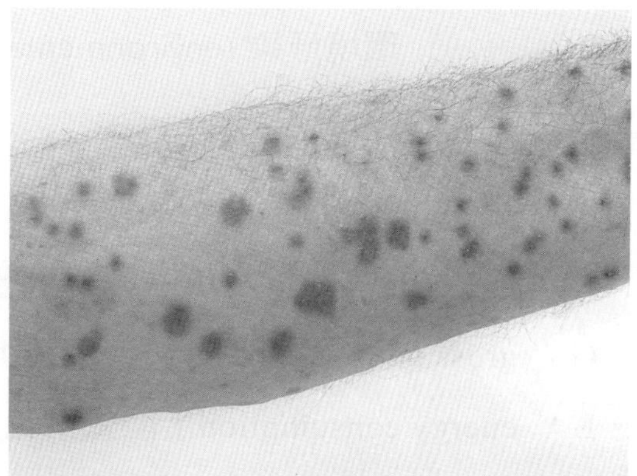
(b) 疥瘡

圖 17-5　疥蟲及疥瘡

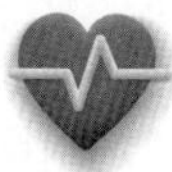

17-8 公害防治

一、公害的定義與種類

公害是由於人類的行為因素而產生的汙染物破壞自然環境，並影響到多數人的健康，因此公害亦即是環境汙染所造成的惡果。公害種類可為物理性、化學性、生物性、精神性等四類，說明如表 17-8 所示。

表 17-8 公害種類

物理性	熱汙染、噪音、振動、地層下陷、放射性物質等汙染
化學性	**空氣**、水、**土壤**、農藥、清潔劑、藥物及食品有毒物等汙染
生物性	微生物及生物汙染
精神性	視覺汙染、心理環境汙染

二、公害（環境汙染）的影響因子

加重公害程度的影響因子，稱為加重因子；而可減輕公害程度的因子，稱為減輕因子。由下方公式可知，要降低公害程度，須從減少加重因子及提高減輕因子著手。

$$\text{環境汙染 (environmental pollution, Ep)} = \frac{PIGEW}{LSK}$$

其公式中的縮寫說明如下：

1. P： population density，人口密度。
2. I： industrial productivity，工業產量。
3. G： gross national product，國民生產總毛額。
4. E： energy consumption，能量消耗量。
5. W：waste weight，廢棄物數量。
6. L： land use，土地利用度。
7. S： save，人民勤儉度。
8. K： knowledge，人民對公害的認知。

➲ 加重因子

人口稠密、工業生產量高、**國民生產總毛額多**、能源消耗量多及**廢棄物多的地區**，其環境的負荷重，造成環境上的汙染而產生公害。

➲ 減輕因子

民眾對環境保護的認知高、民眾能勤儉及善用廢棄資源而減少廢棄物量、國家政策及立法來提高土地利用度並保護環境，減少公害程度。

三、空氣汙染

空氣汙染之定義為：「在室外大氣中，加入一種或多種汙染物，使得空氣之物理或化學特性改變，且其數量及延時（持續時間）有傾向或足以對人體健康、生態環境或動植物生存造成影響，或不合理地干擾生活之舒適性及財物之利用性。」

空氣汙染物依其存在之形態，可分為氣狀汙染物及粒狀汙染物，敘述如下。

1. 氣狀汙染物：
   (1) **一氧化碳 (CO)：含碳燃料之不完全燃燒而產生**。主要來自於**汽車內燃機運作產生，易累積於交通頻繁地區及室內停車場**。

(2) **硫氧化物 (SO_x)：二氧化硫**為具刺激臭味之無色氣體，是**造成酸雨的原因之一**。

(3) **氮氧化物**：高溫燃燒產物過程中，空氣中氮或燃料中氮化物氧化而成，來自交通工具及發電廠，為**造成酸雨的原因之一**。

(4) 臭氧：揮發性有機物光化反應的二級汙染物。

(5) 鉛：主要為工業汙染排放所致。

(6) **光化學霧：氮氧化合物與碳氫化合物**經光化學反應所產生之微粒狀物質，懸浮於空氣中。

(7) 有毒氣體：氟化物、氯氣 (Cl_2)、氨氣 (NH_3)、硫化氫 (H_2S)、甲醛 (HCHO)、有機溶劑蒸氣、含重金屬之氣體、酸氣、氯乙烯單 (VCM)、氯狀多氯聯苯 (PCBS)、氰化氫 (HCN)、戴奧辛 (dioxins) 及其他經中央主管機關公告之有毒氣體。

2. 粒狀汙染物：落塵（粒徑 10 μm 以上）、**懸浮微粒**（浮游塵）（PM_{10}，粒徑在 10 μm 以下，**為臺灣空氣汙染主要物**）、金屬燻煙、黑煙。

小補帖

沙塵暴

中國西華和華北蒙古一帶之年降雨量在 400 mm 以下，且季節分布不均，為東亞發生沙塵暴現象之主源地。常發生於**冬末春季**，以 3~5 月為最，沙塵暴發生後，可東移影響日韓、夏威夷，往南影響臺灣、香港，甚至菲律賓，影響範圍相當遼闊，**為境外地區移入的主要空氣汙染**。

(三) 空氣汙染的影響

1. 人體健康方面：空氣汙染物與人體接觸的部位有皮膚、眼睛及呼吸系統，以呼吸系統接觸面積最大，對慢性支氣管炎、肺氣腫、氣喘等病人而言，若空氣汙染嚴重，呼吸道會受汙染物刺激而引起氣管收縮現象，加重慢性呼吸道阻塞性疾病的病況，故呼吸器官障礙者受害程度最大。以下列舉各種空氣汙染對人體造成的影響：

(1) **一氧化碳 (CO)**：易**降低**人**體氧氣運輸率**。

(2) **硫氧化物 (SO_x)：對人體的危害主要是引起氣喘及呼吸系統疾病**。高濃度會惡化呼吸道及心血管疾病，亦損害植物。

(3) **氮氧化物**：刺激肺並降低對感染的抵抗力。

(4) 臭氧：易刺激眼、肺，對農作物有不良影響。

(5) 鉛：對血液、骨骼及神經有害，不易排泄。

(6) **光化學霧**：易造成視程障礙。

2. 生態方面

(1) 對植物的影響：以葉子的傷害最為嚴重，如二氧化硫會使葉緣或葉脈間產生水腫現象而變白；二氧化氮引起黃化現象；植物暴露於煤煙或灰塵時，葉孔易被堵塞；葉綠素受破壞後將使光合作用降低，致收穫量減低、收穫物變質等。

(2) 對動物的影響：導致慢性支氣管炎、呼吸道阻塞性疾病、肺氣腫、氣喘、肺癌等，且會影響生長速率，使動物體重明顯下降，減少其經濟價值。此外，抵抗力較弱的動物在空氣汙染物之急慢性暴露下，容易造成死亡。

(3) 對能見度的影響：大氣中的懸浮微粒及氣體分子能吸收及折射光線，造成能見度降低，易導致意外發生。

(4) 對環境的影響

A. 臭味：大氣中惡臭物質包括氨、硫化氫、硫化甲基（二甲基硫）、硫醇類、甲基胺類，其臭味使人感覺不適並干擾生活。

B. **酸沉降**：因工廠及汽機車排放**氮氧化物** (NO_x) 及**硫氧化物** (SO_x)，在**大氣中氧化成硝酸及硫酸**，使雨水中呈現不尋常之酸性。**pH 值小於 5.0 為酸雨**，會造成土壤及湖泊酸化、腐蝕建築物，**能使岩石中有毒金屬元素溶解**，匯入河川、湖泊的水酸化，**導致水生動植物之傷害及死亡**，另外對物料造成侵蝕等，也會引發人體呼吸系統的危害。

C. **臭氧層破壞：臭氧 (O_3) 多分布在大氣層平流層中，可保護地球免受紫外線危害**。由於大量使用**氟氯碳化物（CFCs，用於家電冷媒、工業用溶劑及氣膠噴霧罐的推進劑）**汙染物破壞臭氧分子，減少臭氧濃度，主要破壞臭氧層，使生物圈暴露更多的輻射線。導致人類的免疫系統受抑制、罹患**皮膚癌**和**白內障**、植物葉綠素被破壞、海中生物的死亡等。

D. **溫室效應：石化燃料**排放出大量 SO_2、**二氧化碳（CO_2，人為溫室氣體）**，加上森林的濫墾濫伐，使地表溫度增加，氣候發生改變，致使病媒生態改變，導致疾病流行的型態變化。

小補帖

2011 年 3 月 11 日日本地震引發的福島電廠核災事件震撼全球。我國行政院原子能委員會發布核子事故警報時，民眾**自我防護措施**包括：**關緊門窗進入室內掩蔽、淋浴以去除放射線塵粒、避免飲用暴露於外的食物及飲水**、暫時停止學校及商業活動、進行人員及車輛管制、疏散等。

（四）空氣品質指標 (AQI)

空氣品質指標(AQI)共7項指標：**臭氧(O_3) 8小時平均值、臭氧(O_3)小時平均值、$PM_{2.5}$的24小時平均值、PM_{10}的24小時平均值、一氧化碳(CO) 8小時平均值、二氧化硫(SO_2)小時平均值、二氧化氮(NO_2)小時平均值**。以其對人體健康的影響程度以當日各指標之最大值為該測站當日之空氣品質指標值(AQI)。如果**AQI值超過100表示當日空氣品質不良；若為101~150則請敏感族群（如慢性呼吸道疾病病人）減少戶外活動；若為151~200則請老年人及心臟血管疾病病人留在室內，並減少身體活動**（表17-9）。

表 17-9 AQI 值與空氣品質的關係

AQI 值	空氣品質	影響
0~50	良好	汙染程度低或無汙染
51~100	普通	對少數極敏感族群產生輕微影響
101~150	**對敏感族群不健康**	可能對敏感族群健康造成影響，但對大眾的影響不明顯
151~200	**對所有族群不健康**	對所有人的健康產生影響，敏感族群可能有較嚴重的健康影響
201~300	**非常不健康**	所有人都可能產生較嚴重的健康影響
301~500	**危害**	健康威脅達到緊急，所有人都可能受到影響

參考資料：環境部 (2024)．*空氣品質指標*。https://airtw.moenv.gov.tw/cht/Information/Standard/AirQualityIndicator.aspx

小補帖

細懸浮微粒 ($PM_{2.5}$)

過去空氣管制的重點是**懸浮微粒 (PM_{10})，其可進入上呼吸道**，部分 PM_{10} 被鼻毛過濾或隨鼻涕痰液排出體外。而只有細懸浮微粒 ($PM_{2.5}$)，因為**粒徑小於等於 2.5 μm，極為細小，能在空氣中飄浮更長久的時間，且能深入人體肺部深處**，進入肺泡，堆積在下呼吸道，造成呼吸系統疾病；或進入血液循環中，導致慢性心血管疾病，嚴重危害人體健康，因此 **$PM_{2.5}$ 是 AQI 其中的指標項目**。$PM_{2.5}$ 濃度分為 10 級並以顏色示警，當細懸浮微粒濃度 54 μg/m³ 就達到紅色不良的**第七級（一般民眾應考慮減少戶外活動）**，71 μg/m³ 以上達到第十級「紫爆」的非常不良。現行之空氣品質標準 **$PM_{2.5}$ 24 小時值訂為 35 μg/m³**、**年平均值訂為 15 μg/m³**。

（五）我國空氣汙染防制概況

臺灣地區於 1995 年 7 月起開徵空氣汙染防制費並成立基金，其經費投入於防制工作，使空氣品質不良日數逐年降低。目前環境部每 4 年依空氣汙染防制法，滾動式檢討並訂定相關空氣汙染防制方案，以持續改善空氣品質。打破傳統固定源、移動源、逸散源之汙染源面向思考，而是結合淨零排放路徑之能源轉型、產業轉型、生活轉型等，推動綠運輸及循環經濟，並由中央與地方政府合作推動八大面向 37 項管制策略，由精進行業減量技術、車輛機具全盤掌握及建構跨部會專案管理三項目持續推動改善空氣品質；以區域開發重點監控及特定季節強化應變作為精準治理區域／季節空品；並透過 2050 淨零共利減汙策略達成淨零碳排減汙，同時以經濟誘因推動減量及綜合管理及輔助工具，全面性掌握減碳及減汙效果（圖 17-6）。

四、水汙染

水汙染是指水因物質、生物或能量之介入而危害其品質，並影響其正當用途或危害國民健康及生活環境。**臺灣地區主要水汙染來源有農業汙染、醫院廢水、畜牧廢水、都市廢水及工業廢水**，會引起生物性、化學性及物理性水媒疾病，國內水汙染防制事項包括：

1. 河川、湖泊汙染的防制：整治臺灣地區河川，稽查河川汙染，加強汙染源稽查取締、推動豬糞尿低汙染管理及再利用，削減汙染排放。加強水庫集水區汙染防制工作，以改善水庫優養化，保障飲用水安全。

持續改善空氣品質

面向 1 精進行業減量技術

1. 落實執行新(修)訂行業標準
2. 重要固定汙染源排放減量
3. 加強三級防制區固定源排放減量
4. 推動點源逸散性粒狀物排放減量
5. 加強推動面源逸散減量
6. 推動固定源有害空氣汙染物管制
7. 推動強化高臭氧生成潛勢物種減量

面向 2 車輛及機具全盤掌握

1. 維持車輛低汙染排放水準
2. 持續鼓勵汰換老舊車輛
3. 導入車隊管理措施
4. 施工機具管理措施

面向 3 建構跨部會專案管理

1. 加強民俗活動空氣汙染物減量
2. 港區空氣汙染防制全面升級
3. 營建逸散減量及智能管理
4. 農業資材循環零廢棄
5. 河川揚塵改善及防制

精準治理區域/季節空品

面向 4 區域開發重點監控

1. 大型園區開發空氣汙染物排放管理
2. 中部及南部重要排放源加強減量
3. 劃設空氣品質維護區強化敏感受體保護
4. 有害空氣汙染物高潛勢區域管理

面向 5 特定季節強化應變

1. 落實執行空品惡化防制辦法
2. 強化空氣汙染防制費季節性費率
3. 加強轉作期間露天燃燒管制
4. 強化面源逸散性粒狀物排放管制

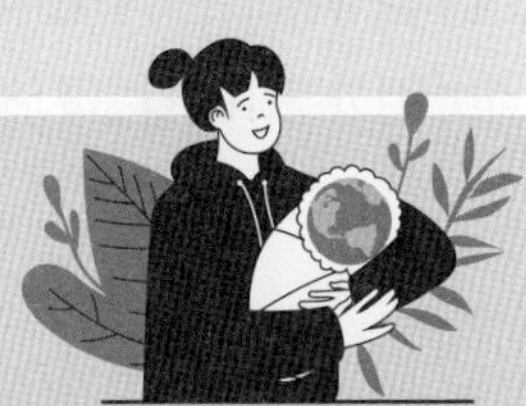

連結淨零/排減汙碳

面向 6 2050淨零共利減汙

1. 推廣運具電動化
2. 建立友善電動車能源環境及優化大眾通路線
3. 高破排產業轉型之空氣汙染減量共效
4. 再生燃料之燃燒源汙染管制減量
5. 汙染源使用氫能、混氨之空汙評估
6. 電力設施使用資源循環燃料之空汙評估

面向 7 經濟誘因推動減量

1. 檢視調整固定源空氣汙染防制費制度
2. 評估固定源空氣汙染防制費減免與獎勵
3. 檢視調整移動源空氣汙染防制費
4. 檢視調整營建工程空氣汙染防制費

面向 8 綜合管理及輔助工具

1. 基礎研究調查連結政策需求
2. 科技工具開發研究
3. 環境教育及人員訓練

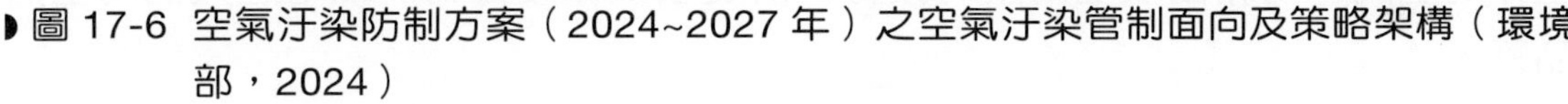

▶ 圖 17-6 空氣汙染防制方案（2024~2027 年）之空氣汙染管制面向及策略架構（環境部，2024）

2. 事業水汙染源防制：推動許可及申報制度，全面實施汙泥查核並進行異常分析。
3. 生活汙水及汙水下水道系統的管理：推動生活汙水管理，加強建築物汙水處理設施之設置與管理；管理社區及工業區汙水下水道系統之汙水處理，落實水汙染排放許可、定檢申報制度。

17-9 社區衛生護理人員的職責

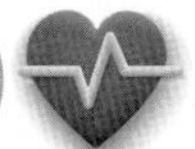

社區衛生護理人員的職責應隨著現今的環境衛生觀念而有所提升，包括：

1. 充實與環境衛生相關的知識與新觀念：如環境衛生、環境與職業醫學、環境與生態保護、環境倫理學等，使破壞情形減至最低，在和諧自然環境下、維護自然生態平衡，以求世代永續使用，實現擁有清潔的家庭、田園及社會的生活方式。
2. 配合政府環境衛生政策教導民眾對環境衛生的認識：由於社區衛生護理人員直接與民眾接觸，深入每一家庭提供健康服務，獲得民眾信賴，因此，在推動環境衛生工作時，除配合環境衛生相關政策之外，應經由身教與言教，培養民眾環境保護的態度及行為，以提升民眾之健康生活環境，達到環境衛生宣導成效。
3. 為達成 2030 年永續發展目標 (SDGs) 之第三項目標—確保及促進各年齡層健康生活與福祉，基於對環境衛生的重視，社區衛生護理人員應做好把關，監督食品安全／營養、飲用水和衛生設施等是否符合法規，守護全民健康。

結語

有限的地球環境資源，遭受天災及人為因素的破壞，造成環境嚴重的損害，其耗費多時才能回復原狀，因此身為地球上的一分子，有責任去維護我們生存的空間。可藉由環境衛生的教育，落實環境保護行為，以增進人們的生活品質。

學｜習｜評｜量

REVIEW ACTIVITIES

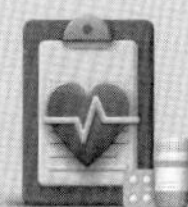

( ) 1. 下列何種措施最有助於降低病態建築症候群(sick building syndrome, SBS)的發生？(A)增加室內光線 (B)增加室內通風 (C)增加室內濕度 (D)降低室內室溫

( ) 2. 有關食品安全衛生管理法規定，食品及食品原料之容器或外包裝，何者不需要強制性標示？(A)食品淨重、容量或數量 (B)食品添加物名稱 (C)製造方法 (D)製造廠商

( ) 3. 有關醫療廢棄物的處理，下列敘述何者正確？(A)按事業廢棄物貯存清除處理方法及設施標準規定，感染性廢棄物可在室溫下貯存7日 (B)不可燃的感染廢棄物經滅菌處理後，採用衛生掩埋法處理 (C)可燃的感染廢棄物用黃色容器收集，採用焚化處理 (D)放射線廢棄物應收集於紅色塑膠袋交由行政院原子能委員會處理

( ) 4. 依據環境部發布室內空氣品質標準，各項室內空氣汙染物之敘述，下列何者正確？(A)二氧化碳(CO_2) 1,000 ppm / 8小時值以下 (B)一氧化碳(CO) 100 ppm / 8小時值以下 (C)甲醛(HCHO) 1 ppm / 1小時值以下 (D) $PM_{2.5}$ 懸浮粒子75 μg / m^3 / 24小時值以下

( ) 5. 下列何者是堆肥法處理最主要的優點？(A)操作技術簡單，成本及操作維護費用便宜 (B)市場銷售穩定，不受季節性農作情況而改變 (C)利用生化作用將物質分解腐熟，可改善土壤 (D)為廢棄物處理最終處置

( ) 6. 水汙染越嚴重時，越容易發生下列哪種情況？(A)生化需氧量(BOD)越低 (B)水中生物種類會減少且數量也隨之減少 (C)水中溶氧量(DO)越高 (D)水中氨氮(NH_3^-N)越高

( ) 7. 若紫外線指數為7，且空氣品質指標(AQI)為130，下列何者正確？(A)紫外線指數中量級：空氣品質指標為普通 (B)紫外線指數高量級：空氣品質指標對敏感族群不健康 (C)紫外線指數過量級：空氣品質指標對所有族群不健康 (D)紫外線指數危險級：空氣品質指標對敏感族群不健康

( ) 8. 當地球臭氧層被破壞時，最主要的危害為何？(A)地表溫室效應增加，全球氣溫上升 (B)地表有害的紫外線增加，生物健康受到影響 (C)地表冰川因太陽輻射量增加而融化，海平面上升 (D)太陽輻射增加，造成地表沙漠化

( ) 9. 下列何種食品添加物會引起類交感神經興奮？(A)銅葉綠素 (B)毒澱粉 (C)瘦肉精 (D)人工甘味劑

( )10. 有關醫療廢棄物的處理，下列敘述何者正確？(A)按廢棄物清理法規定，感染性廢棄物不可在室溫下貯存 (B)不可燃的感染廢棄物經滅菌處理後，可視為一般廢棄物清除 (C)可燃的感染廢棄物用黃色容器收集後，採焚化處理 (D)放射線廢棄物應收集於黑色塑膠袋後，交由行政院原子能委員會處理

( )11. 有關焚化法之敘述，下列何者最適當？(A)操作維護技術較堆肥法低 (B)餘熱可再利用為能源 (C)為最經濟的處理方式 (D)為垃圾最終處理法

( )12. 有關水媒疾病的敘述，下列何者正確？(A)水俁病是因含銅廢水汙染水質，引起中樞神經病變 (B)痛痛病是因地下水含砷所引起的皮膚、心血管病變 (C)威爾遜症是因水中含鎘所引起的骨骼病變 (D)嬰兒變性血紅素血症（藍嬰症）是因水中之硝酸鹽或亞硝酸鹽過量引起的病變

( )13. 有關細懸浮微粒($PM_{2.5}$)的敘述，下列何者最適當？(A)會影響呼吸道造成疾病，但不易進入肺泡 (B)濃度達第三級一般民眾要減少戶外活動 (C)第十級是指日平均值或24小時值濃度≧71 $\mu g/m^3$ (D)環境部現行安全標準年平均值訂為35 $\mu g/m^3$

( )14. 有關醫療廢棄物的處理原則，下列何者最適當？(A)於5℃以上貯存以7日為限 (B)於0~5℃貯存以7日為限 (C)於0℃以下貯存以2個月為限 (D)於0℃以下貯存以18個月為限

( )15. 有關酸雨的敘述，下列何者最正確？(A)是大氣中的CO_2溶解於雨水中所致 (B)能使岩石中有毒金屬元素溶解 (C)只影響水中的動物，對植物沒有影響 (D)是指酸鹼值小於6的雨水

選擇題答案：BCBAC DBBCB BDCBB

18

CHAPTER

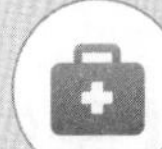

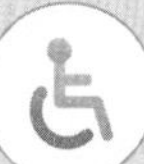

客觀結構式臨床技能測驗 (OSCE) 於社區衛生護理學之應用

18-1 家庭訪視時發現疑似流行性感冒個案

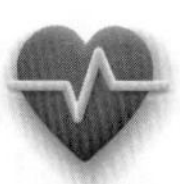

【學生先備知識或技能】

1. 具備基礎醫學知識：
   (1) 傳染病的基本概念，如：傳染途徑、致病原 (causative agents)、宿主 (host)、隔離 (isolation)、檢疫 (quarantine)、三角模式、感染鏈、傳染病的定義和構成要素、病原體種類、傳染病高危險群、傳染病臨床症狀、傳染病實驗室檢查、重要傳染病等。
   (2) 微生物及免疫學基本知識，如：病毒學、適應性與特異性免疫等。
2. 了解流行性感冒相關知識：病原類型、傳染途徑、症狀、潛伏期、併發症和防治等。
3. 認識流行性感冒和一般感冒的差異、流感併發重症的基本概念。
4. 熟練的評估技巧：詢問病史和 TOCC 情況、測量生命徵象，評估症狀和病程等。

【學習目標】

1. 了解流行性感冒的症狀、病程、病原體和傳染途徑等。
2. 辨別流行性感冒和一般感冒的差異。
3. 認識流感併發重症的定義、症狀和高危險群。
4. 了解預防流行性感冒的基本知識，並能夠向個案、家屬或社區民眾提供衛教指導。

【學習重點】

1. 發現疑似流行性感冒個案時，能有敏感度並展現關懷的態度。
2. 評估流行性感冒的症狀和收集病程資料。
3. 進行病史和 TOCC 資料收集，注意流感併發重症的相關風險因素。
4. 辨別流行性感冒和一般感冒的不同，如：致病原、影響範圍、症狀、病程、治療、併發症、預防等。

5. 熟悉流行性感冒的病原體和傳染途徑，並能提出預防措施和衛教指導。

【考生指引】

情境

社區衛生護理師到個案家進行居家訪視，完成了個案導尿管的更換和家屬的日常生活照顧指導，即將離去時，個案的 5 歲小孫女跑出來、有咳嗽聲和流鼻水的情形，家屬急忙表示最近 1 星期小孫女幼稚園班上有 2 位同學得到流行性感冒，小孫女昨天開始有咳嗽和流鼻水的情形，所以今天請假在家休息。

您的任務

15 分鐘內完成流行性感冒疑似個案的病史、症狀、病程、測量生命徵象等評估，並完成衛教指導。

【用物】

訪視包內用物包括血壓計、聽診器、體溫計（或耳溫槍）、有秒針的手錶、口罩、醫用手套、75% 酒精（或乾洗手液）、板夾和紀錄紙、筆。統整於表 18-1。

表 18-1 訪視用物

用物或工具	單位	數量
訪視包（內有下列用物）	個	1
血壓計	台	1
聽診器	個	1
體溫計（或耳溫槍）	支	1
有秒針的手錶	個	1
口罩（視情況準備）	個	數個
醫用手套（視情況準備）	個	數個
75% 酒精（或乾洗手液）（有效期限內）	瓶	1
板夾和紀錄紙	套	1
筆	支	1

【OSCE 評分表】

評分項目	評量考生			
	沒有做到（0分）	部分做到（1分）	完全做到（2分）	備註
1. 發現疑似流行性感冒個案				
□ 確認疑似個案的身分				
□ 展現關懷的態度				
2. 詢問病史				
□ 慢性病史評估 確實詢問年齡、慢性病情況，注意較可能併發重症的高危險群： (1) 65 歲以上長者、嬰幼兒、孕婦、免疫功能不全者 (2) 罹患氣喘、糖尿病、心血管、肺臟、肝臟、腎臟等慢性疾病者 (3) 肥胖 BMI ≧ 30 者				
□ TOCC 評估 確實詢問旅遊史 (Travel history)、職業別 (Occupation)、接觸史 (Contact history) 及是否群聚 (Cluster) 等資訊				
3. 身體評估				
□ 測量生命徵象 正確測量體溫、脈搏、呼吸和血壓				
□ 收集流行性感冒症狀、病程等資料 (1) 普通症狀：發燒、肌肉痠痛、倦怠、咳嗽、流鼻水、喉嚨痛、關節疼痛、寒顫等 (2) 危險徵兆：呼吸困難、呼吸急促、發紺（缺氧）、血痰或痰液變濃、胸痛、意識改變、低血壓、高燒持續 72 小時等 (3) 潛伏期約 1~4 天（平均 2 天），發病前、後均有傳染力 (4) 病程約 1~2 週				
□ 辨別流行性感冒和一般感冒 （詳見附件「流行性感冒和一般感冒比較表」）				

<table>
<tr><th rowspan="2">評分項目</th><th colspan="4">評量考生</th></tr>
<tr><th>沒有做到（0分）</th><th>部分做到（1分）</th><th>完全做到（2分）</th><th>備註</th></tr>
<tr><td colspan="5">4. 向個案及家屬進行衛教指導</td></tr>
<tr><td>□ 病原體和傳染途徑：流行性感冒的病原體分為 A、B、C、D 型，A 型 以 H1N1、H2N2、H3N2 最常見，主要藉由飛沫傳染</td><td></td><td></td><td></td><td></td></tr>
<tr><td>□ 治療：
(1) 要警覺流行性感冒的症狀，及早就醫治療
(2) 多數不用治療即能痊癒，或視情況服用抗流感病毒藥物，如克流感
(3) 確診要按醫囑服藥、多休息、不上班上課</td><td></td><td></td><td></td><td></td></tr>
<tr><td>□ 預防方法包括：接種流感疫苗、用肥皂勤洗手、咳嗽戴口罩、避免接觸流感患者、保持室內空氣流通、減少進出人潮擁擠或通風不良場所、咳嗽和打噴嚏以手帕或衣袖捂住口鼻</td><td></td><td></td><td></td><td></td></tr>
<tr><td>□ 易引發重症者要特別注意
(1) 65 歲以上長者、嬰幼兒、孕婦、免疫功能不全者，罹患氣喘、糖尿病、心血管、肺臟、肝臟、腎臟等慢性疾病者及肥胖 BMI ≧ 30 者
(2) 如有危險徵兆要盡快就醫</td><td></td><td></td><td></td><td></td></tr>
<tr><td>總分[註]</td><td colspan="4">（考生得分／ 22 分）×100</td></tr>
</table>

考生整體表現	不佳	需加強	可	良	優

註：上方共 11 項評分，總分範圍 0~22 分，（考生得分／ 22 分）×100 為考生分數。

【OSCE 評分說明】

<table>
<tr><th rowspan="2">評分項目</th><th colspan="3">評分說明</th></tr>
<tr><th>沒有做到
（0 分）</th><th>部分做到
（1 分）</th><th>完全做到
（2 分）</th></tr>
<tr><td colspan="4">1. 發現疑似流行性感冒個案</td></tr>
<tr><td>☐ 確認疑似個案的身分</td><td>沒有執行</td><td></td><td>有執行</td></tr>
<tr><td>☐ 展現關懷的態度</td><td>沒有執行</td><td></td><td>有執行</td></tr>
<tr><td colspan="4">2. 詢問病史</td></tr>
<tr><td>☐ 慢性病史評估
確實詢問年齡、慢性病情況，注意較可能併發重症的高危險群：
(1) 65 歲以上長者、嬰幼兒、孕婦、免疫功能不全者
(2) 罹患氣喘、糖尿病、心血管、肺臟、肝臟、腎臟等慢性疾病者
(3) 肥胖 BMI ≧ 30 者</td><td>沒有詢問年齡、慢性病情況或 BMI</td><td>有詢問年齡、慢性病情況或 BMI 之 1~2 項</td><td>有詢問年齡、慢性病情況和 BMI 之 3 項</td></tr>
<tr><td>☐ TOCC 評估
確實詢問旅遊史 (Travel history)、職業別 (Occupation)、接觸史 (Contact history) 及是否群聚 (Cluster) 等資訊</td><td>沒有詢問</td><td>有詢問 1~3 項</td><td>有詢問 4 項</td></tr>
<tr><td colspan="4">3. 身體評估</td></tr>
<tr><td>☐ 測量生命徵象
正確測量體溫、脈搏、呼吸和血壓</td><td>沒有測量</td><td>正確測量體溫、脈搏、呼吸和血壓 1~3 項</td><td>正確測量體溫、脈搏、呼吸和血壓 4 項</td></tr>
<tr><td>☐ 收集流行性感冒症狀、病程等資料（四類如下）
(1) 普通症狀：發燒、肌肉痠痛、倦怠、咳嗽、流鼻水、喉嚨痛、關節疼痛、寒顫等
(2) 危險徵兆：呼吸困難、呼吸急促、發紺（缺氧）、血痰或痰液變濃、胸痛、意識改變、低血壓、高燒持續 72 小時等
(3) 潛伏期約 1~4 天（平均 2 天），發病前、後均有傳染力
(4) 病程約 1~2 週</td><td>沒有收集</td><td>收集資料達 1~3 類</td><td>收集資料達 4 類</td></tr>
</table>

評分項目	評分說明		
	沒有做到（0分）	部分做到（1分）	完全做到（2分）
□ 辨別流行性感冒和一般感冒（詳見附件「流行性感冒和一般感冒比較表」）	沒有辨別差異	辨別差異達1~4項	辨別差異達5項（含）以上
4. 向個案及家屬進行衛教指導			
□ 病原體和傳染途徑：流行性感冒的病原體分為A、B、C、D型，A型以H1N1、H2N2、H3N2最常見，主要藉由飛沫傳染	沒有說明		有說明
□ 治療： (1) 要警覺流行性感冒的症狀，及早就醫治療 (2) 多數不用治療即能痊癒，或視情況服用抗流感病毒藥物，如克流感 (3) 確診要按醫囑服藥、多休息、不上班上課	沒有說明	有說明1~2項	有說明3項
□ 預防方法包括：接種流感疫苗、用肥皂勤洗手、咳嗽戴口罩、避免接觸流感患者、保持室內空氣流通、減少進出人潮擁擠或通風不良場所、咳嗽和打噴嚏以手帕或衣袖摀住口鼻	沒有說明	有說明1~5項	有說明6項（含）以上
□ 易引發重症者要特別注意 (1) 65歲以上長者、嬰幼兒、孕婦、免疫功能不全者，罹患氣喘、糖尿病、心血管、肺臟、肝臟、腎臟等慢性疾病者及肥胖BMI ≧ 30者 (2) 如有危險徵兆要盡快就醫	沒有說明	有說明1項	有說明2項

附件 流行性感冒和一般感冒比較表

項目	流行性感冒 (Influenza)	一般感冒 (Common cold)
病原體	流感病毒	約有 200 多種病毒可引起，鼻病毒、呼吸道融合病毒、腺病毒等較為常見
傳染途徑	飛沫傳染、接觸傳染	飛沫傳染、接觸傳染
傳染性	高傳染性	傳染性不一
影響範圍	全身性	呼吸道局部症狀為主
發病速度	突發性	突發／漸進性
主要症狀	發燒、肌肉痠痛、倦怠、咳嗽、流鼻水、喉嚨痛等	喉嚨痛、打噴嚏、鼻塞、流鼻水等
發燒	高燒 3~4 天	少發燒，僅體溫些微升高
病程	1~2 週	約 2~5 天
治療	支持療法或依醫師處方給予抗病毒藥物	以支持療法為主
併發症	可能併發肺炎、心肌炎、腦炎、神經症狀（雷氏症候群）等	少見（中耳炎或肺炎）
預防方法	接種流感疫苗、勤洗手、注意呼吸道衛生及咳嗽禮節	勤洗手、注意呼吸道衛生及咳嗽禮節

資料來源：衛生福利部疾病管制署 (2023)．*季節性流感防治工作手冊*．衛生福利部疾病管制署。

參考資料

1. 何瓊芳 (2022)．第 13 章傳染病防治．在陳靜敏總校閱，*社區衛生護理學*（12 版）（頁 399-465）．新文京。
2. 衛生福利部疾病管制署 (2020)．*落實「TOCC」問診及相關感染管制措施*（疾病管制署致醫界通函第 392 號）。https://www.cdc.gov.tw/Bulletin/Detail/151EEqTs1J7fRBW4XF8a2Q?typeid=48
3. 衛生福利部疾病管制署 (2023)．*112 年流感疫苗 QA 問答集*．衛生福利部疾病管制署。
4. 衛生福利部疾病管制署 (2023)．*季節性流感防治工作手冊*．衛生福利部疾病管制署。

18-2 居家糖尿病個案血糖測量技能評估

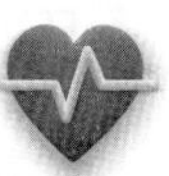

【學生先備知識或技能】

1. 疾病基本知識，包含糖尿病、血糖正常值範圍、高低血糖症狀、急救處理。
2. 手部衛生和感染管制的基本知識。

【學習目標】

1. 了解糖尿病個案血糖測量的重要性。
2. 學會使用血糖測量儀器，執行標準化的測量程序。
3. 掌握正確的血糖測量技巧，確保安全和有效性。
4. 能夠判讀和解釋測量結果，提供個案適當的衛教。

【學習重點】

1. 正確執行血糖測量處置及注意事項。
2. 提供個案的護理指導。
3. 正確記錄個案情況。

【考生指引】

情境

周先生，68 歲，獨居，國小畢業，慣用國語、台語溝通。儘管年事已高，他每天堅持在住家附近的空曠區域快走 40 分鐘，保持良好的生活習慣。患有糖尿病 3 年，目前透過口服降血糖藥物控制，血糖值在 180~250mg/dL 之間。社區的護理師已安排訪視，將進行血糖測量，以了解他的糖尿病管理之狀況。

您的任務

20 分鐘完成個案的血糖測量、判讀及相關護理衛教。

【用物】

訪視包內用物包括血糖機、有效期限內的血糖試紙、有效期限內的採血針、感染性尖銳物品收集桶、血糖紀錄表、有效期限內的酒精棉片、有效期限內的乾洗手液、筆，統整於表18-2。

◗ 表 18-2 訪視用物

用物或工具	單位	數量
訪視包（內有下列用物）	個	1
血糖機	台	1
血糖試紙（有效期限內）	盒	1
採血針（有效期限內）	支	數個
感染性尖銳物品收集桶	個	1
血糖紀錄表	張	1
酒精棉片（有效期限內）	片	數個
乾洗手液（有效期限內）	瓶	1
筆	支	1
醫用手套（視情況準備）	雙	數個

【OSCE 評分表】

評分項目	評量考生			
是否完成下列項目	沒有做到（0分）	部分做到（1分）	完全做到（2分）	備註
1. 自我介紹 ☐ 所屬單位 ☐ 姓名 ☐ 配戴證件 ☐ 說明訪視目的				
2. 辨識個案 ☐ 詢問個案全名 ☐ 核對訪視資料				
3. 正確執行感控 ☐ 觸摸個案前乾洗手 ☐ 觸摸個案後乾洗手 ☐ 處理感染廢棄物後乾洗手				
4. 評估個案狀況 ☐ 平時血糖值 ☐ 剛進食的時間 ☐ 剛進食的飲食內容				
5. 說明測血糖之目的與過程 ☐ 解釋測血糖目的 ☐ 說明測血糖之過程				
6. 正確準備用物 ☐ 血糖機 ☐ 血糖試紙 ☐ 採血針 ☐ 酒精棉片 ☐ 感染性尖銳物品收集桶				
7. 正確選擇採血部位 ☐ 評估個案手指皮膚是否有傷口、破皮等狀況 ☐ 選擇指尖腹外緣採血				
8. 正確準備血糖機 ☐ 先以試紙校正片進行試紙與血糖機之批號校正 ☐ 將試紙插入血糖機試紙槽				

評分項目	評量考生			
是否完成下列項目	沒有做到（0分）	部分做到（1分）	完全做到（2分）	備註
9. 正確進行消毒 ☐ 皮膚消毒前，先輕度按壓一下穿刺位置約3~5 秒使其充血 ☐ 用酒精棉片以採血部位為中心點，由內向外 ☐ 環狀消毒約直徑 3 公分範圍 ☐ 待皮膚上消毒酒精自然風乾				
10. 正確進行採血 ☐ 取針具，於採檢部位直接按壓穿刺 ☐ 輕輕擠壓指尖，使其血液流出 ☐ 將適量血液虹吸入試紙反應區內				
11. 關懷個案 ☐ 採血時，請個案深呼吸 ☐ 採血後，協助個案止血 ☐ 採血後，詢問個案是否有任何不適				
12. 正確處理用物 ☐ 使用過的採血針拋棄於感染性尖銳物品收集桶 ☐ 沾血的酒精棉片和試紙丟一般垃圾				
13. 正確向個案解釋測量結果 ☐ 能正確判讀血糖測量結果 ☐ 用個案熟悉的語言說明測量結果，避免醫學術語 ☐ 以個案為中心，提供合適的衛教				
14. 紀錄結果 ☐ 能於血糖紀錄表上完整記錄血糖測量結果				
總分[註]	（考生得分／28 分）×100			

考生整體表現	不佳	需加強	可	良	優

註：上方共 14 項評分，總分範圍 0~28 分，（考生得分／28 分）×100 為考生分數。

t【OSCE 評分說明】

評分項目	評分說明		
是否完成下列項目	沒有做到（0 分）	部分做到（1 分）	完全做到（2 分）
1. 自我介紹 ☐ 所屬單位 ☐ 姓名 ☐ 配戴證件 ☐ 說明訪視目的	做到 0~1 項	做到 2~3 項	做到 4 項
2. 辨識個案 ☐ 詢問個案全名 ☐ 核對訪視資料	做到 0 項	做到 1 項	做到 2 項
3. 正確執行感控 ☐ 觸摸個案前乾洗手 ☐ 觸摸個案後乾洗手 ☐ 處理感染廢棄物後乾洗手	做到 0~1 項	做到 2 項	做到 3 項
4. 評估個案狀況 ☐ 平時血糖值 ☐ 剛進食的時間 ☐ 剛進食的飲食內容	做到 0 項	做到 1~2 項	做到 3 項
5. 說明測血糖之目的與過程 ☐ 解釋測血糖目的 ☐ 說明測血糖之過程	做到 0 項	做到 1 項	做到 2 項
6. 正確準備用物 ☐ 血糖機 ☐ 血糖試紙 ☐ 採血針 ☐ 酒精棉片 ☐ 感染性尖銳物品收集桶	做到 0~2 項	做到 3~4 項	做到 5 項
7. 正確選擇採血部位 ☐ 評估個案手指皮膚是否有傷口、破皮等狀況 ☐ 選擇指尖腹外緣採血	做到 0 項	做到 1 項	做到 2 項
8. 正確準備血糖機 ☐ 先以試紙校正片進行試紙與血糖機之批號校正 ☐ 將試紙插入血糖機試紙槽	做到 0 項	做到 1 項	做到 2 項

評分項目	評分說明		
是否完成下列項目	沒有做到（0 分）	部分做到（1 分）	完全做到（2 分）
9. 正確進行消毒 ☐ 皮膚消毒前，先輕度按壓一下穿刺位置約 3~5 秒使其充血 ☐ 用酒精棉片以採血部位為中心點，由內向外環狀消毒約直徑 3 公分範圍 ☐ 待皮膚上消毒酒精自然風乾	做到 0 項	做到 1~2 項	做到 3 項
10. 正確進行採血 ☐ 取針具，於採檢部位直接按壓穿刺 ☐ 輕輕擠壓指尖，使其血液流出 ☐ 將適量血液虹吸入試紙反應區內	做到 0 項	做到 1~2 項	做到 3 項
11. 關懷個案 ☐ 採血時，請個案深呼吸 ☐ 採血後，協助個案止血 ☐ 採血後，詢問個案是否有任何不適	做到 0 項	做到 1~2 項	做到 3 項
12. 正確處理用物 ☐ 使用過的採血針拋棄於感染性尖銳物品收集桶 ☐ 沾血的酒精棉片和試紙丟一般垃圾	做到 0 項	做到 1 項	做到 2 項
13. 正確向個案解釋測量結果 ☐ 能正確判讀血糖測量結果 ☐ 用個案熟悉的語言說明測量結果，避免醫學術語 ☐ 以個案為中心，提供合適的衛教	做到 0 項	做到 1~2 項	做到 3 項
14. 紀錄結果 ☐ 能於血糖紀錄表上完整記錄血糖測量結果	做到 0 項		做到 1 項

18-3 高血壓個案居家訪視社區照護

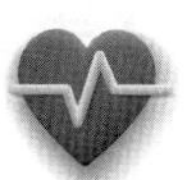

【學生先備知識或技能】

1. 人體心臟血管與神經系統之解剖生理學、藥物學等基礎醫學知識。
2. 健康史、疾病史與家族史評估。
3. 包含血壓測量技術之生命徵象測量，以及藥物（血壓藥物）給予等基本護理學技能。
4. 血壓影響因素和血壓數值意義。
5. 高血壓定義、症狀、檢查、診斷、治療、預防及護理指導與照顧等之內外科護理相關知識。
6. 家庭訪視及個案衛教之社區護理技能。

【學習目標】

1. 學生能了解血壓的影響因素與影響因素之評估。
2. 學生能了解高血壓的病理生理學、症狀與護理措施。
3. 學生能於居家訪視情境正確執行量血壓的技術。
4. 學生能於居家訪視情境正確執行高血壓疾病照護的護理評估。
5. 學生能於居家訪視情境正確執行高血壓疾病照護的護理指導。

【學習重點】

1. 血壓影響因素及其判讀與評估。
2. 高血壓之徵象、測量值與症狀的正確評估。
3. 正確執行量血壓的技術操作步驟與相關注意事項。
4. 正確執行高血壓疾病照護的護理評估。
5. 依個案和案家之情形，執行適當合宜之高血壓疾病照護的護理指導。
6. 社區居家照護須包含指導個案（或家庭照顧者）自我血壓測量，以及回復示教。

【考生指引】

情境

68歲林女士，高中教育程度，慣用閩南語，日常生活可自理，心智功能正常；與40歲單身女兒同住，其女兒平日是在某企業公司上班，朝九晚五，也常需要加班，只有例假日才會在家。因為家庭人口數少，所以平日餐食多外食或外帶。林女士平日偶爾逛逛家附近公園、傳統市場或超級市場，和鄰居串門子聊聊天，並沒有固定的運動習慣，亦無使用菸檳。

林女士高血壓病史約 6 年，固定心臟內科就診拿藥，但每日長期處方藥須提醒服用，常常漏掉，因此，都無法維持血壓控制穩定，家裡有一台電子血壓計，但幾乎沒有在使用；已聯繫好社區護理師進行家庭訪視，訪視主要目的在於血壓控制與高血壓疾病照護之護理指導。

您的任務

15 分鐘完成居家訪視量血壓與教導血壓自我量測。

【用物】

環境設備

一般家庭約 30 坪居家環境，有 2 房 2 廳和廚房與浴室；訪視進行主要在客廳，有沙發與茶几的空間。

工具

訪視箱，內有電子血壓計、聽診器、筆與記錄單張，及高血壓衛教單張。視需要小枕頭（或居家抱枕）；亦備有血壓自我監測記錄卡，提供給個案／案家記錄使用。統整於表 18-3。

表 18-3 訪視用物

用物或工具	單位	數量
訪視包（內有下列用物）	個	1
電子血壓計	台	1
聽診器	個	1
紀錄單張	張	1
筆	支	1
高血壓衛教單張	張	1
小枕頭（或居家抱枕）（視情況準備）	個	1
血壓自我監測記錄卡	張	1

【OSCE 評分表】

評分項目	評量考生			
	沒有做到（0分）	部分做到（1分）	完全做到（2分）	備註
1. 隨時觀察個案（考生須敘述此項） ☐ 溝通能力 ☐ 自我照顧能力 ☐ 膚色				
2. 訪視人員自我介紹與訪視目的說明 ☐ 自己的所屬機構單位（護生－學校系級） ☐ 姓名 ☐ 證件出示與說明，讓個案清楚認識來訪視者 ☐ 說明本回訪視之目的				
3. 個案身分確認 ☐ 詢問個案名字（全名），請注意加稱謂（如阿姨、大姊、阿嬤等），以免只有直呼姓名而顯得不禮貌與不尊重 ☐ 核對訪視個案資料（路線單資料）				
4. 感染控制原則 ☐ 進入案家之對談與評估場地確定，簡單一句詢問受訪個案或家屬（如我們就在客廳訪談與量血壓，可以嗎？）。訪視箱的放置位置選定，以桌上或椅上較恰當，隨時需要取物方便，並可先簡單一句話告知受訪個案或家屬放置位置適當性（如我的訪視箱就放這桌上喲！），須為不違反感染控制原則與困擾或傷害案家（如壓在案家物品上則不宜）之處。 ☐ 接觸個案、進行生命徵象量測前須先洗手，可以詢問案家廚浴位置，前往洗手並觀察居家環境，或使用訪視箱內乾洗手液洗手。（註：居家訪視以前者為佳，並觀察環境狀況與環境安全） ☐ 處理感染廢棄物後 ☐ 訪視結束乾洗手／洗手				
5. 量測血壓 ☐ 可使用訪視所備電子血壓計或案家之電子血壓計測量個案血壓。檢查電子血壓計是有電可運作量測的 ☐ 詢問確認個案 30 分鐘內無進食、喝冷／熱飲、或運動的情形。（考生須敘述此項） ☐ 量血壓前至少有靜坐 5 分鐘的時間。（考生須敘述此項）				

評分項目	評量考生			
	沒有做到（0分）	部分做到（1分）	完全做到（2分）	備註
☐ 將個案手臂衣袖捲起，露出上臂，天冷時將厚外套脫下測量手臂側，將衣袖捲平即可。維持個案手掌向上，血壓計、個案手臂與心臟三者等高的位置；個案是坐姿時，於臂下墊小枕頭（或居家抱枕），使維持與心臟在一平行線上				
☐ 壓脈帶之空氣壓出，纏綁於上臂，壓脈帶下方離肘關節約留 1~2 吋處 ☐ 壓脈帶脈動感應區對到肱動脈上方 ☐ 壓脈帶的鬆緊度，約是可以伸入 1~2 指空隙				
☐ 告知量測血壓過程中勿說話 ☐ 告知量測血壓過程中勿移動手臂 ☐ 告知後再按下電子血壓計之量測鍵，進行血壓量測				
☐ 讀取電子血壓計之收縮壓／舒張壓 ☐ 血壓數值記錄；關閉血壓計電源開關，收拾相關用物				
☐ 予個案說明解釋血壓數值				
6. 護理指導 ☐ 個案血壓自我量測。（考生須敘述上述量血壓之注意事項） ☐ 予血壓自我監測記錄卡，請個案記錄血壓				
7. 高血壓防治 ☐ 用藥評估與衛教 *				
☐ 定期量測血壓 ☐ 定期返診追蹤				
☐ 飲食營養評估與建議 *				
☐ 規律運動評估與建議 *				
總分[註]	（考生得分／ 30 分）×100			

考生整體表現	不佳	需加強	可	良	優

* 因時間有限，考生提及到，即可算完全做到。

註：上方共 15 項評分，分數範圍 0~30 分，（學生得分／ 30 分）×100 為學生分數。

【OSCE 評分說明】

評分項目	評分說明		
是否完成下列項目	沒有做到（0 分）	部分做到（1 分）	完全做到（2 分）
1. 隨時觀察個案（考生須敘述觀察項目）	做到 0 項	做到 1 項	做到 2 項以上
2. 自我介紹 ☐ 所屬單位（護生 - 學校系級） ☐ 姓名 ☐ 配戴即出示證件 ☐ 說明訪視目的	做到 0~1 項	做到 2~3 項	做到 4 項
3. 個案身分確認 ☐ 確認個案全名 ☐ 核對訪視資料	做到 0 項	做到 1 項	做到 2 項
4. 正確執行感控原則 ☐ 訪視箱及用物放置適當 ☐ 觸摸個案前乾洗手 ☐ 觸摸個案後乾洗手 ☐ 處理感染廢棄物後／訪視結束乾洗手／洗手	做到 0~1 項	做到 2 項	做到 3~4 項
5. 器材確認，評估個案狀況 ☐ 確認電子血壓計是有功能的 ☐ 確認個案 30 分鐘內無進食、喝冷／熱飲、或運動 ☐ 量血壓前至少有靜坐 5 分鐘的時間	做到 0 項	做到 1~2 項	做到 3 項
6. 維持個案手掌向上，血壓計、個案手臂與心臟三者等高的位置 ☐ 解釋 ☐ 執行	做到 0 項	做到 1 項（無解釋）	做到 2 項
7. 纏綁壓脈帶 ☐ 壓脈帶下方離肘關節約留 1~2 吋處 ☐ 壓脈帶脈動感應區對到肱動脈上方 ☐ 約是可以伸入 1~ 指空隙鬆緊度	做到 0~1 項	做到 2 項	做到 3 項
8. 告知量測血壓過程中勿說話及勿移動手臂。 ☐ 告知量測血壓過程中勿說話 ☐ 告知量測血壓過程中勿移動手臂 ☐ 告知後再進行血壓量測	做到 0 項	做到 1~2 項	做到 3 項
9. 讀取血壓數值與記錄 ☐ 正確讀取收縮壓／舒張壓數值 ☐ 正確記錄收縮壓／舒張壓數值	做到 0 項	做到 1 項	做到 2 項

評分項目	評分說明		
是否完成下列項目	沒有做到（0分）	部分做到（1分）	完全做到（2分）
10. 正確向個案解釋測量結果 ☐ 能正確判讀血壓測量結果 ☐ 用個案熟悉的語言說明測量結果，避免醫學術語	做到 0 項	做到 1 項	做到 2 項
11. 護理指導－個案血壓自我量測 ☐ 考生須敘述上述量血壓之注意事項 ☐ 請個案記錄血壓	做到 0 項	做到 1 項	做到 2 項
12. 高血壓防治 ☐ 用藥評估與衛教	做到 0 項		做到 1 項
13. 高血壓防治 ☐ 定期量測血壓 ☐ 定期返診追蹤	做到 0 項	做到 1 項	做到 2 項
14. 高血壓防治 ☐ 飲食營養評估與建議	做到 0 項		做到 1 項
15. 高血壓防治 ☐ 規律運動評估與建議	做到 0 項		做到 1 項

MEMO

Community Health Nursing

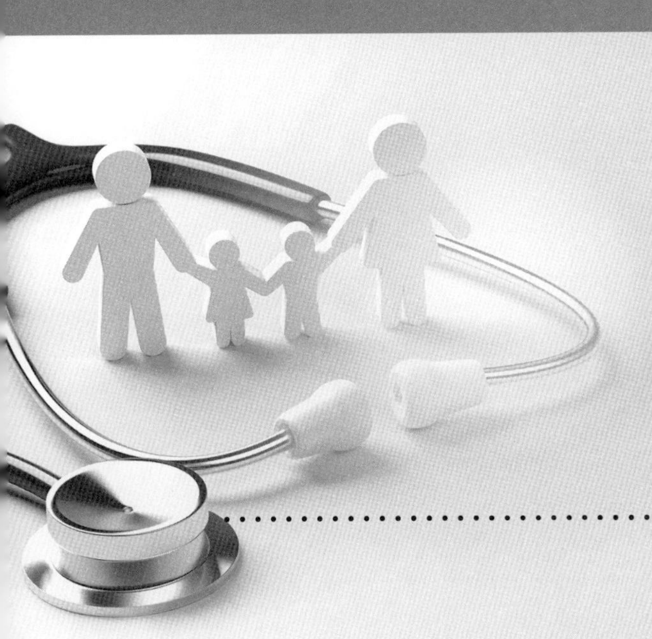

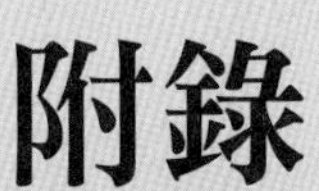

附錄

Appendix

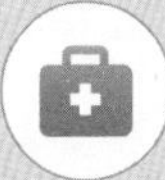

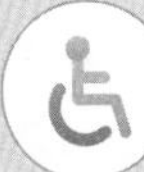

MEMO

Community Health Nursing

MEMO

國家圖書館出版品預行編目資料

社區衛生護理學／陳靜敏, 方郁文, 陳怡樺, 苗迺芳, 張淑芳, 何瓊芳, 李媚媚, 張雯娗, 蕭伃伶, 吳美月, 謝佳容, 彭秀英, 楊靜昀, 陳美滿, 鄧玉貴, 陳逸卉編著. --第十三版.--新北市：新文京開發出版股份有限公司, 2024.11

面； 公分

ISBN 978-626-392-072-9（平裝）

1.CST: 社區衛生護理

419.86 113014583

社區衛生護理學（十三版） （書號：**B138e13**）

總校閱	陳靜敏
編著者	陳靜敏 方郁文 陳怡樺 苗迺芳 張淑芳 何瓊芳 李媚媚 張雯娗 蕭伃伶 吳美月 謝佳容 彭秀英 楊靜昀 陳美滿 鄧玉貴 陳逸卉
出版者	新文京開發出版股份有限公司
地址	新北市中和區中山路二段 362 號 9 樓
電話	(02) 2244-8188（代表號）
FAX	(02) 2244-8189
郵撥	1958730-2
第七版	2014 年 06 月 30 日
第八版	2016 年 08 月 19 日
第九版	2017 年 07 月 21 日
第十版	2019 年 07 月 19 日
第十一版	2020 年 07 月 15 日
第十二版	2022 年 08 月 01 日
第十三版	2024 年 11 月 01 日

 建議售價：700 元

法律顧問：蕭雄淋律師

ISBN 978-626-392-072-9

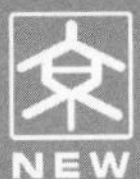

New Wun Ching Developmental Publishing Co., Ltd.

New Age · New Choice · The Best Selected Educational Publications — NEW WCDP

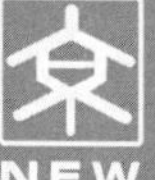

新文京開發出版股份有限公司

新世紀．新視野．新文京 — 精選教科書．考試用書．專業參考書